PSIQUIATRÍA ANTROPOLÓGICA

EDITORIAL UNIVERSITARIA

Colección
EL MUNDO
DE LAS CIENCIAS

616.89
D716p Dörr, Otto.
Psiquiatría antropológica: contribuciones a una psiquiatría de orientación fenomenológica-antropológica / Otto Dörr. –
3ª. ed. corregida – Santiago de Chile: Universitaria, 2017.
530 p.; 15,5 x 23 cm. – (El mundo de las ciencias)
Incluye índices.
Incluye referencias.
«In memoriam patris mei Dr. Otto Dörr Valck (1905-1981)
Magister vitae et scientiae.» en portada.

ISBN Impreso: 978-956-11-2556-8
ISBN Digital: 978-956-11-2667-1

1. Psiquiatría. 2. Antropología. I. t.

Texto compuesto en tipografía *Adobe Garamond Pro 12/14,2*

Se terminó de imprimir esta
TERCERA EDICIÓN
en los talleres de Editora e Imprenta Maval SpA.
Rivas 530, San Joaquín, Santiago de Chile
en noviembre de 2017.

CUBIERTA
Campo de trigo con cuervos (detalle).
Óleo de *Vincent Van Gogh* (1890).

Otto Dörr

Psiquiatría Antropológica
Contribuciones a una psiquiatría de orientación fenomenológico-antropológica

In memoriam patris mei
Dr. Otto Dörr Valck
(1905-1981)
Magíster vitae et scientiae

Tercera edición corregida

EDITORIAL UNIVERSITARIA

ÍNDICE

TERCERA PARTE
ESTUDIOS SOBRE PERTURBACIONES PSÍQUICAS EN LA EPILEPSIA

QUINTA PARTE
ESTUDIOS SOBRE NEUROSIS, TRASTORNOS DE PERSONALIDAD Y PSICOTERAPIA

PRÓLOGO

La idea de publicar una selección de mis trabajos en forma de libro fue de Editorial Universitaria y, en particular, de sus autoridades, Gabriela Matte y Eduardo Castro. La proposición fue hecha hace ya seis años. Todo este tiempo he tardado en concebirlo, ordenarlo y escribir este prólogo. Una y otra vez fui detenido por la duda: ¿tendrán todavía algún valor esos artículos más antiguos, fuera del hecho que a mí me gusten? En la ciencia, lo que hoy es considerado nuevo, queda obsoleto en forma más o menos rápida y pasa a ser reemplazado por otra novedad, conseguida en general gracias a la aplicación de una tecnología más perfeccionada. Ahora bien, la psiquiatría no puede ser identificada así no más con las ciencias naturales o empíricas, aunque participe o se sirva de ellas. La psiquiatría, como rama de la medicina, es también y fundamentalmente una praxis y, por ende, un arte que puede ser realizado peor o mejor; pero más allá de ello y dada la complejidad de su objeto –el hombre mentalmente enfermo– la psiquiatría requiere la aplicación de un método especial, el método fenomenológico. Este sacrifica la exactitud propia de las ciencias naturales, orientándose más bien hacia la captación de esencias, vale decir, de fenómenos cuyas relaciones internas y con los otros fenómenos son, por definición, perdurables. El *eidos* captado en la intuición fenomenológica corresponde más o menos a la ley inducida desde constataciones empíricas en las ciencias de la naturaleza.

Lo anterior significa que la descripción de fenómenos o de relaciones esenciales hecha por medio de la intuición fenomenológica veinte o treinta años atrás puede continuar teniendo vigencia a pesar de los cambios que hayan tenido que experimentar paralelamente los resultados obtenidos por las ciencias empíricas. Me explico: las teorías sobre el fundamento neuroquímico de la esquizofrenia han venido modificándose casi día a día durante los últimos treinta años, mientras la descripción fenomenológica de la alucinación auditiva hecha por Zutt en 1954 no ha perdido un ápice de su validez y ha sido a su vez fuente de inspiración para múltiples investigaciones empíricas. Lo mismo vale para los trabajos de Binswanger sobre la biografía de los esquizofrénicos, o de Tellenbach a propósito de la personalidad predepresiva y las situaciones desencadenantes de melancolía.

Pienso que algunos de mis estudios –cual más cual menos, todos tributarios de la fenomenología– podrían quizás también aproximarse a ese ideal de sacar a la luz fenómenos perdurables. Al hacer esta afirmación no estoy olvidando, por cierto, la enorme distancia que existe entre estos modestos "descubrimientos" y los realizados por Binswanger, Tellenbach o Zutt. Sin embargo, vale la pena mencionarlos acá como forma de justificar su inclusión en este libro. Así, en el primer trabajo sobre depresión que publiqué en 1971 postulé la existencia de un solo síndrome depresivo endógeno-melancólico o nuclear sobre la base de la intuición fenomenológica de aquello que es la depresividad. Entonces predominaba en la psiquiatría mundial la idea de una diversidad de cuadros depresivos que llevaban un adjetivo diferente según la supuesta causa. Nueve años más tarde el *Diagnostic and Statistical Manual of Mental Diseases* de la Asociación Norteamericana de Psiquiatras (DSM-III, 1980) llegaba prácticamente a la misma conclusión sobre la base de innumerables estudios empíricos: solo existe la depresión mayor con su versión más grave, la melancolía, por una parte y, por la otra, una serie de cuadros atípicos que contienen elementos parciales del síndrome y que optaron por llamar distimias. A una conclusión semejante llega el otro gran sistema de definición y clasificación de los desórdenes mentales, el ICD, de la Asociación Mundial de Psiquiatría, el cual en su versión N° 10 (1992), señala la existencia de una sola depresión propiamente tal; las diferencias fenotípicas más importantes entre unos cuadros y otros dependerían solo de la intensidad del trastorno.

Otro ejemplo de cómo un trabajo viejo puede conservar una cierta vigencia a través de los años es el caso de la bulimia nerviosa. Este cuadro fue descrito como un síndrome independiente de la anorexia nerviosa por el psiquiatra inglés Russell recién en 1979. Pues bien, en 1972, siete años antes que Russell, yo había descrito el mismo cuadro con el nombre de síndrome de hiperfagia y vómito, y sostenido su independencia frente no solo a la anorexia nerviosa sino también a la histeria, la neurosis obsesiva, la depresión y la esquizofrenia, y todo ello sobre la base de criterios puramente fenomenológicos. La escasa difusión internacional que tenía la *Revista Chilena de Neuropsiquiatría* por aquel entonces fue responsable del hecho que fuera Russell y no el suscrito el que apareciera como descubridor de esta enfermedad*. Valgan estos dos ejemplos como respuesta ante una eventual y en cierto modo justificada crítica de obsolescencia de los trabajos más antiguos.

Por cierto que no se puede pretender que todos los artículos recopilados en este libro tengan el mismo valor que los dos antes mencionados, pero resulta que ellos han sido escogidos siguiendo también otros criterios. Así, por ejemplo, los trabajos sobre la experiencia fóbica, el comportamiento adicto y la corporalidad del enfermo depresivo representan aportes relativamente originales al tema respectivo desde la perspectiva fenomenológica. Otros artículos constituyen en sí una serie inseparable, como es el caso de los trabajos sobre depresión. Se trata aquí de una suerte de aproximación en círculos concéntrico, de modo que cada estudio se basa en el anterior, pero pretende penetrar más en profundidad en el fenómeno en cuestión. Así, durante 20 años trabajando sobre este tema creo haber logrado describir en forma más o menos acertada el síndrome depresivo nuclear, aquello que tiene que estar necesariamente presente para poder hablar de depresión. Por último, hemos incluido algunos estudios fundamentalmente empíricos o que al menos postulan una integración entre el método nomotético (búsqueda de leyes generales sobre la base de un número suficiente de casos) y el ideográfico (búsqueda de la esencia de un fenómeno a través del análisis en profundidad de un caso individual). Ejemplos de este tipo son los artículos sobre psicosis epilépticas y sobre la familia de las anorécticas nerviosas.

El conjunto de trabajos aquí publicados abarca una buena parte de la psiquiatría clínica: las esquizofrenias, las enfermedades afectivas, las epilepsias, las adicciones, los trastornos de personalidad, las neurosis y el problema de la psicoterapia. Esta diversidad está unida por un hilo conductor, que es el modo de aproximarse al hecho psicopatológico: sin preconceptos ni prejuicios, sin una teoría previa a la cual haya que acomodar el fenómeno observado y abierto a todo aquello que la realidad

* Recientemente, en el número de septiembre 1994, de la revista *International Journal of Eating Disorders*, fue republicada *in extenso* una traducción al inglés de mi artículo del año 1972, con una introducción histórica sobre la emergencia de la bulimia nerviosa desde las primeras descripciones de algunos síntomas de ella hasta su concepción actual y en la que se me reconoce el haber sido el primero que postuló su existencia como entidad independiente.

pueda mostrar o esconder. Porque para hacer fenomenología tenemos que colocarnos en el horizonte de una concepción antropológica, vale decir, de una concepción global y abarcadora, pero sin olvidar nunca que a pesar de nuestro empeño ella será siempre incompleta, pues, como escribió Nietzsche, "el hombre es un animal no comprobado". Con esto quiso decir que el ser humano escapa a cualquier conceptualización fija y definitiva que pretenda contener todos y cada uno de sus rasgos esenciales. Aún más: en psiquiatría es muy importante acostumbrarse a la experiencia del fracaso. La apertura necesaria para hacer fenomenología y hermenéutica se materializa en un cierto preguntar. "No es posible realizar experiencias (verdaderas) cuando fracasa la pregunta previa", nos dice el filósofo Hans-Georg Gadamer. Pero hay una cierta negatividad que es inherente a la pregunta hermenéutica o, dicho con otras palabras, cada experiencia debe pasar por el fracaso antes de alcanzar su verdadera dimensión. Preguntar partiendo de una actitud lo más abierta posible y realizar la experiencia de la negatividad, son ambos elementos sustantivos del quehacer psiquiátrico tanto práctico como científico. No es posible ejercer la vocación de psiquiatra sin saber cómo preguntar, cómo fracasar y cómo rescatar, dialécticamente, algún conocimiento de ese mismo fracaso.

Para terminar, quisiera agradecer a algunas personas sin las cuales este libro no habría sido posible. En primer lugar a mi mujer, Carmen Álamos Errázuriz, quien me ha acompañado con sinigual paciencia y espíritu de sacrificio, sobre todo durante los primeros y largos años de formación en Europa. Ella representó un permanente estímulo para mi desarrollo profesional y científico, y supo reemplazarme con tacto y sabiduría frente a los numerosos hijos, cuando el exceso de obligaciones asumidas me impedía cumplir con mi papel de padre como hubiera deseado. En segundo lugar, habría querido agradecer a mi maestro, el profesor Hubertus Tellenbach, recientemente fallecido (6-9-94) a la edad de 80 años, con quien me formé en la Universidad de Heidelberg, Alemania, y a quien le debo no solo los conocimientos y la orientación que tomé en la psiquiatría, sino también el inmenso regalo de su amistad. Esta se inició hace muchos años, siendo yo apenas un joven aprendiz y él un maduro y ya famoso profesor e investigador, y se mantuvo viva hasta el día de su muerte, a pesar de las enormes distancias geográficas que nos separaban. Entre mis viajes a Europa y los suyos a Chile terminamos viéndonos por lo menos una vez al año. En tercer lugar, agradezco la indispensable colaboración de mi secretaria, señora Elvira Edwards Mujica, en la escritura de parte de los textos y en la revisión de todos los manuscritos. Su gran capacidad y conocimiento de idiomas han significado también una ayuda de gran valor en la búsqueda de literatura científica pertinente y en la redacción de las bibliografías. Por último, vayan mis agradecimientos a los editores de entonces señora Gabriela Matte de Domeyko y señor Eduardo Castro, sin cuyo interés en mis trabajos y su paciencia para esperarme el libro tampoco habría sido posible.

El Autor
Santiago, otoño de 1994.

PRÓLOGO A LA SEGUNDA EDICIÓN

Con grata sorpresa he recibido la noticia del editor respecto a que la primera edición de este libro se ha agotado a los nueve meses de su aparición. Agradezco al público lector su benevolencia y generosidad para con un libro por momentos tan técnico. Quizás si el interés despertado por él tenga que ver con esa suerte de necesidad que flota en el ambiente de encontrar una respuesta a tantas interrogantes que nos plantea la vida moderna y que antes eran absorbidas con toda naturalidad por la religión. Este libro no corresponde exactamente a esa literatura psicológica tan buscada por el público, pero puede quizás haber satisfecho más de alguna expectativa.

Al momento de escribir el prólogo a la primera edición estaba yo presionado por la necesidad de su entrega inminente a la Editorial y al mismo tiempo muy conmovido por la muerte, en esos mismos días, de mi querido maestro Hubertus Tellenbach, Catedrático Emérito de Psiquiatría de la Universidad de Heidelberg. Eso explica el que yo haya limitado a él mis agradecimientos, fuera, naturalmente, de mi esposa y mi secretaria. Pero, en rigor, hay muchas otras personas e instituciones que contribuyeron a que este libro fuese posible, y no quisiera dejar pasar la oportunidad de manifestarles mi agradecimiento. En primer lugar quisiera agradecer a mi padre, también médico, fallecido en 1981, quien fuera para mí un modelo en todo sentido. El libro estaba dedicado a su memoria, pero la dedicatoria no apareció, por un error que ahora se repara. En segundo lugar, a mi madre, a Dios gracias viva y de muy buena salud, y que desde muy niño me impulsara con sinigual tesón a superarme. En tercer lugar quisiera recordar y agradecer a tantos otros maestros que tuve a lo largo de mi formación en psiquiatría, neurología y filosofía, como es el caso de (en orden alfabético): Alfred Prinz Auersperg(†), Guillermo Brinck (†), Armando Roa y Mario Zurita, en Chile; Juan José López-Ibor(†) y Pedro Laín Entralgo, en España; Walter von Baeyer(†), Wolfgang Blankenburg, Walter Bräutigam, Hans-Georg Gadamer, Dieter Janz,

Werner Janzarik y Karl Peter Kisker, en Alemania. Cada uno a su manera dejó una huella imborrable en mi persona y todos fueron modelos de rigurosidad científica y de amplitud de espíritu. Por último, debo expresar mis agradecimientos a las instituciones que financiaron mis estudios y diferentes estadas en Alemania: el Servicio Alemán de Intercambio Académico (DAAD) (1962-64), la Fundación Alexander von Humboldt (1965-66, 1972 y 1978) y la Fundación Thyssen (1979-81). La Fundación Humboldt ha continuado ayudándome –al igual que a muchos otros ex becarios– de las más distintas maneras, pero por sobre todo a través de la generosa amistad que me han regalado algunos de sus representantes.

El Autor

Santiago, Otoño de 1996.

PRÓLOGO A LA TERCERA EDICIÓN

Han pasado justo 20 años desde la segunda edición de este libro. No pensé que pudiera haber interés en una nueva edición, a pesar de que las dos anteriores se agotaron pronto. Esto porque la psiquiatría pertenece al fin y al cabo a la medicina, rama del quehacer humano que progresa a pasos agigantados, haciendo que sus publicaciones se tornen rápidamente obsoletas. Ahora bien, y como expliqué en el prólogo a la segunda edición, la perspectiva fenomenológica es diferente a la científico-natural y tiene la particularidad de que sus hallazgos, cuando son bien logrados y corresponden a la realidad, mantienen su vigencia. Sin pretender hacer comparaciones, quiero mencionar dos ejemplos de cómo una investigación que no es cuantitativa, sino cualitativa o más exactamente eidética, vale decir, que busca "esencias", formas, estructuras, en realidades complejas, puede perdurar en el tiempo. El primero es el de Aristóteles, quien en colaboración con su discípulo Teofrasto describió en detalle –ya hace 24 siglos– la relación entre la genialidad y la melancolía. En el siglo XX Karl Jaspers (1949) y Hubertus Tellenbach (1960) retomaron el tema, demostrando con nuevos ejemplos cuánta razón habían tenido los griegos en plantear esta asociación. Pero no solo estos trabajos, también cualitativos e ideográficos, sino todas las investigaciones cuantitativas (incluidas las genéticas) que se han llevado a cabo en las últimas décadas han demostrado empíricamente la profunda verdad que encerraban las observaciones de Aristóteles y su discípulo Teofrasto (Nancy Andreasen, 1992; Kay Jamison, 1983; Holm-Hadulla, 2011). El segundo ejemplo –mucho más próximo en el tiempo– tiene que ver con la obra del ya mencionado autor alemán Hubertus Tellenbach. En 1961 él publicó su famoso libro "La melancolía", donde plantea una revolucionaria concepción de esta enfermedad, basada en intuiciones fenomenológicas obtenidas en el trato cotidiano con sus pacientes de la Clínica Psiquiátrica de la Universidad de Heidelberg. Su descripción de la personalidad premórbida de los depresivos monopolares, que él llamara *typus melancholicus,* así como la de las situaciones desencadenantes de esta enfermedad, se han transformado con el pasar del tiempo en una herramienta indispensable en el trato con los pacientes depresivos para aquellos psiquiatras que han conocido esta obra. Pero sucede que una serie de investigaciones tanto cualitativas (Kraus, 1977; Stanghellini, 2009) como cuantitativas (Von Zerssen, 1969, 1970, 1976, 1977; Doerr-Zegers, 1971; Doerr-Álamos, 1991, 1999) han logrado demostrar empíricamente la validez de esas intuiciones.

No pretendo que los capítulos de este libro se acerquen ni remotamente en su trascendencia a los ejemplos mencionados. Sin embargo, debo reconocer que al releerlos con detención –revisando la primera prueba de imprenta– me sorprendió el comprobar que a pesar de los años transcurridos, las múltiples nuevas experiencias no me habían hecho cambiar de opinión respecto a lo descrito en el libro. Me refiero en particular a los trabajos sobre la depresión, los trastornos alimentarios y las psicosis epilépticas. Pero también creo que en los dos textos sobre el delirio se muestran algunos elementos esenciales de este complejo fenómeno, que a más de algún colega pueden servir al enfrentarse con él en la práctica clínica.

Pero es probable que no sean las eventuales virtudes de este libro el motivo por el cual la Editorial se ha decidido a reeditarlo, sino una circunstancia fortuita que paso a describir: el Dr. Guilherme Messas, actual Profesor Titular de Psiquiatría de la Facultad de Medicina de la Santa Casa de Sao Paulo, de visita en Chile el año 2005, encontró casualmente en la Librería Universitaria un ejemplar de este libro, ya hace tiempo agotado. Le interesó, lo compró y de vuelta en Brasil se lo dio a conocer a sus discípulos. Desde entonces es empleado allá como libro de texto y circula en forma de fotocopia. Años más tarde me contactaron y empezaron a invitarme a participar en cursos y conferencias. Hace poco más de un año supe que habían escrito a la Editorial solicitando su reedición. ¿Fue este gesto de los colegas brasileros lo que hizo decidirse a la Editorial a publicar esta tercera edición? No sé, pero en cualquier caso agradezco al Profesor Messas por su interés e intervención y al Gerente-Director de la Editorial, Sr. Arturo Matte Izquierdo, por haber corrido el riesgo de volver a editar un libro, en cierto modo antiguo y que se aleja bastante de la corriente psiquiátrica dominante.

PRIMERA PARTE

Estudios sobre el delirio y la esquizofrenia

CAPÍTULO I

Contribución al estudio de la interpersonalidad en la esquizofrenia*

Las perturbaciones conductuales y vivenciales de los enfermos mentales en la relación con los demás son conocidas desde hace mucho tiempo; sin embargo, solo la psiquiatría antropológica logró comprender el significado de tales peculiaridades como una deficiencia o deformación del *encuentro* interpersonal. Desde el punto de vista ontológico-existencial, el encuentro tiene su fundamento en la constitución misma de la existencia *(Dasein)* en cuanto ser-con o co-existencia (Heidegger, 1963)[1]; pero el encuentro también es una tarea y como tal puede ser asumida y cumplida o, por el contrario, omitida o fracasada.

A continuación y siguiendo las ideas expresadas por W. von Baeyer en su trabajo "El concepto del encuentro en psiquiatría" (1955)[2], que trata sobre la interpersonalidad en el síndrome paranoide, queremos someter la biografía y la psicosis de un joven esquizofrénico *cenestésico* (en el sentido de Huber, 1957)[3] a un análisis antropológico-dinámico desde la perspectiva del encuentro.

1. Un caso clínico

Se trata de Federico, estudiante de Psicología, nacido el 20 de febrero de 1941, y que estuvo hospitalizado en la Clínica Psiquiátrica de la Universidad de Heidelberg entre el 18 de enero y el 22 de julio de 1964.

Federico es el segundo de tres hijos de un jurista natural de Silesia, que bajo el régimen nacional-socialista ocupó un alto puesto oficial; por circunstancias externas desfavorables este quedó separado de la familia después de la derrota. En 1949 se supo que vivía con otra mujer, y que

* Escrito en colaboración con el Dr. Klaus Diebold, entonces (1962-1966) compañero en el programa de formación en psiquiatría y psicoterapia y hoy Profesor de Psiquiatría en la misma Universidad de Heidelberg, Alemania.

esto lo había hecho emigrar a Australia, pues sus esfuerzos por obtener el divorcio fueron inútiles. Él se negó a dar un apoyo financiero a la familia. No hay evidencias de taras hereditarias para enfermedades mentales o neurológicas en la familia. Federico tiene un hermano tres años mayor, estudiante de Derecho, y una hermana dos años menor, que es traductora; ambos son sanos.

La madre informó que el nacimiento y el desarrollo en la primera infancia de Federico habían transcurrido en forma normal. Mostraba una gran vivacidad y era considerado como un "pequeño genio" por parientes y conocidos, dada su "agudeza" y rápida capacidad de comprensión. Él jugaba junto con otros niños, pero manifestando una tendencia a dominar, "a llevar la batuta". También se preocupaba mucho de "mantener la distancia con respecto a los otros" y jamás se involucraba en riñas infantiles. Matriculado en el colegio a la edad de siete años, Federico llegaría pronto a ser el primero de la clase. Además llamaba la atención de los profesores por un amor al orden absolutamente poco infantil. Siempre ordenaba su bolsón con gran cuidado; nadie podía hacerlo como él.

A los ocho años Federico se mostró muy confuso con la decisión del padre de no volver a la familia y lloraba noches enteras llamándolo. La expulsión de Silesia por parte de los polacos que la ocuparon, más las estrechas condiciones de vida propias de ese tiempo, cooperaron para hacer más tensa aún la situación familiar interna, tanto más cuanto que Federico siempre había tenido una mala relación con su hermano mayor, que se oponía a sus ansias de dominio, y solo regular con su hermana menor, siempre más dispuesta a transigir; hasta hoy sus hermanos lo llaman en broma "Señor Pero". Su carácter voluntarioso y su tendencia a la porfía hizo necesario, ocasionalmente, el castigo corporal, para lo cual la madre usaba una correa de cuero.

A la edad de 10 años ya se quejaba de vez en cuando de dolores de cabeza y perturbaciones del sueño. Largo tiempo duró su preocupación por conseguir un tratamiento especializado de un pie plano confirmado por distintos ortopedistas; y, en general, ya muy tempranamente se había despertado en Federico una gran preocupación por su propio cuerpo y su cuidado.

Su interés por las "pequeñeces estéticas" era percibido como extraño en el seno de la familia, y se manifestaba como crítica incesante a la forma de comer o de tratar a las personas. Su posición "egocéntrica y esteticista" se mostraba entre otras cosas por el capricho, conservado largo tiempo, de exigir para su propio uso en la mesa el único tenedor de plata que había en la casa, lo que frecuentemente daba origen a peleas con los hermanos. Debido a su sed de poder tampoco era demasiado estimado por los niños de su edad; sin embargo Federico no parecía tener mayores problemas con ella.

En la pubertad se volvió un poco más callado y reservado; no obstante, a la edad de 16 años tomó un curso de baile y llegó a distinguirse como el mejor bailarín. En aquel entonces Federico aparecía incluso como un muchacho encantador que se ganaba las simpatías de muchas niñas. Sin embargo se mantenía "frío" frente a la simpatía que le demostraban sus compañeras de baile.

A los 18 años Federico se enamoró por primera vez de una muchacha; movido por el éxito de su experiencia en las clases de baile la cortejó "enérgicamente", pero tropezó con su negativa. Su reacción correspondió a la de una persona profundamente ofendida. Desde entonces, la formalidad mostrada hasta ese momento dio paso a una mayor distancia y reserva en el trato con los demás. En adelante empezó a presentar una peculiar rigidez en su posición corporal, así como en sus movimientos, la que no desaparecería más: Federico caminaba notoriamente erguido, "con pasos muy medidos" y sin el movimiento natural de la cabeza y de los hombros.

Cuando a fines de 1959, después de un cambio de colegio, se presentó la oportunidad de participar en otro curso de baile dentro de la comunidad escolar, costó mucho lograr que Federico se incorporara. Argumentó que el baile era "absurdo" y que él no podía soportar la música de jazz. Cediendo a la presión de los hermanos y de los compañeros de clase, consintió finalmente en "cumplir" con el curso de baile, pero sin ningún entusiasmo. Muy lejos de volver a asumir su anterior papel de estrella como alumno sobresaliente y elegante bailarín, fue poco a poco marginado por el grupo a consecuencia de su carácter terco y obstinado. En casa se quejaba porque los compañeros le demostraban enemistad. Las exhortaciones a una mayor disposición a adaptarse le resbalaban.

En el otoño de 1960 Federico se sacó, con una hoja de afeitar, un lunar que tenía cerca del mentón y que le había molestado desde muy joven, para así sustraerse a la "importuna atención" de los otros en esa falla estética. La radicalidad de su proceder llamó poderosamente la atención tanto a la madre como a los hermanos y a los compañeros de clase.

Después de aprobar el bachillerato Federico entró a la Universidad de Tübingen y se matriculó en la asignatura de Filología Antigua. Los fines de semana frecuentemente iba a casa, de visita, volviendo a mostrarse al principio algo más sociable. Mientras tanto, el optimismo sobre un desarrollo favorable se vio empañado cuando en el verano de 1962 Federico rompió una relación amistosa que se iniciaba con una estudiante, argumentando que no le gustaban sus piernas. En vano se intentó convencerlo de la banalidad de semejante posición.

Por motivos incomprensibles, en el invierno de 1962/63 Federico llegó a la conclusión que debía cambiar de universidad y de asignatura. Así, en el verano de 1963 se inscribió en la carrera de Psicología, en Heidelberg. Desde entonces se hizo cada vez más difícil "vivir en paz" con él, ya que empleaba la recién adquirida teoría psicológica en forma ofensiva con sus parientes. Federico también le reclamó a su madre que cuando pequeño ella le había pegado con una correa de cuero por mero "sadismo". Sin embargo no se pensó en la existencia de una enfermedad. Los familiares fueron más bien de la opinión que Federico se había aferrado más y más a su ya conocida tendencia a la obstinación, dada la actitud analítica inherente al estudio de la psicología.

En la Navidad de 1963 Federico llamó por primera vez la atención de la madre cuando, después de haber estado varios días en la casa sin hablar, sin participar y mirando fijamente hacia adelante, decidió bruscamente partir, argumentando que debía consultar un médico en Heidelberg. A pesar de ello, el ingreso a la clínica, que Federico comunicara a su madre por medio de una tarjeta postal escrita en estilo telegráfico, fue considerado como un nuevo capricho suyo.

Desde la perspectiva de un antiguo *compañero de colegio,* amigo de Federico desde que empezaron a estudiar, nos pareció interesante consignar los siguientes datos:

- En el colegio Federico pasaba por "solitario" y "terco".
- Entre otras cosas, tenía la idea fija de que Hitler había sido un "buen hombre" y había hecho mucho por el desarrollo de Alemania. A pesar de la indignación de los profesores y compañeros de colegio, y de los muchos esfuerzos por hacerlo cambiar de parecer, Federico se mantuvo en su opinión.

- Él siempre se preocupaba en forma exagerada del orden de sus libros escolares y de sus útiles para escribir, así como del cuidado de su apariencia.
- Era muy reservado en las conversaciones; solo una vez se expresó frente al referente en forma más personal, diciendo que había sido educado por la madre muy estrictamente y sin "verdadero amor".
- Rechazaba las discusiones sobre temas de la esfera sexual.
- En el tiempo libre se dedicaba a intereses artísticos (música y pintura).
- En la Universidad, desde el primer semestre Federico empezó a asistir, además de a las clases de Filología Antigua, también a las clases de Psicología.

  La decisión de cambiarse a Psicología no fue entonces una sorpresa para la madre.
- En el verano de 1963 Federico volvió a quejarse porque no podía concentrarse en forma suficiente, que quería ir a ver a un médico: su alma se habría retirado desde la "periferia" del cuerpo hacia el "centro", por lo que las extremidades harían "movimientos incontrolables". Esta figura verbal, entendida como metáfora, no despertó sin embargo ninguna sospecha sobre la eventual existencia de una enfermedad mental.

  El propio Federico admitió que le habían aconsejado que se tratara clínicamente, debido a que:
- En el último tiempo ya no se podía librar de las ideas suicidas.
  Él mismo había notado que se le había producido un "colapso total tanto físico como psíquico" y por eso quería morir.
- Su cerebro estaba atrofiado o se había desviado hacia el tórax; en todo caso, no llenaba el cráneo.
- Tenía además la sensación de estar siendo pinchado continuamente con alfileres en todo el cuerpo.
- El propio cuerpo se le había hecho extraño; para poder asegurarse de que sus brazos y piernas eran propios, los movía y observaba. Con frecuencia se metía los dedos a la boca y los mordía para sentir que le pertenecían.
- Llegó a perder la conciencia natural de ser una persona. Una persona sería "algo redondo", de manera que las cosas permanecerían a una cierta distancia de ella. Él, en cambio, se consideraba como algo pla-

no: las cosas se le venían encima y penetraban en él. Intelectualmente sabía que él estaba ahí, pero ya no lo sentía. La angustia afluía de todas partes hacia él; a veces era tan grande que sucumbía a ella. En tales momentos él se creía "absolutamente destruido".

- Si quería dedicar su atención a una cosa o a una persona se ponía lacio "como un paño húmedo". Él no podía decir con certeza dónde terminaba su cuerpo y empezaba el del otro. Para poder establecer una suerte de contacto "con la realidad y con los otros" empleaba –"bajo una enorme tensión del resto de mi yo"– una suerte de mirada desde la distancia, una especie de "tubo dirigido". Tanto las personas como las cosas significaban para él pura materialidad. Pero con frecuencia tampoco le resultaba esta anómala forma de tomar contacto y entonces su cuerpo se fundía con el de los otros, abandonando él su "yo restante": "En ese momento yo soy la otra persona misma".
- Para escapar de la "nada" y recuperar un trozo del "sentimiento normal de la existencia", se masturbaba noches enteras. Las fantasías que le venían en esos momentos eran de tipo sadomasoquista: él se imaginaba pegándole a niños, a muchachos o a muchachas, o bien siendo golpeado por ellos. Esto lo relacionaba con el hecho que a la edad de ocho años la madre le habría pegado cruelmente. Al día siguiente de ese castigo habría tenido la sensación como si su cerebro hubiera sido empujado hacia abajo y la laringe hacia atrás, por medio de un "cedazo para queso mantecoso". "Intelectualmente" nunca olvidó estos malos tratos, pero su "valor sentimental" habría sido reconocido por él recién a través del entrenamiento autógeno realizado en el invierno 1962/63.

Él reconoce con claridad que "la raíz de sus malestares" estaría en la niñez. Era particularmente dependiente de la madre y buscaba siempre su cercanía. Durante el empeoramiento de su salud, ocurrido en las últimas semanas, ya no experimentaba ningún impulso para hacer algo y pasaba todo el día en cama pensando en el suicidio.

La referencia a características llamativas de la apariencia exterior del paciente debe formar parte de su descripción. Durante su permanencia en la clínica Federico se mostró muy cuidadoso de su higiene corporal y de su ropa. Andaba siempre muy bien peinado y con partidura. Para caminar adoptaba una actitud muy erguida y avanzaba en línea recta con pasos solemnes (p. ej. por el jardín de la clínica) para luego dar una vuelta con pasitos cortos y rápidos, moviendo apenas la cabeza y los hombros, dando la impresión de torpe y pesado. Federico dio los datos sobre su biografía y su enfermedad con voz suave y monótona, que contrastaba curiosamente con una animada verbosidad. Había una franca discordancia afectiva, la cual culminó al comunicarnos sus serias intenciones suicidas con una expresión sonriente. Los momentos de mayor agitación emocional se acompañaban de una intensa gesticulación. En el contacto Federico se mantenía lejano, a pesar de su gran elocuencia, aunque por momentos parecía insinuar un cierto interés.

El cuadro psicopatológico, que abarcaba desde abstrusos cambios en la cenestesia hasta experiencias de despersonalización y de desrealización, nos hizo pensar como primera hipótesis en una forma cenestésica de la esquizofrenia en el sentido de G. Huber (1957)[3].

Un tratamiento con altas dosis de Reserpina, junto con intentos psicoterapéuticos, produjeron una mejoría en el estado global de Federico. El conjunto de molestias enumeradas más arriba desapareció casi completamente. Aliviado, pudo comprobar que su "persona" había adquirido "redondez" y que volvía a percibir las cosas desde una "distancia normal". No obstante, seguía existiendo un "leve hundimiento" de su "persona", el que se hacía notar en forma perturbadora como "pobreza afectiva y falta de resonancia" en la relación con los demás; él debía "reproducir" y "en forma artificial poner un exceso de celo" para así lograr contactarse. Pero no debemos dejar de mencionar que el afán de Federico por la crítica volvió a intensificarse. Esto le provocó una verdadera paliza de parte de otro paciente a quien había hecho blanco de su burla mordaz, acto de aquel paciente que contó con la aprobación del grupo.

2. Análisis e interpretación del caso

Ahora intentaremos analizar paso a paso la historia vital y la enfermedad de Federico desde una perspectiva antropológico-dinámica, buscando las formas de encuentro interpersonal que caracterizan su vida. Como fuentes nos servirán, junto a los datos anamnésticos proporcionados por otras personas y por él mismo, lo manifestado por el paciente en las sesiones de psicoterapia (PS), su diario de vida escrito a lo largo del año 1963 (DV) y su autodescripción redactada en abril de 1964 (AD).

2.1. Definición y esencia del fenómeno del encuentro

W. von Baeyer (1955)[4] ve el encuentro como un fenómeno interpersonal originario, fundamentado en la estructura óntico-ontológica de la existencia *(Dasein)* como ser-con *(Mitsein).* El autor distingue primero un "ser-uno-con-otro formal en el tener que hacer junto al otro en orden a una finalidad común" con respecto a "formas más elevadas y no habituales de (algo así como) un encuentro esencial", para pasar luego a definir como "principio" del encuentro "la reciprocidad, el uno al otro" *(das Einander),* vale decir, "el comportarse el uno con respecto al otro". Siguiendo a R. Guardini, considera además la posibilidad de un encuentro con las cosas.

La particularidad de nuestra problemática sugiere buscar en la extensa obra del historiador de la medicina y filósofo español Pedro Laín Entralgo, *Teoría y realidad del otro* (1961)[5], otras determinaciones tanto formales como de contenido del encuentro interpersonal. De las muchas ideas desarrolladas por el autor en su libro queremos aprovechar aquí algunas que nos parecen de fundamental importancia.

Laín Entralgo distingue dos momentos constitutivos del encuentro: la percepción y la respuesta. La percepción del otro puede dejarme indiferente o afectarme. En el primer caso el otro es para mí objeto de percepción en el marco de una nostridad plural dada previamente ("él" y "yo"). En cambio, en el caso de la percepción que afecta se produce una nostridad dual (M. Scheler[6]) que precede a la diferenciación entre un "tú" y un "yo". En ella descubro que mis posibilidades de vida son posibilidades compartidas. Al acto involuntario de la percepción lo sigue el acto voluntario de la respuesta, la cual puede ser dada en forma impersonal o personal. Con mi respuesta impersonal yo destruyo el estado de nostridad dual que encierra un "tú" facultativo y reduzco al otro a un "él", es decir, el encuentro conduce a una objetivación del otro. Sin embargo, con mi respuesta personal yo me muestro al otro, me expongo ante él y me comprometo con él. La respuesta personal implica responsabilidad ante el otro y ante mí mismo. En este encuentro el otro se transforma en "tú", yo me transformo en "yo", se forma un "nosotros" que impulsa al intercambio. En la apertura recíproca o tal vez en la fusión de los espacios existenciales propios, el otro se convierte para mí y yo para él en persona o en prójimo. El mundo se transforma en nuestro mundo común.

Por consiguiente, pueden distinguirse tres etapas o formas de realizarse el encuentro interpersonal:

- Con mi respuesta impersonal el otro se transforma en *objeto* para mí: encuentro que responde en forma objetivadora.
- Con mi respuesta personal el otro se transforma en *persona* para mí: encuentro que responde en forma personal I.
- Con mi respuesta personal el otro se transforma en *prójimo* para mí: encuentro que responde en forma personal II.

2.2. Cercanía y distancia en las relaciones interpersonales: la paracomunicación objetivante

El hecho que Federico, según declaraciones de la madre, ya en la edad preescolar gozaba, entre parientes y conocidos, del prestigio de ser un "pequeño genio" por su rápida y "aguda" capacidad de comprensión; en segundo lugar, que, aun cuando jugaba con niños de su edad, mostraba al mismo tiempo una fuerte tendencia a dominarlos, "a llevar la batuta"; y, finalmente, que haya tratado siempre de evitar riñas y peleas con el objetivo de "mantener a los otros alejados de su cuerpo", son tres temas fundamentales de esta biografía, los cuales irán experimentando variaciones de acuerdo con las circunstancias. (La pregunta de si se trata de algo predominantemente hereditario, o de algo adquirido en la primera infancia no puede ser respondida en el marco metodológico empleado.) En todo caso, Federico nos informa acerca de una relación conflictiva con la madre y con los hermanos, que se remonta a la niñez. Como declarado "favorito" de la madre, envidiado y hostilizado por el hermano mayor y la hermana menor por el lugar de preferencia, él sufre en gran medida con los cambios que provoca en la madre su propio temperamento, pasando ella bruscamente de una actitud amorosa a modo de premio a otra de rechazo a modo de castigo.

AD: En un polo estaba el mundo en torno, en el otro estaba yo. Ambos campos eran redondos, sin desbordarse uno en el otro. De acuerdo con *este* equilibrio psíquico, toda mi relación con el mundo en torno podía ser considerada normal. Lo más importante: yo tenía un amigo. Junto con él yo podía conquistar el mundo jugando. La estructura de mi persona solo mostraba leves hendiduras y ellas fueron causadas por golpes de mi madre. Pero en conjunto mi existencia estaba sostenida por una armonía infantil.

El que Federico goce de la fama de ser un "pequeño genio" significa que él sobresale como "poco común" entre la masa de los otros "comunes", que él ha subido a un escalón superior, cautivando las miradas hacia sí, incitando a la aproximación. Si reconocemos en ello una dirección significativa del encuentro interpersonal centrípeta, orientada hacia la *atracción* de los otros, debemos reconocer en los momentos de "llevar la batuta" y de "mantenerse físicamente alejado de los otros" una dirección significativa centrífuga del encuentro orientada hacia la *repulsión,* vale decir, un complemento de signo contrario.

La primera delata la dependencia de Federico con respecto a su aparecer ante los otros, cuya fascinación lo hace sentirse muy bien; en la segunda se hace patente el miedo de caer desde la altura de la comunidad con los otros. Visto globalmente, en esta situación se hace temática la "distance vécue" (Minkowski, 1930)[7], la problemática de la cercanía y la distancia con respecto al prójimo. En la medida que Federico busca dominar al otro y este se resiste, él se ve inevitablemente empujado hacia la situación de tener que tomarlo como "instrumento"; pero al estar Federico al mismo tiempo preocupado de mantenerse físicamente alejado de los demás, él está asumiendo la posición del observador cauteloso: al abandonar el modo de la nostridad dual que abre la posibilidad de un "tú-yo", en el encuentro Federico reduce al otro a un mero "él", a un objeto.

DV: ¿Qué hace un niño cuando el adulto lo trata con respeto? El niño sano lo considera tonto y no le pone más atención; el enfermizo se siente adulado y se transforma en alguien necesitado de estimación: esto último me ha pasado a mí (27-05-63).

Inscrito en el colegio a los siete años de edad, Federico pronto se distingue de los otros, llamando la atención de los profesores por rendimientos sobresalientes y un "afán excesivo por el orden". Al arreglar el bolsón supera a todos en precisión; hay un lugar propio determinado para cada cuaderno, para cada libro. Los hermanos y compañeros no deben acercarse al "santuario"; según él, la madre nunca muestra suficiente esmero para satisfacer sus exigencias. En el trato con los parientes la obstinación, la terquedad y la rebeldía se muestran como fuentes inagotables de conflicto; por ello se le da el apodo de "Señor Pero".

DV: A los siete años ya era yo un hipocondríaco, cuando al sentarme en la iglesia me preocupaba porque en la mitad externa de mis muslos sobresalía la grasa, mientras los otros tenían piernas más bonitas. Por lo demás, al recitar los proverbios yo solo movía los labios y me daba vergüenza escuchar a A. decirlos en voz alta. Así, ya en la primera época escolar yo era un solitario con mi bolsón.

De ello se desprende que Federico, de acuerdo con su proyecto existencial surgido desde la inautenticidad, de un aparentar-para-los-otros, no encuentra el camino hacia una verdadera comunicación. Más bien queda claro que él, a través de su comprensión del mundo y de sí mismo, concebida en cierto modo a partir de la *superficie* de las personas y las cosas, hace fracasar la co-ejecución de un encuentro que responda en forma personal. Para los niños de su misma edad Federico solo está presente en el papel de alumno-estrella, con lo cual se sustrae en cierto modo a la comunidad con ellos. Él se constituye en el centro de la familia, pero al mismo tiempo está en persistente oposición a ella. Mientras ingenuamente reclama para sí el único tenedor de plata existente en la casa, no escatima la crítica hiriente sobre la forma de comer y de comportarse de los otros, hecho que ejemplifica su forma de encuentro *paracomunicativo-objetivante.*

En este contexto remitimos a los estudios sobre la esquizofrenia de Binswanger (1957)[8] en el capítulo donde el autor hace el análisis existencial del caso Ellen West: "En lugar de la verdadera relación yo-tú, del ser prójimo, de la seguridad en el momento eterno del amor, encontramos el mero ser-con mundanal del uno con los otros y en la forma del intranquilo tomar al otro por el lado débil, del infatigable querer dominar y dirigir a los otros. El lado débil 'de los otros', del mundo compartido, se encuentra en el hilo conductor de la obstinación... en contra de la propia familia'.

2.3. La primera crisis existencial lo torna narcisista

Federico, que creció en una atmósfera familiar cargada de tensiones, a los ocho años de edad es afectado intensamente por dos hechos: viaja junto con su madre a la región checa ocupada, con el objetivo de visitar a su padre; allí se da cuenta que este ha abandonado a la familia. Profundamente defraudado en sus expectativas infantiles, Federico se siente abandonado, llora por las noches y llama al padre. A la madre, que no fue capaz de recuperar al padre, le manifiesta amargura y una desobediencia llena de reproches. Ella, también conmovida e insegura, reacciona golpeándolo. Federico está desesperado, por cuanto siente la amenaza de una pérdida de amor total:

AD: Ella me pegó con una correa de cuero sobre el cuerpo desnudo. Ya con los primeros golpes yo me dije: 'no vas a aguantar'; luego sentí la sensación de que iba a estallar. Esta sensación se extendió al corazón, que de alguna forma se entregó. Luego me estremecí y se me acalambró todo el cuerpo, pero con ello logré mitigar el golpe… Inmediatamente después de los malos tratos yo sentí que me picaba todo el cuerpo y que perdía la visión. Al día siguiente tuve por primera vez la sensación de que todo el mundo exterior estaba sobre mí, tanto óptica como acústicamente… En total prevaleció la sensación de no pertenecer ya a este mundo, de contemplar el mundo en cierto modo desde fuera... Mientras se desvanecía el límite yo-mundo, yo perdí el contrapeso natural con respecto al mundo en torno. Yo mismo me convertí en un trozo suyo y ya no supe a quién debía imputar algo así como un yo. Mi yo estaba como talado y en su armazón vacío soplaba el viento del mundo exterior.

Como consecuencia de esta primera crisis observamos en Federico un desarrollo que se impone como repliegue narcisista. Si hasta entonces el empleo de su fuerza servía para lograr un rendimiento que superara a los otros, ahora esta ambición da paso a una actitud más pasiva y a una orientación preferente hacia el propio cuerpo. Al masturbarse, Federico tiene la sensación de "estar en sí mismo". Pone el mayor esmero en el cuidado de su aspecto externo. Durante largo tiempo lo preocupa en forma casi exclusiva el tratamiento profesional de sus pies planos. La consulta a diversos ortopedistas no lo tranquiliza del todo.

En el grupo de los niños de su edad Federico busca marginarse a través de una conducta "oposicionista" y de sostener "ideas fijas". Él asume el papel de un tipo raro e inaccesible, permanentemente preocupado del cuidado de su apariencia y de la mantención del orden externo. A pesar de ello, Federico asiste, por primera vez, a un curso de baile a la edad de 16 años, pero permanece indiferente frente al afecto que le demuestra su compañera. A la edad de 18 años se enamora por primera vez de una muchacha, pero es rechazado por ella. En el periodo siguiente los parientes notan que Federico cae en una profunda crisis con respecto a su autoestima.

Este curso de la historia vital de Federico, accesible como estructura de un orden portador de sentido y de motivación en el marco de un "estudio histórico en el sentido de la anamnesis psiquiátrica" (Binswanger, 1955)[9], puede sin embargo ser interpretado en forma adecuada solo partiendo de estructuras antropológicas fundamentales que primero posibiliten y luego determinen la orientación de una *elección* de motivo. Esto desde el momento que lo dado previamente es una existencia proyectada hacia la superficie de este *cuerpo en aparición y referido al mundo* en el sentido de Zutt (1963)[10] en cuanto principal área de decisión de las propias posibilidades de ser.

En este contexto se comprende esa extraña expresión de Federico de que él bailaba "más con las rodillas que con el alma". Además hay que mencionar la rigidez en la posición y el movimiento del cuerpo que aparece en relación con la segunda crisis, la cual muestra fisionómicamente *ad oculos* a los otros la obstinada *inmutabilidad* en la apariencia. En análoga relación referencial (*Verweisungsbezug*) se encuentra la operación que Federico se practicó a sí mismo: con una hoja de afeitar se extirpó un velludo lunar que tenía cerca del mentón, porque creía provocar sentimientos de repugnancia en los demás.

DV: Tal vez Dios me debería haber hecho aún más feo (31-05-63). Para librarme de esa maldita autocontemplación quiero establecer un duro plan de trabajo... Además, a mí no me importa el daño material... A los 12, 13, 14 años, y después también, yo siempre encontraba repugnantes a mis compañeros; ahora miro anhelante a los niños de esa edad y me siento rechazado por las personas de mi edad (31-05-63). Mi única suerte es que yo tengo algunas fallas estéticas, si no estaría perdido. Lo único que además me puede hacer bien es no considerar a los otros como un mero trozo de carne. Sólo puedo llegar al otro a través del alma del otro (02-06-63). Noto ya con alivio que también puedo mirar a la gente fea. Objetivamente, el ser humano es un instrumento de uso de sí mismo para los demás. El rostro también corresponde a eso (28-05-63).

Con impresionante claridad nos damos cuenta aquí de cómo solo las direcciones significativas *(Bedeutungsrichtungen)* de la *atracción* y la *repulsión* por y desde la *superficie* (con "ocultamiento del núcleo", en el sentido de Matussek (1960)[11], son las que determinan un tipo de encuentro interpersonal objetivante, el cual –como fuera desarrollado más arriba siguiendo a Laín Entralgo (1961)[12]– ya en sus inicios destruye toda posibilidad de una auténtica "comunicación existencial" en el sentido de Jaspers (1956)[13]– El propio Federico resume este fenómeno con una clarividencia casi trágica:

DV: Mi falla es el amor a mí mismo. Aún no he encontrado el camino hacia el tú. Fuera de un corto periodo en Waldheim, yo siempre he estado encerrado en mí mismo, sordo frente al mundo exterior. Lo que tengo que lograr es una inclinación desinteresada hacia lo exterior de mí... O yo era apático o gozaba conmigo mismo. La sobrecompensación de ello solo era posible en cuanto yo me miraba en el espejo y me aseguraba de mi belleza. Naturalmente que esto representaba un inmenso sentimiento de placer... Pero ahora quiero aventurarme hacia otra fase, la del amor al prójimo, vivir solo por amor al ser humano. Por cierto que también con la alegría de (contemplar) los cuerpos juveniles, pero no como condición (06-05-63).

En el verano de 1961 Federico ingresa a la Universidad. Tímidamente intenta acercarse a una compañera, pero renuncia al darse cuenta de la "fealdad de sus piernas". La madre y los hermanos se espantan por la "simpleza", la "falta de amor" y la "frialdad" de semejante motivo. Sin embargo Federico se siente "aliviado y, por así decirlo, limpio por dentro nuevamente".

2.4. Intentos frustrados por constituir una relación de encuentro normal

Una relación que tuvo lugar en el verano de 1962 con otra estudiante, cuya "llamativa belleza" lo fascinó, sería determinante para el desarrollo ulterior de Federico. Se conocen, él la acompaña repetidas veces a su casa; de pronto siente que ella, respondiendo a su simpatía, "espera algo de él", y esto lo lleva a una confusión irremediable. Federico empieza a sufrir de "nerviosismo", "temblores", estados de agotamiento y perturbaciones del sueño. Intensos análisis internos lo hacen tomar la decisión de interrumpir esta relación. Federico se sumerge en los libros de su especialidad y después de un tiempo de duelo encuentra el camino de vuelta al equilibrio:

PS: Nuevamente yo era una persona totalmente aislada. Todo lo que pasaba fuera de mi persona era como si me quitaran un trozo de mí. Lo que más me gustaba era estar siempre encerrado en mí mismo. Entonces me decía internamente: 'Si no emprendes nada más, entonces tendrás tu tranquilidad de espíritu'.

Una "falta de concentración" de sus pensamientos le da el motivo a Federico para vedarse la masturbación ejercida en forma excesiva desde los ocho años. Él forja el plan de cambiarse de la carrera de Filología Antigua a la de Psicología: un "autoanálisis" le dará claridad sobre su situación. Por entonces aparecen parestesias corporales.

AP: Un pilar imaginario en mi cabeza me picaba y se irradiaba hacia el resto del cerebro. También en otros lugares me empezaba a picar y arder, como es el caso de la vesícula biliar, y todo esto me produjo una pérdida de peso y una gran pereza.

Por breve tiempo las cosas y las personas se retiran hasta una extraña distancia:

PS: El mundo estaba muy alejado, sin significado y vacío. Por ejemplo, si yo observaba una granja, veía con gran exactitud la casa y las personas, pero solo como algo material; más allá de eso todo era pobre, desierto y sin significado.

Se produce entonces un cambio brusco hacia una vivencia de una proximidad asfixiante:

PS: El mundo llegaba directamente a mí. No había ninguna distancia entre el mundo en torno y yo. Eso regía para personas y cosas.

AP: La cercanía llegaba hasta la identificación con las cosas y las personas. Podía suceder entonces que en los peores estados me considerara por un momento como el otro, al que yo miraba.

Recurriendo a la autoayuda Federico aprende el entrenamiento autógeno, el cual "pone en movimiento mis insistentes molestias":

AP: A pesar que el estado de cercanía se hizo insoportable, yo lo pude superar en la primavera siguiente (1963), vale decir, lo cambié por una suerte de estupor perpetuo, el cual, sin embargo, no estaba del todo libre de molestias corporales.

El estupor se acompaña de una nueva experiencia de cercanía con respecto a las personas y el mundo. Los esfuerzos de Federico por conseguir las simpatías de una "muchacha extraordinariamente hermosa" se frustran nuevamente:

PS: Fue algo muy triste. Cuando se produjo el encuentro con ella hubiera necesitado solo saludarla, pero en ese momento me cerré completamente, como una navaja. Todavía la veo venir hacia mí. De repente todo se hizo nebuloso, como si lo hubieran borrado. Yo comencé a tiritar, me di vuelta y seguí de largo.

Durante la relajación obtenida por medio del entrenamiento autógeno surgió "visionariamente" ante Federico la imagen de la "madre castigadora"; por un momento llegó a la "certeza infalible" de que ella había sido la culpable de su "desarrollo defectuoso" por haberlo "maltratado sádicamente" a los ocho años de edad con una correa de cuero.

Si revisamos la biografía de Federico hasta este momento, podemos, simplificando, resumirla así:

- Desde la niñez existe un estrechamiento de los proyectos de mundo y de sí-mismo *vividos,* que recuerda el "proceso modificativo" de Haefner (1963)[14], y en el cual solo es posible realizar la forma de encuentro interpersonal *objetivante.*
- A consecuencia del natural desenvolvimiento de la persona en fases madurativas, Federico se ve enfrentado a la tarea de abrir el propio espacio existencial al otro, de construir una relación de pareja y diálogo. Él intenta lo imposible, a saber: romper esos límites.
- El repetido fracaso, tan dolorosamente experimentado, le va otorgando a sus reiterados intentos el carácter de riesgos. La percepción del otro lo afecta profundamente y él se queda solo en un conato de respuesta personal ("Cuando ya vino el encuentro, solo habría necesitado saludarla... Aún la veo venir hacia mí: de pronto todo se nubló, como si la hubieran borrado...").
- "La cercanía del prójimo, tan desconcertante por la exigencia de amor que conlleva" (Matussek, 1963)[15], hace caer a Federico en el remolino de una crisis anormal en el sentido de Kulenkampff (1959)[16], donde él, más allá de una incapacidad de comunicación propiamente tal, se encuentra amenazado de perder su única posibilidad de encuentro interpersonal, aquel que responde en forma objetivante. Sin solución de continuidad, el estado de *crisis* da lugar a un estado *psicótico.*

El otorgar a los encuentros interpersonales fallidos en el sentido de las "situaciones germinales específicas (de frustración o bien de tentación)" el valor de motivo desencadenante (Matussek, 1960)[17], al menos para el ser-ahora de las psicosis esquizofrénicas, se basa en conocimientos seguros derivados de las investigaciones de W. von Baeyer (1955)[18], (1959)[19], W. Bräutigam (1961)[20] (1965)[21], H. Haefner (1963)[22], K.P. Kisker (1962)[23], C. Kulenkampff (1955)[24], P. Matussek (1960)[25], (1963)[26], H. Tellenbach (1959)[27], (1961)[28], Th. Winkler (1959)[29], y J. Zutt (1963)[30], entre otros.

Ahora bien, si queremos preguntar por la modificación que experimenta en la psicosis la forma del encuentro de Federico, estamos obligados a ampliar el horizonte de observación teórica hacia la dinámica que surge en el encuentro interpersonal.

2.5. *Las direcciones significativas polares del encuentro en el esquizofrénico*

El vivenciar y el comportarse de los que se encuentran recíprocamente son determinados de modo variable por las direcciones significativas polares de *atracción* y *repulsión,* en dependencia directa con respecto a las etapas constituyentes del encuentro en el sentido de Laín Entralgo (1961)[31]. Así, a medida que se eleva el nivel del encuentro, disminuye el del campo de tensión que le es propio, hasta anularse por completo en la unión física y espiritual de los amantes. Estas dos fuerzas constitutivas de la ambivalencia "natural" son alimentadas, respectivamente, a su vez por dos fuentes distintas.

La dirección significativa orientada hacia la atracción del otro, o centrípeta, está sostenida por el *deseo* de *proximidad* y el *miedo* al *avasallamiento.* La opuesta, la dirección significativa orientada hacia el rechazo del otro, o centrífuga, radica en la dualidad del *deseo* de *distancia* y del *miedo a ser abandonado.* Mientras la persona psíquicamente sana y en plena actividad tiende a vivir los lados positivos de las direcciones significativas mencionadas, vale decir, el deseo de proximidad y el deseo de distancia con respecto al otro, la persona psíquicamente enferma parece vivir lo contrario. Con el desplazamiento del énfasis hacia los polos negativos del miedo a ser abandonado o a ser avasallado se aflojan las riendas de la propia actividad y el otro se hace temático en forma desfigurada a través del conflicto de los miedos.

Recordemos una vez más el conjunto de molestias planteado por Federico al momento del ingreso a la clínica:

- El propio cuerpo le es extraño; él debe asegurarse de sus brazos y piernas, observándolos "desde fuera", moviéndolos, mordiéndolos y pellizcándolos. Al mismo tiempo tiene una sensación como si continuamente lo pincharan con agujas en todo el cuerpo. Él cree que su cerebro se ha reducido de tamaño y ha descendido hacia el tórax.
- Con mucho sufrimiento comprueba carecer de la "conciencia natural" de ser una "persona redonda"; él se ve a sí mismo como "plano". Ya no dispone de la "distancia normal" hacia las personas y el mundo. Ellos lo empujan. "se sientan encima de mí", lo invaden.
  Él no puede decir con certeza "dónde termina mi cuerpo y comienza el del otro".
- Si quiere dirigirse a las personas, "entonces me desplomo como un trapo mojado". Para lograr una "especie de contacto" tiene que dirigir un "tubo hacia la realidad y los demás". Si esto tampoco le resulta

en los momentos de "mayor angustia", se siente "absolutamente arrasado" por las cosas o fundido corporalmente con el otro: "Entonces yo soy la otra persona misma".

La situación pática de Federico manifestada aquí debe ser entendida, en el marco del horizonte de sentido antropológico, como un *avasallamiento corporalizado* por parte de los demás y del mundo. El *temor al avasallamiento,* descrito desde el punto de vista dinámico como un matiz negativo de la dirección significativa centrípeta, se transforma en *avasallamiento* en el vivenciar psicótico. Así también esa "certeza infalible", surgida en el estado de relajación por entrenamiento autógeno, de que los límites entre el "yo y el mundo en torno" fueron destruidos por la paliza recibida de la madre a la edad de ocho años, es una expresión simbólica del avasallamiento de la existencia sufrido fatalmente en el desvarío esquizofrénico y que Federico incorpora proyectivamente a una situación de crisis temáticamente análoga y reactualizada.

Por otra parte, desde la profundidad de la psicosis, la tonalidad negativa de la dirección significativa contraria del encuentro *–el miedo a ser abandonado–* adopta la forma de un *mundo desplazado hacia lo insubstancial y carente de sentido* ("El mundo estaba muy alejado, sin significado alguno, vacío...").

Las personas y las cosas pierden su capacidad de expresión en cuanto forma de mostrar su esencia. Así, por ejemplo, al comienzo de la psicosis Federico percibía a un profesor que le hacía clases como una "mezcla de voz y partes del cuerpo"; el ojo que mira, llamado popularmente espejo del alma, era para él "mera carne"; él ya no era capaz de "leer" la mímica:

PS: Hace tiempo que ya no puedo acordarme de lo individual propio de los rostros de personas conocidas; en general, yo ya les veo solo las piernas.

2.6. *La relación "yo-mundo" en la esquizofrenia cenestésica y en la esquizofrenia paranoide*

Tenemos la impresión que en esto se vislumbra una diferencia con el vivenciar del esquizofrénico paranoide: si en este último se llega, como explica Kulenkampff (1955, pp. 93 y ss.)[32], "tanto a una suerte de aprisionamiento del enfermo en el ámbito fisionómico, como también a una forma especial de estar entregado a las fisionomías que enfrenta", es decir, a un proceso de sobrefisionomización, en el esquizofrénico cenestésico, y concretamente en Federico, se observa una especie de desfisionomización, una profunda descomposición de lo fisionómico. Este fenómeno se podría formular de la siguiente manera: Para el paranoide el mundo está anormalmente lleno de sentido y expresividad: para Federico, en cambio, está anormalmente vacío de sentido y de expresión.

Al *delirio* del paranoide corresponde la *hipocondrización* de Federico. Área preferida de decisión de sus posibilidades de ser sigue siendo para él, también en la psicosis, "el cuerpo en manifestación" (Zutt, 1958)[33], el cual constituye el límite, en cierto modo la superficie de contacto, entre el yo y el mundo.

Para ilustrar lo antedicho proponemos la siguiente comparación: la relación consigo mismo, prepsicótica, caracterizada por un insistente mirarse al espejo buscando la propia belleza corporal, se transforma en la psicosis en un *tener que* contemplarse "desde fuera" para poder identificar así el cuerpo como *propio.* Al tipo de relación con el otro anterior a la psicosis, caracterizada por un irresistible ser atraído solo por la belleza corporal del otro, corresponde la experiencia psicótica de ver en los demás pura materia, mera carne.

Si el análisis de la historia vital que precede a la psicosis permite reconocer que Federico solo puede realizar la forma de encuentro interpersonal que responde en forma objetivante, ahora, después de la irrupción de los demás y del mundo en el fundamento mismo de la existencia, nos encontramos con la más *total incapacidad de encuentro.* Esto puede deducirse también del hecho que la percepción del otro –según Laín Entralgo (1961)[34], el primer momento fundamental constitutivo de todo encuentro–, y a pesar de que el substrato orgánico-fisiológico se halla intacto, está alterada en el sentido de una profunda descomposición de lo fisionómico, como se analizó previamente. Visto desde la psicología de la Gestalt, hay aquí un destacarse de las propiedades materiales junto a un desplazamiento de las propiedades esenciales a un segundo plano; estas últimas, en cambio, tienen "amplia prioridad" en la percepción del paciente paranoide (Matussek, 1968)[35].

Las condiciones exigidas para la respuesta al encuentro interpersonal –sea esta de tipo objetivante o de tipo personal– se hacen, según esto, insuficientes o simplemente no se cumplen. Privado en forma parcial o total de la posibilidad de situarse en una distancia existencial adecuada con respecto a las personas y las cosas, Federico se desploma "como un trapo mojado" al intentar una toma de contacto. Bajo la "enorme tensión del trozo de Yo restante", Federico se ve impelido a dirigir un "tubo hacia la realidad y hacia los otros", tubo que le permite crear una distancia. No obstante, sus intentos fracasan y en los momentos de "mayor angustia" se siente "absolutamente arrasado" por las cosas o fusionado corporalmente con los otros.

Ahora bien, es digno de destacarse el hecho que Von Baeyer (1955)[36], en su análisis del síndrome paranoideo, también descubre la existencia de un "encuentro perturbado y desnaturalizado en su fundamento mismo". Una búsqueda de otros elementos comunes entre el tipo de encuentro psicótico de Federico y el que tiene lugar en la esquizofrenia paranoide –al revisar por ejemplo la validez de los criterios patológicos formales del encuentro (unilateralidad o falla de la reciprocidad, anonimización y mediatización)– parece poco prometedora en un primer momento, dada la gran diferencia clínica entre ambas formas de esquizofrenia. Pero si en lugar de ello traemos a nuestro horizonte de comprensión la correspondencia existente entre el delirio paranoide, por una parte, y la hipocondrización (también podría decirse "corporalización") de Federico, propia de los delirios cenestésicos, por otra, la comparación se hace más legítima e iluminadora.

En primer lugar, podemos comprobar que Federico se muestra profundamente afectado por el otro en cuanto cuerpo y es incapaz de una exacta delimitación con respecto a los demás, llegando incluso a "fundirse" por momentos con aquel, perdiendo, tanto como el enfermo paranoide, la reciprocidad, el uno con respecto al otro *(das Einander)*. Para él el otro también se convierte en un "mero acontecimiento... con toda su prepotencia" (Von Baeyer)[37].

Pero, a diferencia del paranoide, quien deduce su posición de inferioridad de la supuesta astucia de sus enemigos y perseguidores (lema característico: el otro es demasiado fuerte), Federico proyecta la superioridad del prójimo más como *propia debilidad*, como un no-poder-mantener-la posición del "trozo de Yo restante". Sensaciones anormales en el "cerebro, vesícula e hígado" dan lugar a una radical enajenación del propio cuerpo. El "alma" se ha retirado desde la "periferia" hacia el "centro" del cuerpo, mientras los brazos y piernas realizan "movimientos descontrolados". La pérdida de "redondez de la persona" que resulta de todo ello *está en correspondencia* con una *despersonalización* o bien *anonimización* de los demás en lo corporal, los que a él le parecen "mera carne" y a quienes él no mira al rostro, sino a las piernas.

Ha desaparecido toda inmediatez en la relación consigo mismo y con los otros. Federico debe observar y mover brazos y piernas "desde fuera", debe morderse y clavarse para asegurarse de su propia pertenencia. Establecer un *tipo de contacto* le resulta solo *mediante* un "tubo" dirigido hacia el cuerpo del otro. Apagada la psicosis aguda, Federico se queja de "falta de sentimientos y de resonancia" en el trato con los otros, cuya causa él atribuye significativamente a un "leve, pero persistente hundimiento del *cerebro* y *de* la *persona*". Él intenta suplir la deficiencia con mucho esfuerzo y "poniéndome artificialmente en un estado de máximo celo".

Podemos comprobar entonces que los criterios formales establecidos por Von Baeyer (1955)[38] para describir la deficiencia del encuentro interpersonal del esquizofrénico paranoide, también alcanzan validez para el caso de Federico, si es que ellos son traducidos al "lenguaje" propio de la esquizofrenia cenestésica. Sin embargo, la comprensión interpretativa sugiere la existencia de al menos una diferencia esencial: el esquizofrénico paranoideo-delirante se concibe a sí mismo y al mundo, y con ello también sus vivencias y conductas, más desde el *polo del mundo;* mientras que el esquizofrénico cenestésico, y concretamente Federico, lo hace desde el *polo del sí-mismo* dentro de la "correspondencia entre sí-mismo y mundo" en el sentido de Binswanger (1955)[39].

Los criterios formales del encuentro psicótico paranoideo (falta de reciprocidad, anonimización y mediatización) pueden ser adaptados al caso de Federico, expresándolos en las siguientes fórmulas abreviadas:

a) El aflojamiento o disolución de los límites corporales del yo se encuentra en correspondencia con la experiencia de ser afectado y/o avasallado por los otros en cuanto *cuerpo* (fenómeno de la fusión).
b) La alienación del sí-mismo en cuanto *cuerpo,* la pérdida de la propia identidad y la autofragmentación se encuentran en correspondencia con la alienación, despersonalización y "fragmentación" del otro en cuanto *cuerpo*.

c) La pérdida de la inmediatez en una relación consigo mismo predominantemente *corporal* se encuentra en correspondencia con la pérdida de la inmediatez en una relación con los otros, también *corporalizada.*

Para concluir, si observamos las formas de encuentro interpersonal realizadas por Federico al salir de la psicosis aguda, constatamos que nuestro paciente, junto con lograr una progresiva consolidación existencial, perceptible en la recuperación paulatina de la "distancia normal" y en una suerte de refisionomización de las personas y del mundo, ha vuelto a la tendencia tan propia de su personalidad prepsicótica de objetivar a los demás, característica que podríamos ejemplificar con las expresiones "afán de crítica", "gusto por la burla" y "fascinación por la belleza corporal".

Referencias

1. HEIDEGGER M., *Sein und Zeit* (1927), Niemeyer, Tübingen, 10. Anflage (1963).
2. BAEYER W. v. "Der Begriff der Begegnung in der Psychiatrie", *Der Nervenarzt 26,* 1955, S. 369-376.
3. HUBER G., "Die coenästhetische Schizophrenie", *Fortschr. Neurol. u. Psychiat. 25,* 1957, S. 491.
4. BAEYER W. VON: *óp. cit.,* 1955.
5. LAÍN ENTRALGO P., *Teoría y realidad del otro,* Revista Occidente, Madrid, 1561.
6. SHELER M., *Wesen und Formen der Sympathie,* 5. Auflage, Schulte-Bilmke, Frankfurt/M., 1948.
7. MINKOWSKI E., "Les notions de distance vécue et d'ampleur de la vie et leur application en psychopathologie", *J. de Psychol. 9/10,* 1930.
8. BINSWANGER L., *Schizophrenie,* Neske, Pfullingen, 1957.
9. BINSWANGER L., *Ausgewählte Vorträge und Aufsätze.* Bd. II. Francke, Bern, 1955.
10. ZUTT J., "Ueber verstehende Anthropologie. Versuch einer anthropologischen Grundlegung der psychiatrischen Erfahrung", in *Psychiatrie der Gegenwart,* Bd. 1/2. Springer, Berlin-Göttingen-Heidelberg, 1963.
11. MATUSSEK P., "Der schizophrene Autismus in der Sicht eines Kranken", *Psyche 13,* 1960, S. 641-666.

12. Laín Entralgo P., *óp. cit.,* 1961.
13. Jaspers K., *Philosophie, Bd. II: Existenzerhellung,* 3. Auflage, Springer, Heidelberg, 1956.
14. Haefner H., "Prozess und Entwicklung als Grundbegriffe der Psychopathologie", *Fortschr. Neurol. u. Psychiat. 31,* 1963, S. 393-438.
15. Matussek P., "Psychopathologie II: Wahrnehmung, Halluzination und Wahn", en *Psychiatrie der Gegenwart,* Bd. 1/2, Springer, Berlin-Göttingen-Heidelberg, 1963.
16. Kulenkampff C., "Zum Problem der abnormen Krise in der Psychiatrie", *Der Nervenarzt 30,* 1959, pp. 62-75.
17. Matussek P., "Zur Frage des Anlasses bei schizophrenen Psychosen", *Arch. Psychiat. Nervenkr. 197,* 1958, pp. 91-120.
18. Baeyer W. v., *óp. cit.,* 1955.
19. Baeyer W. v., "Diskussionsbeitrag zu den Referaten Von Weitbrecht, Conrad und Bally in Bad Nauheim 1958", *Der Nervenarzt 30,* 1959, S. 507-509.
20. Bräutigam W., *Psychotherapie in anthropologischer Sicht,* Enke Verlag, Stuttgart, 1961.
21. Bräutigam W., "Beobachtungen zum Vorfeld und Anlass schizophrener Psychosen" (noch unveröffentlicht, mündliche Mitteilung), 1965.
22. Häfner H. *óp. cit.,* 1963.
23. Kisker K.P., Strötzel U.L. "Zur vergleichenden Situationsanalyse beginnender Schizophrenien und erlebnisreaktiver Fehlentwicklungen bei Jugendlichen", *Arch. Psychiat. Nervenkr. 202,* 1961, S. 1-30; *203,* 1962, S. 26.
24. Kulenkampff C., "Entbergung, Entgrenzung, Ueberwältigung als Weisen des Standverlustes. Zur Anthropologie der paranoiden Psychosen", *Der Nervenarzt 26,* 1955, S. 89-95.
25. Matussek P., *óp. cit.,* 1960.
26. Matussek P. *óp. cit.,* 1963.
27. Tellenbach H., "Zum Verstandnis eines Wahnpänomens", *Der Nervenarzt 30,* 1959, S. 58-62.
28. Tellenbach H., "Annäherung an die Daseinsanalyse", in *Almanach für Neurologie und Psychiatrie,* J.F. Lehmanns Verlag, München, 1961.

29. Winkler Th. u. Wieser St. "Die Ich-Mythisierung als Abwehrmassnahme des Ichs", *Der Nervenarzt 30,* 1959, S. 75-81.
30. Zutt J. *óp. cit.,* 1963.
31. Laín Entralgo P., *óp. cit.,* 1961.
32. Kulenkampff C., *óp. cit.,* 1955.
33. Zutt J., "Vom gelebten welthaften Leibe", in *Das paranoide Syndrom in anthropologischer Sicht,* Springer, Berlin-Göttingen-Heidelberg, 1958.
34. Laín Entralgo, *óp. cit.,* 1961.
35. Matussek P., *óp. cit.,* 1963.
36. Baeyer W. v, *óp. cit.,* 1955.
37. Baeyer W. v., *ídem..*
38. Baeyer W. v, *ídem.*
39. Binswanger L., *óp. cit.,* 1955.

CAPÍTULO II

Esquizofrenia e historia vital

1. Introducción

En los últimos años se ha despertado un interés creciente por el estudio de las relaciones entre esquizofrenia e historia vital, tema que dejó siempre indiferente a la psiquiatría de corte clínico tradicional. Las razones de este cambio de actitud por parte de los psiquiatras habría que buscarlas en la influencia de la psicoterapia en los esquizofrénicos, que empezó a practicarse en forma sistemática recién al término de la Segunda Guerra Mundial. Pero también el bagaje conceptual aportado por la corriente analítico-existencial contribuyó conjuntamente con las experiencias psicoterapéuticas a cuestionar seriamente uno de los axiomas de la psiquiatría clásica, que estaba, en cierto modo, impidiendo el preguntarse metódicamente por los nexos esenciales que pudieran existir entre la enfermedad esquizofrénica y la biografía.

Para la psiquiatría de un Kraepelin o un Jaspers la esquizofrenia es un proceso biológico que irrumpe en la historia vital de un individuo, quebrándola, de un modo parecido a lo que ocurre con las enfermedades orgánicas, y entonces lo *comprensible* de la psicosis sería solo el *contenido* y no la *forma* del síntoma, la cual habría que *explicar* en términos de disfunciones bioquímicas o lesiones anatomopatológicas. Tan sólido aparecía este postulado, que ante los repetidos fracasos por localizar las causas de la enfermedad se buscaron interpretaciones constitucionales y hereditarias que hacían ver al esquizofrénico igualmente como víctima de una fatalidad ciega. Las consecuencias prácticas de este modo de ver la esquizofrenia son de todos conocidas.

El encuentro con el paciente era fundamentalmente objetivante y diagnóstico. Se le encerraba en grandes establecimientos y se le sometía a terapias radicales con un carácter claramente impersonal, como la insulinoterapia o las curas de electroshock hasta la confusión orgánica. Si la curación no era total –y de esta posibilidad siempre se dudaba– se hablaba de enfermos *defectuales*. Para la mayoría de las legislaciones se trataba de seres sin responsabilidad penal alguna y, por lo tanto, no cabía sino la marginación de la comunidad social, etcétera.

2. El análisis existencial de Binswanger

Mientras los postulados teóricos tradicionales tuvieron vigencia no hubo interés por estudiar las relaciones de la esquizofrenia con el estilo de vida y las situaciones críticas, ni la estructura de las familias de estos enfermos, ni intentar tampoco una aproximación psicoterapéutica sistemática por considerársela fuera de lugar. Binswanger (1961)[1], en cambio, se coloca en una perspectiva diametralmente opuesta. Él sostiene que los conceptos y el quehacer mismo de la psiquiatría tradicional se mueven dentro de los límites de las dualidades psique-soma y sujeto-objeto, imágenes del hombre y del mundo que, si bien permiten el conocimiento y manejo científico-natural, son insuficientes para aprehender los fenómenos si estos, como en el caso de las psicosis esquizofrénicas, son expresión de modificaciones de la misma *hombredad* del hombre, vale decir, de su esencia como persona y como historia. Propone, entonces, cambiar el horizonte de investigación reemplazando al hombre como organismo bien o mal funcionante por el hombre como existencia *(Dasein),* cuya estructura fundamental es el "ser-en-el mundo" en cuanto trascendencia.

Lejos de las distinciones entre psique y soma, sujeto-objeto, enfermedad-salud, lo esquizofrénico se nos mostrará –en la perspectiva de Binswanger– como modificaciones específicas de las estructuras *a priori* del Dasein, y lo que llamamos en otro contexto síntoma adquirirá, desde la perspectiva de la unidad ser-mundo, el carácter de fenómeno abarcador del mundo y del sí-mismo, porque en la trascendencia no solo se constituye el *hacia dónde del trascender,* el mundo, sino también *lo trascendido,* el ente que somos en cada caso. Así pueden abrirse a la comprensión fenómenos tan complejos y centrales en la esquizofrenia como la excentricidad o las posturas catatónicas. Pero como la trascendencia arraiga en el tiempo, en el despliegue desde el pasado hacia el futuro, la historia vital, la biografía, adquiere una importancia capital en el análisis existencial. No solo el cuadro de estado de la esquizofrenia se nos aparece en esta perspectiva como una estructura unitaria y llena de sentido, sin que nada "quede abandonado al azar" (Binswanger)[2], sino también podemos perseguir hacia el pasado la génesis de esos proyectos de mundo y sus progresivas limitaciones que terminan necesariamente en esta nueva *imagen de mundo* que es la psicosis. Los proyectos o *contenidos de mundo* son las formas respectivas cómo una existencia des-cubre, abre y existe el mundo. El análisis existencial se pregunta por la luminosidad, la consistencia, la armonía, la temporalidad y la espacialidad de los mundos psicóticos, y por la característica de los proyectos de mundo que fueron la condición de posibilidad de los mundos psicóticos.

3. La corriente antropológico-existencial

Pero la práctica del análisis existencial requiere, por una parte, una familiaridad con la analítica existencial de Heidegger y su a veces oscura terminología y, por otra, una dedicación intensiva y extensiva al caso individual a estudiar, considerándose como material ideal aquel que surge de la convivencia prolongada con el paciente. Ninguna de estas dos condiciones puede cumplirlas con facilidad el psiquiatra clínico, por lo que este tipo de investigaciones, y sobre todo su praxis, quedan limitados a autores privilegiados, y los resultados de ellas no alcanzan la difusión necesaria.

De ahí la importancia de la llamada corriente antropológico-existencial en la psiquiatría, la que, bajo el influjo del análisis existencial de Binswanger, pero sin el compromiso tan absoluto con la filosofía heideggeriana, ha tratado de aplicar el método fenomenológico al estudio de las formas psicóticas en la búsqueda de legalidades de sentido entre la historia vital, la situación previa y los síntomas psicóticos mismos en un doble afán, hermenéutico y psicoterapéutico. Ejemplos de ello son los estudios de Zutt (1958)[3], sobre el síndrome paranoide, Kulenkampff (1964)[4], sobre las crisis de adolescencia psicóticas, Haefner (1959)[5], sobre las hipocondrías y los desarrollos paranoides; y de Tellenbach (1961)[6], sobre la melancolía. En Chile habría que mencionar a Parada (1967)[7], con su estudio sobre biografía y psicosis en mellizos univitelinos, y nosotros mismos hemos abordado el tema en un estudio sobre psicosis epilépticas esquizomorfas y en otro anterior sobre esquizofrenias de forma cenestésica (Dörr-Zegers O. y Cid A., 1969[8]; Dörr-Zegers O. y Diebold K. (1965[9]).

3.1. El fenómeno reemplaza al síntoma

En todas estas investigaciones encontramos elementos comunes. En primer lugar, el empleo del método fenomenológico en el sentido de Husserl (1958)[10] y Heidegger (1963)[11]. El síntoma, como eslabón visible de un nexo funcional determinado (enfermedad definida o conocida previamente) tiene valor en cuanto permite inferir de inmediato el resto de las relaciones causales no visibles, como ocurre en la mayoría de las enfermedades somáticas (ej. del soplo aórtico, que permite deducir de inmediato la estrechez de la válvula, el recargo del ventrículo izquierdo, la baja del débito cardíaco, etc.), pero allí donde el nexo funcional subyacente es desconocido, como es el caso de las psicosis endógenas, el síntoma tiene un carácter más bien encubridor. De ahí que sea necesario abrirse al fenómeno, a lo que se muestra en sí y no a lo que meramente *anuncia,* porque el fenómeno tiene el carácter de referencia a la totalidad del *Dasein.* Mientras una alucinación corporal o cenestésica tomada como síntoma me puede conducir erróneamente a buscar alteraciones de la sensibilidad o, en el mejor de los casos, del llamado esquema corporal, en cuanto fenómeno, me ubica de inmediato en el campo de las perturbaciones de la corporalidad en el sentido de la pérdida de la transparencia o transitividad, y me abre el paso a una comprensión del proyecto de mundo, en el cual el cuerpo en cuanto *objeto para el otro* (Sartre)[12] ha dominado el campo de las relaciones interpersonales, con la consiguiente limitación de la estructura del "ser-con-otro" *(das Miteinandersein,* de Heidegger). Vale decir, aquello que a una mirada descriptivo-sintomatológica aparecía como mera alteración de una función aislada, se presenta a la intuición fenomenológica como expresión de una profunda modificación de los órdenes estructurales del ser y en relación esencial con el estilo de vida y el curso de la biografía.

3.2. La situación reemplaza a la reacción

El otro elemento común a estas investigaciones es el reemplazo del concepto de *reacción* por el de *situación.* El concepto de *reacción* usado ampliamente en psiquiatría está tomado de la fisiología mecanicista y supone que un sujeto, en cierto modo separado del mundo, re-acciona ante un objeto del mundo que lo estimula. Y decimos *mecanicista* porque la biología de Weizsäcker (1950)[13] y Auersperg (1956)[14], a través de la teoría del *Gestalkreis* ha superado este concepto reemplazándolo por el de *acto biológico,* que tiene la estructura del *encuentro* y un carácter fundamentalmente teleológico. Así es como en psiquiatría se habla de depresiones reactivas cuando el síndrome depresivo es precedido por un hecho relevante al que se da la categoría de estímulo, o trauma con valor causal. Pero eso no nos explica por qué este sujeto reacciona en forma depresiva y este otro no ante el mismo estímulo. El decir que en un caso hay un terreno propicio y en el otro no, es trasladar el problema a lo constitucional y endógeno, lo que haría otra vez injustificada la distinción entre una depresión reactiva y una depresión endógena. Lo que ocurre es que el ser humano está siempre en alguna determinada situación. Situación es un corte transversal en mi relación originaria con el mundo como ser-en-el-mundo, y como tal está co-constituida por mi proyecto de mundo respectivo. Esta relación de reciprocidad entre persona y mundo, que se pone en evidencia en una situación, se puede ejemplificar de la siguiente manera: lo que me hace frente en una situación (el estímulo, el trauma, el tema) no se presenta en forma acabada, sino como tarea a realizar. Yo tengo que asumirla, y en tanto la asumo, se transforma en órgano por medio del cual voy a poder superar la situación. Blankenburg[15] ha comparado este fenómeno con el alumno a quien le es propuesto un tema de composición. Es el tema mismo el que ordena el flujo de sus ideas y mientras mejor se deje coger por él, mientras menos esté meramente *frente* a él, mejor resultará la composición. Lo mismo ocurre con el ser humano cuando tiene que asumir un tema vital. En pocas ocasiones aparece con mayor claridad esa dualidad del hombre, de ser al mismo tiempo proyectado y proyectante, como en la situación. Vivimos en situaciones y solo podemos abandonar una para entrar en otra. A pesar de ser un corte transversal en la historia vital, toda situación posee una dinámica interna que consiste en asumir algo nuevo, abandonando algo viejo que tendrá que ser absorbido por el pasado. Por eso, un ser, como el depresivo, cuyo proyecto de mundo está caracterizado por su tendencia a la fijación en ciertos órdenes y a la retención de lo que cree poseer, cae fácilmente en situaciones que significan una amenaza existencial, como cuando la tarea a realizar impuesta desde el mundo obliga para su resolución a un desprendimiento muy total de lo pasado. El análisis situacional permite entonces ver al sujeto y al objeto que lo estimula –dicho en la terminología mecanicista– en su pertenencia recíproca y hacer patente el modo cómo lo que llamamos personalidad o proyecto de mundo o historia vital está configurando al estímulo en la misma proporción como este modifica a aquel. Y solo así podemos entender el que haya situaciones con carácter patógeno sin que el *estímulo* se presente a la reflexión racional de un tercero como trauma suficiente. Típico ejemplo de ello es la situación de la mudanza como desencadenante de depresiones (Tellenbach[16], Lange[17]), que durante mucho tiempo fuera considerada como una coincidencia casual, porque el carácter simplista y lineal de los conceptos *estímulo* y *reacción* no hacía posible el otorgarles carácter patógeno alguno. Porque ocurre que con frecuencia la mujer depresiva se alegra de cambiarse a una casa mejor, y, no obstante, una vez mudada, la depresión aparece en forma tan incomprensible para ella como para el observador. Este pequeño ejemplo nos permite anotar un último rasgo importante del concepto antropológico de situación: La situación no es idéntica con la conciencia que se tenga de un determinado momento de la vida, con el vivenciar actual, menos aún con el producto de una reflexión sobre el momento actual. Las situaciones siempre se viven, pero no son necesariamente vivenciadas en forma consciente, y hay situaciones duraderas a las que el hombre se acostumbra y que llegan a perder incluso todo carácter vivencial; se vuelven en cierto modo *silenciosas* y, sin embargo, pueden tener un carácter altamente patógeno, como es el caso de muchos perseguidos por el nazismo, que llegaron a acostumbrarse a la situación de persecución, dejando de vivenciarla como trauma, y sin embargo quedaron con un grave defecto de personalidad, como lo han demostrado Von Baeyer, Haefner y Kisker[18].

Los dos puntos de partida antes mencionados, el paso del síntoma al fenómeno y de la reacción a la situación, han permitido a la llamada orientación antropológico-existencial de la psiquiatría superar los axiomas jaspersianos, aprehender relaciones de sentido entre la personalidad y la historia vital o biografía por una parte, y ciertas situaciones con carácter patógeno supraindividual por otra, y de ellas con los síntomas que caracterizan a las llamadas psicosis endógenas, para llevar luego todos estos descubrimientos *de vuelta* a la clínica, donde se han mostrado de alto valor diagnóstico y terapéutico. Como decíamos anteriormente, esto ha sido posible gracias a la fecunda influencia del análisis existencial y los caminos de investigación que ha abierto, pero no significa una identificación total de ambas corrientes. La *Psiquiatría Antropológica* está más próxima al quehacer práctico, y en esa medida requiere en menor grado el compromiso y/o manejo de una determinada filosofía. Incorpora además los hallazgos de corrientes diversas como son la psicoanalítica, la social y, muy especialmente, la psiquiatría comparada, despojándolas de sobrecargas teóricas y de sistemas conceptuales rígidos que pudieran oscurecer su sentido fenomenológico original.

Este trabajo pretende ser una contribución casuística al problema de las relaciones entre psicosis y biografía, con especial referencia al momento cuando la psicosis irrumpe desde una situación determinada. Se intentará delimitar la estructura de la situación desencadenante y la validez del concepto de *situagénesis* en oposición al de *psicogénesis.* Se preguntará también por la posibilidad de una *lógica del destino* (Binswanger[19]) prepsicótico que pudiera explicar el que en un momento dado una situación pueda adquirir un carácter patógeno.

4. Casuística

4.1. Presentación del caso

Rosa es una estudiante de veintiún años que cursa cuarto año en un Instituto de la Universidad de Chile. Consulta en agosto por persistentes ideas de suicidio y una apatía total. No puede estudiar por imposibilidad de concentrarse, siente temor a la gente, pasa la mayor parte del tiempo encerrada en su pieza.

Este estado "depresivo" se habría iniciado en forma paulatina a mediados del año anterior con una notoria baja en su rendimiento, que le ocurría por primera vez en su vida, ya que siempre había sido una alumna destacada. Junto con la apatía e incapacidad de concentración se le empezó a llenar la cabeza de groserías y a sentir el deseo compulsivo de "destaparse". Por momentos no sabía si estas groserías eran pensamientos propios o ajenos que se le hubiesen introducido de alguna manera en su mente.

Movida por el deseo de un cambio total que le permitiera expresar esos impulsos negativos, se incorporó a un movimiento de extrema izquierda, participando en marchas y revueltas estudiantiles donde se desahogaba gritando groserías y apedreando los vehículos de la policía uniformada; en dos oportunidades fue detenida por el Grupo Móvil de Carabineros.

A comienzos de ese año empezó a sentir una voz extraña que le hablaba dentro de su cabeza y que le decía que debía quitarse la vida. "Me da miedo matarme, por eso no lo he hecho, pero creo que llegará el momento en que seré capaz de hacerlo". Ella está convencida de que ese es su destino irrenunciable. La idea de quitarse la vida ya había surgido antes, hace tres años, cuando murió su abuelo, a quien quería mucho. Pero entonces no tenía ese carácter imperativo que tiene ahora cuando la escucha como un mandato.

Los pensamientos se le enredan en la cabeza, es como si no pudiera dirigirlos. Tampoco puede dirigir su apetito ni su sueño: hay periodos en que se harta con pasteles y sube mucho de peso; otros en que no come nada y baja; por ejemplo, últimamente ha bajado cinco kilos. Lo mismo le ocurre con el sueño: ha habido periodos durante este año en que pasó durmiendo todo el día; otros, como ahora último, donde no consigue quedarse dormida aun ingiriendo hipnóticos, y sus noches son llenas de angustia y pesadillas. Una de las pesadillas que más se le repiten tiene como tema un hombre gordo y grande que la persigue. Este hombre se transforma bruscamente en su padre. Ella se refugia en casa de sus tíos maternos, pero el hombre, ahora transformado en demonio, la sigue hasta allá y ella debe arrancar trepándose a una alta y frágil alambrada, donde tiene que equilibrarse para no caer en manos del demonio.

También ha sentido cosas extrañas en el cuerpo; su ojo izquierdo lo nota raro, que late desmesuradamente y que algo así como un estilete le penetra por la pupila. En general, el lado izquierdo del cuerpo es el raro. En la espalda y región lumbar de ese lado siente como si viviera algo distinto de ella: "Es como si tuviera un pájaro dentro". Se nota muy irritable, tensa; le molestan los ruidos, las voces de la gente; la presencia física de las personas la irrita y al mismo tiempo le da miedo. Por todas estas razones se encierra en la pieza y no sale. No puede entender cómo sus compañeras tienen esa alegría de vivir, les gustan las fiestas y son "avanzadas" en sus relaciones con los muchachos. Ella ni siquiera puede hablar bien como antes, porque de repente se le olvida lo que va a decir o lo que estaba diciendo y se queda como "en blanco". Siente que la miran en la calle, incluso le ocurre esto cuando está encerrada en su pieza. Tiene la impresión inminente de que hay gente fuera, no sabe quiénes ni para qué, pero la vigilan y atisban su soledad. Es tan fuerte esta impresión que a veces no se ha contentado con cerrar la puerta con llave, sino que ha colocado el ropero junto a la puerta para asegurarse.

La voz que le dice que se mate la escucha con dos matices diferentes, aunque en el fondo es la misma voz. A veces la vive como un llamado, casi como un ruego, y la asocia entonces con el rostro venerado de su abuelo. Otras veces como un mandato satánico y la asocia con una cara desconocida que tiene una risa irónica y maléfica. Ha pensado que la forma de matarse sería ahorcándose en el peral de la casa de sus abuelos en T., donde ha vivido la mayor parte de su vida. Para no escuchar esa voz coloca música con un volumen muy alto o grita fuerte, lo que ha llamado mucho la atención en el pensionado donde vive y ha terminado por preocupar a su prima, que es la única persona con quien tiene contacto y que decidió traerla a consultar un psiquiatra.

Rosa es una mujer joven, más bien baja, de constitución endomesomorfa, su expresión facial es seria y triste mientras relata sus problemas. En sucesivas oportunidades, durante la primera entrevista, su relato se interrumpe abruptamente y su rostro adopta un aire perplejo. Explica entonces que esto le sucede con frecuencia: "me vuelo", "me desconecto". Y entonces su pensamiento es reemplazado por algún recuerdo cargado afectivamente que en general se refiere a la persona de su abuelo, o por algún estímulo del medio que ella interpreta en forma autorreferente: si dos personas en su proximidad hablan en voz baja, piensa que están hablando de ella, o frente a los interlocutores se le ocurre que se han aburrido con su relato.

Por momentos se emociona y hace visibles esfuerzos para contener el llanto, pero en general el tono de su voz es parejo y el afecto plano, sobre cuyo fondo se destaca de pronto y en forma no del todo empatizable la emoción que le llena los ojos de lágrimas. La motilidad corporal es escasa, por largos periodos se mantiene en la misma posición sin mover las piernas ni hacer ademanes con las manos que acompañen el relato. Su inteligencia impresiona como normal superior, el vocabulario es rico y bien empleado. Ella, en cambio, describe su pensamiento como embrollado y lento, "las ideas se me entrechocan dentro del cerebro". Al observarla, en el pabellón, llama la atención que anda siempre sola, que su expresión más frecuente es de perplejidad y que ocasionalmente mueve los labios sin emitir sonido, como musitando.

4.2. Síntesis biográfica de la paciente

De conversaciones con la paciente misma y con una prima hermana por el lado materno, que fuera durante muchos años compañera de colegio de Rosa, y, en Santiago, de residenciales y pensionados, hemos elaborado una larga biografía de la paciente, que podríamos resumir así:

- Rosa nació en abril de 1949 como cuarta y última hija de un matrimonio de clase media acomodada de T. Cuando ella nació sus hermanos tenían nueve, siete y cinco años, respectivamente; a su madre, poco antes que quedara embarazada esperando a Rosa, se le comprobó una enfermedad coronaria y una anemia de Biermer. La madre se dio cuenta tarde del estado de embarazo y, en tres ocasiones y por medios diferentes, trató de interrumpirlo, sin resultado. Cuando se decidieron a recurrir a un médico, el embarazo estaba ya muy avanzado y no se pudo practicar el aborto.
- Siete meses después de su nacimiento la madre murió y el padre entregó a Rosa a los abuelos maternos. Unos meses después el padre se volvió a casar y se trasladó con la nueva esposa y sus tres hijos mayores a vivir a P. Allá le fue muy bien desde el punto de vista económico, llegando a hacerse de una buena fortuna, educar bien a sus hijos y, a la muerte de la segunda esposa, se casó con una viuda con varios hijos a los que también ha educado y tratado en muy buena forma. Entre tanto, Rosa quedó por entero a cargo de los abuelos, a quienes desde muy pequeña aprendió a tratar de papá y mamá. Las visitas que hacía el padre a T. a ver a su hija menor y a sus antiguos suegros eran espaciadas y tenían más bien el sentido de cumplir un deber que ser la expresión de un cariño espontáneo. De todos modos, Rosa supo desde muy pequeña que sus abuelos no eran sus padres, que existían un papá y unos hermanos que vivían lejos y tenían dinero, y que su madre había muerto. Ocasionalmente la invitaron a pasar unos días a P., pero ella conserva un mal recuerdo de esos periodos, pues su padre la trataba muy fríamente y sus hermanos no la tomaban en cuenta.

Según la prima, los hermanos mayores le habrían tenido siempre distancia por asociarla a la muerte de su madre. En cambio, su vida con sus abuelos fue perfecta. La abuelita era un ser sencillo, inaparente y ocupada de las labores domésticas, pero muy cariñosa con ella. El abuelo, en cambio, tenía una personalidad muy recia; era más bien autoritario, pero al mismo tiempo de gran sensibilidad. Como la abuela era una especie de sombra de su marido, desde muy temprano este último se constituyó en el centro de la vida de Rosa. Él le enseñó las primeras letras, la sacaba a pasear al cerro o al cementerio, y le enseñó a querer las flores y los animales. "Mi abuelo era el centro de mi mundo de niña; muy unidos pasábamos el día juntos, conversando o silenciosos, sentados en el huerto o paseando. Hablábamos de una y mil cosas; él era alguien extraordinario como padre, amigo y camarada. Estaba preocupado de las cosas mínimas que se referían a mí. Por él aprendí lo que es querer y ser querida. Él era todo para mí y yo era todo para él. Y como teníamos un mundo maravilloso entre los dos, lleno de la naturaleza y de figuras literarias, no necesitábamos de los demás. Por eso es que yo en el colegio era solitaria, no tenía amigas, no salía ni jugaba en grupos, ni siquiera jugaba en mi casa a las muñecas como las otras".

En el colegio tenía muy buenas notas y nunca tuvo problemas de conducta. Estudió primero en un colegio de monjas y el sexto año lo hizo en el liceo, egresando con el mejor promedio de su clase. Durante las humanidades es descrita como estudiosa, ordenada, solitaria, algo suficiente y con intensas preocupaciones místicas. Participaba activamente en la Acción Católica y en campamentos en que se pretendía vivir como en una comunidad religiosa. El primer tiempo en Santiago quedó allegada en un convento. Las relaciones con su padre y sus hermanos eran más bien tensas. Para ella su padre era un hombre "egoísta y que se creía joven". Su abuelo era muy exigente con ella en lo que respecta a los rendimientos escolares y no la dejaba salir a parte alguna, ni siquiera en compañía de la prima.

El periodo en torno a su egreso del colegio fue el único que la prima recuerda como dificultoso para Rosa, durante toda su niñez y pubertad. Su abuelo quería por cierto que ella siguiera estudiando en la Universidad, pero no se resignaba a la separación. Ella, por su parte, quiso hacer más fácil la separación por venir haciendo pequeños intentos previos de emancipación, como salir con su prima y conocer gente.

Hasta entonces no tenía amigas ni amigos, nunca había tenido un *flirt* y el solo pensar en ello le causaba susto. Su primer contacto con el mundo del sexo lo tuvo muy tempranamente, como alrededor de los seis años, a propósito del notorio embarazo de una vecina y las consiguientes explicaciones de su abuelo, ante su curiosidad; la vecina luego abortó, hecho que le impresionó enormemente.

Pero estos deseos de libertad de Rosa hicieron reaccionar negativamente al abuelo y pasaron un tiempo reñidos, periodo durante el cual ella estuvo muy rebelde. Vivía en un convento y no salía a ninguna parte, se dedicó a estudiar y tuvo éxito. Durante las vacaciones de septiembre del año 1966 estuvo en casa de sus abuelos en T. y todo volvió a ser como había sido siempre: pasearon, conversaron, fueron al cementerio y al cerro, como cuando era pequeña y reconocieron que se querían y necesitaban más que nunca. Pocos días antes de su partida ella notó a su abuelo triste y abatido, y se extrañó cuando este le manifestó que tenía la idea de quitarse la vida ahorcándose en el peral del huerto. Esto en relación probablemente con el pronóstico reservado de una enfermedad cardíaca diagnosticada poco tiempo antes y con el hecho que Rosa, su nieta querida, lo abandonaba en esos momentos. Ella pensó en forma muy fría que no debía dejarse llevar por los sentimientos, que en ese momento lo importante era estudiar y sacar su título para poder en el futuro ayudar a sus abuelos a una mejor vejez, y adoptó, por consiguiente, una actitud distante y severa.

Después de esa conversación quedaron reñidos y no se hablaron. Cuando fue a tomar el bus para volver a Santiago el abuelo acompañó a Rosa en silencio y ella lo vio llorar al despedirse. Quince días después Rosa recibe un telegrama que dice: "Vente porque murió papá". Durante todo el viaje se fue aterrorizada, con el único deseo que el fallecido fuera su padre verdadero y no el abuelo. En T., a decir de la prima, andaba como autómata, con la mirada en la lejanía y sin contestar cuando le hablaban. Mientras ponían el ataúd en la tierra, ella prometió ahorcarse en el peral en medio del huerto. Este estado, que la prima describe como de "automatismo", perduró algunos meses. Lloraba mucho, se pasaba las horas mirando fotografías del abuelo o poniéndose piezas de ropa suya que había traído consigo, sin conversar con nadie, sin salir a ninguna parte. Sin embargo logró aprobar en buena forma sus exámenes. En marzo de 1967 volvió a estudiar con mayor interés, dejó el convento de monjas donde vivía para trasladarse a un pensionado junto a su prima, y trabó amistad con un estudiante de arquitectura, simpático, buenmozo y culto. Salían a caminar y hablaban de mil cosas. Él le traía flores de regalo. Ella recuerda ese periodo como muy hermoso, pero de la noche a la mañana se sintió impulsada a romper con él porque esta relación "nada tenía que ver con el amor que había sentido por su abuelo".

A fines del año 1967 conoce a un ingeniero que le atrae e inicia una segunda relación sentimental. Este hombre era más maduro, le mostró otros aspectos de la vida y del amor, pero antes de los dos meses rompió bruscamente con él al proponerle este relaciones sexuales. Se sintió escandalizada y asustada. Después de la muerte de su abuelo abandonó sus intereses religiosos e ingresó con gran pasión al Movimiento de Izquierda Revolucionaria (MIR), donde permaneció hasta avanzada su enfermedad.

Desde su experiencia con el ingeniero rehuyó el contacto con los hombres. No volvió a tener amigos hasta fines de 1968 cuando empezó una relación con un docente de la Facultad mucho mayor que ella y separado. Esta relación fue producto de la suave pero perseverante insistencia del docente. Según la prima, este personaje se parecía extraordinariamente al abuelo de Rosa, tanto en su aspecto físico como en su modo de ser. La relación fue perfecta durante los primeros meses y ella llegó a depender extraordinariamente de él, hasta el punto que cuando ella se sentía afligida por cualquier razón le bastaba pensar en su amigo para sentir que el problema estaba solucionado. Todo continuó bien hasta el momento en que él le habló de un posible matrimonio. Ahí le asaltó la idea de estar olvidando a su abuelo y de que no se debería casar por ser la relación con el amigo, aunque buena, muy distante en intensidad y plenitud del amor que recíprocamente sintieron su abuelo y ella. Le empezó a preocupar también el hecho de tener los senos demasiado grandes (en realidad existía una cierta hiperplasia que fue operada recientemente), elemento que impedía, según ella, una entrega espontánea, aunque el hombre la quisiera.

Sin solución de continuidad y sin clara conciencia de conflicto para la paciente, empezó a surgir de esta situación vital la sintomatología ya descrita: los estados de apatía, la dificultad de concentración, la baja en los rendimientos, las ideas compulsivas y más tarde las alucinaciones, los estados de angustia y el síndrome de autorreferencia, vale decir, todo aquello que en la práctica clínica nos hace hablar de "psicosis".

5. Consideraciones psicopatológicas y diagnósticas

Desde el punto de vista clínico, encontramos una serie de hechos que nos hacen pensar de partida que estamos frente a una esquizofrenia.

En primer lugar, la forma de comienzo con síntomas neurasteniformes y depresivos, como el cansancio fácil, la dificultad de concentración, la hiperestesia a los ruidos, el malhumor, etc., lo que ha sido descrito desde antiguo en los inicios de un cambio esquizofrénico y que más tarde Conrad (1962)[20] llamaría "la depresión inicial" dentro del "trema". Luego aparecen síntomas de tipo compulsivo, como el deseo de decir groserías, que ella explica como "deseo de destaparse" para sacar "todo lo que tiene dentro". Estas compulsiones se transforman más adelante en actos, al atacar a la policía en encuentros callejeros. Estas compulsiones tienen su contrapartida en otros fenómenos que caen ya dentro del grupo de las alteraciones formales del pensar, como cuando se le "atropellan" o "entrechocan" los pensamientos, o cuando el curso del pensamiento se detiene y es interceptado por otros pensamientos indeseables.

Todas estas manifestaciones han sido descritas por Eugen Bleuler (1960)[21], como típicas de lo que él llama "procesos automáticos" en la esquizofrenia. En el periodo en que ella cede ante las compulsiones aparece una "voz" interior que le ordena que se suicide, voz que ella asocia con el rostro del abuelo. Por ser percibida en el espacio interior y carecer de corporeidad, esta voz correspondería a una pseudoalucinación en el sentido de Jaspers (1955)[22] , también un síntoma corriente en las esquizofrenias. La idea sugerida por la voz va tomando cuerpo y se va transformando en la preocupación central de la enferma.

A diferencia de las ideas obsesivas propiamente tales, como se ven en la neurosis obsesivo-compulsiva, llama la atención en este caso el hecho que no haya un rechazo y/o un enjuiciamiento del absurdo sobre el contenido, sino una actitud ambivalente frente a ella: por un lado el temor a su realización y por otro la plena aceptación de este destino que se le anuncia a través de la idea. Este rasgo también ha sido señalado por el mismo Bleuler (1960)[21] cuando dice que los esquizofrénicos no ofrecen resistencia a sus impulsos o ideas obsesivas. Lo "esquizofrénico" de esta idea se pone en evidencia también en el carácter excéntrico o bizarro que posee el proyecto de consumación de este suicidio: ahorcarse en el peral de la casa de su abuelo en T.

Por último, habría que agregar una serie de experiencias corporales extrañas que están en la línea de la despersonalización, como cuando dice: "El ojo izquierdo late", "siento que un estilete me penetra por la pupila del ojo izquierdo", o cuando cree tener un "pájaro metido" en la fosa lumbar izquierda. Este tipo de sensaciones corporales extrañas, que para algunos, como Jaspers (1955)[22], serían alucinaciones hápticas, constituirían el grupo sintomatológico central del cuadro que Huber (1957)[23] describiera con el nombre de "esquizofrenia cenestésica" y cuya interpretación desde el punto de vista de una fenomenología del encuentro realizáramos nosotros en un trabajo anterior (Dörr-Zegers O. y Diebold K., 1965)[24].

A lo dicho en favor del diagnóstico de esquizofrenia habría que agregar un síndrome de autorreferencia incipiente que se desarrolló poco antes de la consulta al psiquiatra, caracterizado, en lo fundamental, por la sensación de ser mirada y controlada, y una conducta algo extravagante, en el sentido que se escapa a los cauces de su modo de ser tranquilo y conservador, la que se muestra en su ingreso a un movimiento extremista y en su participación activa en riñas callejeras con la policía. Por último, no habría que olvidar tampoco el *quiebre* que se ha producido en su rendimiento, ya que de ser una alumna destacada ha pasado a tener serias dificultades para rendir sus pruebas y exámenes.

El examen objetivo no hace sino confirmar la impresión tenida en el estudio de la anamnesis: hay perplejidad, rigidez corporal, intercepciones del pensamiento, musitación, discordancia ideoafectiva y tendencia al aislamiento vacío.

6. Análisis fenomenológico-existencial

Pero la pregunta que nos mueve ahora apunta a las posibles relaciones entre la vida de Rosa y su psicosis.

En una primera aproximación se nos da algo, diríamos, bien contradictorio, porque por una parte sentimos que la apatía, el desvalimiento, las alucinaciones y aun el no poder pensar y solo desear morir, algo tienen que ver con el papel demasiado importante que desempeñó el abuelo en su vida y su brusca e inesperada desaparición. Pero, por otra parte, vemos que su vida fue bastante feliz antes de la muerte del abuelo: a pesar de no haber tenido un mayor cariño de parte de su padre verdadero, tuvo amor, protección, éxitos estudiantiles; y aun la muerte del abuelo pareció superarla bien, en la medida que continuó estudiando, pasando de curso, se llegó a enamorar tres veces, la última de manera tan exitosa que la relación continúa aún hoy a pesar de la enfermedad.

No se aprecia un nexo patente entre síntomas, como las interceptaciones del pensar o el delirio de autorreferencia y la situación inmediatamente anterior, donde solo se destacaba una proposición matrimonial frente a la que ella no estaba del todo segura. La muerte del abuelo podría interpretarse como un trauma frente al cual la paciente reaccionó con desesperación, la que suele tomar la forma de apatía y, si le suponemos una disposición esquizofrénica, hasta podríamos haber hablado de una "reacción esquizofrénica". Pero ocurre que eso aconteció hace 3 o 4 años y entretanto la paciente ha llevado una vida completamente normal, e incluso más, durante su última relación de pareja ha logrado hasta olvidar al abuelo tan querido. No habría entonces otro camino que el de suponerles a los síntomas un origen extraconsciente, constitucional, hereditario o eventualmente orgánico.

Bien, esto es lo que ha hecho la psiquiatría tradicional, y en cierto modo con razón, porque el método que usa y el instrumento conceptual con que se mueve no le permiten otra cosa. Pero esa primera intuición que mencionábamos, la misma que podría tener cualquier persona lega en la materia y que nos hace recordar las interpretaciones espontáneas que hacen a veces los familiares de los pacientes, "esta niña enloqueció de amor" o "fulano se enfermó de tanto estudiar", cuando se refieren a crisis psicóticas en la adolescencia, esa primera intuición no nos deja tranquilos; y la figura del abuelo nos vuelve a invadir con su personalidad recia y seductora, su continua presencia junto a Rosa, su mundo de valores estético-naturalistas, eso algo excéntrico en su soledad, sus paseos al cementerio y su deseo de morir ahorcado en el peral de su propia casa; y así surge el impulso a hurgar en esta biografía en la búsqueda de legalidades de sentido que den cuerpo a esta intuición primera de un nexo esencial y que nos lleva a pensar de pronto que si él no hubiera muerto en esas circunstancias Rosa quizás no habría enfermado.

El camino a seguir es arduo y extenso. Bástenos recordar los largos análisis casuísticos de Binswanger (1957)[25] y el extraordinario acopio de material biográfico. Nosotros no poseemos ese material (la enferma no estaba a cargo nuestro y no volvió a aparecer después de su alta), ni menos aún el genio de Binswanger, pero de todos modos el marco de este trabajo no nos permitirá extendernos sobre todos los puntos que creemos sería necesario para lograr una cierta formalización de los proyectos de mundo y situaciones críticas de la paciente.

6.1. Algunos rasgos formales del proyecto de mundo de la paciente

Empezaremos nuestro análisis con la impresión que en nosotros mismos produce la figura de este abuelo al recorrer la biografía de Rosa. Decíamos que nos *invadía* impidiéndonos la tranquilidad de un juicio racional sobre el caso como proceso que surge de las esferas extraconscientes. Es lo mismo que hace en la vida de Rosa. Ella está invadida, aún más, inundada por su abuelo desde los 7 meses de edad hasta hoy, más allá de su muerte. Él reemplaza a la madre fallecida y a la abuela obediente y anodina, situándose –con la disponibilidad de tiempo que le permite su condición de jubilado– en el centro de la vida de Rosa, desde sus albores. Él la ayuda a caminar, le muestra los objetos de su entorno, le enseña las primeras letras, la saca a pasear, le lee cuentos y la hace amar la naturaleza y la soledad. Ella aprende a vivir desde su abuelo y para su abuelo, y en forma exclusiva. Se podría decir que vive el mundo *a través* del abuelo. Él es quien le explica los oscuros problemas del sexo y del aborto, quien la impone de las trágicas circunstancias de su nacimiento (la enfermedad de la madre, los intentos de aborto, su muerte poco después del nacimiento de Rosa, el abandono de que fue víctima por parte del padre) y se define de partida no solo como el ser a través del cual ella podrá vivir, sino también como el salvador de su vida desde una situación familiar trágica e injusta. Para Rosa, la abuela es un ser secundario; el padre, lejano y temido; su prima cobra importancia recién en la adolescencia; no existen amigas, ni vecinas, ni parientes.

Pero el abuelo no se constituye solamente en el único sostén y el único camino, sino también en la *única meta.* Porque solo él representa los valores positivos de la vida: la paz, la soledad, la naturaleza, especialmente las flores, el estudio y el cumplimiento del deber y por último el amor, el único amor. Lo que está fuera de ese mundo está marcado con el sello de lo malo, de lo despreciable o lo temible. Su padre es un "viejo egoísta", sus hermanos son fríos y aficionados al dinero, en el colegio solo valen las notas pero no las amistades. No se puede salir a la calle ni jugar en grupos, porque eso es malo, es el *otro* mundo, lo que no es el abuelo. Ni siquiera se puede imitar lo que hacen los demás y por eso ella no juega a las muñecas, sino que contempla las flores y va de paseo al cementerio. Toda su infancia va a estar marcada por esta división en dos mundos irreconciliables: el mundo del abuelo, del jardín, de la soledad y el estudio, y el otro mundo, el mundo malo, representado especialmente por la casa de su padre y hermanos en P.

Esta escisión de su existencia en alternativas rígidas e irreconciliables que se gesta en la primera infancia va a marcar toda la vida de Rosa, y la podemos descubrir en cada una de sus frases y en cada uno de sus pasos. Su apasionada dedicación a la vida religiosa y contemplativa en la adolescencia, que la hace buscar un convento como residencia durante su primer año en Santiago y que después de la muerte del abuelo es cambiada por la política de acción y compromiso en un movimiento extremista con desfiles y riñas callejeras y asaltos a vehículos policiales. O su misma decisión férrea de emancipación del abuelo –que analizaremos más en detalle a propósito de las situaciones críticas– toma este carácter absoluto y despiadado que la hace reaccionar con violencia ante la tristeza del abuelo enfermo que presiente la muerte. Ella *tiene que* volver a Santiago porque lo importante es estudiar para recibirse y ayudar a los abuelos en el futuro, a pesar que en ese momento el abuelo esté enfermo y la necesite.

Hay como una incapacidad de acomodarse a las situaciones, un querer manejar, imponer, hacer que las cosas sean como arbitrariamente se quiere que sean, donde nosotros vemos el germen de lo que Binswanger (1957)[25] llama la "inconsecuencia de la experiencia natural", condición de posibilidad del delirio. Lo mismo se observa en su actitud proselitista en los campamentos de vida comunitaria primero y más adelante en la acción política, sin que esa actitud esté fundamentada en una real experiencia de comunidad y destino compartido, por cuanto ella permaneció siendo siempre muy sola tanto en el colegio como en la Universidad, y en el primero era considerada, aún más, como altiva y "suficiente".

Su posición frente al sexo muestra una estructura similar. De pequeña le tomó distancia y miedo, a raíz del aborto de la vecina, y desde entonces lo elimina absolutamente de su vida. No mantiene ninguna relación sentimental durante toda la adolescencia y a pesar de su aspecto gracioso, ni siquiera tiene amigos. Y cuando más tarde, ya en la Universidad, lo hace, rompe con su pareja que quiere cuando él hace un intento de aproximación erótica.

Este proyecto de mundo caracterizado por el *compromiso absoluto,* por la *abanderización,* por la *entrega exclusiva a un lado alternativo de la ambigüedad del mundo* sigue a Rosa hasta dentro de la psicosis misma: uno de los primeros síntomas es la aparición de pensamientos groseros que no puede dominar y que pugnan por salir y que solo logra expresar frente a la policía, los representantes del *orden,* mundo del que había sido siempre esclava hasta entonces. Los pensamientos no son sino el lado oscuro, temido, reprimido de la alternativa, en este caso, su agresión y su sexualidad. Era lo que nunca se permitió, porque no pertenecía al mundo luminoso e idílico del abuelo: los juegos violentos, las riñas con compañeras, las fantasías sexuales. La misma voz va a tener un doble carácter: de llamado seductor del abuelo o de amenaza demoníaca del padre.

Junto a este primer elemento formal que hemos puesto en evidencia, el de estar escindida en alternativas rígidas, se destaca otro carácter formal en esta existencia, en estrecha relación con el anterior: la permanente idealización con que es vivido aquel lado de la alternativa que se escogió. Su abuelo no es solo un mundo que se erige en oposición a otro mundo diferente, sino algo superior, único, extraordinario, que se eleva por encima de los otros, un mundo que no necesita de los demás, donde no solo no hay cabida para los enemigos y miembros del mundo opuesto, sino para nadie. Su actitud en el colegio también nos habla de esta necesidad de Rosa de elevarse por encima de los demás, de mirarlos "por encima del hombro", no aceptando la amistad de nadie. Y cuando los otros importan es en cuanto objetos de su afán proselitista, donde ella, "desde arriba", les quiere imponer una ideología y un destino. Pero donde la formación de este "ideal excéntrico" (Binswanger, 1957)[25] se hace más notoria es en la elevación de su abuelo a la categoría moral exclusiva y su transformación en el único objeto digno de ser amado, con la consiguiente eliminación y desvalorización total de su padre y sus hermanos. Y mientras más se aferra a este ideal, mientras mayor es la distancia entre este y los otros seres y valores del mundo, menor es su libertad de movimiento y su capacidad de desarrollar sus posibilidades de ser, por la amenaza permanente que significa para ella el lado excluido y negado. Esta dinámica cobrará toda su importancia al desaparecer su abuelo y perder ella el sostén que le impide caer de su posición elevada al abismo succionante de lo negado.

6.2. Génesis de la unilateralidad de su proyecto de mundo

Hasta aquí algunos rasgos formales del proyecto de mundo de Rosa. La pregunta que surge es si la severa limitación de esta existencia proveniente de su unilateralidad, del "jugarse la vida a una sola carta" y que será la condición de posibilidad de su llegar a ser psicótico ha estado determinada desde siempre, desde la constitución y la herencia, o se ha gestado en el encuentro primario con el mundo en la infancia. Creemos que el caso de Rosa nos ofrece la oportunidad de seguir la *génesis* de la unilateralidad de su proyecto, sin pretender con ello excluir de partida los factores biológicos predeterminados.

Rosa nace bajo el signo del rechazo. Ya antes de nacer su madre intenta abortarla en tres ocasiones. A los siete meses la madre muere y el padre y sus hermanos la abandonan como castigo por su participación en la muerte de la madre. No podemos pretender que ella haya registrado con algún tipo de conciencia en el seno de su madre las amenazas vitales, pero sí suponer con derecho que esos siete primeros meses junto a una madre enferma, que se sentía morir y que nunca la deseó, no significaron precisamente el cobijo y apoyo total que un lactante necesita. (Esto no es por lo demás un hecho aislado. Con frecuencia hemos constatado ese rechazo por parte de la madre al hijo que después deviene esquizofrénico, rechazo que muchas veces surge antes del nacimiento en forma de intentos abortivos o estados de desesperanza y mal humor frente al hecho de estar embarazada.) El abuelo surge entonces, literalmente, como un salvador y no de cualquier peligro, sino de la amenaza que significa la fuente original misma. Rosa era culpable de haber nacido, de haber sido concebida y fue rechazada y castigada en su origen mismo, primero con amenazas a su vida fetal y luego con el abandono. Ella tendrá que entregarse en esa forma a su abuelo, porque él es la única *tabla de salvación* y rechazar a su familia porque ellos significan destrucción, muerte y, en el mejor de los casos, culpa, como cuando va esas primeras veces a P. y siente la expresión de frialdad y reproche por parte de sus hermanos. Solo podrá existir si niega aquel mundo y todo lo que a él se aproxime o asemeje, y viva a su abuelo como único sostén, único camino y única meta.

La dinámica mencionada no se mueve solo en el plano de lo vivido no conscientemente, porque muy pronto su abuelo la impone de las circunstancias de su nacimiento, pasando entonces al plano de lo vivenciado. A los seis años le toca vivir de cerca el aborto de una vecina cuyo embarazo había provocado su curiosidad, "llenándome de terror por todo lo que tuviera que ver con sexo, matrimonio e hijos". Para ella esto significa vivenciar ahora conscientemente la amenaza *vivida* otrora desde la oscuridad de su ser fetal y lactante. Aquí se nos muestra entonces de qué manera la estrechez de un proyecto de mundo, que en otra terminología llamamos personalidad o estilo de vida, surge de esa relación de reciprocidad original entre el sí-mismo y el mundo.

Sigamos ahora la forma de resolución de esas condensaciones de la historia vital que llamamos situación y que van a desembocar por último en la psicosis.

Podríamos decir que hasta su licenciatura secundaria no hubo en Rosa situaciones críticas. Su vida transcurre plácidamente a la sombra del abuelo, denotando sí en todo momento el carácter unilateral de su proyecto, como expusiéramos ya antes. El primer quiebre de este mundo idílico aparece al egresar del colegio y tener que decidir su venida a estudiar a Santiago. Como toda situación, esta también tiene ese doble carácter de tarea nueva a realizar y de desprendimiento de lo antiguo.

El tema de esta situación, como en toda adolescencia, es el tema de la emancipación. El estudio universitario significa el comienzo, a través de la separación geográfica, el inicio de un camino propio, de un estudio elegido cuyo éxito depende no del control, sino del interés libre. Al enfrentamiento a lo nuevo se contrapone el dolor de dejar lo antiguo. ¿Cómo resuelve Rosa esta situación y su ambivalencia esencial? En contraposición al depresivo que no se puede desprender de lo pasado, Rosa *da un salto violento hacia adelante.* Durante todo aquel verano se torna rebelde, caprichosa y cruel, llamando la atención de su prima. Ella lo hace "para prepararse". En Santiago estudia sin reposo y deja pasar seis meses antes de volver por primera vez a visitar a sus abuelos. Ella, que siempre vivió desde el abuelo y para el abuelo, se empeña ahora en negarlo y asume con extraordinaria decisión este desafío, hasta el punto de ser muy dura en su visita de septiembre con el abuelo enfermo y triste, porque ante todo está, para ella, la consecución de su meta: un título universitario.

Pero con eso no está haciendo sino escindir la unidad esencial de la situación en dos alternativas irreconciliables: la Universidad o el abuelo. En rigor, solo podemos resolver consecuentemente una situación cuando incorporamos a lo nuevo toda la riqueza de lo antiguo, como en el ejemplo del estudiante a quien se propone un tema de composición y quien deberá dejarse coger totalmente por el tema ("la tarea", "el desafío") para ordenar sus pensamientos hacia adelante, pero incorporando a su vez, en el desarrollo, todo aquel mundo que lo motivaba antes de que le propusieran el tema. Rosa en cambio, quiere negar el pasado, quiere que su abuelo no exista y no lo va a visitar y cuando lo hace, lo maltrata. *En la anómala resolución de esta primera situación crítica, creemos ver el germen de lo que será la emancipación de esferas completas de su ser en la psicosis.*

La muerte inesperada de su abuelo unos días después la sorprende en medio de este ímpetu libertario y la remite a la verdadera dimensión de su ser: su unión simbiótica con él. Durante unos días pierde el contacto con la realidad, camina como autómata, no conversa, contempla sus fotografías, se pone su ropa e idea la forma de ahorcarse en el peral para consumar así la unión definitiva con él en la muerte. Pero el tiempo pasa, y vuelve la calma y la decisión del suicidio se posterga. Pero desde ese momento su vida va a estar colocada en una nueva disyuntiva absoluta: unirse a su abuelo en la tumba a través del sacrificio de su vida en el mismo lugar y en la misma forma como pensara hacerlo él en su desconsuelo por la separación y frialdad de la nieta, o consumar su intento emancipatorio iniciado con su venida a Santiago y desprenderse para siempre de esa figura que la encarceló con su amor.

Empero, ya no bastará el tiempo que transcurre inexorable ni la maduración que venga de su crecimiento y sus estudios para alcanzar la paz, porque su abuelo ha descubierto otro modo de apresarla desde la tumba, cual es el sentimiento de culpa. Ya no podrá desprenderse de la idea –sugerida además por el resto de la familia y por su padre– de que su abuelo murió a causa de los sufrimientos que ella le provocó por su separación, su indiferencia y su frialdad. Ahora le está vedada ya toda posibilidad de resolver la situación incorporando el pasado, porque no lo hizo cuando tuvo la oportunidad y ahora el pasado –su abuelo— no se deja incorporar, sino que desde más allá de la tumba la acecha con expresión de reproche dolorido exigiéndole como reparación el sacrificio de su vida ahorcándose en el peral del huerto.

La situación de esta existencia se ha tornado sin salida ("die Ausweglosigkeit des Daseins". Binswanger, 1957)[25]. En este punto podríamos aplicar las palabras de Binswanger cuando dice que la existencia "ha llegado a la culminación de las tensiones antinómicas, no quedando sino el camino para la renuncia definitiva en la forma de la retirada hacia la psicosis o hacia la muerte". Sin embargo, Rosa lucha un tiempo todavía por alcanzar esa emancipación salvadora y así es como ingresa a un movimiento de extrema izquierda con la misma pasión que antes lo hiciera en movimientos religiosos del colegio, y en el plazo de un año tiene las dos primeras relaciones sentimentales de su vida.

Pero respecto al primer intento, el de la acción política, conviene destacar que muestra diferencias esenciales con su anterior participación en movimientos religiosos. Mientras lo anterior estaba en concordancia con su estilo de vida solitario y contemplativo, la vemos acá participar en acciones de violencia desconocidas en ella y usando un lenguaje de *cambios estructurales y totales.* En ello vemos ejemplificado el intento de Rosa de romper los límites de esa disyuntiva –vivir libre o unirse al abuelo en la muerte– que la aprisiona y la conduce inexorablemente al abismo.

Con sus relaciones amorosas también ocurre algo similar: son un buscar la salida salvadora; pero fracasa ante las limitaciones propias de la realidad o ante la inminencia de nuevos compromisos que ella teme asumir. Frente al primer novio choca con la realidad de que el amor que nace entre ellos dista mucho de la plenitud sentida junto al abuelo. Frente al segundo choca con el miedo que le produce el sexo, dimensión de su ser que nunca incorporó a su vida.

Un nuevo cambio de situación se presenta al surgir en su vida el tercer enamorado. Él es mayor e inteligente; tiene personalidad y se parece extraordinariamente a su abuelo, tanto en el físico como en su modo de ser. Ella lo quiere, depende de él; es feliz como no lo era desde la muerte del abuelo. Por un momento parece que todo se va a resolver, que va a ser *salvada* por este señor como lo fuera en la infancia por su abuelo. Pero, lejos de ello, esta relación llevó su disyuntiva irreconciliable a la culminación definitiva. Porque mientras Rosa estuvo entregada a la acción política o se relacionó en forma *experimental* con el arquitecto y el ingeniero se sabía fiel a su abuelo y en un *compás de espera* para el suicidio como solución final. Vale decir, la situación alternativa existía, pero ella la vivía fundamentalmente desde un solo lado de la polaridad. Pero con el docente, de quien se enamoró, quizás por el mismo parecido con el abuelo, la situación cambió en forma radical, porque el otro lado de la alternativa –el liberarse definitivamente del abuelo, traicionándolo– adquirió una fuerza equivalente a la del suicidio. Ella quiere al docente, depende de él y es feliz con él, casi como con el abuelo. Pero él no es el abuelo.

Rosa todavía se mantiene mientras hay *compás de espera,* pero cuando él le propone matrimonio, exigiendo una definición, ella se quiebra, porque decirle que no significa perderlo, y eso no lo desea por nada, y decirle que sí significa perder al abuelo y vivir eternamente con la culpa de haberlo conducido a la muerte y haber desoído su llamado, a él, que la salvó de su familia destructora, que le enseñó a vivir y a ver el mundo como un rincón maravilloso de naturaleza y de leyenda. La tensión es insostenible y su ser estalla, se desintegra. Y la psicosis no es sino eso: ella pierde el control de sus estados de ánimo, de sus impulsos, de sus pensamientos y de su oscuro inconsciente, donde imperan la violencia y la sexualidad, a las que nunca dio lugar en su vida y que constituyeron durante su niñez y juventud la alternativa de ser aplastada por el mundo idealizado del abuelo. Este *estar a merced* de su cuerpo, de su inconsciente y del mundo demoníaco de su padre –tal como aparece en los sueños– desemboca finalmente en la pérdida de la posibilidad de delimitación frente al prójimo, el que en forma de voces y miradas anónimas comienza a invadir su privacidad, como la etapa final de este proceso de "mundanización" o "caída ante el mundo" (Binswanger)[25] iniciada en el momento de hacerse intolerable la disyuntiva entre su novio y su abuelo, entre la vida y la muerte.

Referencias

1. Binswanger L. "Ueber die dasein sanalylische Forschungsrichtung in der Psychiatrie", in *Ausgewählte Vorträge und Aufsätze,* Band I., Francke Verlag, Bern, 2, Auflage 1961, S. 190-217.

2. Binswanger L., *óp. cit.,* 1961.
3. Zutt J. *Das paranoide Syndrom in anthropologischer Sicht,* Springer Verlag, Berlin-Göttingen-Heidelberg, 1958, S. 3.
4. Kulenkampff C. "Psychotische Adoleszenzkrisen", *Der Nervenarzt 35,* 1964, S. 5.
5. Haefner H. "Hypochondrische Entwicklungen", *Der Nervenarzt 30,* 1959, S. 38.
6. Tellenbach H. *Melancholie,* Springer Verlag, Berlin-Göttingen-Heidelberg, 1961.
7. Parada R., "Perspektive der biographischen Zwillingsforschung", *Jahrbuch für Psychologie, Psychotherapie und Med. Anthropologie 14,* Helft 3 u. 4, 1967.
8. Dörr-Zegers O. y Cid Araneda A. "Contribución al estudio de las psicosis esquizomorfas en la epilepsia". Presentado a las Jornadas Anuales de la Sociedad Chilena de Neurología y Psiquiatría, 1969, y publicado años más tarde bajo el título de "Fenomenología diferencial de las psicosis paranoides en la epilepsia", en *Las Epilepsias: Investigaciones Clínicas,* Marcelo Devilat (ed.), Ediciones Soc. Neur. Psiq. y Neurocir., Santiago 1991, pp. 105-118.
9. Dörr-Zegers O. "Zum Problem schizophrener Begegnungsweisen", mit K. Diebold, *Jahrbuch für Psychologie, Psychotherapie und Med. Anthropologie.12,* 1965, S. 23-36.
10. Husserl E. "Die Idee der Phaenomenologie", in *Husserliana. II,* Martinus Nijhoff, Haag, 1958, S. 29.
11. Heidegger M. *Sein und Zeil (7927),* Niemayer Verlag. Tübingen, 10. Auflage, 1963, S. 28.
12. Sartre J.P. *El ser y la nada,* Edit. Losada, Buenos Aires, 2a. edición, 1968, p. 427.
13. Weizsäcker V. von. *Der Gestalkreis,* Thieme, Stuttgart, 4. Auflage, 1950.
14. Auersperg A. von. "Der Begriff Reaktion in Neurologie und Psychiatrie", in *Arzt im irrsal der Zeit* (Festscrift zum 70. Geburtstag. Viktor v. Weiszaeckers), van den Hoeck Verlag, Göettingen, 1956.
15. Blankenburg W. "Die Verselbstaendigung eines Themas zum Wahn", *Jahrbuch für Psychologie, Psychotherapie und Med Anthropologie 13.* Jahrgang, 1966, S. 137.
16. Tellenbach H., *óp. cit.,* 1961.

17. Lange J. "Ueber Melancholie", *Z für die ges. Neurul. und Psychiatrie,* Band, 101, 1926, S. 54.
18. Baeyer W. von; Haefner H. y Kisker K.P. *Psychiatrie der Verfolgten,* Springer Verlag, Berlin-Göttingen-Heidelberg, 1965.
19. Binswanger L. *Schizophrenie,* Neske Verlag, Pfullingen, 1957, S. 13 u. 20.
20. Conrad K. *La esquizofrenia incipiente,* Edit. Alhambra, Madrid y México, 1962.
21. Bleuler E. *Demencia precoz o el grupo de las esquizofrenias,* Ed. Hormé, Bs. Aires, 1960, pp. 215-216.
22. Jaspers K. *Psicopatología general,* Edit. Beta, Bs. Aires, 1955, pp. 90 y 113.
23. Huber G. "Die coenaesthetische Schizophrenie", *Fortsch, Neurol. und Psychiatrie 25,* 1957, p. 491.
24. Dörr-Zegers O. u. Diebold K., *óp. cit.* 1965.
25. Binswanger L., *óp. cit.,* 1957.

CAPÍTULO III

Suicidio y esquizofrenia

Este no es un estudio epidemiológico ni está basado en un número muy grande de casos. Se trata más bien de establecer el nexo esencial que existe entre la esquizofrenia y el suicidio, puesto que este último es más frecuente en el curso de esta enfermedad que en la población general, y no en todas las formas de esquizofrenia se presenta con igual frecuencia. Esta es al menos mi experiencia personal al respecto y, como será ella justamente el punto de partida de esta pequeña investigación fenomenológica, comenzaremos relatando lo que fuera nuestro primer contacto con el problema del suicidio en la esquizofrenia:

1. La clínica psiquiátrica de la Universidad de Heidelberg

Durante los años de mi formación como especialista en Alemania (1962-1966) trabajé un tiempo en el Departamento de Rehabilitación de Esquizofrénicos de la Clínica Psiquiátrica de la Universidad de Heidelberg, fundado a instancias del entonces catedrático Walter von Baeyer[1], por los conocidos psiquiatras sociales Heinz Haefner y Karl-Peter Kisker. Este departamento constaba de dos pabellones –uno para hombres y otro para mujeres– con 12 camas de internación regular, 6 para clínica nocturna y un cupo de 6 para clínica diurna.

La idea era conjugar los tratamientos biológicos y farmacológicos con psicoterapia individual y de grupo, manejo familiar, actividades rehabilitadoras en sentido amplio (terapia ocupacional, artística y musical, gimnasia, etc.), recreación (paseos, idas al teatro o a conciertos, fiestas, etc.) y buscar la reinserción en el estudio o en el trabajo y, según el caso, su vuelta a la familia o hacia una vida independiente. Los pacientes de mejor pronóstico pasaban directamente de la clínica a su actividad anterior, teniendo la posibilidad de vivir o con la familia o en un hogar protegido en el centro de la ciudad. En los casos más graves el alta era paulatina, pasando el paciente una temporada en el hospital diurno o en la clínica nocturna. Las condiciones materiales, las disponibilidades en sentido amplio, así como el personal tanto terapéutico como auxiliar, eran simplemente óptimas.

Dado el prestigio de la Universidad de Heidelberg y el hecho que su Departamento de Rehabilitación fue uno de los primeros en Alemania, empezó a producirse pronto una doble selección de los enfermos derivados hasta allí: una *positiva,* que se refería al nivel intelectual y social (casi sin excepción eran estudiantes universitarios o académicos jóvenes, enviados desde la misma universidad o de otras universidades alemanas); y otra *negativa,* en el sentido de la gravedad: se trataba de esquizofrénicos con una evolución subaguda que no habían mejorado suficientemente en otras clínicas y que eran llevados allí con la esperanza de una recuperación; o bien se trataba de casos defectuales graves. En cada uno de los pabellones trabajábamos cuatro médicos (incluyendo el jefe de clínica), una psicóloga, una asistente social y tres enfermeras universitarias. Disponíamos también de un taller común de Terapia Ocupacional con dos terapeutas. El personal auxiliar era muy seleccionado y participaba en forma directa en el proceso de rehabilitación, para cuyo fin se les organizaba cursos anuales y tomaban parte en experiencias de grupo a cargo de una psicoterapeuta.

Los pabellones tenían un horario de actividades que se cumplía con bastante regularidad, de manera de reproducir lo más posible la secuencia de una vida normal de trabajo y contacto social. Se trataba de evitar las tendencias regresivas, los aislamientos, la extrema pasividad de algunos de estos enfermos que buscan la cama como refugio. Los fines de semana se organizaban actividades sociales en conjunto con el pabellón de mujeres (fiestas, conferencias, cine, celebraciones de cumpleaños y onomásticos, despedidas, etc.), actividades a las que se sumaban con frecuencia los pacientes del hogar protegido y otros ya dados de alta. Dos veces por semana tenía lugar una sesión de psicoterapia de grupo de orientación analítica con los 12 pacientes hospitalizados y los 6 de hospitalización diurna, y una vez por semana se realizaba la asamblea de pacientes, con participación del personal del equipo terapéutico y en la cual se discutían los problemas derivados de la convivencia, de la organización de actividades, programas de recreación, así como de otros aspectos.

Los pabellones de rehabilitación de la Clínica de Heidelberg tenían un alto prestigio, no solo entre la gente de la especialidad, sino también dentro de la clínica misma y entre los pacientes. Así, no era infrecuente que pacientes llegados a alguno de los otros pabellones de la clínica solicitaran ser trasladados al nuestro, al imponerse de sus bondades por los comentarios circulantes. Un alto porcentaje de los enfermos dados de alta volvía de visita o participaba, como decíamos antes, en las actividades recreativas de los fines de semana, de manera que con el tiempo se fue formando una verdadera comunidad de *ex pacientes,* cuyo número hacía difícil un control adecuado. Muchos de ellos solicitaban ser rehospitalizados ante cualquier dificultad, pero como los internos tendían a permanecer en la clínica más de la cuenta, en parte por las óptimas condiciones que se les ofrecían, estábamos permanentemente presionados por la falta de camas que dieran abasto a la gran demanda.

Para el equipo terapéutico también era un agrado trabajar allí y las autoridades de la clínica se veían enfrentadas a una cierta dificultad al querer imponer ahí las reglas habituales de rotación de los colegas jóvenes y demás personal paramédico. De alguna manera teníamos la sensación de "estar haciendo todo lo posible" por estos enfermos, por lo general graves y frustradores de cualquier optimismo terapéutico. Todas las medidas rehabilitadoras que fueron propuestas a las autoridades por el equipo terapéutico recibieron la aprobación inmediata. Los docentes que nos dirigían eran también de la más alta calidad. Por último, la belleza de la ciudad y sus dimensiones tan humanas, que permitían, por ejemplo, paseos a lo largo del río sin alejarse mucho de la clínica, hacían aún más agradable el trabajo a pacientes y terapeutas. Una descripción detallada de esta experiencia la encontramos en comunicaciones de Haefner *et al.* de los años 1965 y 1966[2-3].

2. Una situación paradojal

Una única dificultad ensombreció aquel experimento brillante: *la alta cuota de suicidios.* ¿Cuántos? ¿En qué proporción? No lo podría decir. No tengo los datos a mano y ya han transcurrido muchos años desde entonces. Quizás fueron 6 u 8 o 10 los que se suicidaron durante el tiempo en que yo trabajé en ese Departamento. Todavía recuerdo a algunos de ellos muy vivamente, aunque tuve la suerte que ninguno fuera un paciente a mi cargo en forma directa. ¿Y qué características tenían?

1. *La mayoría de ellos habían sido ya dados de alta en forma parcial* o *total.* Vale decir, el suicidio de un esquizofrénico joven con un cuadro agudo o semiagudo y en régimen de internación fue algo excepcional. Casi todos estaban o dados de alta completamente o vivían en el hogar protegido, o en la clínica nocturna, o venían al pabellón diariamente en el sistema de hospitalización diurna.
2. *En ninguno de ellos se había planteado previamente el tema del suicidio* dentro del tratamiento psicoterapéutico, o en las asambleas de pacientes, o en conversaciones de amigos entre ellos. O sea, el suicidio nunca fue tematizado por el paciente, como ocurre con demasiada frecuencia en los intentos de tipo neurótico o ganancial o muchas veces en los depresivos. Y en los casos que el intento falló en primera instancia y después logró su objetivo, el paciente tuvo gran dificultad para explicar las verdaderas motivaciones de su conducta en el intervalo entre los dos intentos. Se le notaba arrepentido de lo hecho, sobre todo frente a sus compañeros del Centro de Rehabilitación que lo recibían muy afectados de regreso del Servicio de Medicina o de Cirugía, dependiendo de la forma del intento, y que él banalizaba con frases como "fue una tontería", "casi no me di cuenta", etc.
3. *Los medios empleados* para tal propósito fueron variados, aunque con franco predominio de una forma de muerte no carente de belleza: el paciente tomaba una alta dosis de medicamentos y se internaba en la foresta que rodea la ciudad, hasta desplomarse inconsciente bajo el efecto de los fármacos. Días, a veces semanas después, era encontrado por la policía en algún apartado rincón de la selva. No dejaba carta explicativa ni de excusas. Otros métodos empleados fueron el ahorcamiento y la inmersión en las aguas del río Neckar.
4. Si trato de buscar *rasgos comunes* entre aquellos esquizofrénicos suicidas que conocí entonces y que ahora puedo recordar, debo decir que eran inteligentes (no hubo ninguna forma *injertada* de esquizofrenia entre los suicidas del Departamento de Rehabilitación), y que sufrían mucho con las limitaciones inherentes a su enfermedad. Ninguno de ellos estaba activamente delirante ni autísticamente aislado del mundo social. Justo en ellos (aunque no en forma exclusiva) el Departamento de Rehabilitación había conseguido sus propósitos más legítimos: superar la etapa aguda, impedir la encronización, detener el proceso antes que alcanzara su etapa de defecto grave –allí

donde las referencias al *koinos kosmos* (mundo común o compartido) son mínimas y el cuadro lo dominan el vacío y la pasividad– y justamente cuando se encontraban a medio camino en el proceso de reinserción a la familia y al trabajo. Me atrevería a decir que *los éxitos terapéuticos* se dividían en dos grupos: uno mayoritario de pacientes que lograban reincorporarse a la sociedad, hasta el punto de establecer relaciones afectivas estables y mantenerse en un trabajo, y otro minoritario de pacientes que se suicidaban. Pero en ambos grupos ya había un éxito, a lo menos en el sentido clínico: desaparición de la sintomatología productiva, detención del autismo, etc., vale decir, se consignaba en ellos un grado mayor o menor de mejoría.

¿Cómo es posible entender esta paradoja de que se suicide justamente una parte de los "mejorados", de aquellos en los que los esfuerzos terapéuticos parecieron dar mejores resultados durante mucho tiempo? Reitero: no se suicidó ninguno de aquellos numerosos esquizofrénicos pasivos, sin impulso ni dinamismo vital alguno (en el sentido de Minkowski, 1973)[4], aquellos incapaces de establecer relaciones afectivas o de desarrollar alguna actividad regular. Cometieron suicidio algunos pacientes del otro grupo, justamente aquellos que conservaban todavía dinamismo e interés por la vida, que lograban enamorarse y declararse a una muchacha a pesar de todos los temores que los asaltan cuando intentan una proximidad, aquellos que eran capaces todavía de "hacerse ilusiones", de proyectarse de alguna manera hacia el futuro. La pregunta que se impone en estos momentos es "¿y por qué?".

3. Un intento de explicación

Trato de recordar más en detalle a algunos de aquellos suicidas que revolucionaron con su acto el Departamento de Rehabilitación de la Clínica de Heidelberg y que tanto nos impresionaron a los terapeutas hasta el punto de hacernos dudar del sentido de nuestra gestión.

Eran o habían sido enfermos graves, naturalmente; habían tenido, además, innumerables recaídas. Después de alguna de ellas habían llegado a nuestro Departamento para iniciar –según ellos– una nueva etapa en su vida. Una primera internación prolongada, luego el transformar poco a poco ese mundo en su hogar; y por último el hacer todas las etapas hasta la vuelta al estudio o al trabajo. La ilusión de los primeros meses después del alta, sus visitas optimistas, su participación en las fiestas de fin de semana... hasta que de pronto venía la recaída y la rehospitalización, para comenzar todo de nuevo. Un maltrato, la mirada despreciativa del jefe, las insinuaciones para él incomprensibles de una compañera de trabajo, el fracaso en el examen tan largo tiempo preparado, el rechazo a la declaración de amor de aquella muchacha con la cual habían sido "tan amigos", etc. Alguna de estas situaciones había desencadenado la angustia, esta había dado lugar al pánico a enfermar de nuevo y, de pronto ahí: la alucinación auditiva, la incapacidad de concentración, la sensación de ser observado en la calle, etc., todo lo cual lo llevaba a un estado de total desesperación que terminaba en nuestro policlínico y en la consiguiente internación, o en algún intento de suicidio, a veces logrado y otras veces no.

Tengo la impresión que esta sensación de fracaso ante una nueva recaída, cuando ya habían logrado, a través del adecuado tratamiento medicamentoso y las medidas rehabilitadoras, la superación de la angustia, la desaparición de esas sensaciones tan extrañas y anonadantes, como son las alucinaciones, justo cuando se había logrado perfilar un cierto futuro de trabajo o estudio y cuando las mujeres (en el caso de los varones) habían comenzado a perder ese excesivo misterio que las caracterizaba, cuando ya no sentían culpa al pensar en ellas, cuando habían empezado a confiar... Pienso, digo, que esta *sensación de fracaso* en estas circunstancias puede ser un factor decisivo en el intento de quitarse la vida. Porque el proceso rehabilitador los había llevado hasta un grado de integración con ellos mismos y con el mundo que implicaba necesariamente la reestructuración de su temporalidad, desarticulada por el proceso esquizofrénico. Pero esto implicaba la revitalización del radical *esperanza,* vale decir, la reinserción en el futuro y la reactualización del pasado, momentos desde los cuales se había hecho posible la acción en el presente (trabajo, declaración de amor, visita a la familia, etc.). Pero el futuro lleva aparejado inevitablemente la percepción del *límite,* desde el cual el futuro y la vida entera se constituyen, cual es la muerte.

El tema de la muerte le es ajeno al enfermo autista o delirante crónico, porque se encuentra fuera del tiempo, en una especie de eternidad inmóvil y vacía. Remito aquí a los análisis de Minkowski (1973)[5] sobre la inmovilidad de los delirios crónicos, tema al cual también se ha referido Sarró

(1984)[6], así como a las alusiones que hace Bleuler (1975)[7] a la temporalidad del autismo. Rehabilitar significa traer de nuevo a la vida, al mundo común y compartido y esto implica necesariamente temporalidad, anticipación del futuro en cualquier proyecto y asunción del límite de la muerte, límite que pone fin, pero que al mismo tiempo da sentido,

El esquizofrénico rehabilitado es capaz de experimentar la muerte y puede por lo tanto *elegirla,* mientras el crónico y asilado, desprendido del tiempo y disuelto en el espacio geométrico, no es capaz ni de lo uno ni de lo otro. Eso es lo que diría una aproximación fenomenológica. ¿Y qué nos dice la praxis? Desconozco estadísticas al respecto, pero casi no recuerdo el suicidio de un esquizofrénico durante su estada en un patio de enfermos crónicos, aun cuando las condiciones materiales y humanas que caracterizan estos lugares son, en Chile y en cualquier parte, deplorables y harían pensar a una mente "sana" que estar ahí "sería para suicidarse". Y sin embargo, ocurre exactamente lo contrario: el enfermo asilado no se suicida, mientras el rehabilitado sí lo hace.

Aquellos enfermos que conocí en la década de los años 1960 en Heidelberg y que tanto nos ilusionaron con las bondades de los intentos rehabilitadores, nos enseñaron que esta empresa tenía un precio que pagar, precio relativamente alto: el riesgo del suicidio, riesgo inherente a dicha empresa. Porque si pretendemos reinstalar al esquizofrénico en el tiempo, tiempo desde el cual se ha desprendido al perder el dinamismo vital, al desconectarse de sus prójimos, al carecer de proyectos, al detenerse en un delirio, tenemos que saber que lo estamos haciendo de nuevo un "ser-relativamente-a-la-muerte", como dice Heidegger (1963)[8], un ser que podrá elegir la muerte como su posibilidad.

Kierkegaard (1943)[9] nos ha enseñado para siempre que la fuente de toda angustia es la posibilidad. "La posibilidad es la más pesada de todas las categorías. Óyese con frecuencia lo contrario: la posibilidad es muy ligera, la realidad muy pesada. Pero, ¿a quién se oye decir estas expresiones? A hombres infelices que no han sabido nunca lo que es posibilidad... que reavivan mentirosamente una posibilidad bella y encantadora, que en el mejor de los casos corresponde a una simpleza juvenil, de la cual más bien deberían avergonzarse... En la posibilidad es todo igualmente posible, y quien ha sido en verdad educado por ella ha entendido lo espantoso no menos que lo agradable". Reinstalarse en el tiempo puede significar trabajo, entusiasmo y amor, pero también angustia, miedo cerval a la posibilidad, en último término, a la libertad. El mismo Kierkegaard sostiene que esta angustia existencial es condición necesaria de la autenticidad y de la apertura hacia la dimensión de lo infinito, de lo trascendente, pero reconoce que el hombre educado por la angustia, único destinado a una condición superior, está propenso a una sola caída: el suicidio. "Si al comienzo de la educación entiende mal la angustia, de tal forma que esta no lo conduce a la fe, sino que lo aparta de ella, entonces está perdido". Kierkegaard no explica mayormente en qué consiste este "entender mal la angustia" que llevaría al suicidio, interrogante que nos parece fundamental para comprender esta extraña tendencia al suicidio del esquizofrénico rehabilitado.

4. Las dos formas de la esperanza

En la relación del hombre con la dimensión del futuro es necesario distinguir dos momentos radicalmente diferentes: Por un lado está el anticiparse, el esperar que las cosas nos resulten de tal o cual manera. Son las expectativas y proyectos en los cuales yo me soy por anticipado y que se refieren en mayor o menor medida al mundo de lo contingente. Pero paralelamente existe en el hombre otra forma mucho más fundamental y profunda de plantearse frente a lo por-venir, cual *es la esperanza* (Plügge, 1972)[10], no la espera ni la expectativa de esto o aquello, sino aquel acto de afirmación de mi existencia personal más allá de toda contingencia y que me abre y transporta hacia la dimensión de lo trascendente.

Ambas formas de esperanza se encuentran en una paradojal relación dialéctica: allí donde la vida se me presenta en su carácter más absurdo y sin sentido, allí donde solo experimento la frustración, el vacío, el tedio y la decadencia, se me abre de pronto la dimensión de la esperanza que ilumina mundo y persona con una nueva luz. Es lo que ocurre con tanta frecuencia en el enfermo desahuciado o moribundo, aquel que no tiene ya nada que esperar y sin embargo irradia una paz y serenidad que tranquilizan y alivian el dolor de los seres queridos, porque se nos presenta henchido de esta otra forma de relación con el futuro: la esperanza. Es la virtud que impide a Job caer en la melancolía (Tellenbach, 1963)[11]; es la profunda enseñanza de la obra de Kafka: que solo a través de la experiencia del absurdo total podremos encontrar la verdad y el sentido, vale decir, la esperanza. Es la única forma verdadera de enfrentar el problema de la muerte, imposible de comprender desde la mera expectativa de un futuro contingente.

Ahora bien, en la vida diaria percibimos solo la esperanza común o espera en forma de anticipación, proyectos a mediano o largo plazo, optimismo o pesimismo, etc., mientras la esperanza fundamental actúa desde las sombras, como un cimiento o una raíz, sosteniéndonos, para hacerse presente en toda su grandeza en las situaciones límites, ante el absurdo o ante la muerte. Pero hay un estado del alma humana en el que la esperanza se esfuma, o no se hace presente en el momento decisivo. Ese estado es la *desesperación.* En ella la angustia existencial no actúa poniendo en juego la esperanza y abriéndonos la dimensión de lo trascendente, de modo que nos quedamos presos y temblorosos ante *la nada* y el sin sentido. El mundo deja de ser una morada, los prójimos se tornan inaccesibles, no hay un dios que acuda en nuestro auxilio, el tiempo se detiene como un dolor intolerable. Este estado es la antesala del suicidio.

Mientras haya esperanza (trascendente) no cabe desear la muerte, aunque no quede ya nada que esperar, porque la enfermedad es incurable o el poder y la brutalidad del enemigo no puedan ser neutralizados. Pero al desaparecer ella, puede la persona, en un último esfuerzo de búsqueda, provocarse la muerte, no tanto por evitar el dolor y la angustia que acompañan a la desesperación, sino sobre todo como una forma de encontrarse a sí mismo, de terminar con las polaridades que desgarran el ser, volviendo a la naturaleza como al origen.

El esquizofrénico es un ser que de por sí casi se ha habituado a la angustia, porque nadie como él en esta tierra es capaz de enfrentar la realidad del mundo en toda su desnudez y absurdo (Dörr-Zegers, 1984)[12], con esa radicalidad y permanencia, cosa que el hombre "normal" solo consigue en aquellos momentos en cierto modo privilegiados de la angustia existencial. El esquizofrénico desconoce las máscaras y los trajes de ilusiones con que los mortales nos hacemos la vida "agradable". Percibe con tal profundidad que llega a captar significaciones aparentemente abstrusas, pero que de algún modo están contenidas en la realidad, como se ve en las llamadas *percepciones delirantes;* capta antes que nadie las atmósferas interpersonales llenas de hipocresía y ambigüedad; toca las honduras del ser y se relaciona con Dios o con las fuerzas tanáticas; sospecha el absurdo o es subyugado por múltiples inspiraciones. Su extrema sensibilidad lo hace ser, paradojalmente, el más indefenso de los mortales. La psicosis aguda no es sino la expresión de la pérdida de su frágil estructura en manos de una realidad abrumadora, que él ya no fue capaz de mantener a raya. Nuestros tratamientos recomponen parcialmente esa estructura, disminuyendo la impresionabilidad que le es tan característica y mitigando la angustia que lo consume. Pero él tiene sus propias defensas frente a la desintegración, como son el delirio y el autismo. En el delirio impone una interpretación única al mundo en torno, con lo cual descansa de ese vivir acosado de significaciones posibles. En el autismo *rompe relaciones* con sus semejantes poderosos (aunque banales) y deja de interesarse en las cosas. Su tributo es la atemporalidad. Nada transcurre, nada cambia, no hay maduración ni metamorfosis ni conversión posible.

5. La temporalidad de los esquizofrénicos

Con nuestras medidas rehabilitadoras intentamos impedir el desarrollo del autismo y su petrificación en el delirio. Los medicamentos, más el contacto psicoterapéutico individual y de grupo, y las diferentes actividades de laborterapia y recreación, le van devolviendo poco a poco un mundo más amable, *pero que es el nuestro y no el suyo.* Durante algún tiempo se engaña y cree poder resistir el rechazo de una muchacha o la mirada del jefe como lo hace todo el mundo, pero a poco andar cae en la cuenta de que ello no es posible, que de hecho nosotros no lo comprendemos, que las posibilidades lo angustian igual que antes, que el mundo es de algún modo incomprensible, y que ahora –con todo lo mucho que se hizo por él– ya no puede volver a refugiarse ni en el delirio ni en el autismo. Se acostumbró al contacto, a la dependencia del terapeuta y hasta a él mismo le suena raro aquello que ideara durante la psicosis y que los médicos denominamos delirio.

Aislarse, cortar toda relación con el mundo tampoco es ya factible, cuando en el intertanto se tuvo amigos, se enamoró de aquella muchacha altiva, se gozó con un concierto o con una obra de teatro. No hay vuelta atrás, pero tampoco hay sendero alguno hacia adelante. No hay nada que esperar, pero tampoco hay esperanza. Y esto es lo fundamental, por cuanto la absoluta falta de ambigüedad del esquizofrénico hace que no logre distinguir en su ser esa polaridad de la espera y la esperanza, como tampoco diferencia entre un primer y segundo nivel de lenguaje y desconoce por lo tanto el sentido del humor. La temporalidad a futuro se le da en una sola dimensión, en la que aparecen mezclados elementos contingentes y trascendentes, del tiempo de las expectativas y de la esperanza. Y así es como su relación con Dios fue siempre tan concreta y, a la inversa, se le hizo tan difícil la realización de pequeños proyectos de la vida cotidiana.

Contingencia y trascendencia no han podido ser separadas y cuando, acosado por la angustia de la nueva recaída en ciernes, trata de buscar una salida, no la encuentra, porque está ya demasiado lejos del delirio como descanso y la dimensión de la esperanza no alcanzó a constituirse. Para él la alternativa es: o *el tiempo finito* o *la atemporalidad,* el que las cosas transcurran sin tropiezos hacia fines que de tan concretos se hacen ilusorios (es conocida su tendencia a refugiarse en las fantasías, en particular en las formas hebefrénicas antes del comienzo de la psicosis) o el salirse del tiempo hacia la inmovilidad, hacia un mundo de meras coordenadas espaciales (Minkowski, 1973)[13].

La primera investigación conocida sobre la temporalidad en los esquizofrénicos, realizada por Franz Fischer (1929)[14] en la Alemania de la década de los años 1920, nos muestra el franco predominio del tiempo objetivo en ellos: "Cronos aparece casi como un objeto delimitado entre el mundo de las cosas". No existen en ellos esas alternativas a las que hacíamos mención antes: entre la espera y la esperanza, entre un tiempo que me abre el mundo de las cosas objetivas y concretas, y un tiempo que me permite el acceso a lo infinito, a lo trascendente, dimensión esta última que me salva del suicidio cada vez que me enfrento al absurdo, a las posibilidades puras, cuando me coge la angustia.

Las recaídas repetidas, la paulatina conciencia de su limitación para vivir en el mundo común y no en último término, el comprobar su condena a la soledad a través de cada fracaso sentimental, pueden llevar al esquizofrénico rehabilitado a la desesperación y de ahí al suicidio. Y esto tenemos que tenerlo muy presente para redoblar la vigilancia y la ayuda de todo tipo en cuanto se empiecen a perfilar algunas de las mencionadas constelaciones situativas.

La pregunta que se impone al final de estas reflexiones es si, conociendo la magnitud del peligro, debemos o no insistir en las medidas rehabilitadoras. Pensamos que sí, que en ningún caso podemos desalentarnos ante los fracasos, en primer lugar, porque junto a ellos están los muchos enfermos que logran una recuperación y estabilidad que no se habría conseguido sin nuestros esfuerzos, y en segundo lugar, porque pienso que una muerte elegida en medio de una vida vivida con alguna intensidad es algo mucho más digno de la persona humana que un aislamiento autista y vacío, por mucho que este proteja de la ambigüedad y de las amenazas del mundo.

Pero al rehabilitar no debemos olvidar nunca que no es suficiente el transformar la atemporalidad autista en un tiempo de expectativas mundanas y concretas en el sentido de imponerle al esquizofrénico ideales de rendimiento laboral, consumismo, aburguesamiento, etc. Ante todo debemos aprovechar y estimular el desarrollo de todas las positividades que le son propias, como su sensibilidad, su veracidad y autenticidad, su absoluta falta de dobleces e hipocresías, sus frecuentes dotes artísticas, etc., así como intentar hacer nacer en ellos esta otra forma de temporalidad a futuro, única defensa contra el suicidio, puente privilegiado hacia lo eterno, cual es la esperanza.

Referencias

1. Baeyer W. von, "Grundlagen der Sozialpsychiatrie", *Deutsches Aerzteblatt-Aerztliche Mitteilungen 6,* 1966, S. 345-347.
2. Haefner H., "Erfahrungen mit Schizophrenen in einem gleiteden klinischen Behandlungs-und Nachsorge-System", *Zeitschrift für Psychotherapie 3,* 1966, S. 97-116.
3. Haefner H., "Soziotherapie und Rehabilitation Schizophrener", *Medizinische Klinik 16,* 1966, S. 649-653.
4. Minkowski E., *El tiempo vivido,* Fondo de Cultura Económica, México, 1973, pp. 254 y ss.
5. Minkowski E. *óp. cit.,* 1973.
6. Sarró R., "El progreso en la comprensión ontológica de los delirios endógenos. Desde el modelo biográfico al metafísico", *Rev. Psiq. y Psic. Méd. de Eur. y Am. Lat. 5,* 1984, pp. 311-220.
7. Bleuler E., *Lehrbuch der Psychiatrie,* Springer-Verlag, Berlin-Heidelberg-New York, 1975, S. 470 ff.
8. Heidegger M., *Sein und Zeit (1927),* Max Niemeyer Verlag, Tübingen, 10. Auflage, 1963, S. 252 ff.

9. Kierkegaard S., *El concepto de la angustia,* Espasa Calpe, Buenos Aires, 1943, p. 164.
10. Plügge H., "Ueber die Hoffnung", in *Wohlbefinden und Missbefinden. Beiträge zu einer Medizinischen Anthropologie,* Max Niemeyer Verlag, Tübingen, 1972, S. 38-50.
11. Tellenbach H., "Hiob und das Problem der Selbst–Uebersteigung", in *Werden und Handeln,* Hippokrates-Verlag, Stuttgart, 1963.
12. Dörr-Zegers O., "Verdad y delirio", *Rev. Chil. Neurupsiquiat. 22,* 1984, pp. 193-199.
13. Minkowski E. *óp. cit.,* 1973.
14. Fischer F., "Zeitstruktur und Schizophrenie", Z. *ges. Neurol. Psychiat.121,* 1929, pp. 544-574.

CAPÍTULO IV

Aspectos éticos del esquizofrénico crónico y su rehabilitación

1. Introducción

La psiquiatría social significó una verdadera revolución en la historia de nuestra especialidad. Su desarrollo a partir de la Segunda Guerra Mundial tiene que ver fundamentalmente con tres hechos de la mayor trascendencia: El descubrimiento de los psicofármacos, el cuestionamiento del postulado del carácter incomprensible de los fenómenos delirantes y, por último, el afán explícito o tácito, al menos en la psiquiatría alemana, de reparar los horrores del nazismo, ideología que llevara al extremo del genocidio las tradicionales barreras existentes entre el enfermo mental y la sociedad.

1º Los psicofármacos no solo significan la mejoría de muchos cuadros agudos que antes evolucionaban directamente hacia la cronicidad, sino también una mejoría "relativa, al menos en el nivel conductual, de los pacientes crónicos.

Esta desaparición de las agitaciones y la clara disminución de la angustia y la agresividad que acompañaba a los psicóticos de la era anterior a los neurolépticos abre un espacio para el desarrollo de los procedimientos rehabilitadores. Su aplicación sistemática va a significar una franca disminución del número de camas psiquiátricas, una pérdida del carácter asilar de los hospitales y una reinserción más o menos lograda en la familia y en la sociedad de una buena parte de los enfermos mentales crónicos (Haefner, 1964;[1] 1966[2 3]).

2º Durante muchos decenios primó en la psiquiatría la idea de que los delirios eran incomprensibles y que su incomprensibilidad apuntaba hacia la existencia de un factor orgánico inmanejable y ciego al sentido. Este postulado venía a ser la justificación teórica de la barrera existente entre el enfermo mental y la sociedad, barrera espiritual pero que también se expresaba en forma concreta a través del muro que rodeaba los manicomios o la reja que cubría sus ventanas. Este principio fue cuestionado tanto desde el psicoanálisis, que a partir de la década de los años 1950 empezara a preocuparse también de los trastornos psicóticos, como desde la psiquiatría antropológica que venía desarrollándose en Alemania desde los años treinta, como oposición a la psiquiatría nazi. En rigor, aquel postulado apuntaba a una cierta realidad: el enfermo mental no es tan fácilmente comprensible y ello explica las muy distintas ideas que se han tenido sobre él durante los últimos dos mil años, mientras paralelamente primaba en Occidente una sola concepción del hombre, la cristiana. Lo que sí olvidaba el postulado de la incomprensibilidad es que todo ser humano es en cierto modo incomprensible porque su intimidad, el núcleo íntimo de la persona del otro, así como su forma de hallarse y/o sentirse en su cuerpo y su visión perspectivística del mundo, son en mayor o menor medida inabordables. Con otras palabras, lo incomprensible del enfermo mental no representaría sino una forma quizás más exagerada del carácter siempre ajeno del otro.

3º El asesinato de una cifra cercana a los 100.000 enfermos mentales crónicos durante la Alemania nazi, más otras medidas eugenésicas, como esterilizaciones y/o estrictos controles sobre los matrimonios, constituyen el trágico final de un camino de deshumanización de la sociedad occidental frente al enfermo mental, que se iniciara durante la Ilustración. En esa época histórica, y junto con comenzar a imperar la diosa Razón, perdió el loco el lugar privilegiado que ocupara en la sociedad durante los siglos anteriores. En Grecia la locura era una de las formas de posesión divina, y tanto Platón[4] como Aristóteles[5] la ven emparentada estrechamente con la genialidad (Flashar, 1966)[6]. Durante los primeros siglos del Cristianismo y la primera parte de la Edad Media los límites entre la locura y la santidad son apenas perceptibles, mientras en la alta Edad Media y el Renacimiento el loco es una figura fascinante que posee una suerte de prestigio muy particular y que en grandes barcazas recorre los ríos de Europa, deteniéndose en los puertos y ciudades, donde es recibido con alegría y puede "hacer sus locuras" a vista y paciencia de todo el mundo (ver Foucault, 1974[7]; Dörr-Zegers, 1986[8]).

El sistema meramente asilar que dominara en el siglo xix, más el principio de Griesinger (cit. por Jaspers, 1959)[9], según el cual "todas las enfermedades mentales son enfermedades del cerebro", su asociación con la herencia y la constitución, y todo esto en el marco de una sociedad secularizada, arreligiosa, que no cree en los valores trascendentes, que solo busca la satisfacción de necesidades materiales, e inspirada no por los dioses, sino por el ideal del superhombre en el sentido de Nietzsche[10], esa sociedad, digo, cuya más perfecta concreción es la Alemania nazi, va a eliminar al enfermo mental por inservible. No cabía entonces sino que a partir de la posguerra la sociedad buscase alguna forma de reparar esos crímenes imperdonables sobre, justamente, sus elementos más débiles: los locos.

2. Psiquiatría social y antipsiquiatría

Hoy asistimos en Europa a un verdadero despliegue de instituciones y profesiones que se dedican al tratamiento y al cuidado del enfermo mental (Kisker, K.P, 1964)[11]. Se le defiende del resto de la sociedad, de la familia, de los médicos y hasta de la justicia, como ocurre con la asesoría psiquiátrica que tiene esa maravillosa institución que es el Defensor del Pueblo, institución existente en todos los países europeos y cuya función fundamental es velar por los derechos e intereses de las personas y determinados grupos minoritarios, como es el caso de los impedidos, frente al poder del Estado y sus instituciones.

En Holanda hay en cada ciudad de importancia un psiquiatra representante del Defensor del Pueblo, quien está encargado de proteger de la policía y de la justicia a los enfermos mentales que cometen delitos. En esta misma línea de protección al enfermo mental se encuentran algunas disposiciones legales particulares, como es el caso de la prohibición del electroshock en Holanda y de la limitación al máximo de los tratamientos obligados, entre los cuales se encuentra incluso la alimentación por sonda de las anorécticas nerviosas, o esa disposición alemana que obliga a todas las fábricas y talleres a reservar un 10% de su cupo de trabajo para los impedidos, entre los cuales se cuentan, naturalmente, nuestros enfermos psiquiátricos crónicos.

El desarrollo de la antipsiquiatría en la Europa de la década de los años 1960 puede ser considerado también como un signo de cambio importante en la sociedad occidental frente al enfermo mental. Es cierto que este movimiento careció muchas veces de rigor científico y que algunos de sus representantes más destacados escribieron y actuaron bajo la presión de una carga emocional que difícilmente podía permitirles tener un cierto grado de objetividad; pero yo estimo que este movimiento fue completamente justificado, como respuesta a las desviaciones y abusos psiquiátricos y a la mayor o menor colusión de las autoridades con los psiquiatras en lo que se refiere a la discriminación, al aislamiento forzado, a las prácticas terapéuticas en el límite de la tortura y, a partir del descubrimiento de los neurolépticos, al empleo de la llamada *camisa química,* que vino a reemplazar a la *camisa de fuerza.* La psiquiatría moderna, a pesar de todos sus avances, no debe olvidar ese hecho central que caracteriza –por cierto– a toda relación médico-paciente, pero que en la psiquiatría se da con mayor fuerza y pregnancia, cual es la asimetría.

El tremendo poder que tiene el psiquiatra sobre su paciente, y la correspondiente indefensión de este, representan una suerte de plano inclinado hacia el abuso y las distintas formas de irrespetuosidad. Pienso, por ejemplo, en la forma exagerada y carente de todo fundamento científico con que se ha aplicado el electroshock en Chile. A comienzos de la década de los años 1970 había psiquiatras que recomendaban aplicar cuatro electroshocks diarios no solo a los esquizofrénicos, sino también a los drogadictos, olvidando que veinte años antes Scholz (1951)[12] había descrito lesiones isquémicas en la corteza frontal, en el asta de Amon y en el tálamo, secundarias a la aplicación del electroshock con una frecuencia mayor de uno cada 24 horas.

Pienso también en la forma indiscriminada en que se recetan las benzodiazepinas, siendo su función, como es sabido, muy limitada. Recetarlas en depresiones leves significa prolongar la enfermedad y eventualmente provocar una adicción. Recetadas en conflictos conyugales o en crisis biográficas significa adormecer la conciencia y las capacidades del sujeto para enfrentar, justamente, el conflicto que lo llevó a consultar (Dörr-Zegers, 1988)[13]. La mantención prolongada del tratamiento con altas dosis de neurolépticos o con neurolépticos de depósito en pacientes esquizofrénicos sin productividad psicótica y que solo presentan síntomas defectuales o en pacientes que pertenecen de partida al tipo II de Crow (1980)[14], es también hacer iatrogenia, es también abuso de poder. Mayor es aún la iatrogenia cuando estos mismos tratamientos se aplican a pacientes con psicosis afectivas que erróneamente han sido diagnosticados como esquizofrénicos.

Extremo es el abuso y el daño que se hace al paciente cuando se indican tratamientos personales que algunos médicos se sienten con el derecho a inventar protegidos por la falta de poder ejecutivo que tiene el Colegio Médico en materias éticas. Recuerdo el caso de un colega santiaguino, quien públicamente y ante un connotado psiquiatra extranjero, manifestó haber tratado exitosamente 5.000 depresiones con corticoides *(sic)*.

La observación de estos hechos hace más que comprensible la aparición del movimiento antipsiquiátrico (Basaglia, 1968[15]; Glatzel, 1975[16]; Szasz, 1968[17]). Por desgracia este movimiento no ha llegado a Chile y es probable que nuestros pacientes tengan que continuar soportando atropellos a la ética por mucho tiempo más. Ahora bien, la antipsiquiatría exageró al negar la existencia de la enfermedad mental, sosteniendo que esas desviaciones del promedio que la psiquiatría llama esquizofrenia, histeria o alcoholismo, no serían enfermedades y, por ende, no serían asuntos de la psiquiatría, sino simplemente problemas vitales (Szasz, 1966)[18]. Este mismo autor sostenía unos años antes que "no existe justificación médica, ni moral, ni jurídica para esas indeseables intervenciones psiquiátricas, como son el diagnóstico, la internación y el tratamiento. Ellos representan verdaderos crímenes contra la Humanidad". Pero a pesar de sus exageraciones, la antipsiquiatría alcanzó importante resonancia en Europa y Estados Unidos e influyó en forma decisiva en sus respectivas políticas de salud mental. Así es como en Estados Unidos se redujo el número de camas psiquiátricas por habitante; en Alemania se implementó todo tipo de organizaciones intermedias, como clínicas diurnas, nocturnas, hogares y talleres protegidos, etc., y en Italia se cerraron simplemente los establecimientos de tipo asilar donde vivían los enfermos mentales crónicos. Sin embargo, las consecuencias de estas medidas, sobre todo la disminución y/o suspensión de camas para enfermos crónicos no han demostrado ser muy efectivas ni sostenibles. Así, en 1979 Redlich[19] demostró las condiciones de miseria en que vivían los enfermos mentales estadounidenses dados de alta de los establecimientos para enfermos crónicos. Y en Italia las heroicas medidas inspiradas en Basaglia (1968)[20] trajeron consigo tantos problemas sociales que hoy se encuentran en revisión (Haefner, 1981)[21].

3. Aspectos éticos del enfermo mental crónico

Pero el mayor problema de la antipsiquiatría es su clara intención de negar la enfermedad mental, atentando con ello no solo contra evidencias científicas compartidas por representantes de todas las culturas existentes en la actualidad, sino también contra los enfermos mismos, en particular contra los más desvalidos. Es necesario respetar tanto los aspectos positivos de la enfermedad mental –e implementar, por ende, el desarrollo de todas las formas posibles de rehabilitación y de instituciones intermedias que ayuden al enfermo a salir de la situación de internación y a reintegrarse a la sociedad– como también los aspectos negativos, y se debe ser capaz de reconocer la existencia de cuadros dramáticamente defectuales, y para los cuales el lugar más adecuado es, justamente, la institución protectora de corte tradicional.

En otras palabras, es un derecho humano fundamental que toda persona que sufre de esquizofrenia, por ejemplo, pueda ser tratada con todas las armas terapéuticas con que cuenta la psiquiatría moderna y luego pueda rehabilitarse hasta lograr en lo posible su reinserción familiar y laboral. Pero también es un derecho humano fundamental que aquellos enfermos que no mejoran a pesar de todos los tratamientos llevados a cabo –y que por las características de su enfermedad (violencia, desinhibición sexual, apatía extrema, etc.), o por las condiciones socioeconómicas de la familia de origen, no pueden ser mantenidos en sus hogares–, tengan la posibilidad de permanecer en instituciones que los acojan. Con cuánta frecuencia vemos casos que en sus hogares son altamente caóticos y agresivos y que en el hospital se transforman en mansos corderos.

Probablemente esto tiene que ver con el tipo de personalidad de la madre o del padre y sus respectivos estilos de comunicación. Se sabe cuán descompensadora puede ser en estos casos la figura parental que no está en relación simbiótica con el paciente, justamente aquel que no desempeña un papel terciador y que no contento con ello muestra con frecuencia un rechazo insalvable hacia el hijo enfermo. Pero no se puede pretender que el solo manejo de esta situación interpersonal a través de alguna técnica psicoterapéutica pueda resolver del todo el problema, evitando así la institucionalización del paciente.

La dramática situación del enfermo mental crónico chileno se puede ejemplificar con las siguientes cifras: en Estados Unidos existe actualmente el número de 900.000 camas para pacientes impedidos por razones mentales, incluyendo, sí, oligofrenias y demencias. Esta cifra es la que ha quedado después de todos los tratamientos llevados a cabo durante los episodios agudos, después de los diferentes procedimientos de rehabilitación, hospitales diurnos, nocturnos, hogares protegidos, etc. (Talbott, 1984)[22]. Trasladada esta cifra a la población de ese país, significaría que, en un corte transversal, el 0,36% de la población de Estados Unidos ha debido permanecer institucionalizada por razones psiquiátricas. Aplicada esa cifra a Chile, y sin olvidar que acá no disponemos de las instituciones de rehabilitación y que las disponibilidades para la atención del enfermo agudo son muy limitadas, resultaría que tendría que haber, al menos, 43.200 personas impedidas por razones psiquiátricas que deben permanecer bajo algún régimen de custodia. La realidad es dramáticamente distinta. Tenemos alrededor de 4.500 camas en total, de las cuales están dedicadas a crónicos no más de 3.000. Vale decir, 15 veces menos que nuestras necesidades mínimas.

La falta de camas para enfermos psiquiátricos crónicos, en particular para varones, que son justamente los más problemáticos, es una cuestión de la mayor gravedad y representa un problema ético desde muchos puntos de vista:

1. Hay miles de familias en nuestro país que están sufriendo las conductas de enfermos mentales crónicos que debieran estar institucionalizados. Las cifras que dimos recién demuestran la cuantía de la carencia de camas, las que en los últimos años han venido disminuyendo desde 0,50 por cada 1.000 habitantes en 1970, a 0,43 en 1975, a 0,42 en 1980, a 0,35 en 1985 y, por último, a la increíble cifra de 0,21 en 1990 *(Medina,* 1987)[23]. En el resto de Hispanoamérica la situación es claramente distinta: Argentina y Uruguay tienen entre una y dos camas por cada 1.000 habitantes, mientras la mayoría de los demás países sudamericanos muestran tasas que oscilan entre 0,5 y 1. Ahora bien, el problema es aún mayor que antaño porque se ha agregado, sobre todo en los niveles populares, el problema de la droga. La inhalación de neoprén, el fumar marihuana, o el consumir cantidades masivas de anfetaminas y benzodiazepinas –dentro de estas últimas el elemento más tóxico es sin eluda el Flunitrazepam (la llamada "chicota")– tienen un efecto sumamente negativo sobre la evolución de los enfermos mentales y en particular de los esquizofrénicos. El consumo de drogas descompensa cuadros latentes, empeora los cuadros productivos y, lo que es más grave aún, aumenta el grado de agresividad de los cuadros defectuales hasta niveles muy peligrosos.

2. Muy relacionado con el punto anterior se encuentra el significativo aumento de la criminalidad y de la suicidalidad ligadas a la enfermedad mental. Los mismos pacientes que internados se conducen en forma pacífica, expuestos al ambiente familiar o a las tensiones sociales y políticas reaccionan en forma sumamente destructiva. No es fácil conseguir las cifras oficiales de suicidios, pero en 1978 obtuve, gracias a los oficios del malogrado profesor Tobar, la cifra de suicidios en Santiago entre los años 1970 y 1977. Perdí los datos exactos, pero recuerdo algunos números y sobre todo las tendencias. El promedio tradicional durante la década de los años 1960 osciló entre 150 y 180 suicidios al año en Santiago. Esta cifra disminuyó durante el gobierno de la Unidad Popular hasta llegar a solo 120 en 1973, cifra que empezó a aumentar en forma sostenida a partir de 1974, alcanzando ya en 1977 un número de suicidios, para Santiago, superior a los 250, cifra que ha seguido aumentando, hasta llegar en 1990 a 388. Este número significa una tasa de 8 por 100.000 habitantes, la que es superior a la mostrada por España, Italia e Irlanda, los países católicos de Europa (Henseler, 1983)[24]. Se sabe que las tasas más altas de suicidio las tienen los países de Europa Oriental, en particular Checoslovaquia y Hungría: 36 por cada 100.000 habitantes; en segundo lugar los países europeos de predominio protestante, como Suecia y Alemania, con una tasa de alrededor de 20 por cada 100.000 habitantes; y muy por debajo los países católicos, que tienen tasas de alrededor de 5 por cada 100.000 habitantes. Pero sería interesante estudiar también los llamados "suicidios altruistas", porque estos son expresión directa del nivel de salud mental de un país determinado, mientras en el suicidio en general influyen otros factores, como la religión y la cultura.

Otro índice podría ser el de la criminalidad ligada a la enfermedad mental. No conocemos estudios al respecto, pero hay hechos de observación que permiten sospechar también un aumento importante en esta área. Así, en los sectores de enfermos agudos del Hospital Psiquiátrico de Santiago, el 70% de los pacientes varones ha sido ingresado por violencia. Pensamos que las autoridades de la salud tienen una enorme responsabilidad moral frente a los enfermos mentales mismos y frente a la sociedad que debe sufrir las consecuencias de su abandono.

El enfermo mental crónico representa una extraña paradoja. Por una parte es el más débil de los mortales, porque no resiste la natural y cotidiana complejidad de la vida social y del mundo como realidad toda, pero al mismo tiempo representa él una verdadera y permanente amenaza para los llamados normales, ya que es capaz de las mayores violencias en tiempos de violencia, de los mayores heroísmos en tiempos épicos, o de los mayores actos de santidad en tiempos religiosos.

Desde su debilidad, que lo hace percibir mucho más que lo que perciben los otros, capta el loco las atmósferas de los distintos momentos históricos y las realiza con una radicalidad total. Pero no solo esta radicalidad, ni tampoco su cuasi diabólica intuición sorprenden y angustian a los normales. El mayor problema que los locos plantean a los normales es el de la posibilidad de su propia locura, la locura como posibilidad humana (Kisker, 1963)[25].

La mayor parte de las enfermedades físicas son entes ajenos al hombre. No tenemos una relación vivencial con la hepatitis o con el cáncer; estas enfermedades nos llegan, nos sorprenden desde la oscuridad de lo biológico, amén que en el caso de las enfermedades infecciosas no percibimos el mundo de las bacterias ni el de los virus. Uno no se enferma de hepatitis porque ya tuviera algo de ella antes; lo mismo vale para el resto de las enfermedades.

Lo locura, en cambio, está de algún modo presente en todos y en cada uno como posibilidad y ella se nos ha hecho presente en los sueños, en los estados febriles, en nuestros miedos, allí donde el mundo nos parece incomprensible, pero también cuando gracias a alguna intuición extraordinaria creemos haberlo comprendido todo. La locura está al acecho de individuos y de sociedades y porque junto con sus luces amenaza con sus sombras, con aquellas que implican la pérdida de la libertad y de la autodisponibilidad; por eso se la teme y se la niega. Una forma de negarla era encerrando a todos los locos en instituciones carcelarias, como ocurrió en la Europa de la Ilustración antes de Pinel; otra es negando su existencia, como ocurre con la antipsiquiatría; una tercera es la actitud que adoptan las autoridades de salud de nuestro país: olvidarse de ellas, como si con ello fuesen a desaparecer. Y lo que ocurre es justamente lo contrario. Nunca ha estado más presente en las calles, en los periódicos, en los hospitales de provincia, en los caminos apartados y, en último término, en la vida política de nuestro país, a través de ciertas actitudes irracionales, tanto de parte del gobierno como de la oposición.

4. Aspectos éticos del proceso rehabilitador

Lo que a principios del siglo comenzó siendo un modesto intento de hacer trabajar a los pacientes para que ocuparan su tiempo se ha transformado hoy en un complejo sistema de instituciones y acciones terapéuticas destinadas a ayudar al enfermo mental después de terminada su estada en una clínica para enfermos agudos. La comunidad terapéutica, las clínicas diurnas y nocturnas, los talleres y hogares protegidos, los grupos de autoayuda y la psiquiatría sectorizada, son algunas de las expresiones para denominar los elementos que conforman este verdadero mundo de la rehabilitación psiquiátrica moderna. De todo lo que se practica en los países civilizados, muy poco es lo que se ha podido implementar en Chile: solo un hospital diurno en el Hospital Psiquiátrico de Santiago y la aplicación de algunos conceptos de comunidad terapéutica y de terapias conductuales, tanto en los departamentos de crónicos del mismo hospital como en el de Putaendo.

No es el momento de referirse al estado de la rehabilitación en Chile, ni tampoco a las metas ideales a alcanzar en ese terreno, sino solo a un punto que tiene una implicancia ética directa: me refiero a la necesidad de una reflexión más profunda sobre las enfermedades por rehabilitar, para así poder responder a las preguntas *para qué* y *hacia dónde* rehabilitar.

¿Qué ocurre con la capacidad de rendimiento del esquizofrénico, o más bien con aquella estructura de su psiquismo responsable de las acciones encaminadas a la realización de su trabajo. Porque no está en absoluto definida la falla del esquizofrénico que se expresa por su mala capacidad de trabajo. No es la inteligencia ni tampoco la memoria lo que en él no funcionan; tampoco pareciera ser la disminución de la fuerza de voluntad una razón suficiente para explicar la quiebra en el rendimiento, los múltiples cambios de trabajo, la incapacidad para asumir roles sociales y los repetidos fracasos a los que se ve expuesto el esquizofrénico cuando intenta desarrollar una tarea regular y rentada. Una forma de acercarnos a este problema de la estructura renditiva del esquizofrénico sería intentando hacer una comparación con lo que ocurre al respecto en el depresivo.

Como lo describiera clásicamente Tellenbach (1961)[21] y lo comprobara Von Zerssen (1969)[27] desde un punto de vista empírico-estadístico, el depresivo es un ser que está orientado fundamentalmente hacia el rendimiento; aún más, la cuantía y calidad de su trabajo parecieran constituir una suerte de fundamento de su existencia y de su identidad, en el sentido de lo descrito por Kraus (1977)[28]. Su estructura renditiva es justamente lo que hace que enfermedades físicas banales desencadenen una fase depresiva al impedir que el sujeto con la personalidad característica (*Typus Melancholicus)* pueda mantener ese nivel de rendimiento que necesita para *ser él mismo.* Ya dentro de la fase, el depresivo vive como una verdadera tortura ese característico *no-poder* secundario a la inhibición.

El rendimiento del esquizofrénico, en cambio, tiene características muy diferentes, como ha sido desarrollado en otro contexto por Blankenburg (1970)[29] Su relación con el trabajo es mucho más suelta, a veces puede rendir mucho, otras no, sin que esto amenace su integridad. Mucho más que el mundo del trabajo, lo que a él le afecta, compromete, descompensa, etc., es la relación interpersonal, es la frase ambigua de la madre, el viaje del padre, el interés despertado por una muchacha, la traición de un amigo. Su rendimiento depende también mucho del tipo de trabajo. El depresivo rinde siempre bien, aunque se trate de funciones para las cuales no tiene dotes especiales. El esquizofrénico es absolutamente variable: puede ser casi genial en desarrollar algunas tareas para las cuales está dotado y mostrar un nivel de rendimiento casi nulo en otras tareas que para la mayoría serían banales.

Muy importante también es tomar en cuenta el hecho que los esquizofrénicos no distinguen claramente el mundo corporal del mundo categorial. Así, ellos pueden sentirse agotados físicamente y estar aludiendo, en rigor, a falta de concentración o a la existencia de continuas interceptaciones del pensamiento. A la inversa, un estado de enfermedad física, una fractura por ejemplo, puede ser vivida por ellos como una pérdida de los límites del Yo, o como un ser avasallado por fuerzas extrañas. Por último, es importante tomar en cuenta que la falla fundamental del esquizofrénico no está a nivel racional (Dörr-Zegers, 1984[30]; 1986[31]), sino más bien a nivel de la vida cotidiana e irreflexiva. Su falla fundamental pareciera ser eso que el mismo Blankenburg (1971)[32] describiera como "la pérdida de la evidencia natural". Cualquier consideración sobre la capacidad laboral de los esquizofrénicos habrá de tomar en cuenta este hecho fundamental: estos enfermos fracasan en la constitución misma del mundo en cuanto comunidad con los otros y en cuanto permanencia espontánea y natural con las cosas. La conocida dificultad de contacto no es una falta de afectividad. Es sabido que los esquizofrénicos son capaces de experimentar emociones muy profundas y de percibir verdades como ningún normal (Dörr-Zegers, 1984)[33]. Su falta de contacto es un retiro casi voluntario ante la incapacidad de comprender los movimientos del otro, sus gestos, sus demandas, sus cambios. No se trata, repito, de una incapacidad intelectual, sino de una pérdida del sentido común, ese sentido que según Goethe[34] "nace de la comunicación para la comunicación, en la comunidad y para la comunidad".

¿Qué consecuencias se desprenden de lo antedicho para la correcta y ética aplicación del proceso rehabilitador?

1) Habrá de buscarse la forma de mantener al paciente esquizofrénico en una distancia adecuada con respecto al mundo de las cosas y en particular al mundo de los otros. Ni demasiada cercanía ni demasiada distancia. Hay que tratar de evitar tanto que el paciente se sienta avasallado por el otro como que vuelva a refugiarse en su actitud autista. A veces se sobrestiman sus capacidades interpersonales y se les somete a un exceso de terapias individuales y grupales o a intentos de vida comunitaria que ellos, simplemente, no son capaces de resistir.
2) Hay que respetar hasta un cierto grado esas típicas aspiraciones excesivas de los esquizofrénicos, eso que el psicoanálisis interpreta como "fijación narcisista a un objeto ideal" (Haefner, 1966)[35]. Esa imagen de sí mismo que el paciente se ha creado desempeña un rol sustitutivo del Yo cuya importancia no hay que desechar. En algunos casos habrá que preferir un pseudoestudio universitario a un trabajo de carpintero demasiado realista: ¿cuántos "estudiantes eternos" son con no escasa frecuencia esquizofrénicos compensados?
3) No olvidar lo que mencionábamos antes con respecto a la falta de consistencia del límite normal entre el cuerpo y la conciencia reflexiva, entre la experiencia corporal y la experiencia categorial (Blankenburg, 1970)[36]. La actividad física es importante, pero no debe ser exagerada, por cuanto el agotamiento físico puede transformarse en el esquizofrénico en agotamiento categorial, en una mayor incapacidad de ordenar los pensamientos y lograr la concentración. A la

inversa, cuando están sufriendo un estado psicótico agudo, con todo tipo de alteraciones de la esfera intencional, se nos muestran físicamente agotados y destruidos. Ya en 1961 Von Baeyer[37] describió de qué manera el agotamiento físico y el agotamiento psíquico eran de algún modo vicariantes y podrían substituirse el uno al otro. Sobre el interesante fenómeno de la *substitución* y su importancia en psiquiatría, remito a Dörr-Zegers, 1984[38].

4) De lo anterior se desprende la necesidad de orientar el proceso rehabilitador en un primer momento hacia los respectivos puntos débiles de los distintos tipos de pacientes. Sería innecesario, por ejemplo, rehabilitar al enfermo depresivo hacia un mejor rendimiento laboral, cuando sabemos que esa capacidad la tiene en exceso hasta el punto de transformarse –paradójicamente– en una debilidad. Al depresivo habría que rehabilitarlo en la dirección contraria: a resistir el no trabajo, el ocio de los fines de semana, de las tardes libres, de las vacaciones, de las enfermedades físicas banales que impiden el trabajo, Absolutamente lo contrario vale para el esquizofrénico. Nadie mejor que él conoce la forma de pasar el tiempo sin hacer nada, por cuanto con demasiada facilidad se coloca al margen del tiempo de la oportunidad o de la urgencia. Sería innecesario, entonces, enseñarle a gozar del ocio y sí muy importante el acostumbrarlo a una actividad sostenida y rutinaria a través de la cual pudiera mejorar su capacidad de concentración y/o de perseverancia.

5) Pero no basta con tomar en cuenta este hecho fundamental de la distinta forma de darse la relación yo-mundo en el depresivo y en el esquizofrénico, acentuando las medidas rehabilitadoras en la incapacidad de ocio en el primero y en la incapacidad de un trabajo regular en el segundo. Hay que preguntarse también hacia qué tipo de actividad deberá orientarse la acción rehabilitadora. Y en este punto, creo que la psiquiatría social de corte anglosajón –cuyos argumentos para hacerse valer, por ejemplo, en el conocido *Informe Kennedy* (1963)[39], son de tipo fundamentalmente economicista– cometió un gravísimo error. La actividad laboral productiva no es la única actividad humana posible y menos aún lo es la directamente comercial. Así, el esquizofrénico carece de la malicia necesaria para el comercio y de la fuerza vital suficiente para desarrollar un trabajo intenso y sostenido. Su mundo mismo (excéntrico, esquinado, atemporal, no

masificado) es lo contrario del mundo promedio de la sociedad moderna de corte tecnológico-industrial basado en el rendimiento, en la perfección, en la competencia.

¿Será legítimo, entonces, orientar al enfermo justamente hacia ese mundo en el cual ya ha fracasado, a un mundo que lo margina y que no corresponde en absoluto a su modo de aproximación a la realidad? Pensamos que no es legítimo moralmente y que es un empeño condenado en mayor o menor medida al fracaso. Pienso que si queremos ser consecuentes con el mundo del esquizofrénico, tendríamos que rehabilitado hacia aquellas actividades que estén más acordes con su personalidad y con las características de su enfermedad misma. No podemos pretender cambiar ese su mundo tan amplio y tan libre hasta el extremo de la esclavitud (valga la paradoja) por un trabajo en el comercio o en las Fuerzas Armadas. Las actividades que un esquizofrénico podría desarrollar en buena forma deben tener al menos dos características fundamentales: primero ser *creativas,* y segundo ser en alguna medida *atemporales,*

Con ello se están respetando dos de sus rasgos más esenciales, a saber, su enorme capacidad de intuición, así como su vuelo imaginativo, por una parte, y por otra su tendencia a vivir al margen del tiempo.

¿Y qué actividades son esas? En primer lugar, habría que colocar el arte en cualesquiera de sus formas, por cuanto en él importa más la fantasía que los intereses egoístas y porque rompe con la cotidianidad, esfera esta última tan difícil para estos pacientes. El arte abre la mirada hacia verdades y sentidos que se ocultan detrás de la realidad concreta y banal de todos los días. El arte es trascendencia y en ese campo el esquizofrénico se mueve mucho mejor que en el de la inmanencia. En segundo lugar habría que colocar a la actividad agrícola, puesto que ella acontece en una temporalidad muy distinta a la que caracteriza a la vida cotidiana actual, con su urgencia enajenante. El tiempo del campesino es el de las estaciones del año, de los ciclos lunares, de los periodos de lluvia y de sequía, de siembra y cosecha. Además, el tiempo del campo transcurre en el silencio y la lentitud del crecimiento y de la maduración de las plantas y de los frutos, muy diferente por cierto a la prisa, el ruido, la multiplicidad de estímulos y la tensión, propios de la vida urbana. La temporalidad de la vida campesina se halla más próxima a la meditación y a la santidad, pero muestra al mismo tiempo un inequívoco parentesco con la locura, si se piensa en la pureza de esta y en la extraordinaria lentitud con que ocurre cualquier cambio en ella.

En suma, si queremos hacer una rehabilitación ética en el sentido de la antigua *diaita* griega (Tellenbach, 1982)[40], del régimen de vida en armonía con la naturaleza y con los dioses, debemos respetar la estructura interna del mundo del esquizofrénico, o dicho con otras palabras, debemos dejarle suficiente espacio a su locura.

Referencias

1. Haefner H., Zerssen D. von, "Soziale Rehabilitation, ein integrierender Bestandteil psychiatrischer Therapie", *Der Nervenarzt 35,* 1964, S. 242-247.
2. Haefner H. 'Ein sozialpsychologisch-psychodynamisches Modell als Grundlage für die Behandlung symptomarmer Prozess-Schizophrenien", *Social Psychiatry 1,* 1966, Nr. 1, S. 33-37.
3. Haefner H. "Soziotherapie und Rehabilitation Schizophrener", *Medizinische Klinik 61,* 1966, S. 649-653.
4. Platón. *Diálogos Fedro y Timeo,* en *Obras completas,* Aguilar, 2a. edición, Madrid, 1979, pp. 853-884 y 1127-1179.
5. Aristóteles. "Was Klugheit, Verstand und Weisheit betrifft", Bueh XXX der Problemata, Band 29 der *Gesammelten Werke,* Akademie Verlag, Berlin.
6. Flashar H. *Melancholie und Melancholiker in den medizinischen Theorien der Antike,* W. de Gruyter, Berlin, 1966, S. 60 ff.
7. Foucault M. *Historia de la locura en la Época Clásica,* Fondo de Cultura, Ciudad de México, 1974.
8. Dörr-Zegers O. "Racionalidad e irracionalidad en el delirio", *Revista de Filosofía* (Chile) 27-28, 1986, pp. 107-130.
9. Griesinger W., cit. por K. Jaspers en *Allgemeine Psychopathologie,* 7. Auflage, Springer, Berlin-Göttingen-Heidelberg, 1959, p. 403.
10. Nietzsche F. "Aus dem Nachlass der Achtzigerjahre", in *Werke in Drei Bänden,* Band 3, Hanser, München, 1966, S. 417 ff.
11. Kisker K.P. "Klinische und gemeinschaftsnahe psychiatrische Behandlungs-Zentren heute und morgen", *Der Nervenarzt 35,* 1964, S. 233-237.

12. Scholz W. *Die Krampfschädigungen des Gehirns,* Springer Verlag, Berlin-Göttingen-Heidelberg, 1951.
13. Dörr-Zegers O. "Fronteras éticas de la psiquiatría", *Vida Médica 40,* 1988, pp. 158-165.
14. Crow T.J. "Molecular pathology of schizophrenia: More than one disease process?", *Br. Med. J. 280,* 1980, pp. 66-68.
15. Basaglia F. *L'Instituto negata,* Einandi, Turín, 1968.
16. Glatzel J. *Die Antipsychiatrie,* Gustav Fischer Verlag, Stuttgart, 1975.
17. Szasz T.S. "Mental illness as an excuse for civil wrongs", *J. Nerv. Ment. Dis. 147,* 1968, p. 113.
18. Szasz T.S. *óp. cit.,* 1968.
19. Redlich F., "Community mental health centers in den Vereinigten Staaten", in Kulenkampff, C., Picard, W. (Hrsg.), *Die Psychiatrie-Enquete in Internationaler Sicht.* Rheinland-Verlag, Köln, 1979, S. 100-117.
20. Basaglia F., *óp. cit.,* 1968.
21. Haefner H. *Der Krankheitsbegriff in der Psychiatrie,* en *Standorte der Psychiatrie,* Band 2, Urban & Schwarzenberg, München-Wien-Baltimore, 1981, S. 16-54.
22. Talbott J.A. *The mental chronic patient,* Grune & Stratton, Inc., Orlando, 1984.
23. Medina E. "Las instituciones psiquiátricas desde la perspectiva de la salud pública", *Rev. Psiquiatría* (Chile) *4,* 1987, pp. 129-142.
24. Henseler H.; Marten R.S. y Sodemann U., "Kriterien-Liste als Screening Instrument zur Erfassung von chronischer Suizidalität", *Der Nervenarzt 54,* 1983, S. 33-41.
25. Kisker K. P. "Gedanken zur schizophrenen Wandlung als einer menschlichen Möglichkeit", in *Werden und Handeln,* Hrsg. v. Eckart Wiesenhütter, Hippokrates Verlag, Stuttgart, 1963, S. 388-407.
26. Tellenbach H. *Melancholie,* 4. Auflage, 1983, Springer Verlag; 1. Auflage, Berlin-Heidelberg-New York, 1961.
27. Zerssen D. von. "Objektivierende Untersuchungen zur prämorbiden Persönlichkeit endogen Depressiver", in Hippius, H., u. Selbach, H. (Hgb.), *Das depressive Syndrom,* Urban & Schwarzenberg, München-Berlin-Wien, 1969.

28. Kraus A. *Sozialverhalten und Psychose Manisch-Depressiver,* Enke Verlag, Stuttgart, 1977.
29. Blankenburg W. "Zur Leistungsstruktur bei chronischen endogenen Psychosen", *Der Nervenarzt 41.* Jg., Heft 12, 1970, S. 577-587.
30. Dörr-Zegers O. "Aspectos clínicos y etiopatogénicos de las psicosis epilépticas (esquizomorfas) que evolucionan sin perturbación de la conciencia", *Actas Luso-Esp. Neurol. Psiquiatr. 12,* 1984, pp. 27-42.
31. Dörr-Zegers O., *óp. cit.,* 1986.
32. Blankenburg W. *Der Verlust der natürlichen Selbstverständlichkeit,* Ferdinand Enke Verlag, Stuttgart, 1971.
33. Dörr-Zegers O. "Verdad y delirio", *Rev. Chil. Neuropsiquiat. 22,* 1984, pp. 193-199.
34. Goethe W., cit. por Blankenburg en "Zur Leistungsstruktur bei chronischen endogenen Psychosen" (29).
35. Haefner H., *óp. cit.,* 1966.
36. Blankenburg W., *óp. cit.,* 1970.
37. Baeyer W. v., "Erschöpfung und Erschöpftsein". *Der Nervenarzt 32,* 1961, S. 193-199.
38. Dörr-Zegers O., *óp. cit.,* 1984.
39. The President of the United States, *Mental illness and mental retardation,* 88th Congreso Session, Document Nr. 58, 1963.
40. Tellenbach H., *Psychiatrische Therapie heute,* Ferdinand Enke Verlag, Stuttgart, 1982, S. 12 ff.

CAPÍTULO V

Delirio: racionalidad e irracionalidad

1. Introducción

Hablar de racionalidad en el delirio suena a paradoja. ¿No ha constituido este justamente el prototipo de su contrario a lo largo de la historia, esto es, la irracionalidad, la pérdida de la razón, la sinrazón absoluta? Y sin embargo los clásicos hablaban de *locura razonante* para referirse a la paranoia y en cierto modo con razón, pues se observa en ella una capacidad de análisis y de raciocinio difícilmente superables por algún normal.

¿Por qué se habrá considerado a la paranoia como una locura cuando en general su conducta y su pensamiento no son irracionales? ¿No será que la esencia de la locura –y por ende del delirio que es su fenómeno más central– es algo diferente a la *pérdida de la razón?* Otro argumento que nos hace dudar de la simple identificación entre delirio e irracionalidad es la existencia de casos donde lo afirmado en el delirio es una verdad –como ocurre en algunas celotipias, donde la infidelidad existe realmente– y no obstante el sujeto está "loco", algo hay en él extravagante, ex-céntrico, ex-altado que hace que el observador no tenga dudas en sentir primero, y luego en certificar, que esa persona está enferma.

En las páginas siguientes intentaremos responder estas dudas a través de un análisis histórico, biográfico y fenomenológico del delirio, procurando determinar cuál es su verdadera relación con este elemento constitutivo del ser-hombre que es la razón.

2. Concepción acerca de la locura: visión histórica

El concepto de delirio es muy reciente y fue acuñado en 1795 por el médico italiano Chiarugi[1], quien lo definió como "falla en la capacidad de enjuiciar" y luego como "un fantasear sin fiebre ni perturbación de la conciencia", anticipándose con ello a la distinción fundamental, y válida hasta el día de hoy, entre psicosis *endógenas* y *exógenas* (Wyrsch, 1956)[2]. Tenemos entonces que desde su nacimiento el concepto de delirio (en alemán *Wahn* y en inglés *delusion)* aparece ligado a la lucidez y a la salud física ("sin fiebre"). Karl Jaspers en 1913 va a terminar de precisar el concepto, al menos en su aspecto descriptivo-formal, agregándole al *contenido imposible* del juicio dos características más: el carácter de *evidencia absoluta* que lo acompaña y, derivado de lo mismo, su *incorregibilidad* no hay argumento lógico ni experiencia real que haga al delirante dudar de su juicio.

No deja de ser interesante el hecho de la tardía aparición del delirio en la historia de Occidente frente a los muy vastos conocimientos que se tuvo sobre la locura a partir de la Antigüedad Clásica. El culto a Dionisio está plagado de ejemplos de pérdida de la prudencia y discreción, y su reemplazo por un frenesí embriagador, por un salirse del cauce, un descarrilamiento, que los griegos identifican con la locura. "Los trágicos muestran la locura en sujetos furibundos: la Ío en el *Prometeo Encadenado* de Esquilo[3]*;* el frenético *Hércules* de Eurípides[4]*;* el *Ayax* de Sófocles[5], cuya conciencia se altera por un sentimiento de ira que confunde los sentidos" (Tellenbach, 1982)[6]. En el *Fedro,* Platón[7] pone en boca de Sócrates esa misteriosa frase: "Es más hermosa la locura porque procede de la divinidad, que la cordura que tiene su origen en los hombres". En ese mismo *Diálogo* Platón llega a afirmar una cierta identidad entre amor y locura.

Lo común a todas estas descripciones de la locura es un "estar fuera-de-sí", un frenesí, una turbulencia motora, una pérdida de la lucidez, una confusión. Según esta concepción, la locura sería algo constitutivo del hombre y representaría el contrapunto necesario para aquella otra forma de existencia iluminada por la luz del espíritu y ocupada de llegar a la *sophrosine* a través de la *episteme.* Ahora bien, dentro de esta *manía,* de este *estar fuera de sí* que tanto fascinara a Platón, como la melancolía fascinó a Aristóteles (Flashar, 1956)[8], distinguió aquel dos formas esencialmente diferentes: la manía como enfermedad, donde se pierde la simetría, y la manía divina, que representaría la forma más elevada de simetría, allí donde el hombre genial logra la perfecta armonía y consonancia con el cosmos (Tellenbach, 1976)[9].

Durante la Edad Media persiste, aunque transformada, la vinculación de la locura con lo dionisiaco. "(Ella es) todo lo que hay de imposible, de fantástico, de inhumano, todo lo que indica la presencia insensata de algo que va contra la naturaleza..." (Foucault, 1974)[10]. La locura es una manifestación en el hombre de un elemento oscuro y acuático, desorden sombrío, caos en movimiento, germen y muerte de todas las cosas, que se opone a la estabilidad luminosa y adulta del espíritu. A los locos les estaba prohibido el acceso a las iglesias y en algunas ocasiones eran azotados públicamente. A diferencia de los leprosos que eran mantenidos *extramuros,* al loco se le otorga el privilegio de estar encerrado dentro de las puertas de la ciudad. A veces se les sube en grupos a barcazas que recorren los ríos de Europa. El agua los lleva, pero al mismo tiempo los purifica, la navegación libra al hombre a la incertidumbre de su suerte. "La navegación del loco... en cierto sentido, no hace más que desplegar, a lo largo de una geografía mitad real y mitad imaginaria, la situación liminar del loco en el horizonte del cuidado del hombre medieval" (Foucault, 1974)[10]. Encerrado en el *Narrenschiff,* el loco está prisionero en medio de la más libre y abierta de las rutas... es el pasajero por excelencia, o sea, el prisionero del viaje. No se sabe en qué tierra desembarcará; tampoco se sabe cuándo desembarca, ni de qué tierra viene. La locura va interesando más y más al hombre hacia el final de la Edad Media hasta llegar a reemplazar al viejo tema de la muerte.

En el Renacimiento la locura deja de ser una oscura manifestación cósmica para transformarse en un modo sutil de relación del hombre consigo mismo. No hay locura más que en cada uno de los hombres, porque es el hombre quien la constituye merced al afecto que se tiene a sí mismo. Este apego a sí mismo es el que hace que el hombre acepte como verdad el error, como realidad la mentira, como belleza ficticia la violencia y la fealdad. A partir del siglo XV se empieza a emplear la locura como forma de sátira moral, cuya máxima expresión literaria es *El Quijote,* de Cervantes[12]. El Caballero de la Triste Figura recorre con toda libertad las llanuras, sierras y ciudades de España mientras es contemplado por las gentes con una mezcla de curiosidad y simpatía. Erasmo[13] habla de la locura como de la "dulce ilusión". La locura ha dejado de ser una figura escatológica en los confines del mundo, del hombre y de la muerte. La locura es algo humano que está en todas partes, que puede transformar a cualquier persona y cuya extraña capacidad de moverse entre lo real y lo ilusorio con entera libertad le permite ver y decir verdades que escapan al vulgo. De ahí ese cierto carácter pedagógico que se observa en sus representaciones literarias de los siglos XVI y XVII, tanto en Erasmo como en Shakespeare[14] y Cervantes. En todos ellos la locura aparece como una extraña mezcla de razón y sinrazón. Los sabios discursos del Quijote sobre el amor, el honor, la literatura, la política, etc., se dan la mano con enormes disparates relativos a la identidad de personas y lugares, pero sin producirse jamás un conflicto entre razón y locura.

Con el advenimiento del Racionalismo y la Ilustración se producen cambios fundamentales tanto en el concepto como en el manejo de la locura. La locura pierde aquella libertad imaginaria que poseía en el Renacimiento y hasta el siglo XVII, para empezar a perfilarse como una amenaza hacia el imperio de la nueva diosa, la razón. El carácter absoluto del *ego cogito* cartesiano y la extramundanidad del espíritu que de él se desprende, hacen impensable la locura como enfermedad del espíritu. Para Descartes[15] solo existirán entonces las psicosis que hoy llamamos "exógenas" o sintomáticas a determinadas enfermedades cerebrales. "El problema de si un delirio puede originarse en forma puramente psíquica ni siquiera surge en el horizonte de una antropología que considera al espíritu como absoluto, y en cierto modo como infalible" (Tellenbach, 1969)[16].

Y si no es el espíritu el que ha caído en el desvarío, si es solo un órgano que a través de una enfermedad provoca un cambio en la conducta del sujeto que contraviene las normas sociales, entonces la sociedad tiene el derecho de enfrentar esta amenaza. Y así es como surgen en Francia los llamados "hospitales generales" mientras en Alemania las *Narrentürmer* (torreones para locos) reemplazan a los *Narrenschiffe* (barcazas para locos). Es el nacimiento del asilo, donde el loco es encerrado junto con los vagabundos y algunos delincuentes menores. Todos ellos forman el conjunto de los miserables y como categoría de excluidos de la sociedad vienen a substituir a los leprosos, enfermos marginales durante siglos, pero ya a esas alturas bastante disminuidos en número. Pero lo importante es que la época clásica, allí donde la razón ejerce su imperio absoluto, no tiene sensibilidad alguna frente a la locura: o la degrada a la condición de mera enfermedad del cerebro, de un cerebro carcomido por un mal a descubrir en el futuro, o la asocia con la miseria, dada su incapacidad para el trabajo. Pero en ambos casos la actitud es la misma: hacerla desaparecer de la vista, encerrarla en asilos o torreones, sujeta con cadenas si es necesario. Lejos están las fuerzas demoníacas con que Hieronimus Bosch representa la locura medieval, figuras en las que palpita claramente la dignidad de lo numinoso; lejos están también las barcazas de locos que recorren los ríos de Europa en viajes casi mitológicos; impensable ya el Caballero de la Triste Figura recorriendo los campos de La Mancha, divirtiendo con sus locuras y enseñando con sus razones.

El clasicismo ve en la locura solo animalidad y sinrazón, es decir, algo solo negativo, de lo que hay que cuidarse como antes de la lepra. Aceptar su momento sagrado, misterioso o divino, en el sentido platónico, habría significado poner en duda el carácter infalible de esa capacidad humana que empezaba a reconocer el mundo en su desnudez y manipulabilidad. Recordemos que es en esta época cuando se sientan las bases de la ciencia moderna y la revolución tecnológica de los siglos posteriores. Y sin embargo es a finales de este mismo periodo histórico, en la segunda mitad del siglo XVIII, cuando Kant vuelve a otorgarle dignidad a la locura al definirla como "otra regla, un punto de vista completamente diferente en el cual es puesta el alma y desde la cual percibe los objetos de una manera distinta"[17]. Y es al final del mismo siglo cuando, como vimos al comienzo, Chiarugi define por primera vez el delirio como "un fantasear sin fiebre ni perturbación de la conciencia", vale decir, en el sentido actual de las psicosis endógenas. En ambas definiciones vuelve a anunciarse una concepción de la locura como legítima posibilidad de ser-hombre, como algo inherente a la condición humana, idea que no es ajena ni a la Antigüedad Clásica ni al Renacimiento, pero sí, y totalmente, al Racionalismo y la Ilustración.

3. El ocultamiento de la verdad como rasgo biográfico en el tránsito a la locura

Llegados a la conclusión que la locura no es una mera deficiencia, sino un camino posible para el hombre, tendremos que preguntarnos por las leyes que rigen esa modificación que va de una existencia normal a una existencia psicótica, de un opinar sobre las cosas, con mayor o menor acierto, a un delirar; en otras palabras, debemos estudiar las características de ese posible camino humano. Determinar esto es indispensable si queremos dilucidar la verdadera posición que tiene la locura (o el delirio) frente a las antinomias razón-sinrazón, racionalidad-irracionalidad. Porque si la locura no es una mera enfermedad orgánica que ataca al hombre con esa ceguera al sentido que puede poseer una enfermedad infecciosa o, hasta donde hoy se sabe, también el cáncer, tendríamos que poder encontrar en la historia personal del sujeto que deviene loco elementos que hagan de alguna manera comprensible el extravío desde un camino "normal" y común a un camino extra-viado, ex-céntrico y solitario.

Entre los autores que se han preocupado de este tema (Binswanger, 1957[18]; Kulenkampff, 1964[19]; Dörr-Zegers, 1970[20]; Blankenburg, 1971[21]; Tellenbach, 1982[22]), quisiéramos destacar en este contexto solo al último, Tellenbach, quien ha hecho un aporte fundamental al tema con su análisis del *Edipo* de Sófocles: Edipo ignora la tragedia de su estirpe mítica, la estirpe de Cadmos. Todo aquello "terrible" significa para él solo "una leyenda lejana y superada", para decirlo con las palabras de Rilke (1955)[23]. Tampoco se conmueve con el misterioso significado de su nombre "Edipo" (que significa "el de los pies hinchados"), el cual está íntimamente vinculado a las circunstancias en que fuera encontrado por Pólibos y Mérope. Los rumores sobre su origen, llegados a él por boca de un borracho, lo hacen trasladarse a Delfos, donde la Pitonisa le da a conocer su oscuro oráculo. Edipo, en lugar de retornar de inmediato donde sus padres adoptivos con el objeto de averiguar su verdadero origen, prefiere permanecer en la *lethe* (ocultamiento) y huye hacia Tebas. Todos conocemos el resto de la tragedia: en un cruce de caminos da muerte a un extraño que lo agrede, y que resulta ser su padre; al llegar a Tebas adivina el acertijo de la esfinge y por ello es nombrado rey y casado con Iocasta, la reina viuda, que resulta ser su madre. Pero la trama fundamental de esta tragedia memorable gira en torno a este paulatino enfrentamiento de Edipo con esa verdad de la que siempre había escapado, que sospecha pero no quiere ver. Los indicios se van acumulando hasta el momento cuando él no puede sino ver y ahí cae en una suerte de frenesí, de locura y se destruye los ojos "consumando en su cuerpo ese no-poder-ver la realidad de la verdad" (Tellenbach, 1982)[24]. Pero ya antes de este trágico final, y mientras acontece esta lucha entre ocultamiento y desocultamiento, vemos a Edipo ingresar al mundo de la locura cuando afirma con plena certeza la existencia de una conjuración en su contra, de una alianza entre el sabio Tiresias y su cuñado-tío Creonte con el fin de destronarlo, juicio que no tenía fundamento alguno.

Lejos está el hidalgo Don Quijote de tener un pasado cuya grandeza trágica se confunda con la mitología, como es el caso de Edipo; tampoco hay secretos ni enigmas que lo acosen desde el olvido y de los que desee escapar. Pero estas dos figuras tienen en común el largo periodo de autoocultamiento, de desconocimiento de su propia verdad. Cervantes nos cuenta en el primer capítulo de su obra capital que desde muchos años antes del comienzo de sus desvaríos Don Quijote "se daba a leer libros de caballería con tanta afición y gusto, que olvidó casi de todo punto el ejercicio de la caza y aun la administración de su hacienda; y llegó a tanto su curiosidad y desatino en esto, que vendió muchas fanegas de tierra de sembradura para comprar libros de caballería...". Y más adelante relata: "... él se enfrascó tanto en su lectura, que se le pasaban las noches leyendo de claro en claro y los días de turbio en turbio; y así, del poco dormir y del mucho leer se le secó el cerebro, de manera que vino a perder el juicio"[25].

Ingresado ya en el mundo de la locura, vale decir, en el momento en que ese mundo ilusorio donde se había refugiado se transformó en una realidad, Don Quijote ya no se detendrá ante ninguna de las innumerables resistencias ni de los muchos desmentidos que recibiera de su mundo en torno. Ni las aspas de los molinos que lo hacen girar por los aires lo hacen desistir de su idea de haber derrotado a unos "pérfidos gigantes", ni los poco gratos aromas de la Maritornes lo convencen de que no es una princesa la que tiene en sus brazos. Y cuando las circunstancias están a punto de derrumbar su mundo de ilusiones, es el mismo Don Quijote quien calma las legítimas dudas de Sancho, diciéndole: "Todo es artificio y traza de los malignos magos que me persiguen... y para prueba de lo cual ya sabes Sancho, por experiencia que no te dejará mentir ni engañar, cuán fácil es a los encantadores mudar unos rostros en otros, haciendo de lo hermoso feo y de lo feo hermoso, pues no hace dos días que viste por tus propios ojos la hermosura y gallardía de la sin par Dulcinea en toda su entereza y natural conformidad, mientras yo la vi en la fealdad y bajeza de una zafia labradora, con cataratas en los ojos y mal olor en la boca..." (Tomo II, cap. 16)[26].

Este irse alejando de la realidad, del descubrimiento en común de la verdad, este perderse en lo imaginario (en alemán *wähnen),* en la *lethe* (ocultamiento) que caracteriza la vida de estos personajes mitológicos y literarios en su etapa anterior a la locura, se observa también en la práctica clínica cotidiana: la biografía de nuestros esquizofrénicos está marcada por una temprana tendencia al aislamiento, a un refugiarse en la fantasía, a conductas extravagantes, por una exagerada tendencia al pensamiento abstracto o al compromiso con sectas religiosas, de por sí en el límite de lo excéntrico. Mucho antes del comienzo de la psicosis llaman ellos la atención por su torpeza en las relaciones interpersonales y en el manejo de las cosas cotidianas, así como por su ausencia de *savoir vivre* y de sentido del humor.

Blankenburg (1971)[27] ha desarrollado magistralmente la tesis de una pérdida de la "evidencia natural" (*natürliche Selbstverständlichkeit)* en los esquizofrénicos. En ellos aparece algo así como un desplazamiento hacia el mundo del artificio, de lo imaginario, a costa justamente de una sana e irreflexiva permanencia espontánea entre las cosas. En el esquizofrénico habría una pérdida de la evidencia natural, pero también de vida irreflexiva y también de verdad en el sentido de *aletheia.* Porque el refugiarse en lo ilusorio, aunque sea acompañado de una intensa reflexión –como veremos más adelante a propósito de un ejemplo– lleva aparejado necesariamente el no ver la verdad, el permanecer en la *lethe.* Vimos cómo esto alcanzaba caracteres extremos y trágicos en Edipo, e igualmente extremos, pero cómicos, en Don Quijote.

Idéntico fenómeno encontramos en muchos otros personajes literarios. Así, Ofelia es también un ser que desde mucho antes de volverse loca vivió perdida en la ilusión, en la ignorancia, en la *lethe:* nada sospecha de los oscuros entretelones de la vida de palacio; no es capaz de percatarse de la pusilanimidad y falta de carácter de su padre, Polonio, por quien llega a sacrificar su enorme amor por Hamlet; tampoco percibe en ningún momento el juego que hace Hamlet con su aparente locura, cuyo único objetivo era el perturbar a su madre y a su tío –usurpador del trono y asesino de su padre, el legítimo rey– hasta el punto de llevarlos a la confesión del crimen. Ofelia está tan perdida en este mundo de la no-verdad, que cuando al morir Polonio casualmente a manos de Hamlet *no puede sino ver* (la verdad), enloquece.

En resumen, la locura, que podría conceptualizarse como un desborde del mundo propio (*idios kosmos, Eigenwelt)* hacia el mundo compartido *(koinos kosmos, Mitwelt)* y el mundo en torno en general (*Umwelt),* se produciría en el momento en que ya no es más posible el mantenerse en lo ilusorio, en la ignorancia, en la *lethe.* Lo vimos con claridad en Edipo y Ofelia; la elaboración de este problema del "por-qué-ahora" de una psicosis *(Von Baeyer,* 1966)[28] en Don Quijote requeriría de un estudio aparte. Sin embargo, podríamos adelantar la hipótesis que el ingreso en la *tercera edad* (en aquel entonces a partir de los 50 años), en lo que en medicina llamamos involución –y cuya tarea central es la *renuncia,* como en la adolescencia es la *emancipación*– es lo que habría obligado a Don Quijote a *ver* su realidad y, por ende, a abandonar el mundo de los libros de caballería, en el que se había extraviado. Al no querer realizar esa etapa madurativa en el ámbito de la verdad como *aletheia,* su vida se va a deslizar inevitable e imperceptiblemente hacia el des-varío, hacia esa modificación de la existencia en la cual la ilusión se convierte en realidad, o dicho con las palabras de Kulenkampff (1964)[29] a propósito de las psicosis en la adolescencia, "allí donde una realidad imposible se convierte en una posible irrealidad".

4. Lo racional e irracional en el enfoque fenomenológico

¿Significa esto que la existencia del loco está dominada por la irracionalidad, como pretende el racionalismo? Pensamos que no, por cuanto lo irracional es una necesidad humana, sin lo cual lo racional carecería de sentido. La polaridad planteada por Nietzsche[30], entre lo apolíneo y lo dionisiaco, demuestra lo antedicho. Lo apolíneo representa el espíritu, la luz, la mesura, aquello que tiende a permanecer, como el arte figurativo, en particular la escultura. Lo dionisíaco, en cambio, está caracterizado en lo fundamental por el estado de embriaguez y representa el primado de la naturaleza, de los instintos, de las emociones; su expresión artística es la música, que templa el ánimo, moviliza recuerdos y actualiza atmósferas. Lo apolíneo perfila, individualiza; lo dionisiaco, en cambio, suspende el *principium individuationis.* "Lo subjetivo desaparece totalmente ante la eruptiva violencia de lo general-humano, más aún de lo universal-natural" (Nietzsche, ob. cit.)[30].

Difícilmente podríamos encontrar una polaridad más análoga que esta que se establece entre la racionalidad y la irracionalidad. La primera sería un rasgo de lo apolíneo y la segunda de lo dionisiaco; y a la inversa, toda racionalidad debería participar en mayor o menor medida de lo apolíneo, y toda irracionalidad ser dionisiaca. Y así como lo apolíneo necesita de lo dionisiaco, lo racional ha de estar en equilibrio con lo irracional. Un desplazamiento de la polaridad hacia lo dionisiaco e irracional puede llegar a constituir una conducta anormal, una suerte de locura, pero de rasgos muy diferentes a la que encontramos en Edipo, Ofelia o Don Quijote. Es la locura de los héroes homéricos o aquella a la que hace referencia Platón cuando sostiene que el amor es una especie de locura. Ella consiste en un "estar fuera de sí", un frenesí, un dejarse arrastrar por la vertiente dionisíaca en una suerte de *ametria* pasajera con respecto a lo apolíneo, a esa forma de existencia esclarecida. Pero nada más ajeno a la voluptuosidad de lo dionisiaco que la dulce Ofelia. Cuán distinto suena su canto incoherente al de aquella otra figura mitológica y trágica, cual es Isolda, según Nietzsche una típica representante de la magia dionisiaca, cuando canta esos versos del acto tercero de la ópera de Wagner:

Del mar de la delicia
en la ondeante crecida,
de las olas perfumadas
en el retumbante sonido
de la respiración del mundo
en el anheloso todo:
ahogarse, hundirse,
¡inconsciente, supremo placer!

(*Tristán e Isolda,* Acto III)[31]

¿Qué puede haber de irracional y dionisíaco en ese incesante y, en cierto modo, prudente indagar de Edipo? Con cuánto cuidado va interrogando a unos y otros, en una búsqueda que al mismo tiempo quiere y no quiere llegar al fin, situación muy bien ejemplificada en las palabras del coro:

¿Creo estas palabras? ¿Las rechazo?
¿Para qué adivinar?
Yo ya no sé qué es lo conveniente.
¡Y mi espíritu oscila en la incertidumbre!
No veas lo que es, no veas lo que está por venir (485-488)[32]

No otra cosa sucede con Don Quijote. Su locura carece por completo de frenesí, de vitalidad, de instinto. Todo sucede arriba, en las alturas del espíritu, en una atmósfera de la máxima racionalidad. Y esto es válido tanto para sus contenidos delirantes (recordemos con qué astucia consigue convencer una y otra vez a Sancho de la factibilidad de sus proyectos, de la realidad de sus fantasías) como para aquellos discursos "cuerdos" sobre lo humano y lo divino, que alcanzan una racionalidad y sabiduría insuperables, como cuando dice:

> *...Y no penséis, señor, que yo llamo aquí vulgo solamente a la gente plebeya y humilde; que todo aquel que no sabe, aunque sea señor y príncipe, puede y debe entrar en el número de vulgo* (Tomo II, cap. 16)[33].

Afirmar que la locura es la sinrazón, la absoluta irracionalidad, como pretendiera el clasicismo, y en cierto modo también la psiquiatría moderna en su vertiente mecanicista y organicista, significaría emparentarla con lo dionisíaco, y nada más lejos de la verdad que ello, como veíamos a propósito de Ofelia, Edipo y Don Quijote. En ninguno de ellos percibimos esas oleadas de pasión, esa voluptuosa embriaguez, esa desmesurada inconsciencia, propias de lo dionisíaco. Por el contrario, una de las características más universales de la esquizofrenia es el llamado *aplanamiento afectivo,* vale decir, la falta de emociones, la carencia casi total de libido, la pérdida de la reactividad.

Si la locura no es idéntica a la irracionalidad, ¿tiene que ver entonces con su contrario, la racionalidad, o con alguna particular forma de ella? Pero si no es algo *irracional,* menos podría considerársela como *racional,* si entendemos esto último como un conocimiento ordenado y fecundo. En la locura se rompen órdenes fundamentales de lo humano y su falta de fecundidad es dramática: el esquizofrénico es muy poco creativo; aún más, pierde, a raíz de la enfermedad, aptitudes previas; incluso cuando se trata de personajes geniales, como es el caso de Hölderlin, tiene él serias dificultades para trabajar y autoabastecerse, aunque sea mínimamente.

¿Qué es racionalidad?, para ver si desde ahí se nos abre un camino de comprensión de las relaciones entre ella y la locura. *Racionalidad* viene de razón. La razón es una función del espíritu humano que no se limita a conocer las cosas, sino también a buscar sus causas, sus fundamentos. La razón, al decir de Ortega[34], "nos permite dar razón de ese algo (ya conocido)". La razón tiene que ver con definir, analizar, descomponer sus compuestos en sus últimos elementos. La racionalidad sería el ámbito iluminado por el conocimiento racional y cuando impera la racionalidad observamos orden, coherencia, claridad, mesura, consecuencia y progreso, en el sentido de un avanzar hacia el futuro, de una evolución lograda. La irracionalidad representa todo lo contrario: desorden, incoherencia, oscuridad, desmesura, etc., pero es tan natural y necesaria como la primera. Ambas se atraen y complementan en el ser humano al modo como lo hacen tantas otras polaridades en las que estamos insertos.

La locura es, por cierto, una posibilidad humana, pero no está en absoluto claro cuál es su par en la polaridad; o dicho con otras palabras, con respecto a qué se ha desviado eso que llamamos delirio y locura. ¿Es el sentido común lo que se pierde, o la capacidad de tener éxito o de adaptarse, o es esa misma racionalidad de la que hemos hablado lo perdido? Pienso que ninguno de estos conceptos es polar con respecto a la locura. Esta tiene una posición muy particular dentro de la arquitectura individual y social de lo humano, la que deberá ser determinada cada vez con respecto a las antinomias en particular.

Nuestro análisis anterior ha dejado en claro que, a diferencia de lo sostenido a partir de la Ilustración, la locura nada tiene que ver con la irracionalidad ni con lo dionisíaco. Por el contrario, los ejemplos del rey Edipo y de Don Quijote nos sugieren la hipótesis que *el delirio sería más bien el producto de un exceso y no de una falta de racionalidad.* Pero esta desviación de la polaridad dialéctica en el sentido de lo racional no implicaría solo un cambio cuantitativo, sino también cualitativo, siendo este el que trataremos de precisar a través del análisis de dos casos paradigmáticos de locura.

Antes de proceder a su descripción quisiéramos aclarar que los hemos escogido –además de por su carácter paradigmático– porque en ellos la locura aparece ligada, respectivamente, a una forma particular de darse los dos significados más propios de razón y racionalidad: la razón como potencia promotora de un orden que se opone al caos, como una función que analiza, separa, clasifica y cuyo máximo exponente es el conocimiento lógico-racional y la razón como luz que ilumina las tinieblas, como aquella función que permite ver y aprehender realidades y esencias. Este último significado es muy antiguo, pero recibió su consagración definitiva en el siglo XVIII, cuando esa revolución intelectual que significó el descubrimiento de la diosa razón fue llamada "Ilustración". El primer sentido de razón mencionado, la razón como función analítico-sintética y promotora del orden, se encuentra más cerca de la *ratio* latina; mientras que el sentido de razón como luz que llega al conocimiento sacando los objetos desde las sombras, corresponde más bien al *logos* griego.

4.1. El delirio como búsqueda de un conocimiento total: la razón como potencia promotora de un orden

Caso 1. Se trata de Enrique, el cuarto de una familia de siete hermanos, de un medio social alto, pero de situación económica poco holgada. El padre pasaba largos periodos fuera de la casa por razones de trabajo. Él era un hombre bondadoso y apegado a la familia, pero muy poco comunicativo. La madre, por su parte, se había casado siendo demasiado joven y un tanto ingenua, y las cosas le fueron sucediendo sin intervenir demasiado en ellas. Años más tarde va a recordar la serie de embarazos, partos, dificultades económicas y soledades, casi como un sueño, como si le hubiera ocurrido a otra persona.

Enrique era el más inteligente, pero en cierto modo el más débil de los hijos. Desde muy niño evitaba los juegos en grupo y seguía a la madre donde ella fuese, como una sombra. Mientras sus hermanos y hermanas hacían amistades, jugaban o salían Enrique contemplaba la naturaleza, planteaba preguntas abstractas o, ya en la adolescencia, gustaba de las disquisiciones teóricas en las que muy pocos lo podían seguir. La madre piensa hoy que nadie fue capaz de comprender a Enrique y que en la casa no encontró resonancia para sus inquietudes. Y, sin embargo, él era claramente el preferido del padre. Los únicos momentos en que él salía de su especie de ensimismamiento era cuando conversaba con Enrique. Este aprobó la Prueba de Aptitud Académica con un alto puntaje y pudo así entrar a estudiar Ingeniería.

Poco después del comienzo de las clases en la Universidad le diagnostican al padre un cáncer al páncreas. Se produjo un grave trastorno familiar y todos sufrieron unidos una agonía dolorosa que se prolongó durante tres meses. En el último periodo de la enfermedad la madre daba vueltas por la casa como sonámbula, sin poder convencerse de la inminente tragedia que se le venía encima. El menos afectado de los hijos parecía ser Enrique, puesto que redobló su afán por estudiar y conocerlo todo. Pasado un tiempo de la muerte del padre contraen matrimonio el hermano mayor y la hermana tercera, mientras el segundo se va a vivir al extranjero, quedando él, Enrique, como el hermano mayor en la casa.

A mediados de ese año y en forma un tanto incomprensible para la familia, decide suspender el semestre e irse al campo, porque "necesito estar más cerca de la naturaleza". Se queda horas observando los árboles y los animales en un intento de "cogerle el pulso a la vida". En las noches contempla largamente las estrellas y en el día pasa horas tendido de espaldas en un potrero, dejándose tocar y lamer por las vacas, porque dice "quiero conocer las cosas como son". Al año siguiente no vuelve a Ingeniería, sino que ingresa a Geología en una Universidad alejada de Santiago. Durante semanas y meses la madre no recibe noticias suyas, hasta que a mediados de ese segundo año es traído a casa por la policía en un estado deplorable: muy delgado, con barba descuidada, sin zapatos y hablando un extraño lenguaje.

¿Qué había ocurrido? Enrique se había transformado en el más adelantado de los alumnos: todo lo quería aprender de inmediato, sus preguntas dejaban perplejos a los profesores, extremaba los experimentos hasta el límite del peligro, etc. Años después dirá, recordando aquel primer brote de la enfermedad: "Trataba de escapar a mi soledad leyendo sin cesar. En el fondo vivía la soledad de un científico; yo estudiaba el origen de la cordillera de los Andes mientras mis compañeros jugaban a la pelota". Vagaba por las calles descalzo para no perder ni por un instante "el contacto directo con la realidad". Se bañaba vestido en las piletas públicas, sacaba objetos de los negocios que luego devolvía, según él con el solo afán de demostrar que era él quien determinaba el curso de las cosas. "Era tal el poder que creía tener que un día se me ocurrió que podía detener el movimiento de la Luna. Lo que yo buscaba en el fondo era un cambio radical de mí mismo. Recuerdo que me dediqué a escribir un cuento sobre mi contexto vital, pero resultó una amplificación del tema hasta el punto de querer abarcar el mundo entero". Un día Enrique fue agredido por un dependiente de una zapatería al intentar desordenar las cajas de zapatos. Frente a la agresión Enrique reaccionó rompiendo un enorme cristal de la tienda, lo que ocasionó la intervención policial y su traslado a Santiago.

El resto de la historia es un ejemplo del curso infausto que toman algunas esquizofrenias: se emplearon todos los medios terapéuticos conocidos sin lograrse sino remisiones parciales. Hubo otros dos intentos de estudio universitario que fracasaron por su afán totalizador. Enrique buscaba un tipo de conocimiento donde los objetos pudiesen ser percibidos simultáneamente desde todos los puntos de vista. La racionalidad de su empeño por conocer lo hacía abandonar la Universidad e irse a pie al Cajón del Maipo, donde intentaba aprehender (concretamente) la naturaleza toda. Solía escribir textos muy incoherentes, pero llenos de extraña belleza, como por ejemplo:

> Manchas solares como una caparazón cubren una caparazón en teoría. En redondo o sea subiendo o bajando una mesa sobre una escalera un revolver es así. Por esto la definición de manchas solares sobre una caparazón necesita de un concepto previo anterior a la posible aparición de la caparazón que de manera indirecta sostiene el sol y como posible efecto de orden tres o cuatro observo la antigua resurrección de Lázaro, el reflejo condicionado de Pavlov, superficie oscura que nosotros llamamos mancha... , etc.

En momentos de mayor lucidez decía cosas muy impresionantes sobre su enfermedad: "Esta enfermedad es por un lado abandonar el mundo y por otro dejarse arrastrar y llevar por él. Yo no tengo mundo, no estoy metido, inserto en él, sino que vivo volando, alejado, suspendido. Mi último periodo de compromiso con el mundo fue mi lucha por el conocimiento, El resto ha sido un largo letargo". Y la única vez que aceptó tocar ese tema "ignorado" de la muerte de su padre fue para decir: "Mi vida es una lucha entre el orden y el caos, entre la autoridad y la anarquía. Mi padre era tan autoritario y al mismo tiempo tan hermético, tan callado, que me silenció la realidad, la amordazó, no hizo de puente entre la realidad y yo. En sus funerales yo no lloré por él, sino por el hecho que en cierto modo no habíamos hablado nunca. Mis voladas escribiendo representan una lucha por tomar contacto con los demás y con el mundo".

En marzo de 1984 nos expresó el deseo de emanciparse de nosotros y de los medicamentos: "Ha llegado el momento que continúe solo, es tiempo de que yo decida dónde quiero estar. He querido ser un héroe, vencer y aniquilar la realidad, ser más fuerte que la realidad misma, pero esta me ha derrotado a mí y esta derrota no la acepto y seguiré tratando de llegar a los límites de la realidad dando saltos mortales". No pudimos disuadirlo de su empeño y tampoco lo consiguió su madre. No lo volvimos a ver. Un par de meses después de la última sesión desapareció de la casa y días más tarde fue encontrado muerto en una carretera cercana a Santiago. Un enorme camión lo atropelló al amanecer, al intentar Enrique, de pie, en medio de la ruta, detenerlo en un abrazo.

En nuestro análisis, orientado hacia el delirio en la perspectiva de la polaridad racionalidad/irracionalidad, quisiéramos destacar algunos puntos de esta existencia singular y trágica, que merecen una atención especial:

1) Desde muy niño Enrique tiende a apartarse del *koinos kosmos,* de la comunidad, para refugiarse en un mundo imaginario y propio: carece de amigos, se encierra durante horas en su habitación entregado a extrañas fantasías; en las conversaciones familiares plantea siempre problemas demasiado abstractos que a nadie interesan o que nadie entiende; al decir de su madre, las preocupaciones de Enrique no encuentran resonancia al interior de su familia.
2) Este alejamiento del mundo común va tomando más y más las características de un desarrollo unilateral de su existencia en el sentido de la dimensión espiritual, teórica y abstracta, con desmedro del aspecto emocional, pático, dionisíaco. Vivir en lo imaginario e ilusorio es una forma de autoocultamiento, de *Selbstverborgenheit,* de *lethe,* porque se desconoce todo un polo de la existencia: las necesidades corporales, la libido, la agresividad, etc. Pero al mismo tiempo significa en mayor o menor medida alejarse de la cotidianidad, del trato habitual e irreflexivo con las cosas hasta el punto que lo familiar se haga extraño, que lo evidente se torne inquietante e interrogante.
3) En estas circunstancias la muerte del padre va a significar la pérdida del único puente transitable hacia la realidad. Él era el preferido del padre pero, a su vez, este era el único que lo comprendía y, sin embargo, al momento de morir el padre, Enrique es el único hijo que no llora, que parece permanecer indiferente, como si no pudiera sentir. Se trata de su último intento de *no ver,* el cual naturalmente está condenado al fracaso. Desde ahí en adelante comienza su lucha, primero por "conocer" y luego por "vencer y aniquilar" la realidad, lucha que se confunde en el tiempo con esa modificación global de la existencia que llamamos psicosis. ¿Cuándo comenzó ésta?, ¿al romper los cristales de la tienda, o ya un año antes cuando se tendía en los potreros

y se dejaba lamer por los vacunos con el objetivo de "estar más cerca de la naturaleza"? La pregunta no importa demasiado, pero sí importa el hecho que Enrique a partir de la muerte del padre radicaliza su proyecto de mundo en el sentido de la racionalidad, del análisis, del conocimiento total ("conocer un objeto simultáneamente desde todas las perspectivas posibles, esa es mi aspiración..."), dejando cada vez más de lado el trato irreflexivo y espontáneo con las cosas, las que necesariamente se van a ir haciendo más y más extrañas: "No entiendo las cosas, no comprendo por qué hay un tiempo y un espacio, por qué una cosa sigue a la otra, por qué están una al lado de la otra...".

4) Junto con esta perplejidad va aumentando la amplitud del arco intencional y de las pruebas de fuerza con los dependientes de las tiendas, en las que trata de demostrar que él es capaz de tomar y dejar los objetos, de arrancarlos en cualquier momento de su lugar (de "no dejarlos ser en su espacialidad", como diría Heidegger[35]), salta a pensar que es capaz de detener el curso orbital de la luna, y de un pequeño relato sobre su vida estudiantil pasa a abarcar la historia del mundo entero. Este fenómeno de la amplificación del arco intencional es del mayor interés y fue señalado primeramente por Blanckenburg en 1962[36], pudiendo ser experimentado por todo aquel que se concentre de manera absoluta en la totalidad semántica de una frase cualquiera, v.gr. "La casa es grande". El resultado del experimento es más o menos el siguiente: *La* es eso ahí, es un remitir, un señalar, es en cierto modo el señalar absoluto; *casa* es una construcción, pero no cualquiera, sino aquella que separa lo familiar de lo extraño, es el límite entre lo propio y lo ajeno, pero al mismo tiempo es hogar, fuego, calor fecundo de la madre que permite el desarrollo del niño y en ese sentido el espacio propio de la familia, y por ende es también el centro mismo de la patria (Dörr-Zegers, 1985)[37]; con la palabra *es* nos encontramos de pronto en medio de la problemática del ser, origen y fundamento de la metafísica, preocupación de la filosofía desde su nacimiento en Grecia hasta nuestros días, mientras el adjetivo *grande* nos enfrenta a todo el problema de la cantidad y la cuantificación por una parte y, por otra, con la diferencia y la comparación, ambos campos significativos de tal generalidad que casi abarcan el mundo entero. En este experimento lo que se produce es una "mundanización" de la experiencia con los siguientes resultados:

– aparece una riqueza significativa jamás sospechada;
– la frase pierde su carácter comunicativo;
– ella deja de ser portadora de un pensamiento determinado al diluirse en entidades absolutas; con ello se produce una especie de lucha entre la tensión intencional y el afloramiento de posibilidades significativas;
– pero lo más interesante resulta ser que el experimento es difícil de realizar para una persona sana: hay una resistencia espontánea semejante a la que se presenta cuando uno quiere retener la respiración.

Blankenburg (1979)[38] ha sostenido también la tesis de una analogía entre este experimento y la *epoché* fenomenológica. Es sabido que la realización de la *epoché* requiere del fenomenólogo un esfuerzo particular. El hombre tiende por naturaleza a un tipo de experiencia irreflexiva y espontánea, y el paso de ella hacia la experiencia eidética implica un cambio de actitud difícil de alcanzar. Pero ocurre que la resistencia a dar este paso, vale decir, la resistencia que se opone a la realización de la *epoché,* parece ser una forma de preservar la normalidad, la salud mental, una forma de mantener el equilibrio entre la razón y la emoción, entre lo teórico y lo práctico, entre la actitud reflexiva y la irreflexiva. El esquizofrénico pareciera haber perdido esa resistencia y vivir en una permanente *epoché* descontrolada, lo que lo lleva a apartarse cada vez más de la natural inserción en el "mundo de la vida" *(Lebenswelt),* en el sentido de Husserl (1962)[39]. Valgan como ejemplos de lo antedicho esas palabras ya mencionadas de Alberto: "yo no tengo mundo, no estoy metido, inserto en él, sino que vivo volando, alejado, suspendido... "; "... esta enfermedad es por un lado abandonar el mundo y por otro dejarse arrastrar por él...".

Una pérdida de la inserción en el mundo de la vida, del sentido común, de lo cotidiano, de la "evidencia natural" en el sentido de Blankenburg (1971)[40], lleva necesariamente aparejado un desplazamiento de la existencia hacia lo abstracto, hacia el análisis, el afán por conocer las últimas causas de las cosas, en suma, hacia la racionalidad, o a la inversa, un estirar el arco intencional hacia la aprehensión de la realidad toda, implica un desarraigarse de la vida natural, un quedar suspendido fuera del mundo común y compartido.

Este fenómeno se podría expresar también, en el lenguaje de Binswanger (1957)[41], como una pérdida de la "proporción antropológica"; el perderse en la verticalidad (del espíritu cognoscente) significa necesariamente una merma de la dimensión horizontal, allí donde se da la experiencia espontánea e irreflexiva. La locura no sería entonces un estar dominado por la irracionalidad, sino todo lo contrario, un abandonarse al ejercicio de la actitud racional al extremo de romper la proporción antropológica, con la consiguiente pérdida de la inserción en el mundo cotidiano y un quedar volando a la deriva, donde todo y por ende nada es posible, donde se es al mismo tiempo omnipotente e impotente, allí donde se construyen nuevos universos (delirantes), pero se destruye de paso la capacidad de controlar los propios pensamientos y emociones, mientras voluntades y voces ajenas invaden todo resto de intimidad.

4.2. El delirio como aprehensión de esencias: la razón como iluminación

Caso 2. Se trata de Rosa, una mujer de 40 años, analfabeta, oriunda y residente en un pueblo del valle central de Chile, casada con un empleado de empresa agrícola, con quien tiene cuatro hijos, el menor de solo algunos meses de edad. Rosa fue traída de urgencia al Hospital Psiquiátrico de Santiago por una psicosis aguda con gran desajuste conductual, agitación, delirio paranoideo y alucinaciones. Al ingreso (mirada perdida, ropas en desorden, lenguaje atropellado) portaba un enorme crucifijo que, según ella, estaba destinado a protegerla de las brujerías que le hacían sus enemigos, quienes buscaban además matarla a ella y a su hijo menor. A través de entrevistas a ella, el esposo y otros familiares hemos logrado reconstruir la siguiente historia:

Rosa nació en un hogar campesino y pobre; su padre, trabajador ocasional, era alcohólico y golpeaba tanto a los hijos como a la madre. A su muerte a consecuencias del alcohol y cuando Rosa tenía solo 6 años, la madre se sintió liberada en todo sentido e inició una serie de convivencias con hombres de la zona. Rosa recuerda: "Ella se preocupaba más de sus amores que de nosotros. Nunca me demostró el cariño como debía hacerlo una madre. Siempre me dejó de lado". Uno de los convivientes le enseñó a beber y su conducta se hizo aún más desordenada. A Rosa no le agrada recordar su infancia, plagada de violencia, hambre y sexo.

Durante años tuvo que asistir impotente a la promiscua vida sexual de su madre. Recién llegada a la pubertad fue violada por el conviviente de turno de la madre, pero en lugar de consuelo se encontró con la sorpresa que esta la culpó de haber seducido a su conviviente y la echó de la casa. Vagando llegó a una casa patronal donde fue recibida con inesperado cariño. Desde ese momento su vida entera experimentó un cambio radical. La "patrona" la trataba como si fuera una hija, le enseñó a trabajar, a comportarse, a hablar, y le transmitió los principios morales de la religión católica. No volvió a ver a su madre ni a sus hermanos.

A los 20 años se casó con un trabajador del predio, hombre bueno, sin vicios, muy empeñoso y organizado. Juntos formaron un hogar modelo en cuanto a costumbres, orden y limpieza. Tuvieron tres niños más o menos seguidos que crecieron de acuerdo con el ejemplo de los padres. Trabajando ambos sin descanso fueron mejorando su situación económica hasta llegar a ser dueños hoy de una casa grande y sólida en el pueblo cercano al fundo y con todas las comodidades accesibles a un nivel medio, incluida la televisión a color. El matrimonio ha mostrado a lo largo de los años una perfecta avenencia y ambos han entregado lo mejor de sus vidas a la educación de los hijos. Este cuidado fue tan exagerado que Rosa hasta el día de hoy los baña con sus propias manos, aun cuando la mayor ya ha cumplido los 20 años. Todos han sido buenos alumnos en el colegio y han pensado continuar estudios superiores.

La primera sombra que opacó este mundo luminoso fue el repentino descubrimiento por parte de los padres de una relación sentimental secreta de la hija mayor. Esto no solo significó el enfrentarse por primera vez con la mentira dentro del hogar, sino también constatar una realidad obvia en la cual no habían pensado: que tarde o temprano los hijos se casarían y abandonarían la casa, y Rosa –sobre todo ella– no tendría a quién cuidar. Después de muchas cavilaciones decidieron tener otro hijo, a pesar de los consejos del médico en el sentido contrario dado el antecedente de una severa eclampsia durante el último embarazo. Rosa quedó esperando y su vida se llenó de felicidad como nunca antes. Lo único que la perturbaba era una indiferencia o casi rechazo a la vida sexual que venía insinuándose desde antes de la espera del niño, cuando se impuso de los amoríos de la hija. Ella tenía la certeza que el niño esperado sería hombre y le depararía una felicidad y un destino especiales. Una vecina y muy amiga también había quedado embarazada poco antes y una a la otra se potenciaban esta preocupación casi enfermiza por el hijo que iba a nacer. Se visitaban con mucha frecuencia y comparaban el volumen de sus cuerpos, haciendo conjeturas sobre la personalidad y el destino que irían a tener los respectivos niños. La desilusión experimentada por la vecina ante el nacimiento de una mujer no afectó en absoluto el optimismo de Rosa con respecto a que su hijo sería varón y tendría un destino especial. Tampoco la preocuparon los malestares vinculados a la eclampsia que le volvió al octavo mes de su embarazo: vómitos, edemas, hipertensión arterial, etcétera.

Nació el bebé y fue varón, naturalmente, y junto con ello empezaron a ocurrir cosas extraordinarias: después de más de 20 años sin verla, apareció su madre de visita en compañía de algunos hermanos; ella había dejado el alcohol y estaba completamente cambiada. Ambas conversaron durante horas en un intento de rescatar aquel pasado tan doloroso en lo que pudiera haber tenido de positivo. Otro "milagro" es esa especie de "locura de amor" que le vino a Rosa por este niño. No sabe exactamente cómo, si fue porque lo escuchó en una teleserie norteamericana o por los "milagros" que trajo el niño consigo, es que decidieron, junto con su marido, ponerle el nombre de Christopher, aun cuando no le venía a sus apellidos criollos. Este nombre extranjero fue derivando, dentro de la familia, imperceptiblemente hacia "Cristito" e incluso a "Cristo".

Rosa se dedicó por entero al cuidado de este niño. "Él significaba todo para mí". Vivía pendiente de él: al menor amago de un llanto ella lo ponía al pecho, en las noches casi no dormía de tan atenta que estaba a cada una de sus respiraciones. "A través de 'Cristito' llegó a la casa el amor de mi madre y mis hermanos y mi marido estaba tan feliz... por eso le fui dedicando cada vez más tiempo... era como una locura de amor la que yo sentía por este niño...". Poco a poco empezó a sentirse cansada, sin fuerzas para desarrollar las tareas de la casa. Se desinteresó completamente por la vida sexual y era tal la intensidad con que la absorbió el niño, que llegó un momento en que casi no le importaban ni sus otros hijos ni su marido.

En este estado, mezcla de fatiga y felicidad, con toda su familia reunida a su alrededor, limpio en apariencia el pasado a través de la reconciliación con la madre, recibió la noticia del matrimonio de la hija con un sujeto de malos antecedentes, y junto con esto la revelación de que salían juntos desde hacía un tiempo y que tenían relaciones sexuales.

A partir de ese momento toda su vida cambia: empieza a despertar asustada en las mañanas, cree oír ruidos y voces en la noche, piensa que es el marido de la hija, quien les viene a hacer daño. A los pocos días tiene la impresión que los vecinos le tienen envidia por haber tenido ella a 'Cristito', siente que la envenenan, que los vecinos se confabulan con el marido de la hija para matar al niño y a ella, y un día, sintiéndose envenenada y embrujada, escucha voces que la insultan y amenazan darle muerte, y entonces agrede al marido de la hija y arranca con 'Cristito' en los brazos, a medio vestir, con una imagen de la Virgen en la espalda y el crucifijo por delante, y recorre todo el pueblo dando gritos hasta que es detenida por la policía y llevada a un hospital cercano, para ser trasladada, unos días más tarde, al Hospital Psiquiátrico de Santiago.

Prescindiremos de un análisis clínico y diagnóstico, así como de consideraciones psicodinámicas, para centrar nuestro análisis en aquello que dice relación con nuestra hipótesis.

1) Al igual que el rey Edipo y don Quijote, Rosa pasa muchos años –anteriores a la eclosión de la psicosis– sumida en el autoocultamiento, en la *Selbstverborgenheit,* en la *lethe.* Todo su horrible mundo infantil es secuestrado a tal punto de la vida consciente, que llega hasta *no ver* a su madre durante 20 años a pesar de vivir en el mismo lugar (aunque después reconocerá que le *parece* haberla divisado en la calle alguna vez). Tampoco vuelve a ver a sus hermanos, por cuanto ellos podrían traerle a la conciencia la oscuridad de su pasado. Pero no solo evita ese pasado, que en último término la constituye, sino que organiza su vida toda en una dirección diametralmente opuesta: orden, trabajo, virtud, mansedumbre ("jamás pude manifestar o sentir rabia contra alguien"). Desde la luminosidad de la casa patronal, donde es acogida con singular cariño, Rosa encuentra un marido también virtuoso y juntos forman un hogar modelo, donde no tiene cabida el mal en ninguna de sus formas. Apenas sí tuvo algún lugar la sexualidad y comprendida solo "para servir al marido". La redondez y perfección de este mundo de luz es, empero, frágil, por cuanto bastará la primera relación afectiva de la hija mayor para que ambos sientan amenazada la estructura de la familia y Rosa tome la decisión heroica de esperar otro hijo, a pesar de la grave eclampsia del último embarazo y de los consejos del médico en el sentido de no quedar esperando otra vez.

2) La radicalidad con que es vivido este destino hacia la luz, esta vida de virtud y santidad es tan completa, que se produce una extraña encarnación del mito en ella: Rosa empieza a hacer vida de castidad (¿virginal?); su vida gira toda en torno a "ese que va a venir" y que traerá la felicidad a este hogar amenazado por las sombras por primera vez; visita regularmente a la vecina y amiga embarazada, comparan sus cuerpos y se alegran del próximo nacimiento (¿Santa Isabel?), este es "lleno de gozo" y Rosa es visitada y admirada por vecinos y amistades: todos vienen a felicitarla por este niño que ha traído al mundo (¿los Reyes Magos?); en forma casi milagrosa reaparecen en su vida la madre y los hermanos después de más de 20 años de separación; se reconcilian y, al bautizarlo, todos unidos le ponen este extraño nombre inglés "Christopher", el cual va a derivar luego, como vimos en la historia, hacia "Cristo" y "Cristito"; en el periodo posterior al nacimiento Rosa "se vuelve loca de amor" por ese niño y se entrega a su cuidado hasta el agotamiento. Toda la atmósfera que se vive en ese hogar desde la llegada de "Cristito" tiene algo de extraña magia, de trascendencia, sin que ninguno de los miembros de la familia tome conciencia de las vinculaciones entre estos acontecimientos y el mito fundacional del cristianismo, algo que conocen en forma solo imprecisa, ya que muchos son analfabetos.
3) De pronto este mundo celestial se transforma en su contrario: un infierno de amenazas, voces insultantes, envenenamientos, persecuciones sin tregua. Lo familiar se torna extraño y amenazador. Todo adquiere significaciones imprecisas primero, y luego claramente negativas para ella: los vecinos la quieren matar a ella y a 'Cristito' (¿la persecución de Herodes?), incluso desconfía de su propio marido, el que en su delirio también la podría envenenar. Hasta que llega la escena final, cuando cae en un estado de agitación, agrede al marido de la hija (el que trajo el Mal a la casa) y huye con el niño en los brazos portando un gran crucifijo, que esgrime para detener las fuerzas del mal. El antecedente inmediato de la psicosis (que adopta una forma esquizo-afectiva) es el matrimonio de la hija con un sujeto de malos antecedentes, lo que significa para ella no solo perderla, sino la ruptura de esa unión familiar tanto tiempo conservada. Pero, en rigor, el cambio se empieza a dibujar antes, al producirse el reencuentro con la madre, porque este significó que tuvo que *ver,* que no pudo sino

dejar entrar a su conciencia ese pasado atroz, que se empeñara tanto en borrar hasta hacerlo desaparecer. Sostuvieron largas conversaciones en las que la madre trató de disculparse por lo ocurrido entonces, pero cada palabra pronunciada era un renovar angustias, hambres, humillaciones y dolores de la niñez. Como Edipo, enfrentada Rosa irremediablemente a la *aletheia,* a su verdadera identidad, se quiebra e ingresa al mundo de la locura: todo lo que había de malo en ella y que durante tanto tiempo marginara de su vida, aparece ahora afuera, en los otros y amenazándola de muerte.

4) Tenemos entonces ante nosotros un destino vivido con tal radicalidad en una sola dirección, en la dirección de la luz, la armonía, la virtud; un destino que niega toda posible irracionalidad, toda falla o defecto, que se produce primero la encarnación de la Historia de Jesús, vale decir, del mito fundacional del cristianismo, y luego, al ser enceguecida por su propia luz, sobreviene el quiebre psicótico de la existencia. Como dice Hölderlin[42]: "Lo monstruoso es querer aparejar a Dios y al hombre... y eso solo se puede purificar a través de una división (¿escisión?) sin límites", mientras Tellenbach (1982)[43] dirá en el mismo sentido: "Cuán terrible es caer en manos del Dios vivo". Esto quiere decir que la razón como *logos,* como "permitir ver mostrando" (traducción de Heidegger, 1963)[44], como luz, si es llevada al extremo y a la radicalidad, extraída de su equilibrio con los aspectos oscuros de la existencia, conduce fatalmente al delirio y la locura.

5. Conclusión

En resumen, desde la perspectiva de la locura, la racionalidad y la irracionalidad han de permanecer en un perfecto equilibrio, en una *metría,* en una proporción antropológica. Y si bien la locura en el sentido platónico, como un frenesí, como una embriaguez y estar fuera de sí, podría comprenderse como un desplazamiento de esta proporción en el sentido de la irracionalidad, de un ser invadido por lo pático, emocional y dionisíaco de la existencia, la locura como hoy la entendemos, como delirio que aparece en las psicosis endógenas, o más precisamente en la esquizofrenia, nada tiene que ver con la irracionalidad. Ella es, por el contrario, *el producto de un imperio ilimitado de la razón,* de ese afán totalizador y abarcativo que pretende coger la realidad toda en un solo acto de conocimiento, obteniendo con ello que los límites de la realidad se difuminen, que lo que es deje de ser lo que es y que lo que no es sea, con lo que el mundo pasa a convertirse, como dice Don Quijote "... en artificio y traza de los malignos magos.. (a quienes) es tan fácil mudar unos rostros en otros, haciendo de lo hermoso feo y de lo feo hermoso (Tomo II, cap. 16).

Referencias

1. CHIARUGI V., cit. por J. Wyrsch en *Geschichte und Deutung der endogenen Psychosen,* Thieme Verlag, Stuttgart, 1956.
2. WYRSCH J., *Geschichte der endogenen Psychosen,* Thieme, Stuttgart, 1956.
3. ESQUILO "Der gefesselte Prometheus", in *Tragödien und Fragmenten,* Artemis Verlag, Zurich, 1952.
4. EURÍPIDES. *Tragedias,* vol. I., Ed. Alma Mater, Barcelona, 1960.
5. SÓFOCLES. "König Oedipus", in *Tragödien,* Insel Verlag, Leipzig, 1942.
6. TELLENBACH H., "Ilusión, delirio y locura en el *Edipo* de Sófocles", *Rev. Chil. Neuropsiquiat. 20,* 1982, pp. 3-12.
7. PLATÓN. *Obras completas,* Aguilar, Madrid, 2a. ed., 1979, p. 863.
8. FLASHAR H. *Melancholie und Melancholiker in den medizinischen Theorien der Antike,* Walter de Gruyter, Berlin, 1966.
9. TELLENBACH H. *Melancholie* (1961) Springer, Berlin-Heidelberg-New York, 3. Auflage, 1976.
10. FOUCAULT M. *Historia de la locura en la Época Clásica,* Fondo de Cultura, Ciudad de México, 1974.
11. JASPERS K. *Allgemeine Psychopathologie,* Springer Verlag, Berlin-Göttingen-Heidelberg, 1963.
12. CERVANTES M. DE, *El Ingenioso Hidalgo Don Quijote de La Mancha,* Alianza, Madrid, 1974, pp. 643, 644 y 650.
13. ERASMO. *Das Lob der Torheit,* Philipp Reclam, Stuttgart, 1962.
14. SHAKESPEARE W. *Hamlet,* en *Obras completas,* Aguilar, Madrid, 1965.
15. DESCARTES R. *Discours de la methode,* Felix Meiner Verlag, Hamburg, 1960.
16. TELLENBACH H. *Estudios sobre las patogénesis de las enfermedades psíquicas,* Fondo de Cultura, Ciudad de México, 1969.

17. Kant I. *Von den Schwächen und Krankheiten der Seele in Anschauung ihres Erkenntnisvermögens,* Band X, Wissenschaftliche Buchgesellschaft, Darmstadt, 1968, S. 512.
18. Binswanger L. *Schizophrenie,* Neske Verlag, Pfullingen, 1957.
19. Kulenkampff C. "Ueber psychotische Adoleszenskrisen", *Der Nervenarzt 35,* 1964, S. 530-536.
20. Dörr-Zegers O. "La esquizofrenia como necesidad de la historia vital", *Rev. Chil. Neuropsiquiat 9,* 1970, pp. 3-11.
21. Blankenburg W. *Der Verlust der natürlichen Selbstverständlichkeit,* Enke Verlag, Stuttgart, 1971.
22. Tellenbach H., *óp. cit.,* 1982.
23. Rilke R.M. "Das Stunden-Buch. Vom mönchischen Leben", in *Sämtliche Werke,* Band I, Insel Verlag, Frankfurt am Main, 1955.
24. Tellenbach H., *óp. cit.,* 1982.
25. Cervantes M. de, *óp. cit.,* 1974.
26. Cervantes M. de, *óp. cit.,* 1974, t. 11, cap. 16.
27. Blankenburg W., *óp. cit.,* 1971.
28. Baeyer W. von. "Situation, Jetztsein, Psychose", in R.M. Griffith, W. von Baeyer (Hrg.), *Conditio Humana,* Springer, Berlin-Heidelberg-New York, 1966.
29. Kulenkampff C., *óp. cit.,* 1964.
30. Nietzsche F. *El origen de la tragedia,* Alianza, Madrid, 1978.
31. Wagner R. *Tristán e Isolda,* acto III, Cassette N° 3308.296 al 300 de la Deutsche Gramophon Gesellschaft, 1966.
32. Sófocles, *óp. cit.*
33. Cervantes M. de, *óp. cit.,* 1974, t. 11, cap. 16.
34. Ortega y Gasset J. *Obras completas,* tomo III, Revista de Occidente, Madrid, 1962, p. 273.
35. Heidegger M. *Sein und Zeit (1927),* Max Niemayer Verlag, Tübingen, 10. Auflage, 1963.
36. Blankenburg W. "Aus dem phänomenologischen Erfahrungsfeld innerhalb der Psychiatrie", *Shweiz. Archiv. f. Neurol. Neurochir. u. Psychiat. 90,* 1962, S. 412-421.
37. Dörr Zegers O. "Verdad y patria", *Anuario de Filosofía Jurídica y Social* (Chile) *3,* 1985, pp. 93-114.
38. Blankenburg W. "Phänomenologische Epoché und Psychopathologie", in *Alfred Schütz und die Idee des Alltags,* Enke, Stuttgart, 1979.

39. HUSSERL E. *Husserliana,* tomo IV, Martinus Nijhoff, Den Haag, 1962.
40. BLANKENBURG W., *óp. cit.,* 1971.
41. BINSWANGER L., *óp. cit.*
42. HÖLDERLIN F. *Sämtliche Werke,* Insel Verlag. Frankfurt am Main, 1961.
43. TELLENBACH H., *óp. cit.,* 1982.
44. HEIDEGGER M., *óp. cit.,* 1963.

CAPÍTULO VI

Verdad y delirio

1. Introducción

Ni la Antigüedad Clásica ni la Edad Media conocieron esa realidad que nosotros llamamos *delirio* (en inglés *delusion,* en alemán *Wahn),* aunque sí se encuentran, tanto en textos médicos como literarios, descripciones exhaustivas sobre las diversas formas de la locura, en particular de la manía y la depresión (v.gr. en el *Timeo* de Platón)[1]. La primera descripción del delirio como una inadecuación del juicio de una persona con respecto a la realidad, vale decir, en el sentido de las psicosis endógenas, se la debemos al médico italiano Chiarugi[2], quien en 1795 define el delirio *(pazzia)* como "una falla en la capacidad de enjuiciar" y en otro momento como "un fantasear sin fiebre ni perturbación de la conciencia" (ver Wyrsch, 1956)[3]. Según Tellenbach (1982)[4] sería necesaria "la extramundaneidad del Yo en el *cogito* cartesiano" para que surgiera a la conciencia occidental ese fenómeno que hoy llamamos delirio, "puesto que este se da justamente en la alternativa, antes desconocida, entre ser y realidad (o verdad), o, mejor dicho, allí donde la verdad de la realidad aparece cuestionada". Desde entonces y hasta el día de hoy el delirio ha sido concebido como un *error,* es decir, como lo contrario de la verdad. Esta definición se ha mantenido hasta en la edición vigente, el DSM-V, del año 2013, *Manual de diagnóstico y clasificación de las enfermedades mentales* de la Asociación Psiquiátrica Americana (DSM-III, 1980, p. 365)[5], donde el delirio es definido como "una creencia personal falsa, basada en una inferencia incorrecta acerca de la realidad externa".

El primero que planteó serias dudas sobre este modo de conceptualizar el delirio como un error (de juicio) fue Paul Matussek (1963)[6]. Este autor postula que la no correspondencia entre el delirio y la realidad que se da en el enfermo delirante no es producto de un conocimiento racional, al modo de una conclusión lógica o de la percepción de la realidad objetiva, sino más bien la consecuencia de una perturbación mucho más profunda que compromete la esfera de las creencias y de la confianza. Con otras palabras, la realidad que estaría en juego en el delirio no es la del mundo objetivo, sino aquella que nos abren tanto las creencias que nos habitan (Ortega y Gasset, 1940)[7] como nuestra capacidad de confiar Recordemos a este respecto que K. Schneider *(1959)*[8] exige para hablar de "percepción delirante" –considerada por él como un síntoma de primer orden en la esquizofrenia–, la existencia de una *percepción normal,* a la que luego se agrega un significado incongruente. Al enfermo delirante no le ocurriría, entonces, que tenga un exceso de fe, con el cual pueda aferrarse excesivamente a una idea; por el contrario, él carecería de ella. "El enfermo delirante tiene muy poca capacidad de creer y de confiar y esa carencia la substituye por un conocimiento pretendidamente objetivo" (Matussek, 1963, p, 64)[9].

Nosotros compartimos las dudas de Matussek con respecto a la definición del delirio como un mero error de juicio y pensamos que tiene mucha razón también al sostener la existencia de una falla a nivel de las creencias (y no de las ideas), pero quisiéramos en esta ocasión preguntarnos más radicalmente por las relaciones entre delirio y verdad, por cuanto puede darse el caso que lo que el enfermo delirante afirma corresponda efectivamente a una verdad y que, sin embargo, el explorador no tenga dudas en calificarlo como delirio y que la evolución del cuadro muestre ese mismo carácter limitante de la existencia que se presenta cuando lo afirmado ("delirantemente") es falso. Pensemos en los delirios de celos, o en los de invención. Con cuánta frecuencia lo afirmado resulta ser una realidad y, sin embargo, este hecho no le quita el carácter delirante a la experiencia de ese sujeto. ¡Bastaría este ejemplo para descartar la identidad entre delirio y error!

Si el delirio no es un error, ¿es entonces una mera opinión o quizás una verdad? Y en ese caso, ¿cómo es posible que deje de tal modo perplejo al observador? ¿O es algo intermedio entre ambos, o se trata de una forma particular de error o de verdad? Para abordar el problema de las relaciones entre verdad y delirio expondremos primero algunas ideas fundamentales sobre el concepto de verdad, luego un caso ejemplar de una experiencia delirante, para intentar determinar por último cuál sería *la verdad del delirio.*

2. Sobre la verdad

El vocablo 'verdad' se usa primeramente en dos sentidos: para referirse a una proposición y para referirse a una realidad. En el primer caso se dice de una proposición que es verdadera a diferencia de 'falsa'. En el segundo caso se dice de una realidad que es verdadera a diferencia de 'aparente', 'ilusoria', 'irreal', 'inexistente', etc. (Ferrater Mora, 1969)[10].

El primer uso, el de verdad como proposición, corresponde a la llamada *verdad lógica* y el segundo, el de verdad como realidad, corresponde a la *verdad metafísica.*

Pero esta distinción, que hoy nos parece tan clara, no fue en absoluto evidente a lo largo de la historia. En general, la verdad era una sola y fue concebida de manera distinta por las diferentes culturas de la antigüedad. Así, para los griegos la verdad se oponía a la apariencia, pero al mismo tiempo era "lo que es", lo que permanece, en oposición a lo cambiante. Para la tradición hebrea, en cambio, lo verdadero es lo "fiel", lo que cumple o cumplirá su promesa *(emunah),* mientras para los romanos verdadero es lo que da confianza, lo confiable, en último término, la veracidad *(veritas).*

Pero la idea de verdad que va a prevalecer a lo largo de toda la historia de Occidente es la propuesta por Aristóteles[11]: "veritas est adaequatio intellectus et rei" *(verdad es la concordancia del intelecto –idea– con la cosa),* discutiéndose si es el *intelecto* el que ha de adecuarse a la cosa (nominalismo) o, a la inversa, la *cosa* al intelecto (realismo).

El primero en romper esta tradición es Martin Heidegger (1927, 1943)[12], al proponer el re-pensar el problema de la verdad desde su sentido original presocrático: la verdad como "aletheia", que significa etimológicamente des-cubrir, hacer patente, sacar a luz. Heidegger no niega que la famosa definición aristotélica sea exacta, solo que para él es un *fenómeno derivado y no originario.* La concordancia entre el pensamiento y la cosa es solo posible porque en un nivel ontológico los entes pueden abrirse, salir de su estado de ocultamiento y porque el hombre es esencialmente un des-cubridor.

Sobre esta "apertura" de las cosas nos enseña Rainer Maria Rilke (1934) en uno de sus poemas:

> "...lo que en definitiva nos cobija es nuestro estar desamparados y el que nos dirijamos a lo abierto al verlo amenazar"[13].

Y este concepto de "lo abierto" lo explica más tarde en una carta a un lector ruso que le consultara sobre el sentido de la *Octava Elegía del Duino:*

> Por abierto no se entiende, pues, el cielo, el aire: y del espacio, que también son para el que contempla y juzga 'objetos', cosas opacas y cerradas. El animal o la flor son –cabe suponer– todo eso sin darse cuenta y por consiguiente tienen ante sí y más allá de sí aquella indescriptible libertad *abierta* que acaso solo tenga como equivalente los primeros momentos del amor, allí donde un hombre ve en el ser amado su propia amplitud y siente que se eleva a Dios"[14].

Una proposición es verdadera cuando descubre al ente en sí mismo, y aquello que permite ese descubrimiento, aquello que saca, que arranca al ente de su ocultamiento hacia lo abierto de que nos hablara Rilke"[15] es lo que los griegos llamaron *logos,* que ha sido traducido a lo largo de la historia como "palabra", "lenguaje", "razón", "fundamento", pero que literalmente significa *permitir ver mostrando.*

Ahora bien, este descubrimiento no es producto de una iluminación pasiva, sino consiste en un acontecer, un movimiento activo de la existencia humana hacia el ser de los entes, que por naturaleza tiende a encubrirse. "A la naturaleza le gusta ocultarse", nos dice Heráclito en el Fragmento Nº 123 (cit. por R. Verneaux, 1977)[16]. Por eso Heidegger[17] afirmará que "la verdad ha de serle arrancada a las cosas" y más adelante dice: "La respectiva apertura de los entes (lo que permite la mostración de la verdad) es en cierto modo un robo". Este mismo fenómeno fue intuido 100 años antes por el genio de Goethe, cuando en uno de sus aforismos dice: "La verdad tiene algo de divino, porque ella no aparece en forma inmediata, sino que hay que adivinarla desde sus manifestaciones"[18].

Otro elemento que Heidegger nos muestra de la verdad es su íntima relación con la no-verdad, con el error, fenómeno también anticipado por Goethe: "Es tan cierto como misterioso el que la verdad y el error nacen de la misma fuente"[19].

El *logos* puede descubrir la verdad, pero también encubrir la realidad, puesto que la *Verfallenheit,* la *caída* (concepto que tiene cierto parentesco con el religioso de *pecado,* o más precisamente de *pecado original)* es inherente al hombre. El existente humano habrá de estar siempre levantándose de su estado de "caída" hacia la "apertura" de las cosas y la autenticidad de la existencia. Mientras se encuentre "caído", las cosas, en lugar de mostrársele se le ocultarán y el hombre quedará preso en el mundo de las sombras, vale decir, de la falsedad.

Años después de plantear su teoría de la verdad en su obra *Ser y Tiempo,* Heidegger (1943)[20] vuelve a enfrentarse con el tema en un intento, quizás, de avanzar más allá de los presocráticos en la determinación de su esencia. Es en esta conferencia sobre la "Esencia de la Verdad", donde el filósofo plantea la revolucionaria tesis que *la esencia de la verdad es la libertad.* Intentaremos explicar en breves palabras lo que Heidegger pretende demostrar en este opúsculo:

Esta afirmación no puede querer decir simplemente que para descubrir una verdad cualquiera haya que estar libre, en el sentido de no preso o esclavo, cosa por lo demás obvia, ni tampoco que se esté entregando el dominio de la verdad al mero arbitrio del hombre concreto, de quien sabemos que miente, oculta, representa y se engaña. ¿Qué es lo que entiende Heidegger por "libertad", para ver si desde ahí logramos comprender su vinculación con la verdad? Para Heidegger, la libertad no es el poder elegir entre una y otra dirección y tampoco es la falta de amarras frente al poder o no-poder hacer algo determinado. *Libertad es dejar ser* (al ente, al otro), *Sein-lassen* en alemán. Pero no ha de confundirse este dejar-ser con el desinterés, sino que hay que entenderlo en el sentido de "sich einlassen auf etwas", que deriva de *Sein-lassen* (= dejar ser), pero que significa "comprometerse", y en cierto modo también arriesgarse. Libertad es entonces un *comprometerse dejando ser,* de modo que las cosas puedan manifestarse en lo que son y como son. Y ahora podemos entender la estrecha relación entre verdad y error: Desde el momento en que la esencia de la verdad radica en la libertad, el hombre histórico puede también no dejar-ser a las cosas lo que son y por ende desfigurarlas y encubrirlas. Es entonces cuando la mera apariencia pasa a dominar la situación.

La historia del pensamiento comienza allí donde los filósofos presocráticos se preguntan "qué es el Ser", cuando tienen por primera vez la experiencia de la verdad como descubrimiento *(aletheia);* y, al ser elevado el ente a su estado de abierto, pudo comenzar recién la historia. "Solo el hombre en cuanto ex-sistencia es histórico; la naturaleza carece de ella" (Heidegger, 1943, p. 16)[21]. Ahora bien, este hombre como existencia *(Dasein)* tiene como estructura fundamental no solo la del "ser-en-el-mundo", sino también la del "ser-uno-con-otro" (*Miteinandersein*).

El hombre es siempre en relación con el otro y por lo tanto también la verdad debe, aun más, tiene que ocurrir en ese ámbito de la interpersonalidad. Algo de esto adelantó Gadamer (1967)[22], cuando dijo que "toda afirmación es siempre una respuesta", señalando implícitamente la presencia del otro en el acontecer de la verdad. La verdad ocurre siempre entre un Yo y un Tú, en una situación determinada en la que ambos están involucrados; pero no se trata aquí de una transmisión de conocimientos a través de pruebas lógicas más o menos irrefutables, sino, como dice Jaspers (1958)[23], la *verdadera* comunicación es un intercambio entre existencia y existencia.

3. Sobre el delirio

Nosotros quisiéramos hacer un modesto aporte al problema de la verdad analizando esa compleja realidad que en psicopatología se llama *delirio.* Basaremos nuestro análisis en un caso clínico corriente, pero particularmente ilustrativo, sobre todo en lo que respecta al inicio de la psicosis, caso analizado también por Von Baeyer (1955)[24] en otro contexto. Nos detendremos solo en el comienzo de la enfermedad, ocurrido hace ya muchos años.

Se trata de Ingrid, una viuda de guerra, sin hijos, que residía en Silesia, Alemania Oriental, quien como tantos millones de alemanes, huyó de la invasión rusa hacia el Poniente. Ella lo hizo en compañía de su madre, único pariente cercano que le quedaba vivo. En Alemania Occidental vivió primero en un campo de refugiados y después en una pequeña aldea. Con la renta de viuda de guerra les alcanzaba a ambas para vivir, pero su vida era un tanto sola y triste, sobre todo al morir, poco después, su madre. Entusiasmada por los informes periodísticos de algunas revistas femeninas sobre las bondades de Estados Unidos de Norteamérica, decide un día emigrar a ese país para trabajar en calidad de ama de llaves. Entretanto, de alguna manera consiguió la dirección de un caballero de ese país, soltero, de antepasados alemanes, e inició un intercambio epistolar con él. Un día recibió una carta distinta, donde el amigo norteamericano le hablaba de su eventual interés por contraer matrimonio, pensando en lo cual le solicitaba le enviara algunas fotografías, en lo posible donde ella apareciera en traje de baño. Ingrid quedó muy perpleja con la lectura de la carta, pero la justificó diciéndose que se trataba, quizás, de costumbres norteamericanas. Unos días más tarde y después de algunos titubeos envió las fotografías. A la noche siguiente despertó con pesadillas y creyó ver la figura inmóvil de su marido, caído en el frente, al lado de su cama, y escuchó una voz que decía: "Rudi ya está muerto". Durante las noches siguientes, antes de dormirse, estando todavía plenamente lúcida, escuchaba palabras de amor en inglés y experimentaba caricias en su cuerpo, que ella interpretó como provenientes del norteamericano por "vía telepática". La persecución sexual a que, según ella, la sometían desde la distancia a través de palabras al oído y sensaciones casi mecánicas en la región genital la hicieron caer en un estado de total desesperación y renunciar a su proyecto de emigrar a Estados Unidos de Norteamérica, a pesar de tener toda su documentación en regla. Junto con modificar sus planes de vida, las voces y las sensaciones genitales disminuyeron de intensidad hasta casi desaparecer. Pero la paz duró poco, por cuanto empezó a escuchar otras voces, ahora de muchos hombres desconocidos que la molestaban con insinuaciones eróticas hasta la tortura. Sin poder resistir este asedio anónimo, Ingrid consultó a una psiquiatra y fue hospitalizada.

Desde el punto de vista diagnóstico se trataría de una esquizofrenia paranoidea, que comenzó con un delirio de amor (erotomanía), delirio que fue perdiendo el carácter personal hasta hacerse anónimo y colectivo. Pero no es el aspecto clínico el que nos interesa en este momento. Tampoco podríamos detenernos demasiado a analizar las interesantes conexiones de sentido entre la biografía y la psicosis:

Una mujer algo retraída que viene de sufrir pérdidas tan trascendentales como su marido y su patria (Silesia) y quien, poco después de instalarse en Alemania Federal, pierde el último puente con el pasado: su madre. El contacto epistolar con un norteamericano desconocido le abre una nueva perspectiva de vida a futuro, pero al mismo tiempo le despierta sentimientos de culpa frente a su marido muerto, al serle estimulada la dimensión erótica con la solicitud de "fotografías en traje de baño". La aparición de la imagen rígida de su marido y de esa voz que dice "Rudi está muerto" tienen el significado mágico de *eliminar* definitivamente al marido antes de entregarse a un nuevo *encuentro* amoroso. Pero ella ya no está capacitada para eso después de años de soledad, pérdidas y desarraigos, y así el encuentro con el norteamericano se transforma en una mera "caricatura" de encuentro amoroso (Von Baeyer, 1955)[25], carente de toda reciprocidad y donde ella no es sino víctima pasiva de las manipulaciones de un ser lejano y casi desconocido. El proceso de *anonimización* alcanza su grado máximo cuando, ya superado en apariencia el episodio con el norteamericano, empieza a ser perseguida sexualmente por grupos de hombres desconocidos.

Tampoco corresponde en este contexto un análisis psicodinámico. Solo señalaremos la evidencia con que en este caso se hace presente esa forma especial de mecanismo de defensa proyectivo, la "anacoresis del yo", descrito por Winkler en 1954[26]: el Yo se retira de determinados contenidos cargados de culpa y estos aparecen a la conciencia como venidos de fuera. No es ella la que tiene deseos sexuales, sino el otro que la persigue y asedia hasta el extremo de violarla mágicamente.

Lo que nos interesa destacar ahora es la forma cómo aquí se manifiesta el *fenómeno de la verdad.* Cuando Ingrid afirma que el norteamericano está enamorado de ella, le dice palabras de amor en inglés y la acaricia por "vía telepática", ¿es que nos está mintiendo, vale decir, falseando una realidad? En ningún caso, por cuanto al hecho de mentir pertenece esencialmente la plena conciencia de falsedad y una intención precisa al servicio de la cual se encuentra la mentira. Tampoco se trata de una ilusión o engaño, como cuando creemos escuchar pasos en la noche y resulta ser el suave golpear de la brisa contra una ventana. Este mismo ejemplo nos muestra que lo propio de la ilusión es su fácil corrección por medio de una nueva percepción. Este mecanismo es el que ha imperado históricamente en las interpretaciones falsas de la realidad, como cuando se pensaba que la tierra era plana. A lo que más parece acercarse lo vivido por nuestra paciente es a una fantasía. Pensemos en las fantasías de los niños o en los sueños diurnos de algunos adultos. Pero las fantasías tienen el carácter efímero propio de las imágenes internas y nunca llegan a poseer esa corporalidad y materialidad de las percepciones, amén que el niño sabe separar en todo momento su fantasía de la realidad y nunca confundirá su caballito de madera con aquel otro que vio galopar en el campo.

Lo que Ingrid nos está comunicando es ni más ni menos que la percepción de una realidad y por ende de una verdad, tan verdadera para ella que la hace sufrir, tomar decisiones, cambiar el rumbo de su vida y, por último, ingresar a un hospital psiquiátrico. *Las mentiras están al servicio de un fin preciso, las fantasías se toman y dejan a voluntad, las verdades, en cambio, imprimen carácter, determinan, iluminan o esclavizan.*

Y, sin embargo, nadie podría negar que estamos aquí frente a una experiencia diferente, que nos choca, nos deja perplejos, nos rompe todos los esquemas, que contradice las leyes de la naturaleza (¿es siquiera concebible un acto de amor telepático, para usar sus mismas palabras?) y que si bien es vivida con las características y la fuerza de una verdad, es algo esencialmente no verdadero. Para estas *verdades no verdaderas* la ciencia ha acuñado desde el siglo XVIII el término "delirio". Se trata de un asunto de alta complejidad, que no podemos pretender analizar desde todos los puntos de vista posibles, sino solo en su relación con el problema de la verdad.

4. La verdad del delirio

En el análisis inicial dijimos que la verdad como concordancia es solo un derivado de algo mucho más substantivo, cual es el carácter encubierto de los entes que el existente humano des-cubre por medio del *logos*. Vimos también que la condición de posibilidad de este descubrir era la libertad en el sentido del dejar-ser a las cosas lo que son, comprometiéndose con ellas, para que así nos muestren su esencia. Pero también decíamos que la verdad como iluminación no acontece en una relación solipsista del hombre con las cosas, sino que a través del otro, en cierto modo en el "entre" (M. Buber, 1962)[27], al igual que el amor. Así es como estamos sometiendo cada una de nuestras percepciones cotidianas a la corroboración del otro, como cuando decimos, por ejemplo: "... tal cosa, ¿no es cierto?", algo que en el idioma inglés se ha transformado en una verdadera muletilla: casi no hay frase que se diga sin el agregado "you know?". Esta incorporación del otro a nuestra percepción de la realidad y, por lo tanto, a la afirmación de la verdad de algo, nos está demostrando cuán íntima es la relación entre verdad e interpersonalidad y como ella, o nace de la comunicación, del diálogo, o conduce a él.

Blankenburg (1965)[28], en un hermoso trabajo fenomenológico sobre la percepción delirante, comparó la experiencia estética de un poeta (Rilke) con la de un enfermo esquizofrénico, concluyendo que la única diferencia entre ambas consistía en que el poeta transformaba la profundidad de la experiencia en una poesía, que luego mostraba a sus amigos y por último publicaba, regalándosela al mundo, mientras el esquizofrénico permanecía detenido en la subyugación, incapaz de compartir lo vivido.

Con esto queremos solo señalar que también aquellas experiencias de verdad que nacen en la soledad, como es el caso de las experiencias estético-poéticas y de las místicas, están ligadas al otro en el sentido de *empujar* hacia la comunicación,

¿Y cuál es la verdad de nuestra paciente? Ella intenta una comunicación con alguien desconocido y lejano, al cual la une apenas un proyecto fantástico, pero en el momento en que el otro, a través de ese elemento mediato que es la carta, intenta aproximarse haciéndole una alusión erótica, ella cae en un estado de estremecimiento y confusión, preámbulo de la psicosis, Cierto es que entregar una fotografía personal es como entregarse un poco uno mismo, más todavía si esta la representa en la cuasi desnudez del traje de baño; cierto es también que el norteamericano traspasó con su solicitud ciertos límites del pudor, a los que ella estaba acostumbrada. Pero hasta aquí hubo comunicación e intercambio y, por ende, verdad: una verdad que la confunde (la carta con la petición de las fotografías), una verdad en la que se arriesga (el hecho de enviársela). Pero desde la noche de las pesadillas, donde aparece la figura del marido y esa voz que confirma su condición de muerto, desde esa noche todo lo que ocurre es una *verdad delirante:* las palabras cariñosas en inglés son alucinadas; alucinadas son también las escenas de amor.

Lo propio de la verdad delirante es la ausencia del otro; ya no hay un *entre* donde se constituye esa realidad *nuestra,* que es más que la mía y la tuya, ámbito donde se ilumina la verdad, pero tampoco hay reciprocidad. El encuentro delirante con el norteamericano es un mero acontecimiento mecánico, no hay preguntas ni respuestas, sino solo un someterse de Ingrid a una presencia que no ha llamado, a unas palabras cariñosas que no puede responder y a caricias torturantes de las que no se puede defender.

Pero hay otro fenómeno que vincula también a la verdad con el delirio: el problema de la autenticidad. Desde siempre se ha visto al esquizofrénico como la quintaesencia de la autenticidad, como lo contrario de lo teatral, de lo forzado, de lo que esconde segundas intenciones, como sí se ve, por ejemplo, en la histeria. El esquizofrénico no sabe de dobleces, ni siquiera es capaz de reconocer las ambigüedades naturales de la vida. Conocemos qué consecuencias tan negativas tiene para él esta radicalidad, esta absolutez en su modo de enfrentar el mundo. Remito aquí a los trabajos de Blankenburg sobre la pérdida de la evidencia natural (1971)[29] y del sentido común (1969)[30] en los esquizofrénicos, así como a los de Burckhardt sobre la "indefensión esquizofrénica" (1962)[31]. Este último se refiere a esa característica apertura total al mundo, a esa incapacidad para filtrar solo lo conveniente, eliminando lo que hace sufrir en exceso, a esa manera de percibir más de la cuenta o a aquel sentirse afectado hasta el aniquilamiento por levísimas disonancias de una relación interpersonal, rasgos todos tan característicos de los esquizofrénicos. Y qué cosa más auténtica que el ser así puramente, sin máscaras, sin autoengaños ni para sí mismo ni para los demás y, por otra parte, nadie podría negar la íntima relación existente entre verdad y autenticidad. *No existe autenticidad que no esté fundamentada en la verdad, ni verdad que no sea auténtica.* En el idioma alemán, autenticidad se dice *Eigentlichkeit,* que significa etimológicamente "lo que es propio", lo que corresponde a la esencia de algo, vale decir, su verdad. La diferencia entre verdad y autenticidad radica solamente en la existencia en la primera de ese elemento *activo* al que nos referíamos al principio de este ensayo: *la verdad como un acontecer,* mientras la autenticidad es una cualidad del ser, que no requiere necesariamente el ser descubierta.

Nos encontramos entonces frente a la paradoja que el enfermo delirante (esquizofrénico) no solo cumple con todas o casi todas las condiciones de la verdad, sino que representa un tipo de ser humano (el enfermo) y un tipo de experiencia (el delirio), donde el acontecer de la verdad se da con una radicalidad particular: él descubre la verdad habitualmente encubierta de los entes –como nos enseñara ya Heráclito– de una forma *ad outrans,* en cierto modo desnudando las cosas en su totalidad y así es capaz, como en el famoso caso que sirviera a *Gruhle* (1932)[32] para definir la percepción delirante, de percibir en la boina roja del guardia ferroviario una advertencia a detenerse, la amenaza de una desgracia, la enfermedad del amigo lejano a quien debía visitar. Y en ese percibir tan radical (¿no está contenido de algún modo en el color rojo la significación "detente", "algo ocurre", "alguien puede estar enfermo o haber sufrido una desgracia"?, etc.), nos encontramos de pronto en medio del delirio. ¿Qué ha ocurrido? ¿Cómo es posible que este proceso de desocultamiento se transforme en el encubrimiento más radical? Esto no puede sino significar que no basta la apertura *(Erschlossenheit),* que no basta la radicalidad del empeño para conocer la esencia, y por ende la verdad de las cosas; tampoco es suficiente la autenticidad como actitud con respecto al mundo y a sí mismo. *Se necesita, además, que el Otro, el Tú intervenga en la génesis de cada verdad.* Y así, el paciente de Gruhle tendría que haberse acercado al guardia ferroviario y al conversar con él se habría impuesto de que poco tiempo antes les habían cambiado el uniforme a los empleados de ferrocarriles (o cualquier otra explicación banal), lo que habría hecho menos llamativo el rojo de la gorra, con lo cual ese color no se hubiera desprendido tan fácilmente, como ocurrió, del contexto referencial del sentido común, en el cual habitualmente están insertas las cosas que nos rodean, para llevar a aquel joven a significaciones, como la desgracia del amigo, que si bien podían estar contenidas en él, ya se alejaban mucho del *koinos kosmos,* de ese mundo compartido que es la fuente de toda experiencia de verdad. Y en el caso de nuestra paciente, ella tendría que haber esperado la respuesta del amigo norteamericano y haber superado *con* él su pudor herido por la solicitud de aquel de fotografías en traje de baño. Es el Otro el que hace posible la verdad de algo, y cuando las demás condiciones de su búsqueda están dadas, como ocurre en el esquizofrénico, pero no llega él a desempeñar su *rol* constituyente, es esa misma radicalidad auténtica de una búsqueda sin concesiones la que hace desembocar esa verdad total en un delirio y a través suyo en la soledad de la locura.

Referencias

1. Platón. "Timeo o de la naturaleza", en *Obras completas,* Aguilar, Madrid, 2a. edición, 1979, pp. 1174 y ss.
2. Chiarugi, cit. por Wyrsch, J., en *Zur Geschichte und Deutung der endogenen Psychosen,* Thieme, Stuttgart, 1956, S. 16.
3. Wyrsch J. *Zur Geschichte und Deutung der endogenen Psychosen,* Thieme, Stuttgart, 1956.
4. Tellenbach H. "Ilusión, delirio y locura en el *Edipo* de Sófocles", *Rev. Chil. Neuropsiquiat.* 20, 1982, pp. 3-12.
5. American Psychiatric Association. *Diagnostic and statistical manual of mental disorders,* 3rd. edition, apa, Washington dc, 1980.

6. MATUSSEK P. "Psychopathologie II: Wahrnehmung. Halluzination und Wahn", in *Psychiatrie der Gegenwart-Forschung und Praxis,* Band I/2, Springer, Berlin-Göttingen-Heidelberg, 1963, S. 60 ff.
7. ORTEGA Y GASSET J. "Ideas y creencias" (1940), en *Obras completas,* tomo V, Revista de Occidente, Madrid, 6a. edición, 1964, pp. 379-405.
8. SCHNEIDER K. *Klinische Psychopathologie,* Thieme, Stuttgart, 1959.
9. MATUSSEK P., *óp. cit.,* 1963.
10. FERRATER MORA J. *Diccionario de Filosofía,* Editorial Sudamericana, Buenos Aires, 1969, 5a. edición, Tomo II, pp. 884 y ss.
11. ARISTÓTELES. *Metaphysik,* Buch III, 5. Kapitel, Ferdinand Schöningh, Paderborn, 1961, p. 128.
12. HEIDEGGER M. *Sein und Zeit,* Max Niemeyer, Tübingen, 1. Auflage, 1927, 10. Auflage 1963, pp. 212-230.
13. RILKE R.M. "Gesammelte Gedichte" 0934), cit. por Heidegger en *Sendas perdidas* (Holzwege), Losada, Buenos Aires, 2a. edición, 1969, pp. 228 y 236.
14. RILKE R.M. "Octava Elegía del Duino", en *Obras de Rainer María Rilke,* traducción al español de José María Valverde, Ed. Plaza y Janés, Barcelona, 1971, p. 807.
15. RILKE R.M., *óp. cit.,* 1934.
16. HERÁCLITO cit. por VERNEAUX, R., en *Textos de los grandes filósofos de la Edad Antigua,* Herder, Barcelona, 1977, p. 12.
17. HEIDEGGER M. *Vom Wesen der Wahrheit,* Vittorio Kostermann, Frankfurt a.M., 1961, S. 12, 16 u. 20.
18. GOETHE W. VON, *Naturwissenschaftliche Schriften II,* Artemis, Zürich und Stuttgart, 1966, 2. Auflage, S. 747 u. 748.
19. GOETHE W. VON, *óp. cit.*
20. HEIDEGGER M., *óp. cit.,* 1943.
21. HEIDEGGER M., *óp. cit.,* 1943, S. 16.
22. GADAMER H.G. "Was ist Wahrheit", en *Kleine Schriften I,* JCB Mohr (Paul Siebeck) Tübingen, 1967, S. 46-58.
23. JASPERS K. *Filosofía Iy 11,* Revista de Occidente, Madrid, 1958, traducción de Fernando Vela.
24. BAEYER W. VON, "Der Begriff der Begegnung in der Psychiatrie", *Der Nervenarzt 26,* 1955, S. 369-376.
25. BAEYER W. VON, *óp. cit.,* 1955.

26. Winkler W. Th., "Zum Begriff der 'Ich-Anachorese' beim schizophrenen Erleben", *Arch. Psychiat. Nervenkr.* 192, 1954, S. 234.
27. Buber M., *Das dialogische Prinzip,* Lambert Schneider, Heidelberg, 1962, S. 271.
28. Blankenburg W., "Differentialphänomenologie der Wahnwahrnehmung", *Der Nervenarzt 36,* 1965, S. 285-298.
29. Blankenburg W. *"Der Verlust der natürlichen Selbstverständlichkeit,* Ferdinand Enke, Stuttgart, 1971.
30. Blankenburg W. *Anzätze su einer Psychopathologie des common sense, Confin Psychiat. 12,* 1969, S. 144-163.
31. Burckhardt H. "Die schizophrene Wehrlosigkeit", *Der Nervenarzt 33,* 1962, S. 306-312.
32. Gruhle H.W. "Die Schizophrenie: Allgemeine Symptomatologie", in Bumke, O., *Handbuch der Geisteskrankheiten,* Band IX/5, Springer, Berlin, 1932.

SEGUNDA PARTE

Estudios sobre la enfermedad depresiva

CAPÍTULO VII

Contribución a la clínica, epidemiología y etiopatogénesis de los síndromes depresivos

1. La imprecisión del concepto de depresión

La claridad del concepto de depresión se ha visto complicada a lo largo de este siglo por la descripción de un sinnúmero de síndromes depresivos diferentes, a los que se les ha atribuido una etiología propia. De la distinción central de Kraepelin (1903)[1] entre depresión como fase de la psicosis maniacodepresiva y depresión involutiva, que se acompaña generalmente de ansiedad, se pasó a la separación causal entre depresión endógena y depresión reactiva (Jaspers, 1959)[2], para luego agregarse los conceptos de *depresión climatérica, depresión arterioesclerótica, depresión esquizofrénica, depresión neurótica,* etcétera.

Es evidente que se pensaba en enfermedades distintas y se hacían esfuerzos por determinar los caracteres clínicos específicos que permitieran establecer el diagnóstico diferencial entre ellas. Pero mientras más se estudiaba a los *depresivos* mayor era el número de cuadros diferentes que aparecían como descripciones y como conceptos. Y así es como K. Schneider (1962)[3] crea su concepto de la *depresión básica* o del *subfondo* en un intento de llenar ese espacio intermedio que veía entre las fases de la psicosis maniacodepresiva y las depresiones reactivas. Desde otra perspectiva, pero aludiendo a lo mismo, Weitbrecht (1968)[4] habla de *depresiones endorreactivas* y no contento con la abundancia suficiente de síndromes depresivos cree descubrir otro grupo más en las *reactivas vitalizadas.* Pero la lista de síndromes depresivos no se detiene aquí y sería largo detallarla. Valga el mencionar la *depresión existencial* de Haefner (1954)[5], muy interesante porque incorpora la dimensión biográfica en la génesis de ciertos estados depresivos de carácter endógeno; y por último, el caso de las *depresiones por agotamiento* de Kielholz (1957)[6], cuyo carácter neurótico es inconfundible, alejándose ya demasiado del *síndrome depresivo tipo,* representado por la fase depresiva de la psicosis maniacodepresiva.

El origen de esta heterogeneidad de cuadros depresivos radica, a nuestro parecer, en la combinación indiscriminada de criterios descriptivos y etiológicos, lo cual lleva a una aprehensión deformada del fenómeno depresivo. Un buen ejemplo de ello es el ya mencionado concepto de depresión endorreactiva de Weitbrecht. Según este autor, esta última se distinguiría de la endógena por la presencia de una situación desencadenante y porque no se alcanzan a configurar ideas delirantes depresivas. Pero la presencia de una constelación ambiental traumática no legitima la separación tajante frente a la depresión endógena, puesto que aun fases típicas de la psicosis maniacodepresiva son desencadenadas exógenamente, como lo ha demostrado Kielholz (1961)7 para un 24% de su material. Tampoco parece ser un argumento suficiente para fundamentar la independencia de las depresiones endorreactivas frente a las endógenas el hecho que no se presenten ideas delirantes. En una extensa revisión casuística de Hoffet (1962)[8], las ideas de culpa –que son las más frecuentes– se observan en solo el 47,5% de las depresiones endógenas *nucleares.* Otro ejemplo de esta confusión de criterios lo ofrece el caso de la depresión arterioesclerótica, que es definida por la presencia de signos de esta enfermedad vascular junto a los síntomas depresivos. Sin embargo, cabe preguntarse si ello autoriza para pensar que la depresión es un *síntoma* de la arterioesclerosis, o en otro caso, del climaterio o de la involución. Nos parece que no. Fundamental es determinar si el síndrome depresivo como unidad fenomenológica está frente a nosotros y si no se trata simplemente de un estado prolongado de malhumor y abatimiento, tan propios de este tipo de daño cerebral. Y si nos encontramos frente al síndrome depresivo clásico en toda su riqueza, ¿no será que está emparentado con lo que llamamos depresión endógena y la arterioesclerosis no es sino un elemento concomitante o en el mejor de los casos desencadenante en el sentido del cambio de situación que la aparición de signos de deterioro significa para el paciente?

Algo semejante acontece con las depresiones *neuróticas.* Muchas veces una conflictiva de tipo neurótico lleva a una situación sin salida y con ello a una auténtica depresión (y entonces para qué otorgarle una categoría independiente), pero la mayoría de las veces no existe tal síndrome depresivo sino que se trata de la verbalización, por parte del paciente, de estados de ánimo disminuidos, de sensaciones de insuficiencia o falta de concentración, pero que están alimentados no desde un cambio global del "hallarse" *(Befinden),* del "cuerpo que nos porta" (Zutt, 1963)[9], sino al servicio de un mecanismo de búsqueda de protección o de huida ante una responsabilidad que se teme asumir. Esto hace que la llamada *depresión neurótica* desaparezca rápidamente con la internación, o por lo menos "se olvide" con una buena noticia o en un momento grato. El llamar *depresiva* a la tristeza por desencanto o frustración de un neurótico o, peor aún, al estado de rigidez, de indiferencia o hipocondría de un esquizofrénico, nos parece oscurecedor. Porque significa quedarse en el síntoma, en la superficie, casi diríamos en la palabra pronunciada, y no coger todo el nexo de referencias que se oculta y del que la manifestación verbal o gestual del paciente es solo un eslabón visible.

Sobre la necesidad de llegar a un acuerdo acerca de lo que constituye la depresión en su esencia, se han manifestado, entre otros, Lehmann en el Symposium de Montreal (1959)[10] y luego Pichot (1969)[11]. Ambos coinciden en que si se deja de lado la depresión como mero síntoma y no se pretende inducir de inmediato una etiología para cada caso, se podría aprender más sobre el "síndrome depresivo propiamente tal", concebido como una constelación de síntomas ligados entre sí de una manera preferencial.

Pichot pretende llegar a las dimensiones fundamentales de lo depresivo a través del empleo de tres métodos distintos pero complementarios: el epidemiológico, el etnológico –en el sentido de una psiquiatría comparada– y el análisis factorial. Y en su estudio concluye la existencia de cinco grupos de síntomas que se darían siempre con mayor o menor intensidad y que estarían relacionados íntimamente entre sí, a saber: un grupo en torno al humor depresivo, que abarca desde la tristeza hasta los autorreproches y las ideas de culpa; otro en torno a la autoagresividad; otro grupo derivado del enlentecimiento; el cuarto, de la disminución de la vitalidad; y un quinto, formado por los síntomas somáticos.

Nosotros compartimos la idea de Pichot sobre la necesidad de definir el *síndrome depresivo* en forma rigurosa para poder tener claridad dentro del variado campo de los cuadros con *síntomas* depresivos y previo a cualquier consideración etiológica, implícita por ejemplo en los adjetivos *endógeno* y *reactivo.* Sin embargo, no concordamos con su forma de agrupar los síntomas. Consideramos que el grupo derivado del enlentecimiento se confunde con el de la disminución de la vitalidad y que los síntomas somáticos como la pérdida de peso, el insomnio y la constipación no son separables de los dos anteriores.

La dificultad que ofrecen todas estas agrupaciones deriva del hecho, en nuestra opinión inobjetable, que el fenómeno basal es uno solo y parece residir en una peculiar alteración de la temporalidad, como ha sido descrito entre otros por Von Gebsattel (1966)[12], Binswanger (1960)[13] y Parada (1967)[14], razón por la cual los síntomas aparecen como diferentes y al mismo tiempo idénticos, como se ve palmariamente en los grupos sintomáticos de Pichot. El enlentecimiento, el decaimiento, la incapacidad de pensar y la constipación, por nombrar algunos, tienen sin duda una estructura común. Pero ocurre que ese fenómeno basal alcanzado a través del proceso de la reducción fenomenológica no es fácil de trasladar de vuelta al campo empírico-clínico de manera que sea operante. Por otra parte, entre los síntomas externos y el supuesto fenómeno basal existe todo un plexo de relaciones que no están aclaradas sino en forma parcial. Ejemplo de progreso en este campo es el que ofrece la obra de Tellenbach (1969)[15]: él descubre relaciones de necesidad entre una determinada estructura de personalidad que llama *typus melancholicus* y el cambio depresivo a través de cierto tipo de situaciones patógenas específicas. Su punto de partida es una nueva teoría sobre la endogeneidad, concebida como algo positivo que se va cristalizando en ciertos modos de ser, los que a su vez provocan la constelación de situaciones cada vez más críticas, hasta llegar finalmente al desencadenamiento del cambio depresivo.

2. Nuestra conceptualización

Nuestro punto de partida es más modesto. Pensamos que previo aún a una determinada concepción de la endogeneidad es necesario ponerse de acuerdo sobre aquello que vamos a llamar depresión. Y una vez definido el síndrome, empezar a verlo en sus formas preferenciales de manifestación dentro de un contexto cultural determinado y contemplar su llegar a ser desde la historia vital. Por este camino forjado en la empiria nos parece posible avanzar hacia el fenómeno basal de la depresividad, develando estructuras intermedias o confirmando las ya descubiertas y sin el temor de perdernos en el empleo simultáneo de criterios contrapuestos que han llevado a esta gran confusión semántica que es hoy el problema de la depresión.

Proponemos distinguir tres grupos o complejos sintomáticos fundamentales que en mayor o menor medida deben estar presentes en todo síndrome depresivo auténtico: uno en torno al *cambio de la experiencia de la corporalidad,* del 'hallarse" (el *Befinden* de los alemanes), que comprende síntomas como el decaimiento, la falta de ánimo y de fuerzas, la pesadez corporal, la ansiedad localizada corporalmente, la llamada "tristeza vital" (K. Schneider, 1949)[16], la cefalea, la sensación de frío, la sensación de vacío, etc.; este cambio en la experiencia de la corporalidad alcanza su máxima expresión en el llamado síndrome de Cottard, cuando los enfermos manifiestan estar "secos", "podridos", "sin órganos". Un segundo complejo de síntomas se agrupa en torno a un *cambio en la ritmicidad biológica.* Todos los ritmos fundamentales, así como las diversas apetencias caracterizadas por una determinada ritmicidad se alteran o se invierten. Así encontramos como síntomas típicos el insomnio, las oscilaciones del ánimo a lo largo del día en forma inversa a la oscilación normal, la anorexia, la constipación, la bradicardia, la pérdida de la libido, etc. Por último un tercer grupo de síntomas en torno al *complejo inhibición-agitación.* Este grupo, también obligatorio para el diagnóstico de un síndrome depresivo en el sentido antes expuesto, comprende síntomas particulares como la dificultad de concentración, la rumiación de pensamientos, la incapacidad de pensar, la dificultad para decidir cualquier gestión, la dificultad de movimientos, la rigidez corporal, alcanzando su máxima expresión en el estupor depresivo. En los cuadros con agitación esta se presenta en distintos grados de intensidad, que van desde la ansiedad e inquietud corporal sin contenidos hasta cuadros de agitación psicomotriz que requieren la contención o sedación inmediata.

Estos tres grupos o complejos sintomáticos fundamentales los encontramos en *todo* síndrome depresivo y se aproximan a los "síntomas cardinales o primarios" de la depresión endógena –en oposición a los "accesorios"– de que hablan Eugen y Manfred Bleuler en su conocido *Tratado de Psiquiatría* (1966)[17]. Ellos distinguen tres síntomas fundamentales: la distimia depresiva, la inhibición del curso del pensar y la inhibición de las funciones centrífugas (decisiones, actos, movimientos). La diferencia entre ambas ordenaciones estriba en que:

1. Nosotros centramos el primer grupo sintomático no en torno al ánimo sino a la experiencia de la corporalidad en general, lo cual permite comprender una serie de otros síntomas depresivos, a primera vista no idénticos a la distimia o tristeza vital, como el frío o algunos elementos del síndrome de Cottard. Abre también la posibilidad de

ubicar las depresiones dentro del campo de las enfermedades corporales (como de hecho ocurre en la realidad, puesto que los depresivos consultan antes al internista que al psiquiatra), y desde ahí intentar una fenomenología diferencial que permita al médico distinguir una depresión de una enfermedad propiamente somática por el distinto modo de hacerse presente el cuerpo en ambas, sin necesidad de recurrir a exámenes de laboratorio. Por otra parte, nos parecía una buena perspectiva para diferenciar estos cuadros de las distimias epilépticas o neuróticas. Pero esto será tema de otra publicación.

2. Nosotros tomamos en un solo complejo sintomático la inhibición del curso del pensar y la de las *funciones centrífugas,* por considerar que son la expresión de un solo fenómeno y, a su vez, un camino particular de manifestación del hecho basal (según Binswanger, 1960[18], "la perturbación de la síntesis en la constitución intencional de la temporalidad objetiva"), diferente al modo cómo ese mismo hecho basal se expresa a través de la modificación de la experiencia del cuerpo o de los ritmos biológicos fundamentales. Por las mismas razones incorporamos la agitación a este grupo sintomático. Las relaciones entre la probable perturbación de la temporalidad objetiva, como fenómeno basal de la depresividad y cada uno de estos complejos sintomáticos excede, empero, los márgenes de este trabajo. Si lo mencionamos repetidas veces es solo para insinuar la perspectiva desde la cual hemos agrupado los síntomas depresivos en orden a lograr una definición más clara y operante del síndrome.
3. Consideramos como un grupo aparte, pero igualmente central que los otros dos, los cambios en la ritmicidad biológica, por encontrar estas alteraciones en una u otra forma siempre presentes y considerarlas también como una vía particular y necesaria de expresión del hecho basal de la depresividad.

A estos tres grupos sintomáticos del síndrome depresivo habría que agregar otros dos igualmente fundamentales e independientes, en la medida que no derivan de los anteriores sino directamente de la perturbación básica, pero no necesarios, ya que en nuestra experiencia no se encuentran siempre, Ellos son: el grupo de las *ideas delirantes depresivas* y el grupo en torno a la *autoagresividad,* en la terminología de Pichot, como las ideas y actos suicidas. Acerca de la posibilidad de comprensión de las ideas delirantes depresivas, especialmente las de culpa, desde la perturbación basal de la temporalidad y no como simples derivados de la distimia, remitimos al ya mencionado libro de Binswanger (1960)[19] y a las acertadas observaciones críticas de Tellenbach (1962)[20] y de Parada (1967)[21]. Con respecto a su carácter de grupo sintomático no necesariamente presente en el síndrome, baste recordar las *depresiones endorreactivas* de Weitbrecht o las *depresiones vitales simples* de otros autores, que son típicos ejemplos de síndromes depresivos con toda la gama sintomatológica de los tres complejos fundamentales y que, sin embargo, no muestran ideas delirantes. Por último, no es raro que en la práctica clínica nos encontremos con fases depresivas de la psicosis maniacodepresiva, paradigma del síndrome en cuestión, que a pesar de la profunda distimia, la inhibición y las alteraciones rítmicas *no deliran,* aún más, carecen de tema.

Una vez definido claramente el síndrome depresivo estamos en condiciones de estudiarlo en un ambiente sociocultural y clínico determinado, describir su incidencia, la frecuencia relativa de sus síntomas particulares y su curso, para luego entrar a considerar los diversos factores de su patogénesis. Hacerlo antes o pretender definirlo *a priori* por sus presuntas causas ("endógeno", "reactivo", "sintomático", "neurótico", etc.) y no por la forma como se encadena necesariamente lo que se muestra en sí y con respecto a un fenómeno basal que se intuye (ya que hasta el momento no es posible mensurado) conlleva el peligro de caer en ambigüedades insuperables. Es lo que ocurre en la monografía de Hoffet (1962)[22]: este autor separa las depresiones endógenas nucleares de las atípicas (endorreactivas, climatéricas, involutivas, etc.) y de las reactivas y neuróticas, por consideraciones etiológicas. Pero si analizamos la frecuencia relativa de los síntomas particulares que encuentra en estas tres entidades diferentes nos sorprendemos al constatar que las cifras para las dos primeras son prácticamente idénticas, mientras que la tercera entidad muestra una distribución muy distinta, lo que hace de inmediato cuestionable la separación entre la primera y la segunda, y por lo tanto dudosos los resultados de toda la investigación que estaba basada en estas diferencias.

3. Un estudio clínico del síndrome depresivo

Partiendo de estos postulados nosotros hemos querido estudiar el síndrome depresivo en sus aspectos clínicos y etiopatogénicos aprovechando el excelente material que ofrece el Hospital Psiquiátrico de Concepción.

La mayoría de los pacientes que consultan en este hospital son imponentes del Servicio de Seguro Social o indigentes; en una menor proporción recurren también a él empleados y pequeños comerciantes no adscritos a otros sistemas previsionales. A este respecto sería ilustrativo mencionar algunos datos de un trabajo anterior (1968)[23] sobre la distribución de consultantes según la clase social durante los años 1967 y 1968, y que establecen que el 82% de los pacientes atendidos pertenece a la clase baja y solo el 18% a la clase media.

3.1. Determinación de la muestra

De una revisión primera de 2.640 fichas clínicas correspondientes a los nuevos ingresos ocurridos en el Hospital Psiquiátrico de Concepción entre el 1 de enero de 1962 y el 31 de diciembre de 1966, eliminamos todas aquellas donde la existencia de un cuadro depresivo fuese altamente improbable, como historias de epilepsia, alcoholismo crónico, esquizofrenias crónicas, cuadros postraumáticos, cuadros histéricos en personas jóvenes, etc. Seleccionamos entonces 493 historias (alrededor del 20% del total), donde cabía la posibilidad de una depresión y cuyo rótulo diagnóstico iba desde psicosis maniaco-depresiva a psicosis involutiva, pasando por todos los cuadros hipocondríacos, las neurosis de angustia y las obsesivas, las hipomanías, las psicosis mixtas y las llamadas psicosis reactivas.

Estas 493 fichas las sometimos a un estudio acucioso que permitió seleccionar 77 casos donde el diagnóstico de una depresión de tipo endógeno era altamente probable. No nos basamos en el diagnóstico con que el enfermo había sido dado de alta por el médico tratante, sino que pretendimos establecerlo sobre la base del estudio de la historia clínica y siguiendo las pautas que detallaremos más adelante. Se trataba con ello de conseguir una uniformidad de criterio, difícilmente alcanzable en cualquier estudio de corte epidemiológico que se base en los datos de los registros estadísticos que lleva toda institución hospitalaria. Obviamente que el éxito de nuestro intento estaba supeditado a la calidad y/o legibilidad de las historias clínicas. Afortunadamente el Hospital Psiquiátrico de Concepción, desde que fuera fundado en 1950 bajo la dirección del profesor Alfred von Auersperg, emplea el mismo tipo de ficha clínica: mecanografiada, con una pauta común y teniendo como propósito la reproducción más fiel y completa posible de las palabras y expresiones de los pacientes y familiares.

Los criterios a través de los cuales llegamos a seleccionar las 77 depresiones son los siguientes:

1. En primer lugar un *criterio empírico* que podríamos llamar *negativo,* vale decir, el comprobar la ausencia de otros complejos funcionales a los que las quejas depresivas podían ser atribuidas en forma directa y unívoca, como es el caso de aparecer gran decaimiento y lentitud, y comprobarse un hipotiroidismo, o un estado de tristeza y apatía en un muchacho joven, que se acompaña de alucinaciones auditivas y un síndrome paranoide, etcétera.
2. *Un criterio empírico positivo* que exige la presencia de los tres grupos sintomáticos fundamentales del síndrome depresivo: el cambio peculiar de la experiencia del cuerpo, que va desde el decaimiento hasta la ansiedad vital, la alteración característica de los ritmos biológicos fundamentales y el complejo inhibición-agitación con sus expresiones psíquicas y somáticas.
3. *Un criterio evolutivo,* que exige para el diagnóstico de una depresión la evolución fásica con restitución *ad integrum,* la presencia eventual de leves episodios hipomaníacos como respuesta al tratamiento, etc. Este criterio fue especialmente importante para enjuiciar casos que en un primer ingreso, en 1962 por ejemplo, quedaron sin resolver desde el punto de vista diagnóstico, pero que reingresos posteriores a 1966 permitieron confirmar o rechazar la enfermedad depresiva.
4. *Un criterio fenomenológico:* Se pensaría no aplicable en un estudio que se basa en la observación de documentos y no del enfermo mismo. Pero una buena ficha clínica no es únicamente la mera consignación de datos aislados, sino un relato, una "historia", y en esa medida puede transmitir no solo hallazgos concretos sino también atmósferas, estilos, estructuras, en una palabra, no solo deja coger los síntomas sino también los fenómenos. Sin duda que existe algo así como una atmósfera depresiva, o un tiempo y un espacio depresivos,

> que un buen relato debe saber describir y transmitir al lector. Lo que significa que una buena historia clínica también puede mostrarnos elementos del "mundo" del depresivo y aproximarnos a esa intuición fenomenológica operante frente al enfermo mismo y que a decir de Wyrsch (1946)[24] sería el fundamento último del diagnóstico en los cuadros endógenos.

De los 77 casos tuvimos que eliminar 5 para el estudio clínico, por tratarse de fichas con datos muy incompletos sobre los ingresos en los años a que se refiere la investigación, pero sí contabilizarlos en la estadística general por cuanto la evolución posterior a 1966 confirmó claramente la existencia de una enfermedad depresiva. Los 72 casos restantes se dividen como sigue: 55 depresiones puras o unipolares con una o más fases, 11 psicosis maniacodepresivas o depresiones bipolares y 6 manías periódicas sin fases depresivas. El estudio de los síntomas, la personalidad previa y la situación desencadenante lo limitamos a las 55 depresiones puras o unipolares.

Con respecto a los datos de corte epidemiológico que se desprenden de esta investigación, estamos perfectamente conscientes de la insuficiencia que padece el criterio de considerar los primeros ingresos al hospital como forma de conocer la incidencia de una determinada enfermedad mental. Pero otros métodos más complejos no son aplicables entre nosotros por sus elevados costos, v.gr. las encuestas. En todo caso el método aplicado consigue superar en parte los dos inconvenientes más serios que tiene, según Terris (1965)[25], el criterio de los primeros ingresos: la diversidad de instituciones en las que ingresan los pacientes psiquiátricos y la disparidad de criterios diagnósticos. El Hospital Psiquiátrico de Concepción es el único en su especie en toda la región, con lo que se obvia el problema de la dispersión de la patología, y el criterio diagnóstico fue uniforme desde el momento que todas las historias clínicas fueron estudiadas personalmente por nosotros y los casos de depresión seleccionados en forma rigurosa ateniéndonos a las mismas pautas, que son las arriba mencionadas.

3.2. Resultados y comentarios

El Cuadro 1 muestra la distribución de las 77 depresiones encontradas según el año de ingreso con los porcentajes respectivos y en comparación con los ingresos por psicosis reactivas. Con relación al total de los enfermos ingresados al Hospital Psiquiátrico de Concepción durante esos 5 años, las depresiones representan el 2,9% y las psicosis reactivas el 4,5%. La cifra de 2,9% como promedio de hospitalización por cuadros depresivos de tipo endógeno en una región determinada es muy baja en comparación con la de los países europeos. Miller (1967)[26] comprobó que en Israel el 17% de los ingresos a los hospitales y clínicas psiquiátricas estaba constituido por cuadros depresivos y Milew y Kirow (1967)[27] encontraron un porcentaje que oscilaba entre el 14,2 y el 16,6% para Bulgaria entre los años 1961 y 1963. En un estudio sobre las depresiones hospitalizadas en la Clínica Universitaria de Basilea, Suiza, durante un periodo de 5 años (1956-1960), Hoffet (1962)[28] se encontró con 484 cuadros depresivos desde el punto de vista sintomatológico, de los cuales 215 correspondían a depresiones endógenas, cifra muy superior a los 77 casos seleccionados por nosotros en un periodo similar.

No tenemos cifras extranjeras para comparar el porcentaje de ingresos por psicosis reactivas. Es un cuadro muy característico entre nosotros (Auersperg, 1962)[29], y lo hemos tomado como punto de referencia por tratarse de una psicosis que tiene cierto parentesco con la psicosis maniacodepresiva (el compromiso corporal, la depresión o exaltación de ánimo, la curación sin defecto, etc.), y ser tradicionalmente poco frecuente en los países desarrollados de estilo occidental. En nuestra casuística aparecen con el doble de frecuencia que los cuadros depresivos, fenómeno que también nos parece interesante discutir.

Pero hay otros datos que encontramos en este primer cuadro y que nos parecen de interés: por una parte el aumento gradual de las depresiones a lo largo de estos 5 años, de un 2,0% en 1962 a un 3,3% en 1966, y por otra, la disminución igualmente gradual de las psicosis reactivas desde un 5,8% en 1962 a un 3,8% de los ingresos en 1966. Reconocemos que el número de casos así como el número de años que abarca la investigación no son suficientes como para extraer de ellos conclusiones válidas. Sin embargo, pensamos que estas cifras a que se está aludiendo hacen vislumbrar eventuales tendencias a futuro en la forma de enfermar mentalmente los habitantes de la región de Concepción, algo que sería importante investigar más a fondo.

CUADRO 1. INGRESOS POR DEPRESIONES Y OTRAS PATOLOGÍAS. HOSPITAL PSIQ. CONCEPCIÓN. 1962-1966.

	1962				1963				1964				1965				1966				TOTALES			
	H	M	Tot	%	H	M	Tot.	%	H	M	Tot.	%	H	M	Tot.	%	H	M	Tot.	%	H	M	Tot.	%
Depresiones	1	7	8	2.0	1	14	15	2,8	9	7	16	3,0	6	11	17	3,1	9	12	21	3,3	26	51	77	2,9
Psicosis Reactivas	0	22	22	5,8	1	24	25	4,7	0	25	25	4,7	3	20	23	4,2	4	20	24	3,8	8	111	119	4,5
Otros	226	141	367	92,2	284	207	491	92,5	291	198	489	92,3	288	221	509	92,7	323	265	588	92,9	1.412	1.032	2.444	92,6
Totales	227	170	397	100	286	245	531	100	300	230	530	100	297	252	549	100	366	297	633	100	1.446	1.194	2.640	100

Por último, llama poderosamente la atención el hecho que la suma de los porcentajes de ingresos por depresiones y psicosis reactivas –que en una visión longitudinal muestran una tendencia ascendente las primeras y descendentes las segundas– se mantenga constante alrededor del 7,5%. Esta observación sugiere replantearse el problema de las *psicosis funcionales.* Con este concepto la psiquiatría escandinava ha querido integrar los cuadros psicóticos agudos no esquizofrénicos ni orgánicos, vale decir, las psicosis afectivas, las reactivas, las puerperales, los *bouffé* delirantes de los franceses, etc. Si se lograra demostrar como real esta relación de complementariedad entre ambos tipos de enfermedad mental, se habría dado un paso importante en el conocimiento de las relaciones existentes entre el grado y forma de civilización y cultura de un pueblo y sus modos preferenciales de psicotización.

El Cuadro 2 tiene por objetivo completar el anterior, en particular en lo que se refiere a las relaciones entre depresiones y psicosis reactivas. Como ambos cuadros, y sobre todo el segundo, se dan preferencialmente en mujeres, nos pareció de interés hacer la comparación de los porcentajes solo entre los ingresos de este sexo. Lo primero que se puede observar en el cuadro es que la mayor frecuencia de las psicosis reactivas se hace más evidente: un 9,3% de los ingresos femeninos fue por psicosis reactiva contra un 4,3% por cuadros depresivos endógenos. En segundo lugar, llama la atención que el porcentaje de ingresos por depresión entre las mujeres se mantenga constante a lo largo de los 5 años, mientras el de psicosis reactiva desciende en forma gradual. Esto significaría que la tendencia ascendente de las depresiones observada en el cuadro anterior es a costa exclusivamente de los varones.

Cuadro 2. Primeros ingresos por depresión y psicosis reactivas en departamento de mujeres. Hosp. Psiq. Conc. 1962-1966.

	1962		1963		1964		1965		1966		Totales	
	Nº	%	Nº	%	Nº	%	Nº	%	Nº	%	Nº	%
Depresiones	7	4,1	14	5,7	7	3,0	11	4,4	12	4,0	51	4,3
Psicosis reactivas	22	12,0	24	9,8	25	10,8	20	7,9	20	6,7	111	9,3
Otros	141	83,9	207	84,5	198	86,2	221	87,7	265	89,3	1.032	86,4
Total	170	100	245	100	230	100	252	100	297	100	1.194	100

El Cuadro 3 se refiere ya al estudio clínico de las 55 depresiones seleccionadas según las pautas arriba expuestas. Se trata de la distribución de los pacientes según el sexo: 65,5% son mujeres y 34,5% varones. Estas cifras corresponden aproximadamente a las obtenidas por estudios epidemiológicos en los más diversos países y a las dadas por Kraepelin (1903)[30] para el material con que describió y definió la psicosis maniacodepresiva, y más adelante por Bleuler (1966)[31]: 70% mujeres y 30% varones. Hay que hacer la salvedad en todo caso que las estadísticas de los últimos años tienden a mostrar un aumento relativo de los varones con respecto a las cifras de Kraepelin. En el ya citado trabajo de Hoffet la relación es de 56% mujeres y 44% varones para todo el material de depresivos, relación que se aproxima aún más a la distribución normal de la población cuando se consideran los cuadros endógenos en el sentido más estricto (fases de la psicosis maniaco-depresiva): 51% mujeres y 49% varones. Milew y Kirow (1967)[32] encuentran en su casuística una relación más próxima a la normal que las cifras tradicionales y las nuestras: 56,2% mujeres contra 43,8% varones.

Cuadro 3. Distribución de las depresiones según sexo. Hospital Psiq. Concepción.

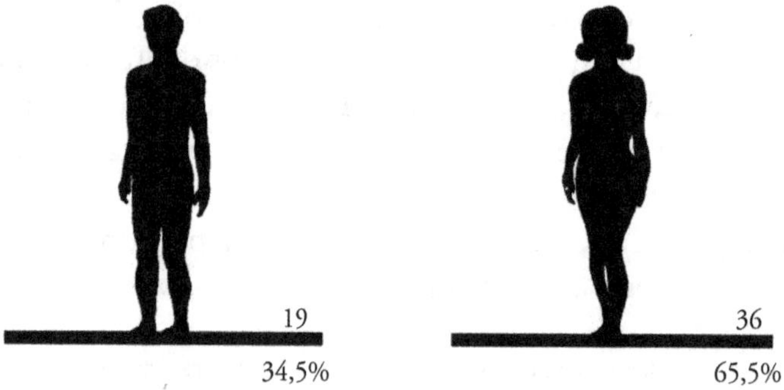

Total 55 casos

El Cuadro 4 se refiere a la distrubución de las depresiones según la edad. Como es de conocimiento general estas afecciones son raras antes de los 30 años. Tomando ambos sexos juntos se observa que la frecuencia aumenta en forma gradual entre la tercera y la quinta décadas de la vida, resultando que la edad más proclive a la depresión oscila entre los 50 y los 60 años, para disminuir bruscamente después de los 60. El que exista un pequeño repunte en la séptima década –que no concuerda con lo observado por otros investigadores que encuentran una disminución gradual de las depresiones a partir de los 60 años– podría explicarse por un problema de definición: nosotros incluimos dentro del material aquellos enfermos mayores de 70 años que presentaban un cuadro depresivo acorde con los criterios arriba expuestos sin parar mientes en el hecho que manifestaran simultáneamente signos de deterioro. En otras estadísticas estos enfermos habrían sido catalogados como *depresiones orgánicas* o *sintomáticas*. Esto no significa que el deterioro carezca de importancia. Por el contrario, en esos casos este estaba configurando la situación desde la cual se produjo el cambio endógeno, pero sin constituir una relación causal en sentido estricto, al modo como se relacionan, por ejemplo, el deterioro y la pérdida de la memoria.

Cuadro 4. Distribución de los 55 casos por edad y sexo. Hospital Psiq. Concepción.

Edades		Total	%
21-30	1 2,8%	1	1,8
31-40	3 15,8% 8 22,2%	11	20,0
41-50	7 36,8% 9 25%	16	29,1
51-60	7 36,8% 12 33,3%	19	34,6
61-70	1 5,3% 1 2,8%	2	3,6
71-80	5 13,9%	5	9,1
81-90	1 5,3%	1	1,8
Total	19 Hombres 36 Mujeres		

Tomando los sexos por separado, observamos que en los varones el porcentaje no varía entre los 40 y los 60 años, mientras que en las mujeres hay un aumento franco en la quinta década de la vida. Esto se explicaría por la inclusión en nuestro material de las llamadas *depresiones climatéricas* en la medida que configuren un auténtico *síndrome depresivo*. Algunos autores, especialmente los clásicos, les otorgan a estas depresiones una categoría independiente, otros las incluyen dentro del grupo de las *sintomáticas.* Sin embargo, se tiende últimamente a subordinarlas al grupo *endógeno en sentido estricto* al igual que las llamadas *depresiones involutivas* (Hoffet, 1962)[33] (Lunn, 1961)[34]. Debemos sí dejar en claro que en esta distribución por edad no se trata necesariamente de la primera fase, sino de aquella por la cual el o la paciente consultaron en el periodo que comprende la investigación: 1962 a 1966.

El Cuadro 5 muestra la distribución de los pacientes según el número de fases depresivas sufridas al momento de su ingreso en el periodo ya mencionado. Más del 50% de los casos había tenido previamente fases depresivas, la mayoría de las cuales había sido tratada en el mismo hospital psiquiátrico en años anteriores a 1962, lo que no es de extrañar por tratarse del único hospital de ese tipo en la región. Esto nos da una cierta seguridad sobre el diagnóstico, si se piensa que ya Kraepelin consideraba el criterio evolutivo como el más seguro para el diagnóstico de las enfermedades endógenas. En la estadística de Tellenbach (1961)[35] aproximadamente el 60% de los casos había presentado fases depresivas con anterioridad al año fijado para la investigación (1959).

Cuadro 5. Número de fases depresivas. Hospital Psiq. Concepción.

Nº de fases		Total	%
1	10 16	26	47,2
2	8 10	18	32,7
3	4	4	7,3
4	1 2	3	5,5
5 o más	4	4	7,3
Total	19 hombres 36 mujeres		

El Cuadro 6 muestra la distribución porcentual de los complejos sintomáticos fundamentales a que hacíamos alusión en la introducción.

Se puede observar que en el 100% de los pacientes había alteraciones de la experiencia del cuerpo y de los ritmos biológicos fundamentales. El complejo inhibición-agitación, en su forma psíquica o física, estaba presente en el 94,5%, o sea prácticamente en todos, y los contenidos depresivos con carácter delirante en el 67,2% de los casos. Los dos primeros resultados no pueden llamar la atención porque cualquiera sea la concepción teórica que se tenga sobre la depresividad, todos van a estar de acuerdo en que gran parte de la sintomatología de los cuadros depresivos gira en torno a esos dos fenómenos: el cambio de la experiencia del propio cuerpo y la perturbación y/o inversión del acontecer vital en su devenir fundamentalmente rítmico. Sí, en cambio, puede sorprender la tercera cifra: el que la inhibición y/o agitación esté presente en casi todos los casos. Otros autores (Hoffet, 1962)[36] dan un porcentaje entre 60 y 70% para la inhibición de los depresivos *endógenos nucleares* (fases de la psicosis maniacodepresiva) y los *endógenos atípicos* (depresiones endorreactivas climatéricas e involutivas). El que la cifra nuestra sea más alta está probablemente en relación con el hecho que interpretamos como inhibición no solo aquella "visible" para el examinador sino también esas frecuentes quejas de los enfermos depresivos de "no poder pensar", de "no poder concentrarse", etc., por considerar que remiten al mismo fenómeno basal. El porcentaje de pacientes que presentan ideas delirantes depresivas en general coincide con lo que se observa en la práctica clínica y con los porcentajes obtenidos por otros autores (Milew y Kirow, 1967[37], Hoffet, 1962[38]).

Cuadro 6. Distribución de los fenómenos o complejos sintomáticos fundamentales en las 55 depresiones. Hospital Psiq. Concepción.

Complejo sintomático	H	%	M	%	Totales	%
Cambio en la experiencia del cuerpo	19	100	36	100	55	100
Alteración de los ritmos biológicos	19	100	36	100	55	100
Inhibición-Agitación	17	89,4	35	97,2	52	94,5
Ideas delirantes depresivas	12	63,1	25	69,4	37	67,2

El Cuadro 7 muestra la frecuencia de los diferentes síntomas clínicos particulares agrupados en los ya discutidos *complejos sintomáticos*. A primera vista aparece la comprobación de lo que cada psiquiatra recuerda sobre su experiencia con depresivos: que el insomnio es un síntoma casi infaltable, que la angustia somatizada es más frecuente que la tristeza, que la inhibición motriz es menos frecuente que la psíquica, que la depresión se acompaña de agitación en no más de un 25% de los casos, que las oscilaciones del humor en el día o la constipación no son hechos tan regulares como pretenden los textos clásicos, etc. Esto es, diriamos, lo habitual y en lo que coinciden tanto el psiquiatra práctico como las investigaciones clínicas de los autores ya citados al respecto. Aun más: hay una curiosa coincidencia de porcentajes entre nuestro material y el de la Clínica de Basel (Hoffet, 1962)[39], la que también consideró un periodo de 5 años. Desgraciadamente no contamos con cifras comparables dentro de la literatura chilena especializada. Hoffet encuentra el insomnio en el 93,5% de sus casos, nosotros en el 92,7%; las alteraciones del apetito en el 62%, nosotros en el 60%; las ideas hipocondriacas en el 45%, nosotros en el 40%; la inhibición psíquica en el 44,5%, nosotros en el 54,5%, etc. El hecho de esta coincidencia hace pensar en el carácter regular y uniforme que tienen los síntomas del síndrome depresivo. Sin embargo, hay algunas diferencias entre ambos grupos de pacientes que vale la pena poner de relieve. La primera es la baja frecuencia de las ideas de culpa entre nuestros depresivos: apenas el 10,9% de los casos las presentan, contra un promedio de 47,5% en el material de Hoffet, cifra que corresponde a la experiencia general en los países europeos en el sentido que las ideas de culpa se darían en alrededor de un 50% de los casos (Milew y Kirow, 1967)[40]. La otra diferencia importante se refiere a las oscilaciones del humor que este autor encuentra en el 59,5% y nosotros solo en el 18,1% de los casos. Pero la interpretación de esto último nos parece bastante más simple que la anterior. Debemos recordar que los títulos de síntomas anotados dentro de los *complejos sintomáticos* no están puestos *a priori* sino extraídos de las quejas o hallazgos anotados en las historias mismas. Así, hay muchos síntomas específicos de la depresión que otras estadísticas mencionan en forma particular y que no aparecen en el cuadro que discutimos, como la "sensación de vacío", por ejemplo; pero esto no significa necesariamente que nuestros enfermos no lo hayan presentado, sino solo que no fue anotado o preguntado por el médico. Es probable que esto haya ocurrido con la oscilaciones del ánimo a lo largo del día, síntoma que los enfermos no manifiestan siempre en forma espontánea. Respecto a la baja frecuencia de las ideas de culpa entre nuestros pacientes debemos adelantar que nos parece un hallazgo interesante y merecedor de una discusión más a fondo, que haremos más adelante. Anticiparemos el hecho que Carothers (citado por Pichot, 1969)[41] al no encontrar prácticamente cuadros depresivos entre los ingresos a un Hospital Psiquiátrico de Kenya, África, interpretó el fenómeno como expresión de la falta de elementos represivos y generadores de culpa tanto en la educación familiar como en la escolar.

Cuadro 7. Distribución porcentual de los síntomas particulares en las 55 depresiones. Hospital Psiq. Concepción.

	H	M	Total	%
Cambios en la experiencia del cuerpo				
Decaimiento, falta de ánimo	15	28	43	78,1
Pesadez corporal, dolores de espalda, cefalea, mareos	10	24	34	61,7
Ansiedad	14	23	37	67,2
Tristeza vital	10	17	27	49,0
Sensación de frío	1	4	5	9,0
Alteraciones de los ritmos biológicos				
Insomnio	18	33	51	92,7
Anorexia y/o baja de peso	10	23	33	60,0
Oscilaciones del humor en el día	2	8	10	18,1
Constipación y/o retención urinaria	2	3	5	9,0
Complejo Inhibición-Agitación				
Inhibición psíquica	13	17	30	54,5
Inhibición motriz	9	10	19	34,5
Agitación	6	9	15	27,2
Ideas delirantes				
De culpa y/o autorreproches	1	5	6	10,9
Hipocondríacas, de muerte propia	7	15	22	40,0
De pobreza y/o ruina	5	10	15	27,2
De daño o persecución	1	7	8	14,5
De daño, enfermedad o muerte de familiar	4	9	13	23,6
Autoagresividad				
Ideas de suicidio	3	8	11	20,0
Intentos de suicidio	0	5	5	9,0

El Cuadro 8 muestra que en el 74,5% de los casos, y a pesar del carácter marcadamente endógeno desde el punto de vista sindromático, había consignada alguna situación o acontecimiento particular en estrecha relación cronológica con la aparición del cuadro depresivo. A este respecto las cifras que dan los autores son sumamente discordantes: Kielholz (1961)[42], por ejemplo, encuentra que en el 24% de todas las fases depresivas endógenas de su material desempeñarían un papel desencadenante factores exógenos (19% motivos psicológicos y 5% enfermedades corporales), mientras que Rennie (1942)[43] y Noyes (1958)[44], ambos norteamericanos, señalan que en un 80% de los casos hay una causa exógena. Pensamos que tales discordancias derivan del criterio con que se defina una situación como *motivo desencadenante*. Una concepción sintomatológico-organicista de las enfermedades mentales, que aplique el esquema *estímulo-reacción* para el estudio del origen *exógeno* –en oposición al *endógeno*– de estas, encontrará seguramente menos motivos desencadenantes que una orientación más comprensiva, como lo es la de la psiquiatría norteamericana. Pero si la primera opción peca al intentar *medir* el significado de un conflicto o un trauma por la mayor o menor *intensidad* que este posea a la mirada pretendidamente *objetiva* de un observador, la segunda solo tendrá validez dentro del marco de la teoría psicoanalítica con todas las limitaciones que ella tiene en el campo de las psicosis, especialmente en lo que se refiere al problema de la *psicogénesis* de estas enfermedades.

Cuadro 8. Porcentaje de depresiones con situación desencadenante. Hospital Psiq. Concepción.

Situación	H	%	M	%	Totales	
Con situación desencadenante	13	68,4	28	77,8	41	74,5%
No consignada	6	31,6	8	22,2	14	25,5%
Total	19	100,0	36	100,0	55	100,0%

En un intento por superar el imperativo causalista con el empleo de esquemas tomados de la mecánica y de no dejarnos comprometer por una teoría de lo psíquico, como la psicoanalítica –que debe ser aceptada previo al enfrentamiento con el fenómeno para que sus conclusiones tengan validez– hemos partido consignando simplemente aquellos acontecimientos descritos por el médico en la ficha clínica en relación con el comienzo de la depresión sin pronunciarse sobre ellos. Ahora, si él los anotó es porque la familia o el paciente hicieron mención de ello o a él le pareció oportuno el preguntarlo, quizás con miras a facilitar el diagnóstico diferencial. Partiendo de este hecho empírico, donde no ha habido selección por *intensidad* del trauma o por mayor o menor *comprensividad* psicodinámica, estaremos en condiciones de estudiar el carácter de necesidad que exista en las relaciones entre la enfermedad depresiva y los acontecimientos o situaciones previos. Recién entonces podremos hablar de *motivos desencadenantes* cuando a la intuición y/o análisis fenomenológico surjan nexos estructurales entre estos, la personalidad y biografía del enfermo, y la enfermedad.

En el Cuadro 9 se puede observar la especificación de las situaciones concomitantes con el inicio del cuadro depresivo en nuestros enfermos, ordenadas según la frecuencia. En el 28% de los casos la enfermedad surge en relación cronológica con una enfermedad somática del paciente mismo; en un 16% se trata de apremios económicos; en un 42% se trata de enfermedad, separación o muerte de un ser querido (14% cada uno); y, en menor proporción, aparecen mencionados temas como la mudanza o asuntos judiciales. Esto último se refiere concretamente a juicios del trabajo (un pequeño agricultor que es demandado a la Inspección del Trabajo por un obrero de confianza) y en un caso una dificultad con Impuestos Internos. El hecho que aparezcan mencionadas 50 circunstancias y se trate solo de 41 pacientes se explica porque en algunos coincidieron dos hechos en el momento del comienzo de la enfermedad.

Los temas de las situaciones predepresivas consignadas en las fichas que hemos analizado carecen aparentemente de rasgos comunes y muchos de ellos no tienen a primera vista el carácter de *trauma,* como es el caso de la mudanza, la separación de un ser querido (el feliz matrimonio de una hija, por ejemplo) o un apremio económico. Podría argumentarse, entonces, que se trata de situaciones banales, a las que la familia dio importancia desde su visión simplista de las enfermedades y que por lo tanto carecen de valor patógeno. Sin embargo, el hecho está ahí. Desde antiguo se ha mencionado a las enfermedades corporales como antecedente de la enfermedad depresiva. Ya Lange (1926)[45] llamó la atención sobre la frecuencia con que las depresiones endógenas siguen a una mudanza sin ver el nexo estructural entre ellas, y más tarde

Tellenbach (1961)[46] ha descrito esta situación como una típica constelación patógena para los depresivos. El problema está entonces en resolver el por qué empíricamente las depresiones siguen a determinadas circunstancias vitales, muchas veces de aspecto banal. Y para ello habría que analizar si realmente son tan disímiles estas situaciones como parece o si no existe entre ellas un cierto nexo común que las haga comprensiblemente *motivantes* para ese tipo de persona que hace depresiones. Solo por este camino se podría llegar a atribuir carácter de desencadenante o de patógeno a determinadas circunstancias, cualquiera sea la *intensidad traumática* que posean contempladas en sí mismas.

Cuadro 9. Distribución porcentual de los motivos desencadenantes en 41 depresiones. Hospital Psiq. Concepción, 1962-1966.

Situación	Hombres	Mujeres	Total	%
Enfermedad propia	5	9	14	28
Apremio económico	3	5	8	16
Separación ser querido	0	7	7	14
Enfermedad ser querido	2	5	7	14
Muerte ser querido	2	5	7	14
Problemas legales	3	1	4	8
Cambio de casa	1	2	3	6
Total de situaciones	16	34	50	100

El Cuadro 10 muestra la personalidad previa de los 55 depresivos. En el 61,8% de los casos los datos anotados en las fichas correspondían al tipo melancólico descrito por Tellenbach (1961)[47], siendo los rasgos más frecuentemente mencionados el afán por el orden y la limpieza, la aplicación al trabajo, el alto sentido de responsabilidad en el hogar y en el trabajo, el sacrificio por los hijos, la falta de toda forma de "egoísmo", la falta de *hobbies* o distracciones, el "tomar todo muy a pecho", la escrupulosidad y el no tolerar las deudas de dinero de cualquier clase. Respecto al temperamento, se habla de dos tipos más o menos circunscritos: unos son descritos como alegres, amistosos y sintónicos y otros como "buenos, pero tímidos". En el 34,6% de los casos no hay una descripción detallada de la personalidad previa sino solo la mención de rasgos aislados, pero que son perfectamente coincidentes con el tipo melancólico de Tellenbach. En solo 2 casos (el 3,6%) no hay dato alguno sobre la personalidad previa. Y en ninguno de los 55 casos se describen rasgos de personalidad o tipos de conducta radicalmente diferentes al mencionado, como podrían ser los rasgos esquizoides (dificultad de contacto, retraimiento, extravagancias, etc.) o los histéricos (necesidad patológica de estimación, de ser el centro de la atención del grupo social en que se mueven, caprichosidad, falta de constancia y profundidad en sus afectos, histrionismo, etcétera).

Cuadro 10. Personalidad previa en 55 depresivos. Hospital psiq. Concepción.

	Hombres	Mujeres	Total	%
Tipo melancólico de Tellenbach	11	23	34	61,8
Rasgos coincidentes en datos incompletos	7	12	19	34,6
No hay datos	1	1	2	3,6
Otros tipos de personalidad	0	0	0	0
Totales	19	36	55	100,0

Como forma indirecta de comprobar este hallazgo que nos parecía muy interesante, estudiamos los antecedentes alcohólicos de los depresivos varones, pensando que si el alto grado de responsabilidad social –especialmente en lo que se refiere a la familia– aparece como uno de los rasgos centrales de la depresión, entonces estos pacientes deberían tener un menor grado de alcoholismo que el resto de la población. Y pensamos medir este factor porque, dada la enorme prevalencia del alcoholismo en la zona de Concepción y alrededores, todo paciente que ingresa al Hospital Psiquiátrico es estudiado de rutina en ese sentido. Por razones de espacio prescindiremos del cuadro correspondiente, pero las cifras obtenidas son las siguientes: entre los 19 depresivos varones, 7 (vale decir el 36,8%) eran abstemios totales, 4 (21,1%) bebedores normales, 2 (10,5%) eran bebedores excesivos de tipo intermitente y ninguno bebedor inveterado o alcohólico crónico. En 6 casos (31,6%) no había datos al respecto, lo que es altamente sospechoso en el sentido que se trate de abstemios o de bebedores normales, ya que en una Clínica Psiquiátrica que desde su fundación ha estado preocupada de la investigación en el campo del alcoholismo es muy improbable que se escape al examinador esa patología.

En todo caso las cifras son sugerentes de una menor proclividad al alcoholismo de estos enfermos, ya que, mirado desde la experiencia clínica y personal nuestra y de los otros colegas del hospital, a quienes preguntamos por ello, este porcentaje de abstemios es muy alto para la zona de Concepción y muy bajo el de bebedores excesivos. Desafortunadamente no existen estudios epidemiológicos rigurosos sobre el alcoholismo en la región, pero hay algunos datos indirectos significativos, como por ejemplo: en una encuesta practicada por los psicólogos de la Compañía de Aceros del Pacífico, CAP, en una de sus poblaciones de obreros, se encontró un 23% de alcohólicos crónicos entre los jefes de hogar, y en un trabajo estadístico-fenomenológico de Alfred von Auersperg (1953)[48] sobre las psicosis alcohólicas se indica que en la década de 1950 el porcentaje de ingresos por patología derivada del abuso de alcohol en el departamento de hombres del Hospital Psiquiátrico oscilaba en alrededor del 50%. Por último habría que recalcar también el hecho que no aparezca ningún bebedor inveterado entre nuestros depresivos. Desde las investigaciones de Auersperg se sabe, entre otras cosas, que en el grupo de los inveterados se encuentra una mayor proporción de anormalidades caracterológicas del tipo de las *personalidades adictas,* mientras los intermitentes son más inespecíficos desde este punto de vista y deben ser considerados más bien como producto de una situación histórica y sociocultural determinada.

3.3. Discusión y conclusiones

a) Sobre la delimitación del concepto de depresión

Definido el síndrome depresivo como la constelación de por lo menos tres grupos de síntomas ligados entre sí de manera necesaria por ser presumiblemente la expresión de una misma perturbación basal (descrita por Von Gebsattel como la "inhibición de la temporalidad en el sentido del llegar a ser" y por Binswanger como "el aflojamiento de la unidad estructural de los actos intencionales constitutivos de la objetividad temporal") es posible estudiar sus relaciones con la personalidad previa, la biografía, las circunstancias predepresivas y el contexto social, con la seguridad de que se está hablando de un mismo fenómeno.

La suposición precipitada de una determinada etiología ("depresión climatérica", "depresión arterioesclerótica") o aun la especificación de un cuadro depresivo con adjetivos que implican una etiología como *endógeno* y *reactivo* lleva a contradicciones y confusiones semánticas, e impide ver lo *que se muestra* (el síndrome) en su contexto patogénico de manera unívoca. Ejemplo de ello es la tradicional ceguera para descubrir el condicionamiento situacional en las depresiones llamadas endógenas, o los repetidos intentos de separar del síndrome depresivo *endógeno* las depresiones involutivas, climatéricas y endorreactivas sin que se haya podido confirmar su validez u operancia (ver Tellenbach 1961).

b) Sobre las relaciones entre depresión y ambiente sociocultural

La definición rigurosa y teóricamente desprejuiciacla del síndrome nos permitió registrar su incidencia (basada en el criterio de los nuevos ingresos) a través de un periodo de cinco años (1962-1966) en el Hospital Psiquiátrico de Concepción, único en la especialidad para una extensa zona geográfica del centro-sur de Chile. El porcentaje de ingresos por cuadros depresivos resultó ser notoriamente más bajo que el obtenido en otros países en estudios similares: un promedio del 2,9% en Concepción contra el 17% en Israel y el 16,6% en Bulgaria. Este hallazgo coincide con lo descrito por otros autores que han estudiado las depresiones en países orientales (Wulff [49] en Vietnam, y Pfeiffer[50] en Indonesia), y en culturas primitivas (Carothers)[51], encontrando una frecuencia mucho menor que en los países de Occidente.

Las interpretaciones que *se* han dado a este hecho son muy diversas, pero la que se ha impuesto, a nuestro modo de ver, es la de Wittkower (1969)[52], para quien los cuadros depresivos permanecerían integrados dentro de las formas de coexistencia de estas sociedades, cosa que no ocurriría con los cuadros maníacos que rompen con los moldes sociales, razón por la cual estos últimos aparecerían en los estudios epidemiológicos con mayor frecuencia que los primeros. Sin embargo, esta interpretación carecería de validez en nuestro medio por cuanto ni las formas de relaciones interpersonales entre nosotros son tan "contemplativas" como en los países de tradición oriental, ni se observa una mayor frecuencia de cuadros maníacos. Recordemos que en la casuística total de 77 depresiones uni y bipolares solo 17 habían presentado fases maníacas (22%) y de este grupo solo 6 eran manías puras o periódicas (7,7%), distribución casi idéntica a la hallada por el autor norteamericano Rennie (1942)[53] y muy aproximada a la obtenida por Kielholz (1961)[54].

Vale decir, la relación depresión-manía es para nuestra casuística semejante a la que se encuentra en otros países de la civilización occidental. Habría que buscar entonces el elemento común entre nuestro ambiente sociocultural y el de los países orientales u otros primitivos, más allá de la mayor o menor aceptación social de los cuadros depresivos y que dé razón de esta baja frecuencia de los síndromes depresivos. Porque ocurre que aunque Chile pertenece históricamente a la civilización occidental, no participa en igual forma de todos sus valores y muestra diferencias importantes con los países más representativos de ella, como son los de Norteamérica y Europa. Y dentro de Europa misma el ideal occidental no está representado en igual forma por los países de tradición anglosajona y los de tradición latina.

Una de las diferencias más notorias parece radicar en la actitud frente al trabajo. Mientras el europeo o el norteamericano gira en lo fundamental en torno al rendimiento laboral, que es lo que le permite mantener y/o elevar su *status* y su prestigio social, vemos que nuestro hombre del pueblo bebe en una forma que lo lleva a ausentarse del trabajo, cambia este con facilidad, lo motiva poco la especialización, no persigue el ahorro ni la estabilidad, es poco responsable, etc., sin que esto signifique un desprestigio ante los demás. Por el contrario, el que se embriaga, el "curadito" o el vagabundo son mirados hasta con simpatía, porque el modo de beber en grupos de varones por varios días seguidos, periódicamente, se ha transformado en una forma legítima de *interpersonalidad,* de coexistencia, más importante en un momento dado que el rendimiento laboral.

Y en este punto coincidimos con algunos pueblos de cultura no occidental. Hoch (citado por Tellenbach, 1969)[55] relata observaciones hechas en la India, donde se muestra claramente que para los hindúes el trabajo no es un valor. Porque el trabajo competitivo presupone un desarrollo de la individualidad, una separación yo-mundo, sujeto-objeto, yo-los otros, que en la India no existe, por cuanto ellos por tradición religiosa no están *frente* a la realidad sino que forman parte de ella. A este respecto remitimos a las consideraciones de Tellenbach (1969)[56] sobre el fenómeno de la falta del "agradecimiento" entre los pueblos hindúes y su relación con la peculiar estructura de su interpersonalidad. Ahora, si pensamos en el interesante hallazgo del mismo Hoch sobre la mayor frecuencia de depresiones entre grupos hindúes que estaban en estrecho contacto con la cultura occidental de corte europeo, se nos hace más evidente la relación que ya veíamos desprenderse de nuestro material, entre la frecuencia del síndrome depresivo y el grado de occidentalización de un pueblo.

Esta hipótesis se ve confirmada por dos hechos que se aprecian del estudio del Cuadro 2: uno es el aumento progresivo de las depresiones a través de los años, de un 2,0% a un 3,3%; y el otro la disminución igualmente gradual de las psicosis reactivas, cuadro que desde siempre se ha emparentado con la "mentalidad primitiva". Y esto en razón que la zona de Concepción ha estado sometida, a partir de 1950, a un intenso y rápido proceso de industrialización, que ha significado un cambio profundo en lo socioeconómico y en lo cultural, con la adopción decidida de los valores de tipo *occidental* que conlleva el desarrollo de una sociedad tecnológico-industrial. Este cambio tuvo una etapa crítica durante la década de los años 1950, estudiada por Alfred von Auersperg[57], y que se expresó, entre otras cosas, por un notable aumento de las psicosis alcohólicas, alcanzando una mayor estabilidad y armonía a partir de 1960. El abandono de las formas más "primitivas" propias de la sociedad agrícola tradicional y su reemplazo por modelos culturales propios de las sociedades industrializadas ha traído aparejado, en consecuencia, el fenómeno de la disminución de las psicosis reactivas y el aumento, aunque discreto todavía, de los síndromes depresivos.

Por último, habría que agregar que lo afirmado coincide plenamente con la tesis sostenida por nosotros en un trabajo anterior sobre las relaciones entre la depresión endógena y la clase social, vista esta última más desde el tipo de valores que la sustentan que como mera expresión de un cierto nivel económico y educacional (Dörr-Zegers, 1968)[58].

c) Manifestaciones clínicas permanentes y variables

En cuanto a la clínica del síndrome depresivo, quedó en claro lo siguiente: ni en la distribución del material según las formas evolutivas (depresiones puras, depresiones bipolares o psicosis maniacodepresivas, manías puras), según el sexo o la edad de los pacientes, existen diferencias significativas con respecto a lo descrito tanto por autores clásicos (Kraepelin, Bumke) como por autores modernos (Rennie, Kielholz, Hoffet). Por el contrario, hay marcadas coincidencias en algunos porcentajes como la distribución según el sexo de nuestra casuística y las de Kraepelin y Bleuler, o la distribución de las formas evolutivas en nuestro material y en el de Rennie, etc., lo cual hace pensar que se trata de factores invariables en el síndrome depresivo, más allá de toda determinación sociocultural. Al mismo tiempo, estas coincidencias en lo que se acepta como de regla en este síndrome, sirven como confirmación indirecta de la exactitud del diagnóstico planteado.

El grado de coincidencia también es muy alto en lo que se refiere a la frecuencia relativa de casi todos los síntomas parciales importantes (véase comentario al Cuadro 7), con excepción de las ideas delirantes que tienen características particulares. Tanto Wittkower (1969)[59], como Murphy (1964)[60], en sus investigaciones sobre los aspectos transculturales de las depresiones, concuerdan en afirmar que las alteraciones del ritmo sueño-vigilia, las oscilaciones del ánimo y el compromiso peculiar de la vitalidad se encuentran en igual forma en todas las latitudes, lo que no es de extrañar, por ser estos síntomas la expresión más directa del cambio endogénico que constituiría en última instancia la raíz del síndrome.

Con respecto a las ideas delirantes, nuestra casuística muestra particularidades que la diferencian tanto de los síndromes depresivos de los países orientales como de los cuadros clásicos descritos en Occidente. Informes de Yap[61] sobre Hong-Kong, de Hoch[62] sobre la India y de Pfeiffer[63] sobre Indonesia, coinciden en el hecho que las depresiones en estos países se presentan en una forma casi exclusivamente corporal, donde las quejas van desde la insuficiencia a las ideas hipocondríacas con ausencia de otro tipo de ideas delirantes. En nuestra casuística las ideas delirantes hipocondríacas aparecen en el 40% de los casos, en una proporción tan alta como la que muestra la casuística de Hoffet en Suiza *(óp. cit.)*, pero en una buena proporción encontramos también ideas de pobreza y ruina, de daño y persecución a familiares e ideas de culpa propia.

Vale decir, nuestros enfermos no vivirían su depresión en forma exclusivamente corporal como los orientales, sino también en un plano ideativo como los occidentales, pero, a diferencia de estos últimos, las ideas de culpa serían mucho menos frecuentes. Mientras estas se presentan en alrededor del 50% de los casos de estadísticas alemanas y suizas, entre los chilenos alcanzan solo a poco más de un 10%. El que las ideas de culpa sean raras o falten en los cuadros depresivos de sociedades más primitivas ya fue descrito por Kraepelin[61] en 1904 a propósito de su viaje a Java. Hasta ahora no se ha efectuado una investigación sistemática sobre este fenómeno con todas las implicaciones que tiene en el campo antropológico y filosófico.

El tema rebasa con mucho los límites de este trabajo, pero quisiéramos hacer unas breves reflexiones que sirvieran de punto de partida a una interpretación más profunda y detallada. Heidegger[65] ve la raíz del problema de la culpa en el hecho que el ser humano no ha puesto en sí el fundamento de su existencia ("el ser-ahí yecto"), y como tal, existiendo como yecto, queda constantemente a la zaga de sus posibilidades, y por ende es deudor (culpable) en el fundamento de su ser. "No puede definirse el 'ser deudor' (culpable) original por medio de la moralidad, porque esta ya lo presupone para darse ella misma". Pero este "estar a la zaga de sus posibilidades" es lo que se ha descrito como característico de la temporalidad del depresivo aun antes de caer en la enfermedad y es el resultado de la coincidencia de dos rasgos melancólicos típicos: la gran autoexigencia con respecto al rendimiento (responsabilidad) y el afán de perfección. Ninguno de estos rasgos son propios de los países orientales, con excepción de Japón, donde curiosamente las depresiones se dan también con mucha frecuencia (Kimura, 1967)[66], ni tampoco de pueblos como el chileno (Dörr-Zegers, 1968)[67], cuyos valores giran más en torno a la familia, la amistad y los grupos de referencia.

Con otras palabras, en el depresivo se daría en el plano psicológico, lo que en el ontológico constituiría la condición de posibilidad de la culpa y de la conciencia moral, y por ende sufriría la permanente amenaza de "perderse" en el "estado de yecto" como "ser deudor" al serle impedido el vuelco hacia el "poder ser" por la detención de su transcurso. Ahora, nuestros depresivos vivirían el "ser deudor" no como culpa propia, porque su autocomprensión de la existencia descansa no en el solipsista "poder ser sí mismo" del hombre de Heidegger, sino más bien en el grupo de pertenencia, donde el sentido de lo individual, de lo propio, es muy precario. Piénsese en la estructura de la familia popular chilena con sus numerosos hijos y parientes, con sus "allegados" y en el modo del habitar, que es abierto, sin fronteras para los amigos y "compadres". Esta disolución del individuo en la comunidad es máxima en los países orientales pero se observa también, con formas particulares, en los estratos más bajos de nuestra sociedad, de los que ha sido extraída nuestra casuística. Ello explicaría también la importancia de las ideas de daño, perjuicio o muerte de familiares y amigos, que aparecen en el 23,6% de los casos y que en otras estadísticas occidentales ni siquiera son mencionadas.

d) Depresión y desencadenamiento exógeno

Situaciones desencadenantes aparecen mencionadas en el 74,5% de los casos, cifra muy alta si la comparamos con las que dan Kielholz: 24%, o Bleuler: 10%. Una revisión crítica del concepto de "reacción" o "desencadenamiento exógeno" nos permitió dejar en claro que el enjuiciamiento de una circunstancia determinada como "patógena" no podrá descansar en la pretendida medición objetiva de su intensidad sino solo en la existencia de relaciones de sentido o comunidad estructural entre ella, la personalidad previa y los síntomas, en el sentido de Tellenbach (1961).

Analizando más a fondo estas circunstancias predepresivas comprobadas en nuestros enfermos nos encontramos con que todas representan un *cambio* relativamente importante en distintas esferas del ser. Unas se refieren a un cambio en las relaciones con el propio cuerpo o con estructuras derivadas de la corporalidad como el morar (Zutt, 1963)[68]. En este primer grupo caben la enfermedad propia y la mudanza. Otro grupo se refiere a un cambio en las relaciones particulares con el prójimo: la separación, enfermedad o muerte de un ser querido. Y un tercer grupo (apremio económico y problemas legales) representa un cambio en las relaciones con el grupo social, sus valores e instituciones.

Llama profundamente la atención que no aparezcan mencionados conflictos amorosos o conyugales, tan frecuentes en la patogénesis de cuadros neuróticos y aun esquizofrénicos, como tampoco situaciones que impliquen frustración o decisiones difíciles. Vale decir, no cualquier situación crítica tendría un valor patógeno para la depresión.

La respuesta a por qué justamente este tipo de circunstancias que implican un cambio particular desencadena una depresión y no otras, obliga a plantearse el problema de la personalidad depresiva o predepresiva, desde el modo de ser vividas estas circunstancias. Porque indudablemente el análisis de estas situaciones predepresivas de nuestros enfermos nos puede iluminar el modo de ser de estas personas para quienes *este tipo de cambios y no otros* se entrelaza esencialmente con la depresión.

Podríamos decir que ellos deben vivir su propio cuerpo y su propia morada de manera tal que al ser sacados de ese modo habitual por la enfermedad o el cambio de casa, se derrumban. Lo mismo valdría para el cambio en las relaciones particulares con el prójimo: si la pérdida o aun la amenaza de pérdida, como es el caso de la separación geográfica o la enfermedad del ser querido es intolerable para ellos, es porque el modo de su relación previa con ellos era de tal intensidad y necesidad que solo se podía vivir *con* ellos. También sus relaciones sociales y laborales deben tener un carácter particular para que las deudas o los problemas legales se les hagan insuperables. Deben tener un sentido de responsabilidad exagerado y una gran intolerancia a la culpa, tema común a esas dos circunstancias predepresivas que hemos caracterizado como un cambio en las relaciones con el grupo social. Y, curiosamente, estas inferencias que hacemos desde el análisis de las situaciones coinciden con rasgos centrales del *typus melancholicus* descrito por Tellenbach en 1961: "...su vida profesional está caracterizada por la escrupulosidad, la aplicación y la conciencia del deber..., las relaciones interpersonales están determinadas por dos características: el ser-para-el-otro y el rendir-para-el-otro..., en las relaciones consigo mismo revelan una extraordinaria sensibilidad a la conciencia moral y están atentos a evitar toda culpa por pequeña que sea ..., etcétera".

Pero no solo con la personalidad previa aparecen estas situaciones predepresivas en una relación esencial, sino también con los síntomas mismos de la enfermedad. Veíamos en el análisis de los complejos sintomáticos fundamentales que los síntomas clínicos podían agruparse en torno a un cambio particular de la experiencia del cuerpo (decaimiento, incapacidad, ánimo depresivo, etc.), a una alteración de los ritmos biológicos fundamentales y al complejo inhibición-agitación. Para una personalidad depresiva el cambio de la experiencia del cuerpo –hecho este para la acción y el rendimiento– provocado por una enfermedad somática que lo inhabilita, o por un cambio de casa que lo hace sentirse desarraigado, sacado del cobijo habitual, se traduce en la depresión como pesadez, desánimo, extrañeza de sí mismo, incapacidad física. La situación de pérdida en alguien que *no puede vivir sin el otro* tiene su correlación en la soledad del depresivo inhibido o en su contrario, la búsqueda desesperada y monótona de contacto y protección en el depresivo agitado, en las ideas delirantes que se refieren a daño o enfermedad de algún familiar y en la pérdida total de todo sentido en la vida. Por último, el conflicto con la sociedad que se expresa en el modo de vivir un apremio económico o un problema banal con la justicia tiene su traducción sintomatológica en las ideas delirantes de culpa, en las ideas paranoides ("me van a tomar preso", "la policía tiene rodeada la casa", etc.) y en los deseos e intentos de suicidio.

La relación, empero, entre el conflicto, la personalidad y la psicosis, en este caso la depresión, no es solo temática, sino también estructural. Si aceptamos las ideas sobre la depresividad de algunos autores de la corriente antropológico-existencial en psiquiatría, como Viktor von Gebsattel, por ejemplo, que plantean que lo esencial sería la "detención del flujo madurativo de la existencia", vale decir, una profunda alteración en la temporalidad, que estaría sustentando todos los síntomas depresivos, vamos a encontrar que en la personalidad depresiva, con su autoexigencia exagerada, con su afán de rendir que se da simultáneamente con la escrupulosidad y la minuciosidad, están dadas las condiciones estructurales para que esa detención se produzca, puesto que ellos viven cada día o cada momento de la vida como una totalidad que termina, donde por lo tanto nada se puede postergar.

La situación predepresiva sería entonces aquella que imposibilita la realización de ese tipo de temporalidad. Y eso es lo que ocurre con las circunstancias que encontramos en nuestros enfermos. La enfermedad somática que reduce a la cama y que impide rendir en la forma acostumbrada donde todo tiene que ser terminado a tiempo. La separación del ser querido que es vivida como pérdida definitiva y, dado el tipo de unión con él, como *término* definitivo, porque *el depresivo no sabe esperar.* Se espera siempre lo en algún sentido improbable. El depresivo vive en el mundo de lo probable y de lo seguro, donde todo está planificado de antemano. La situación de deuda o culpa también hace posible la detención del acontecer vital porque el modo de "temporizarse" el depresivo no permite la redención, el perdón, de ahí que siempre evite la culpa cuando está sano. Porque el aceptar o asumir la culpa no solo implica un postergar sino un postergar-se, una entrega a un futuro incierto donde del *otro y no del esfuerzo personal depende el que haya perdón.*

Vemos entonces cómo aquellas circunstancias halladas en nuestro material y que a primera vista no tenían necesariamente un carácter "traumático" como para desencadenar una depresión, aparecen ahora en una relación de sentido esencial con el modo de ser del depresivo y con la enfermedad misma.

e) Depresión y personalidad previa

El análisis de los rasgos previos de la personalidad consignados en nuestra casuística de 55 depresiones internadas en el Hospital Psiquiátrico de Concepción entre los años 1962 y 1966, nos permitió establecer que, en el 61,8% de los casos la personalidad correspondía al *tipo melancólico* descrito por *Tellenbach* (1961)[69] para los depresivos alemanes. En el 34,6% los datos sobre personalidad y biografía eran incompletos pero coincidentes, y en ninguno de los 55 casos se describían características atribuibles a otros tipos clásicos de personalidad como la esquizoide, la obsesiva, la histérica, etcétera.

Los rasgos caracterológicos y conductuales hallados en nuestro material y que hemos adscrito al *tipo melancólico* de Tellenbach no son una novedad. Ya Lange (1926)[70] describe a los depresivos como "laboriosos, responsables, exactos, puntuales, ordenados, piadosos, dignos de confianza, etc.", y Mauz (1930)[71] encuentra que la personalidad de las mujeres que hacen fases depresivas periódicas estaría caracterizada por la minuciosidad, la seriedad, la responsabilidad y la preocupación por los demás. El japonés Shimoda (1941)[72] en un trabajo sobre las melancolías involutivas describe la personalidad previa de estos pacientes con características como las siguientes "diligentes en el trabajo", "ordenados", "honrados", "alto sentido de la justicia y del deber", "incapaces de histrionismo o de pereza", etc. Sin embargo ninguno de estos autores fue más allá de la mención de estos rasgos junto a otros que se refieren al temperamento o a sus relaciones familiares. Es probable que la razón de ello se esconda en el hecho que todos estos rasgos representan cualidades *positivas* dentro de las sociedades modernas, lo que hacía difícilmente imaginable el que pudieran llevar a algo tan *negativo* como la enfermedad depresiva.

Y desde este punto de vista la constatación de estas características tan normales no hacía sino reafirmar el carácter endógeno de la depresión.

Es el gran mérito de Tellenbach el haber descubierto un tipo humano en el que estas características de la personalidad y del comportamiento configuraran una *normalidad patológica,* por cuanto el aferrarse a estos modos socialmente positivos de ser encierra el temor permanente de caer en lo contrario, privándolos de la libertad de prescindir de ellos ante eventuales situaciones que hagan imposible su realización.

El que este tipo aparezca prácticamente de regla en un material de enfermos no seleccionados de un ambiente sociocultural tan diferente al de los países centroeuropeos o a Japón, como es el de Concepción, Chile, sugiere la existencia de una *relación de necesidad* entre este tipo humano y el síndrome depresivo propiamente tal. Por otra parte, permitiría aventurar la hipótesis que la baja incidencia de síndromes depresivos en este ambiente de país subdesarrollado, de espíritu latino, como se desprende del análisis de los Cuadros 1 y 2, está en relación con el hecho que estos valores en torno a los cuales vive el depresivo y que son tan propios de las sociedades desarrolladas de corte tecnológico-industrial, no han sido asimilados aquí en igual forma, haciendo entonces más improbable la configuración del *tipo melancólico* y con ello que las depresiones se vean con menor frecuencia.

Por último, habría que mencionar la correspondencia que se observa entre los rasgos de personalidad descritos en el 96,4% de los casos y las situaciones biográficas concomitantes halladas en el 74,5%. En el punto 4 de la discusión intentamos esbozar una hipótesis sobre las relaciones estructurales entre el síndrome depresivo y las situaciones biográficas predepresivas, concluyendo que por más banales que ellas aparezcan para una mirada ingenua, su rol en la patogénesis de esta enfermedad era evidente y tenía un carácter de necesidad. Desde el análisis situacional, podíamos también deducir algunas características fundamentales sobre la personalidad previa de estos enfermos. El Cuadro 10 no hace sino confirmar la legitimidad de nuestras suposiciones, por cuanto en él se nos muestra que en casi el 100% de los casos la personalidad previa corresponde a esos modos de ser que se imponían como en relación de necesidad con la situación crítica y con los síntomas. Al mismo tiempo este hallazgo vendría a significar una demostración empírica de la validez que tiene la intuición fenomenológica de Tellenbach, de que un tipo humano característico y no otro es el que lleva en sí la posibilidad de llegar a ser depresivo.

f) Perspectivas

Del análisis de nuestra casuística se desprende como corolario que es posible encontrar un orden de comprensión dentro de la heterogeneidad de cuadros depresivos que ofrece la clínica psiquiátrica, que permita avanzar desde los síntomas externos hacia el fenómeno subyacente de la depresividad a través de la revelación de relaciones de necesidad entre los síntomas entre sí y con respecto a estructuras de lo humano peculiarmente alteradas, v. gr. la unidad estructural existente entre la dificultad para pensar, la constipación y la sensación de frío, y entre estas con la inhibición del acontecer vital básico (Von Gebsattel) y en un plano más profundo, con la constitución de la temporalidad (Binswanger). Pero al mismo tiempo se abre el camino para una comprensión histórica, vale decir, en un corte longitudinal, al revelarse *los síntomas* como estando en una relación de sentido con *el estilo de vida previo* y con *la situación desencadenante,* v. gr. la incapacidad de sentir del depresivo en relación con su modo tan "próximo" de vincularse a los seres queridos y el matrimonio de su última hija, que implica separación, como situación desencadenante. Por último, este modo desprejuiciado de mirar al enfermo depresivo permite hacer comprensible los nexos entre depresividad y contexto sociocultural, puestos de relieve en diversas investigaciones de psiquiatría comparada, al demostrarse que las depresiones serán más frecuentes allí donde el grupo social como tal se autocomprenda y se proyecte desde y hacia valores que llevan al extremo las contradicciones entre cantidad y calidad del trabajo, entre libertad y dependencia en el amor, entre transcurso y permanencia en el vivir.

Referencias

1. Kraepelin Emil. *Lehrbuch der Psychiatrie,* Barth, Leipzig, 1903–1904.
2. Jaspers Karl. *Allgemeine Psychopathologie,* Springer Verlag, 7. Auflage, 1959, S. 325.
3. Schneider Kurt. *Klinische Psychopathologie,* Thieme Verlag, Stuttgart, 6. Auflage, 1962, S. 145.
4. Weitbrecht H.J. "Psicopatología comparada de los estados depresivos", *Actas Luso-españolas de Neurol. y Psiquiatría,* Vol. 27, Nº 3, 1968, p. 407.

5. HAEFNER HEINZ. "Die existentielle Depression", *Arch. Psychíatrie u. Z. Neurol.* Band *197,* 1954, S. 407.
6. KIELHOLZ PAUL. "Diagnostik und Therapie der depressiven Zustandsbilder". *Schweiz. med. Wschr. 79,* 1957, S. 107.
7. KIELHOLZ PAUL. "Clínica, diagnóstico y tratamiento de los estados depresivos", *Documenta Geigy, Acta Psicosomática,* Nº 2, 1961, p. 29.
8. HOFFET HEINRICH. *Typologische Gliederung depressiver Syndrome und somatotherapeutische Indikationsstellungen,* Karger Verlag, Basel-New York, 1962, S. 5, 6, 9, 13 u. 17.
9. ZUTT JURG. "Ueber den tragenden Leib", in *Auf dem Wege zu einer anthropologischen Psychiatrie,* Springer, Berlin-Heidelberg-New York. 1963, S. 416.
10. LEHMANN H.E. "Psychiatric concept of depression", in *Symposium on Depression and Allied States,* MacGill University Press, Montreal, 1959, p. 3.
11. PICHOT P. "Les dimensions des clepressions", *L'Evolution Psychiatrique 34,* 1969, p. 297.
12. GEBSATTEL V.E. FHR. VON, *Antropología médica,* trad. española de José Soria, Ed. Rialp, Madrid, 1966, p. 17.
13. BINSWANGER LUDWIG. *Melancholie und Manie,* Neske Verlag, Pfullingen, 1960, S. 42 u. 49.
14. PARADA RAFAEL. "La temporalidad en el estudio de la depresión", *Revista de Psiquiatría Clínica.* Vol. 4, Nos 1-2, Santiago de Chile, 1967.
15. TELLENBACH HUBERT. "Zur Freilegung des melancholischen Typus im Rahmen einer kinetischen Typologie", in *Das Depressive Syndrom,* Urban & Schwarzenberg, München-Berlin-Wien, 1969, S. 173.
16. SCHNEIDER KURT. "Die Untergrunds depression", *Fortschr. Neurol. Psychiat.* Band *17,* 1949, S. 429.
17. BLEULER EUGEN. *Lehrbuch der Psychiatrie,* umgearbeitet von Manfred Bleuler, Springer Verlag, 10. Auflage. 1966, S. 408, 421, 423.
18. BINSWANGER LUDWIG, *óp. cit.,* 1960.
19. BINSWANGER LUDWIG, *óp. cit.,* 1960.
20. TELLENBACH HUBERT, "Abreviatur und Epikritisches zu Ludwing Binswanger's Buch 'Melancholie und Manic", *Der Nervenarzt 33,* 1962, S. 515.

21. Parada Rafael, *óp. cit.,* 1967.
22. Hoffet Heinrich, *óp. cit.,* 1962.
23. Dörr-Zegers Otto, "El condicionamiento sociocultural de la depresión endógena", en *Psiquiatría en América Latina (Actas del V Congreso Latinoamericano de Psiquiatría),* Bogotá, 1968, p. 353.
24. Wyrsch Jacob, "Die Intuition bei der Erkennung der Schizophrenie", *Schweiz, med. Wachr* 76, 1946, S. 221.
25. Terris M., "Use of hospital admissions in epidemiological studies of mental disease", *Archives of General Psychiatry.* Vol. 12, Nº 4, 1965, p. 420.
26. Miller L., "The Social Psychiatry and Epidemiology of Mental Health in Israel", in *Contributions to Comparative Psychiatry II,* Karger, 1967, pp. 118, 119 and 120.
27. Milew W. y Kirow K., "Ueber einige Erscheinungen und Besonderheiten der zyklophrenen Melancholie in Bulgarien", in *Contributions to Comparative Psychiatry II,* Karger Verbg, Basel-New York, 1967, pp. 23, 24, 30, 31.
28. Hoffet Heinrich, *óp. cit.,* 1962.
29. Auersperg Alfred Prinz von, und Derwort, A., "Beitrag zur vergleichenden Psychiatrie vom sozio-kulturellen Standpunkt", *Der Nervenarzt* 33, 1962, S. 23.
30. Kraepelin Emil, *óp. cit.,* 1903-1904.
31. Bleuler Eugen, *óp, cit,,* 1966,
32. Milew W. y Kirow K., *óp. cit.,* 1967.
33. Hoffet Heinrich, *óp. cit.,* 1962.
34. Lunn Villars, "Observation about T. Helgason's paper on the frequency of depressive states in geographically delimitted groups of population", *Depression, Acta Psychiatrica Scandinava,* supl. 162, Vol. 37, 1961, p. 96.
35. Tellenbach Hubert. *Melancholie. Zur Problemgeschichte, Typologie, Pathogenese und Klinik,* Springer Verlag, Berlin-Heidelberg-New York, 1961, S. 40, 48, 113, 149, 154.
36. Hoffet Heinrich, *óp. cit.,* 1962.
37. Milew W. y Kirow K., *óp. cit.,* 1967.
38. Hoffet Heinrich, *óp. cit.,* 1962.
39. Hoffet Heinrich, *óp. cit.,* 1962.

40. Milew W. y Kirow K., *óp. cit.*
41. Pichot P., *óp. cit.,* 1969.
42. Kielholz Paul, *óp. cit.,* 1961.
43. Rennie T.A.C. "Prognosis in Manic-Depressive Psychoses", *Amer. J. Psychiat.* 98, 1942, p. 801.
44. Noyes A.P. *Modern Clinical Psychiatry,* Saunders, Filadelfia, 1958.
45 Lange Johannes. "Die endogenen und reaktiven Gemütserkrankungen und die manisch-depressive Konstitution", in O. *Bumke's Handbuch der Geisteskrankhelten,* Band 6.
46. Tellenbach Hubert, *óp. cit.,* 1961.
47. Tellenbach Hubert, *óp. cit.,* 1961.
48. Auersperg A. Prinz von y Solari G. Brückensyndrome der akuten Alkohol-Halluzinose zum Delirium Tremens", *Der Nervenarzt* 24, 1953, S. 407.
49. Wulff E. "Psychiatrischer Bericht aus Vietnam", in *Contributions to Comparative Psychiatry I,* Karger Verlag, Basel-New York, 1967, pp. 1-84.
50. Pfeiffer W.M. "Psychiatrische Besonderheiten in Indonesien", in *Contributions to Comparatiue Psychiatry,* Karger Verlag, Basel-New York, 1967, S. 102.
51. Carothers, cit. por Tellenbach, H. en "Transkulturelle Aspekte der Melancholie", *Jhb. Psychol. Psychotherapie u. med. Anthropologie.* 17, 1969, S. 13 (cit N° 55).
52. Wittkower E. y Hugel R. "Transcultural aspects of the depressive syndrome", in *Das Depressive Syndrom,* Urban & Schwarzenberg, München-Berlin-Wien, 1969.
53. Rennie T.A.C., *óp. cit.,* 1942.
54. Kielholz Paul, *óp. cit.,* 1961.
55. Tellenbach Hubert. "Transkulturelle Aspekte der Melancholie", *Jhb. Psychol. Psychotherapie u. med. Anthropologie* 17, 1969, S. 13.
56. Tellenbach Hubert, *óp. cit.,* 1969.
57. Auersperg Alfred Prinz von, *óp. cit.,* 1953.
58. Dörr-Zegers Otto, *óp. cit.,* 1968.
59. Wittkower E. y Hugel R., *óp. cit.,* 1969.
60. Murphy H.B.M. "The symptoms of depressions. A cross cultural survey", in *World Congress of Social Psychiatry,* London, 1964.

61. Yap P.M. "Phenomenology of affective disorders in Chinese and other cultures", en *Ciba Foundation Symposium,* 1965, obra citada por Tellenbach, 1969 (cit. Nº 55).
62. Hoch E., citado por Tellenbach, 1969 (cit. Nº 55).
63. Peiffer W.M., *óp. cit.,* 1969.
64. Kraepelin Emil, *óp. cit.,* 1903-1904.
65. Heidegger Martin. *Ser y tiempo,* trad. José Gaos, Fondo de Cultura, 2º edición, 1962, pp. 311 y siguientes.
66. Kimura Bin. "Plänomenologie des Schulderlebnisses in einer vergleichenden psychiatrischen Sicht", in *Contributions to Comparative Psychiatry, Part II,* Karger Verlag, Basel, New York, 1967, p. 54.
67. Dörr-Zegers Otto, *óp. cit.,* 1968.
68. Zutt Jürg. "Ueber Daseinsordnungen", in *Auf dem Wege zu einer anthropologischen Psychiatrie,* Springer Verlag, Berlin-Heidelberg-New York, 1963, S. 310.
69. Tellenbach Hubert, *óp. cit.,* 1961.
70. Lange Johannes. "Ueber Melancholie", *Z. ges. Neurol. Psychiatrie,* Bd. 101, 1926, S. 54
71. Mauz F. *Die Prognostik der endogenen Psychosen,* Thieme Verlag, Leipzig, 1930.
72. Shimoda K. "Ueber den Prämorbiden Charakter des manisch-depressiven Irreseins", *Psychiatria et Neurologica Japonica 45,* 1941, S. 101 (citado por Tellenbach, 1969, cit. Nº 55).

CAPÍTULO VIII

Fenomenología diferencial del síndrome depresivo

1. Introducción

La corriente fenomenológico-antropológica en psiquiatría ha atribuido desde sus comienzos una gran importancia a la distinción entre *síntoma* y *fenómeno* (Hofer, 1954[1]; Haefner, 1959[2]; Blankenburg, 1961[3]; Tellenbach, 1961[4] y 1962[5]). Se trata, en síntesis, de poner "entre paréntesis" las manifestaciones externas de una enfermedad determinada con el fin de intentar coger el ser del paciente en su *cómo,* por cuanto "en los síntomas solo reconocemos que algo existe (la enfermedad) pero que no se muestra en sí, no aparece ella misma, sino solo se anuncia o delata en ellos" (Tellenbach, 1956)[6].

La elaboración filosófica del problema del síntoma fue realizada por Heidegger (1927) en su obra *Ser y tiempo*[7]. Para Heidegger los síntomas o manifestaciones anuncian la presencia de una perturbación que en sí misma no se muestra. El fenómeno, en cambio, es lo que se muestra en sí. Los fenómenos no son nunca manifestaciones (o síntomas), pero ellas están referidas siempre a un fenómeno que las subyace.

La medicina somática se preocupa fundamentalmente del reconocimiento y manejo de los síntomas. Si se define este como "el elemento visible de un nexo funcional (Haefner, 1959)[8] y se supone un conocimiento previo de las relaciones que rigen las partes ocultas de esa totalidad patofisiológica que es la enfermedad, entonces es legítimo el salto desde la manifestación externa o síntoma a la enfermedad como totalidad (diagnóstico). En la psiquiatría, en cambio, este procedimiento es inadecuado, por cuanto no se dan en ella los presupuestos que legitiman el proceso diagnóstico en la medicina somática, por lo menos en lo que dice relación con las llamadas psicosis endógenas: en ellas se desconocen tanto el substrato como los mecanismos etiopatogénicos. Por esta razón, no cabe duda, quiso Kurt Schneider (1959)[9] reemplazar el concepto de *síntoma* por el de *característica (Merkmal).*

Si a pesar de ello se insiste en el plano meramente sintomatológico, v. gr. desánimo, angustia, alucinaciones, etc., se caerá inevitablemente en confusiones y tautologías. Müller-Suur (1958)[10] elaboró lo antedicho a propósito de la esquizofrenia, demostrando que el diagnóstico de esta enfermedad se hace en último término sobre la base del aspecto *esquizofrénico* de cada uno de sus síntomas. Lo que en rigor significa *esto esquizofrénico* no está en condiciones de responderlo una psiquiatría orientada exclusivamente hacia las manifestaciones externas. La psiquiatría de corte fenomenológico-antropológico, en cambio, se ha propuesto desde sus inicios la tarea de preguntarse por la *esencia* de las enfermedades mentales (Von Gebsattel, 1954[11]; Binswanger, 1957[12]; Von Baeyer, 1957[13]; Tellenbach, 1959[14]; Straus, 1960[15]; Kisker, 1960[16]; Zutt, 1963[17], entre otros).

2. Confusión sobre el concepto de depresión

Quizá sea el hecho que la psiquiatría clínica no asumió consecuentemente el análisis fenomenológico de los síndromes psicopatológicos, lo que explica que todavía hoy reine una gran confusión en el campo de la nosología de las enfermedades depresivas. Consistentes críticas de Lehmann (1959)[18], Tellenbach (1961)[19] y Pichot (1969)[20] en contra del manejo impreciso y ambiguo del concepto de depresión no han logrado aún imponer un nuevo orden en la nosología, clasificación y patogénesis de los síndromes depresivos.

Después de las primeras diferenciaciones entre *depresión* como fase de la psicosis maníaco-depresiva y depresión involutiva, entre depresión endógena y depresión reactiva, entre formas psicóticas y neuróticas, etc., se ha descrito una serie de síndromes independientes. Nos referimos, por ejemplo, a la "depresión del trasfondo" de Kurt Schneider (1935)[21], la "depresión por descarga" de Schulte (1951)[22], la "depresión por desarraigo" de Bürger-Prinz (1951)[23], la "distimia endorreactiva" de Weitbrecht (1952-1968)[24], la "depresión existencial" de Haefner (1954)[25], etc. Las relaciones entre estos distintos síndromes entre sí y con respecto a la fase depresiva de las psicosis maniacodepresiva no fueron nunca precisadas. Y, con excepción de Von Gebsattel (1954)[26], quien exigiera a los psicopatólogos en el marco de las múltiples manifestaciones depresivas… "unificar desde el punto de vista psicopatológico los cuadros clínicos más diversos y no dejarse engañar por la aparente riqueza de posibilidades diagnósticas", apenas si se ha planteado la pregunta por el *cómo* de aquello que mueve al psiquiatra a hablar de *depresión* frente a toda esta gama de perturbaciones. Con otras palabras: no se pregunta por el carácter de la depresividad de lo en cada caso aparentemente *depresivo.*

Pero la mayoría de estas diferenciaciones mencionadas no habrían sido necesarias si en aquel entonces hubieran existido las ulteriores investigaciones de Tellenbach (1961)[27], en las cuales este autor demostró que en todos estos síndromes se trata, en rigor, de una auténtica depresividad endógeno-melancólica común y que los distintos apellidos o prefijos adscritos a ellos (v.gr.: "de descarga", de "desarraigo", de "mudanza", etc.) no representan sino la constelación situacional patógena que pone en movimiento la endogenidad dormida (endokinesis). Por la misma época Binswanger (1960)[28] llegaba a conclusiones similares, y nosotros mismos (Dörr-Zegers, 1971)[29], a través de un extenso estudio clínico-estadístico realizado en la Universidad de Concepción, Chile, pudimos comprobar la importancia de la situación predepresiva en el desencadenamiento de las melancolías monopolares. Este tipo de verificaciones, así como las obtenidas en los trabajos de Von Zerssen (1969[30]; 1970)[31] por medio del análisis factorial, contradicen el argumento que a menudo se esgrime en contra de la corriente fenomenológico-antropológica en psiquiatría, en el sentido que sus resultados solo tienen validez en el marco del caso individual (Conrad, 1958)[32].

La suposición de una unidad esencial de los síndromes depresivos descritos hasta ahora deja, sin embargo, abierta la cuestión de las depresiones *sintomáticas.* Nos referimos a aquellos estados depresivos que se observan en el curso de las neurosis, las esquizofrenias y las epilepsias. La hipótesis de una coincidencia entre melancolía y epilepsia, por ejemplo, es dudosa desde el momento que es muy remota la probabilidad estadística que dos enfermedades tan diferentes entre sí y respectivamente vinculadas a la herencia se presenten en forma simultánea en un mismo sujeto. Este problema fue estudiado en forma detallada por los ingleses Slater, Beard y Glithero (1963)[33] a propósito de las psicosis paranoides en la epilepsia y resuelto en el sentido de un rechazo a la hipótesis de la coincidencia.

La pregunta por las relaciones entre estas depresiones *sintomáticas* y aquellas del círculo melancólico, no ha sido planteada explícitamente hasta ahora. En general, se tiende a aceptar la independencia de los cuadros depresivos en la esquizofrenia, mientras las depresiones neuróticas son concebidas más bien como formas marginales y/o transicionales de las depresiones ciclotímicas (Weitbrecht, 1963, entre otros)[34]. Del problema de las depresiones en la epilepsia se ocuparon fundamentalmente los antiguos autores franceses. Así, Morel (1860)[35] las interpretó como formas de manifestación de *l'epilepsie larvée,* y Codet (1926)[36] intentó llegar a criterios diagnóstico-diferenciales entre las depresiones ciclotímicas y las epilépticas, comunicando la interesante observación que "el epiléptico con depresión permanece muy consciente de sus perturbaciones psíquicas y aun se sorprende de ellas...".

3. Hacia una diferenciación entre depresiones melancólicas y no melancólicas o sintomáticas

Nuestra intención es avanzar por el camino señalado por los autores franceses con una contribución al problema de la diferenciación entre las depresiones melancólicas y las no melancólicas o sintomáticas.

Como antecedente de este trabajo valga la larga experiencia como jefe del Policlínico de la Clínica Psiquiátrica de la Universidad de Chile, en Santiago, donde en una reunión diaria nos eran presentados tres o cuatro de los casos más interesantes o difíciles entre un promedio de 20 enfermos nuevos que nos consultaban diariamente. Muy pronto, durante el manejo de una tan amplia casuística, se nos hizo evidente que una de las más urgentes tareas debía ser la clarificación conceptual, la definición sindromática y el establecimiento de claros criterios diferenciales en el marco de la diversidad de cuadros depresivos que ofrece el contacto diario e intensivo con enfermos psiquiátricos. Por falta de disponibilidad de camas permanecían estos pacientes en su mayoría en tratamiento ambulatorio con los médicos de nuestro grupo, de manera que podíamos observar atentamente el curso espontáneo y bajo timolépticos, así como la diferente respuesta de los distintos síndromes a los correspondientes esquemas terapéuticos.

De esta experiencia clínica y terapéutica con las más diversas formas de la depresividad surgieron algunos criterios claves que quisiéramos enunciar en forma esquemática:

1. No hay una diferencia esencial entre las llamadas *depresiones endógenas* y las llamadas *depresiones reactivas.* Una vez producido el cambio melancólico *(die "melancholische Abwandlung",* en el sentido de Tellenbach, 1961)[37] o, con otras palabras, encontrándonos frente al síndrome depresivo propiamente tal, no hablamos ya más de *depresión,* y sobre todo de *depresión reactiva* en el sentido de las *reacciones vivenciales anormales* (depresivas) de Kurt Schneider (1959)[38], sino de *depresión melancólica,* concepto que implica un cambio endógeno y una relación dinámica entre endogenidad y situación. En esto coincidimos con el punto de vista de Binswanger, quien lo desarrollara con la consecuencia que lo caracteriza en el prólogo a su libro *Melancolía y manía* (1960)[39].
2. En las depresiones *melancólicas* pudimos constatar, casi sin excepción, la estructura del *typus melancholicus* en la personalidad premórbida, así como la existencia de una situación patógena específica en el sentido de Tellenbach (1961)[40]. En las depresiones *no melancólicas,* en cambio, faltaban ambas.
3. En aquellas depresiones resistentes a los timolépticos casi nunca fue posible comprobar la estructura del *typus melancholicus.* No encontramos tampoco las modificaciones de los sentimientos vitales y/o de los ritmos biológicos fundamentales, los cuales, de estar presentes, adoptan características *atípicas.*
4. En la mayoría de estos casos atípicos, timoléptico-resistentes y estructuralmente alejados del tipo melancólico de Tellenbach, pudimos comprobar otra etiología que diera razón de la sintomatología depresiva, v. gr.: una epilepsia, una esquizofrenia pseudoneurótica, una grave neurosis del carácter, un hipotiroidismo, etcétera.
5. Aun cuando no pertenece al campo de la ciencia estricta en el sentido de una fundamentación metódica, sino más bien al de la mera *experiencia,* se destacó la percepción de una *sensación de lo melancólico (ein "Melancholie-Gefühl")* como un criterio importante para la diferenciación entre depresividad melancólica y no melancólica. La evolución y/o estudios etiológicos ulteriores dieron siempre razón a esa percepción originaria.

Tales conocimientos intuitivos, como función de un entrenamiento experiencial, no son desconocidos en la psiquiatría. Rümke (1958)[41] describió la *sensación-praecox,* o más bien la *vivencia-praecox,* a propósito del reconocimiento intuitivo de la esquizofrenia. Apuntando a lo mismo escribió Wyrsh (1946)[42] un trabajo sobre la importancia de la intuición en el diagnóstico de la esquizofrenia y años más tarde informó sobre un fenómeno similar en relación con cuadros orgánico-cerebrales (1968)[43].

Nuestra experiencia atmosférica de algo así como una percepción inmediata de la depresividad melancólica encuentra también su correspondencia en algunas formulaciones que hallamos en el libro *Geschmack und Atmosphäre,* de Tellenbach (1968)[44], como "experiencia de la marchitez", "pérdida de la frescura vital", etcétera.

Blankenburg (1962)[45] exige a la experiencia fenomenológica "ser decididamente más abierta hacia todas las modalidades de ser de aquello que nos hace frente, vale decir, que tiene que poder ser más natural que la experiencia natural misma", pero al mismo tiempo debe ser "más científica que la experiencia científica en la medida que ella no se limita a ocuparse de un solo proyecto trascendental, sino más bien transforma en su tema central todos los modos del ser en general"[46]. Nosotros queremos adherirnos a las palabras de Blankenburg y analizar desde esta perspectiva algunos casos de depresividad melancólica y no melancólica.

3.1. La depresión melancólica

Se trata de la señora Elfriede N., viuda, de cincuenta y ocho años, alemana de nacimiento y residente en Chile desde 1938. Su marido era judío y tuvo que escapar de Alemania durante la persecución nazi. Ella lo siguió, naturalmente. Con dificultades iniciales lograron formarse una situación económica con base en un negocio de artículos de cuero, donde ambos trabajaron codo a codo y sin escatimar esfuerzos ni sacrificios. Poco después de llegar a Chile nació su única hija, hoy felizmente casada con un dentista de origen chileno. Fuera del trabajo en el negocio al lado del marido, ella llevaba la casa, cuidaba a su hija y atendía al esposo con gran solicitud. El matrimonio hacía escasa vida social y esta estaba limitada a algunos miembros de la colonia judía en Chile. A pesar de ser Elfriede alemana y no judía, no quiso cultivar ningún contacto con la numerosa colonia residente en Chile, por considerar que así le era aún más leal a su marido. De muy buena salud, aunque de contextura delgada, nunca necesitó recurrir a médicos ni hospitales.

En 1970 fallece bruscamente su marido de un infarto del miocardio. El duelo de Elfriede fue profundo y prolongado. A la hija esto no le extrañó por cuanto tenía perfecta conciencia de cuán unidos habían sido ambos. Paulatinamente se reincorporó a su trabajo y su tristeza mostraba visos de superarse. En esto fue acusada injustamente por una de sus empleadas a los Tribunales del Trabajo. Esto la habría puesto muy "nerviosa" y le habría provocado dificultades para dormir. La solución del conflicto laboral, gracias a la pronta intervención de un buen abogado contratado por la hija, no hizo desaparecer la angustia y la intranquilidad de Elfriede, quien comenzó a considerar seriamente la eventualidad de vender el negocio. En contra de la opinión de la hija, quien pensaba en la seguridad económica y en el recuerdo del padre, que tanto había estimado su trabajo, Elfriede decidió la venta de la noche a la mañana.

En los días que siguieron al cierre del negocio Elfriede tornóse más inquieta aún, no dormía ni comía, decía sentir una angustia insoportable, lloraba sin motivo, caminaba sin rumbo de un lado a otro en su departamento, se aferraba a la hija rogándole que no la dejase sola, y al mismo tiempo la tiranizaba con órdenes contradictorias y un malhumor desconocido en ella. La hija, con el recuerdo de la fortaleza de su madre, atribuyó todas estas manifestaciones extrañas a una reacción tardía a la muerte del marido, de quien Elfriede había sido tan dependiente. Empezó a preocuparse, sin embargo, cuando su madre manifestó ideas de todo punto de vista "absurdas": la venta no era legal, el Servicio de Impuestos Internos ya estaba informado de ello y le seguía los pasos, en cualquier momento vendría a buscarla la policía para llevarla a la cárcel, etc. Mientras la hija se decidía a consultar un psiquiatra, Elfriede cayó en un estado de inmovilidad y mutismo absolutos, que determinó su pronto ingreso en la Clínica Psiquiátrica Universitaria.

Diagnosticamos un estupor depresivo y lo tratamos con infusiones de Anafranil, con lo cual conseguimos una mejoría paulatina de su estado. Empezó a dormir y a comer, se regularizó su digestión, recuperó peso y colores, habló, hasta reconocer poco a poco la anormalidad de su estado y de las ideas que la atormentaban. La dimos de alta dos meses después de su ingreso en perfectas condiciones.

Cuatro meses después fue traída de urgencia en un típico estado maníaco: no dormía en toda la noche, cantaba a voz en cuello hasta quedar afónica, insultaba a su hija y a su yerno, salía a las calles a conversar con cualquier desconocido y en una oportunidad se paseó por el barrio con una bandera chilena cantando aires marciales. Logramos controlar esta fase con altas dosis de Haloperidol y Meleril, y nuevamente la dimos de alta recuperada. Con posterioridad desarrolló, respectivamente, una fase depresiva y una maníaca hasta que nos decidimos a iniciar tratamiento con sales de litio (de los primeros casos que se trataron en Chile), con lo cual Elfriede se estabilizó hasta el día de hoy.

Se trata de un caso corriente de psicosis maníaco-depresiva (hoy enfermedad bipolar), cuya fase inicial de forma depresiva se produjo quizá algo más tarde que lo habitual. Su enfermedad muestra todos los síntomas típicos tanto en las fases depresivas como en las maníacas. La evolución con alternancia de periodos depresivos, maníaco e intervalos de normalidad es también lo característico. La personalidad premórbida recuerda la estructura del *Typus Melancholicus* de Tellenbach por su dedicación casi exclusiva a la familia, a la casa y al trabajo. La situación predepresiva al irrumpir la primera fase muestra a su vez los rasgos fenomenológicos de la *includencia* en el sentido de Tellenbach (1961)[47].

Pero lo que a nosotros nos interesa en este contexto es el *cómo* de la depresividad en un caso corriente y típico de una fase melancólica. Para ello será necesario dejar de lado, o más precisamente "poner entre paréntesis", los síntomas particulares con el fin de adentrarnos en "aquello que está frente a nosotros en toda su incondicionalidad" (Blankenburg, 1962)[48]. Nuestra actitud deberá semejar a la de una persona carente de experiencia psiquiátrica, alguien capaz todavía de una plena ingenuidad. Para un tal observador, la inmovilidad de la paciente no será una *inhibición,* ni su silencio absoluto un *mutismo estuporoso,* como tampoco la opacidad de su mirada representará un signo de *tristeza vital,* sino simplemente los diferentes aspectos del ser con quien en ese momento *se encuentra* y que lo afecta de tal o cual manera.

Desde esta actitud acerquémonos a Elfriede. Ella permanece sentada frente a nosotros silenciosa e inmóvil. Su mirada es opaca, carece de todo brillo, no nos transmite mensaje alguno, casi ningún asomo de vida interior. Pálida, amarillenta, seca. Su persistente silencio no lo sentimos como un activo negarse a un diálogo, sino más bien como un no estar presente. Es curioso, pero Elfriede no nos provoca un sentimiento de pena ni tristeza. Hay algo en ella desagradablemente ajeno, casi siniestro, pero no como en los paranoides y, en general, en los esquizofrénicos, que nos son extraños por su exceso de significatividad y de posibles referencias que nos abruman y sobrepasan, en cierto modo avasallándonos. Esa impresión de lo terrible y ajeno resulta más bien de la experiencia de un vacío allí donde uno estaba preparado a encontrarse con una persona, con un espíritu vivo y diferente, más o menos comunicativo, familiar, abierto, simpático, interesante.

Tratemos de penetrar más en profundidad en este sentimiento de desagradable extrañeza. Lo primero que se nos impone es una sensación casi corporal que nos inunda y que difícilmente se deja expresar en palabras, pero que quizás esté próxima a la náusea de *Sartre* (1943)[49]. Sensaciones similares experimentamos, por ejemplo, frente a un cadáver sobre la mesa de autopsia. De pronto caemos en la cuenta que la opacidad de su mirada, su inmovilidad y su silencio, tienen en común algo *cadavérico.* Hay en todo su ser algo cósico, objetal, casi diríamos material, que imposibilita el surgimiento de una reciprocidad entre su existencia y la mía. No hay un ir y venir del flujo personal, no hay un intercambio entre su mirada y mi mirada, entre su acontecer y el mío. En lugar de un encuentro interpersonal auténtico, lo que se ha producido entre nosotros es apenas un *chocarme* yo con ella, un encontrar algo y no un *encontrarme-con.* Este carácter de cosa que irradia la presencia casi puramente material de Elfriede se hace evidente también en su disponibilidad. Ella no *está* sentada o de pie frente a mí, sino solo *puesta* ahí, y yo siento que podría disponer de ella como de un utensilio a mi servicio. De hecho, la someto a un examen neurológico y no ofrece resistencia, como tampoco ayuda, y vuelvo a la impresión original de examinar un cadáver, aunque menos rígido.

Podríamos resumir nuestra experiencia con Elfriede intentando expresar en fórmulas los fenómenos esenciales: *la mirada se esconde detrás de los ojos y su espíritu se ha hundido en el cuerpo.*

Si aceptamos la distinción entre cuerpo y corporalidad, o quizá mejor entre *soma* y *cuerpo* (entre cuerpo-cosa y cuerpo-animado), como lo planteara originalmente Gabriel Marcel (1935)[50] y lo aplicara a la psiquiatría antropológica Zutt (1963)[51], podríamos prescindir de la palabra *espíritu,* llena de otras connotaciones, y hablar de un predominio del soma sobre el cuerpo animado o vivido (corporalidad). "Yo soy mi cuerpo y *tengo* un soma", dice Zutt *(Leib bin ich, Körper habe ich),* y *Kulenkampff* (1956)[52] agrega: "...el hombre en cuanto cuerpo animado (corporalidad) está presente en el mundo, vale decir, se erige, tiene una postura, aparece ante los otros.. reducido a la condición de soma (Körper), de objeto, no es más una presencia, sino solo un "ser-a-la-mano" *(Zubanden),* y cuando es cadáver, un mero "ser-ante-los-ojos" *(Vorbanden)".* Según esto, el melancólico –y en forma paradigmática en el estupor depresivo ya no está presente en la forma que corresponde al cuerpo animado y referido al mundo en torno, sino que en mayor o menor medida se encuentra reducido a la condición de soma, ahí puesto delante, a la vista, a disposición, como una cosa.

Este predominio del soma o cuerpo-cosa, el cual –según Sartre (1943-1962)[53], debe ser "lo permanentemente trascendido, el acontecer silencioso", lo hallamos también en las enfermedades físicas, donde todas las referencias al mundo parecen desaparecer tras el dolor o el malestar, pero de una manera diferente. Es cierto que la conciencia de mundo de un paciente afectado por una grave enfermedad infecciosa, y que sufre de fiebre alta, está muy estrechada y su espacialidad reducida a los contornos de la cama (al *garder le lit* de *Van den Berg,* 1956)[54]; pero en ellos se observa al mismo tiempo una lucha por mantener esa conciencia; lucha que puede alcanzar tales dimensiones que de pronto se encuentre el enfermo viviendo escenas diversas, llenas de movimiento, colorido y emoción, en las cuales, como en los sueños, se entrecruzan los tiempos y se amplían los espacios: son las vivencias deliriosas de las psicosis exógenas, que bien podrían ser interpretadas como intentos de expansión del campo de la conciencia previamente reducido por la intoxicación y/o la enfermedad basal (Blankenburg, 1965)[55].

Esta resistencia de la conciencia, máxina expresión del cuerpo animado que soy en cada caso, en contra del avasallamiento por parte del cuerpo-cosa o soma, sacado de su normal silencio por la enfermedad, es algo que falta por completo al ocurrir un fenómeno análogo en las melancolías profundas, como en el caso del estupor de nuestra paciente. En ella ya no se observaba lucha, ni inquietud, sino un mero abandono, una entrega a la facticidad de la modificación endógena.

Ahora bien, esta supremacía del soma sobre el cuerpo animado, erecto, *mirante,* que hemos comprobado en la melancolía de nuestra paciente a través del análisis fenomenológico, no es propio solo de los estupores. También los síntomas llamados *vitales* (Schneider 1935[56]; López-Ibor, 1959[57] y 1966[58]) de una depresión melancólica más leve ponen de manifiesto este mismo fenómeno del *hundirse* la esfera de lo personal en el soma, en la esfera de lo meramente corpóreo. Se trata de cambios en la percepción del propio cuerpo que adquieren tal pregnancia que los pacientes parecieran no poder sino referirse en forma exclusiva y monotemática a ellos. No hablan ya desde su espíritu, de su historia o de sus esperanzas, sino solo desde su cuerpo a través de parestesias, dolores, perturbaciones del tránsito intestinal, sensaciones de presión y falta de fuerzas. Y cuando logran trascender un tanto las molestias somáticas parciales es para manifestar que el cuerpo entero les *pesa* haciéndoles todo actuar tan *pesado.*

En las llamadas depresiones ansiosas o agitadas nos encontramos frente a un fenómeno análogo, a pesar de la aparente disimilitud de ambos cuadros, por cuanto los enfermos se quejan, lloran plañideramente, se mueven de un lado hacia otro, buscan apoyo en los demás de un modo torpe e insistente y aun dan la impresión, por momentos, de estar cogidos por una verdadera aflicción. Esto pareciera contradecir lo antedicho sobre la invasión de la existencia melancólica por la materialidad del cuerpo (soma), normalmente en la penumbra. Pero basta permanecer un tiempo junto a uno de estos pacientes para darnos cuenta que lo que los aflige no es una *auténtica* pena, susceptible de ser consolada. Su referencia a un motivo o a un ser en particular es tan tenue y tan frágil, su acontecer tan mecánico y ciego, que la tristeza aparece como condensada y en cierto modo agotada en las expresiones físicas mismas como la mueca de dolor o el llanto monótono y sin lágrimas. La relación con el otro se presenta también con ese carácter mecánico, unilateral y arbitrario: se acerca a la persona que está más próxima, la toma de las manos o se le abraza, llorando y quejándose, sin tomar en cuenta quién ella sea, si puede o no hablarle en esa forma y con esa majadería de temas como su digestión o su dormir, y si la persona aquella, movida por la natural compasión, intenta confortarla, sus palabras caerán en el vacío, se perderán en el bullicio de ese cuerpo en movimiento (agitación) sin una referencia al mundo o a los otros que lo jerarquice, ordene y dé sentido.

En resumen, podríamos decir que la depresión agitada representa el polo opuesto de las formas inhibidas y estuporosas: en ambas formas es el soma o cuerpo material el que domina el primer plano de la conducta y el vivenciar de estos pacientes, reduciendo la esfera de lo espiritual-personal (el cuerpo animado) a un papel secundario y opaco; pero mientras en las formas estuporosas ese cuerpo material invade *silenciosamente* hasta el extremo del estupor, en las formas ansioso-agitadas la invasión se produce en forma *bulliciosa,* cuyo correlato psicológico sería no la tristeza, sino la desesperación. A pesar de ella y de esa característica inquietud corporal, que pareciera representar lo contrario de la inhibición, es la mirada de estos enfermos igualmente opaca y su corporalidad en general ofrece ese aspecto denso, material y sin vida.

Cuán distinto es lo que ocurre, por ejemplo, en los esquizofrénicos. Sus gestos y movimientos pueden tener también una gran importancia psicopatológica; empero, trente a una actitud ingenua del explorador aparecen siempre como secundarios en relación con la absoluta primacía de la mirada: juguetona y vacía en el hebefrénico, temerosa y desconfiada en el paranoide, profunda e inalcanzable en el catatónico. Será necesario un verdadero acto de voluntad de parte del explorador para lograr dejar de lado esa mirada ubicada en cierto modo *por delante de los ojos* y poder así atender al resto de las manifestaciones psicopatológicas del esquizofrénico. Lo contrario es lo que ocurre en el enfermo depresivo: la fuerza del mirar está agotada, consumida, "desaparecida por detrás de los ojos" como decíamos antes. Sartre (1962)[59] afirma, con razón, que "cuando capto la mirada ya no percibo los ojos; ellos están naturalmente ahí, pero permanecen en mi campo perceptual como meros datos sensoriales". En los melancólicos sucede lo opuesto a la situación normal descrita por Sartre: lo que se presenta en primer plano es la materialidad de los ojos y no la intención de la mirada. Este fenómeno encuentra su correspondencia en la ya descrita condensación o cosificación de la presencia corporal, así como en la muy precaria intencionalidad de los movimientos observados en las formas agitadas.

3.2. La depresión no melancólica o sintomática

Cuán diferente se presenta la corporalidad en otros cuadros de apariencia depresiva, pero que etiopatogénicamente no pertenecen al círculo de la melancolía, es lo que trataremos de demostrar a propósito de un joven epiléptico que sufre de episodios distímicos recurrentes y prolongados.

Se trata del estudiante Roberto G., a la sazón veinticinco años, procedente de una familia numerosa y acomodada, entre cuyas características destaca una gran sobrecarga hereditaria de epilepsia: abundan los casos de *grand mal,* de *petit mal,* de epilepsia psicomotora, etc. A nosotros nos ha tocado atender también algunos de estos casos, y entre ellos una típica psicosis paranoide esquizomorfa de evolución paralela con una epilepsia clínica con crisis psicomotoras y de *grand mal.*

Roberto sufrió en su infancia de convulsiones febriles, que posteriormente no evolucionaron hacia una epilepsia crónica. El EEG registrado en la infancia señalaba características de una comicialidad centroencefálica. Su infancia y juventud cursaron sin mayores alternativas, aun cuando su personalidad mostró desde un comienzo ciertas particularidades, como inestabilidad emocional, tendencia a la hipocondría, muy influenciable por la gente que le rodeaba, inseguro de sí mismo; en la relación con los otros mostraba además una gran candorosiclad y susceptibilidad, junto a una tendencia a la testarudez y al rencor. En el colegio era un alumno solo regular, pero sobre la base de un gran esfuerzo, y el último año antes del bachillerato fue un periodo vivenciado por él como de "crisis" (paso emancipatorio, inseguridad con respecto a su capacidad para ingresar a la Universidad, etcétera).

Pocos meses antes de rendir el bachillerato, a la edad de dieciocho años cayó, en el curso de pocos días, en un profundo estado depresivo: dormía poco o nada, se sentía cogido por una angustia insoportable, no tenía ánimo ni fuerzas para nada, necesitaba permanecer encerrado en su pieza y en lo posible en cama, le costaba mucho pensar, y sobre todo *expresarse,* y experimentaba al mismo tiempo una serie de molestias corporales más o menos abstrusas, como que los músculos de las extremidades le "saltaban", los ojos los tenía "demasiado abiertos" o que sentía su cuerpo como "apretado" y "a presión". En este estado permaneció Roberto varias semanas.

El psiquiatra tratante pensó en un primer momento encontrarse frente a una severa *crisis de adolescencia,* pero al enterarse más tarde de los antecedentes familiares y personales de epilepsia, ordenó de inmediato un estudio electroencefalográfico. Este se realizó, empero, al día siguiente que el estado depresivo había desaparecido y el paciente se sentía completamente "liberado", y mostró un ritmo alfa en el límite de una disritmia difusa de mediana intensidad, interrumpido por descargas de ondas *theta* y *delta* y ocasionalmente también puntas ubicadas de preferencia en la región fronto-temporal izquierda. A pesar de la mejoría psíquica del paciente, el colega recomendó tratamiento con fenitoína, el que fue seguido por unos meses en forma irregular por parte de Roberto. Junto con el EEG se realizó un estudio psicológico completo, que demostró abundante signología epiléptica, en particular en el test de Rorschach.

Dos años más tarde, y siendo ya alumno universitario (estudiaba Economía), cayó bruscamente en un estado depresivo análogo al anterior, con la diferencia que después de algunas semanas de infructuosos ensayos con antidepresivos y ansiolíticos, saltó en forma repentina a un estado en cierto modo inverso, con ánimo elevado –aunque sin alegría– y múltiples ideas de grandeza combinadas con persecutorias: se sentía con poderes especiales de curar a los enfermos de la clínica con solo mirarlos o conversar un momento con ellos, sospechaba que Cristo podría haberse reencarnado en él, etc. Al mismo tiempo se sentía vigilado, que le grababan sus conversaciones y que todo el mundo a su alrededor se movía en forma extraña o hacía alusiones a su persona. Una junta médica llegó a la conclusión que se trataba de una esquizofrenia aguda. Curiosamente, pocos días después, y antes de iniciarse una cura de E.S., desapareció la psicosis y Roberto volvió a ser el mismo joven delicado, hipocondríaco, dependiente y algo majadero de siempre.

En 1973, dos años después de este segundo episodio que hemos descrito, llegó a nosotros en la Clínica Psiquiátrica Universitaria de Santiago, derivado con el diagnóstico de "depresión endógena timoléptico-resistente".

De físico magro, modales finos y mirada inteligente, Roberto llamó la atención de inmediato por la rigidez generalizada de su cuerpo, especialmente perceptible en las extremidades al caminar y por su mirada abierta, viva pero desesperada. Con una clara inhibición psíquica contra la que le veíamos luchar nos explicó su estado: "Sufro de una angustia y una depresión que ya son intolerables. No comprendo bien lo que me hablan, no me puedo concentrar. Las piernas, los brazos, los músculos, en general: están completamente agarrotados. Apenas me puedo mover de un lado hacia otro. Expresarme me cuesta una inmensidad. Me siento como preso, como amarrado en mi cuerpo y en mi espíritu. Por eso evito salir y paso casi todo el tiempo en casa: encerrado en mi habitación. No tengo fuerzas para nada. Es como una derrota total. No es que me sienta triste, no; más bien inquieto y preocupado por mi incapacidad. Siento mis piernas tan pesadas, que es como si estuvieran repletas de sangre. Y no tengo siquiera el consuelo del sueño, porque paso las noches enteras en blanco, pensando cómo saldré de esto. Usted es mi esperanza, doctor; tiene que ayudarme".

No pudimos comprobar ni *ritmo horario* del ánimo, ni compromiso del apetito, digestión o libido; tampoco ideas deliroides depresivas ni suicidas. Se trataba en lo fundamental de una especie de *frenación* de las funciones centrífugas con clara conservación de la conciencia y, aún más, de la noción de enfermedad. Durante este periodo, e inmediatamente después de ingresar en la clínica, se le practicó un *registro electroencefalográfico que, a diferencia de todos los anteriores resultó completamente normal.*

Como el estado de angustia y desesperación del paciente era extremo y tanto los ansiolíticos como los antidepresivos habían fracasado, nos decidimos a realizar en él un tratamiento con E.S. Cuál no sería nuestra sorpresa al comprobar un gran cambio con la primera aplicación y una total recuperación después del segundo electrochoque. De pronto nos encontramos frente a un joven tranquilo, amable, afectuoso, inteligente, que podía, con gran sentido crítico, agregar más datos sobre la evolución de su enfermedad, sus características mismas y las circunstancias biográficas que pudieran haber contribuido a desencadenarla (un nuevo fracaso amoroso, su ingenuidad e inseguridad personales lo habían limitado siempre en ese sentido; se había presentado una ocasión especial de viajar con la muchacha y sus padres, pero todo había sido un fracaso. Esta situación habría precedido en unos tres meses el comienzo de su sintomatología). En su personalidad misma anotamos una serie de rasgos, de los que Janz (1968)[60] y Leder (1967)[61] han descrito para los "epilépticos del despertar".

Desde aquel episodio de 1973, Roberto permanece en controles regulares con nosotros. Dos veces al año se le practica un EEG, el cual es siempre comicial cuando él se encuentra en un estado de normalidad y equilibrio. Sin embargo, a lo largo de los últimos cinco años transcurridos, Roberto ha sufrido en tres ocasiones de estos episodios distímico-depresivos descritos con normalización del EEG, en uno de los cuales presentó además síntomas claramente paranoideos, como en las primeras crisis. Que no se puede hablar en él de un "defecto" lo demuestra, entre otras cosas, el hecho que a pesar de todas las interrupciones, logró terminar sus estudios y recientemente acaba de iniciar una relación afectiva normal y completa con una muchacha.

Sistomatológicamente se trata de un síndrome depresivo con insomnio marcado, falta de fuerzas y de iniciativa, inhibición psíquica y motora, ideas hipocondríacas y sin un tema biográfico en primer plano, como es lo habitual en las llamadas *depresiones neuróticas.* El cuadro alcanza además *dimensiones psicóticas* en la medida que lo reduce a una vida sin trabajo ni relaciones con las demás personas. Esta "depresión" aparece, no obstante, en un sujeto joven, perteneciente a una familia con fuerte carga hereditaria de epilepsia; él mismo tuvo una epilepsia manifiesta en la infancia; durante sus periodos de normalidad psíquica presenta un EEG comicial, el cual se normaliza durante el desarrollo de estas curiosas distimias depresivas; tiene los rasgos de personalidad típicos de los "epilépticos del despertar". En comparación con las depresiones melancólicas, no presenta este cuadro alteraciones de los ritmos biológicos, con excepción del ritmo sueño-vigilia; mantiene en todo momento conciencia y noción de enfermedad, y no responde al tratamiento con timolépticos,

Es interesante señalar la analogía de este síndrome con la fase prodrómica que Tellenbach (1965)[62] describiera en las psicosis esquizomorfas en la epilepsia con la acertada expresión *"emparedamiento" (Einmauerung).* También se producía en ellas, y aun antes de irrumpir la psicosis, una normalización del EEG. La analogía es tanto más sospechosa cuanto el breve episodio paranoideo que le observamos a Roberto a continuación de una de sus distimias no era, ni desde los síntomas ni desde los fenómenos, diferenciable de algunas de las psicosis esquizomorfas por normalización forzada del EEG descritas por Landolt (1955[63], 1963)[64] y vistas y estudiadas también por nosotros (Dörr-Zegers, 1975[65], 1978)[66].

¿Qué ocurre ahora con la fenomenología de este síndrome? ¿Cómo es vivenciado el cuerpo por el paciente y por el explorador?

Roberto está sentado frente a nosotros en una actitud corporal rígida, que transmite tensión a su alrededor; su mirada es brillante, casi febril, y en ella percibimos angustia; aún más, desesperación, aunque al mismo tiempo y de alguna manera también hay en ella esperanza. Con gran esfuerzo, que casi lo hace transpirar, trata Roberto de expresarse en forma coherente y fluida, procurando ser lo más preciso y completo posible en su relato. Pone tanto empeño en que se le comprenda, que provoca en el interlocutor la sensación de que para Roberto todo su futuro, y aun toda su vida, dependen de esta entrevista y de la ayuda que pudiéramos prestarle. Mientras habla notamos cómo lucha contra una especie de barrera que frena tanto su pensar como la movilidad de su cuerpo. Su aspecto y su conducta recuerdan algo así como un prisionero tras las rejas que contempla a su interlocutor como un eventual salvador. De tanto en tanto sobrevienen pequeñas sacudidas musculares, que parecieran *soltar* ese cuerpo *apretado* y se dan paralelamente con una mayor agilidad en el lenguaje, el cual fluye en forma más rápida y precisa. Nos asalta la ocurrencia de que Roberto en cualquier momento será capaz de *romper sus cadenas,* pudiendo así hablar y moverse suelto y libre.

Nosotros no experimentamos nada *extraño* en este encuentro; antes bien, nos ocurre que empezamos a participar, sin quererlo, en esta lucha del paciente con su cuerpo *endurecido,* sentimos una cierta inquietud en nuestras piernas y un deseo imperioso de sacudirlo, para que al fin *se suelte.* Pronto nos damos cuenta que este impulso nuestro –cosa que en absoluto experimentamos frente a Elfriede– no es sino la respuesta de nuestro propio cuerpo a su angustia de sentirse encerrado y frenado, y que obviamente no tendría ningún sentido el realizarlo en concreto. En ese momento empezamos nosotros mismos a experimentar angustia y desesperación. Lo que significa que estamos sintiendo *con* él, que Roberto es capaz de transmitirnos sus sentimientos, los cuales no están apagados, sino, por el contrario, exagerados, según percibimos en nuestra propia respuesta a ellos.

Sin embargo, algo hay que interfiere nuestra relación, nuestro *encuentro* con Roberto; algo que recuerda a aquellos enfermos orgánicos con oscilaciones de la conciencia, que en un momento dado están completamente presentes y al día siguiente todo contacto se pierde porque empiezan a delirar. Pero esa dificultad pareciera radicar no en el núcleo mismo de su ser, como en el caso de Elfriede, sino en algo en cierto modo marginal, casi externo a la esencia de Roberto. Y esa barrera no puede ser otra cosa que su propia materialidad, su soma o cuerpo-cosa, el cuerpo como función que se ha interpuesto entre Roberto y yo, entre Roberto y el mundo, sin hacer desaparecer su espíritu o cuerpo-animado, sino solo *encerrándolo.* Se podría decir que el cuerpo-animado *(der Leib)* de nuestro paciente no puede desplegarse en forma normal, porque una función alterada se lo impide (como es lo habitual en las enfermedades somáticas) y no porque él mismo esté *modificado,* haya sufrido una metamorfosis, como sucede en los cuadros endógenos, sea este un estado catatónico esquizofrénico o un estupor depresivo-melancólico.

Quizá este fenómeno dé razón del hecho que Roberto, a pesar de la profundidad de su *depresión,* pueda explicarnos tan bien lo que le ocurre y pedirnos ayuda en forma atinada y que en ningún momento dé la impresión de estar loco. Es la *egodistonía* que llamara tanto la atención de Codel[67] en 1926 al estudiar las *depresiones epilépticas.* En las depresiones melancólicas, en cambio, se observa con distintos matices lo contrario: la *egosintonía,* la identificación del *yo* con el proceso patológico y sus manifestaciones (v. gr.: humor sombrío, ideas depresivas, autorreproches, desesperanza, etcétera).

Con otras palabras, en las melancolías no hay distancia entre el sujeto sufriente y aquello que lo hace sufrir. Es el carácter global de lo endógeno el que hace que yo, cuerpo y mundo, permanezcan siendo una perfecta unidad aun en el modo patológico, y que, como en el caso de Elfriede, sea ella en su totalidad la que sucumba a este proceso de marchitez y cosificación progresivas. En Roberto no hay marchitez, no hay pérdida de la *frescura* corporal ni condensación de su ser en una pura materialidad. El que su cuerpo-animado, a-puesto y referido al mundo en el sentido de Zutt (1963)[68], esté presente en toda su fuerza, aun cuando frenado en sus posibilidades de expresión, lo percibimos en el brillo de su mirada y en la forma de experimentar él y nosotros, sus observadores, sus sentimientos y afecciones.

3.3. Características diferenciales de las depresiones melancólicas y no melancólicas

Lo diferente de la corporalidad en ambas formas de depresión se deja apreciar también en la distinta manera como estos dos tipos de enfermos experimentan su vida instintiva. Mientras en las depresiones melancólicas "la tremenda realidad de las pulsiones vitales", como las llamara Burkhardt (1968)[69] , está muy debilitada y, en casos extremos como el de Elfriede, simplemente desaparecida, en estos otros depresivos epilépticos los instintos son vividos con gran intensidad, aunque con la conciencia de no poder expresarlos. A veces se quejan, sí, de falta de interés o vitalidad, de un gran cansancio o "derrota corporal", como decía Roberto; pero estas vivencias son siempre *reactivas,* secundarias a la lucha en contra de la situación de *encierro,* así como un prisionero (para mantenernos en la misma metáfora) puede caer en un estado de apatía como consecuencia de un encierro prolongado que limita sus posibilidades de expresión y movimiento.

En las melancolías se produce una disminución, v.gr., del apetito y de la libido, y simultáneamente la desaparición del mundo de los alimentos y del Eros. Esa relación dialéctica entre sí-mismo y el mundo, según la cual un instinto abre una determinada región del mundo, mientras los objetos de esa región del mundo ponen a su vez en movimiento al instinto, se observa, aunque patológicamente modificada, en las melancolías, lo que habla en favor de ese carácter global de lo endógeno-melancólico. En franco contraste con ello, vemos cómo en las depresiones epilépticas los instintos y pulsiones primarias son experimentados como tales y los correspondientes objetos del mundo del otro, el paisaje, el alimento, el trabajo, etc., conservan toda su capacidad de atracción y estímulo. Vale decir, en ellos, sí-mismo y mundo permanecen tal cual han sido siempre en cada caso, solo que su reciprocidad, la fluida y permanente relación entre ambas instancias se ve entorpecida por el fenómeno de la frenación de las funciones centrífugas antes descrito. Este entorpecimiento puede ser extremo y llevar a la desaparición tanto del sí-mismo como de su mundo correspondiente en el caso, por ejemplo, de un traumatismo encefalocraneano con inconsciencia prolongada. Al igual que en estas depresiones epilépticas, podríamos hablar aquí legítimamente de *interrupción,* pero no de *modificación.*

El paralelismo insinuado con los cuadros exógenos se deja apreciar también en la forma como suelen "saltar" estos enfermos desde la situación de emparedamiento a un estado paranoideo-megalomaníaco, en el cual se sienten poseedores de todas las capacidades y poderes de los cuales su vida pasada, y en particular la distimia, los había privado. En las psicosis exógenas, por su parte, y como ya lo insinuáramos anteriormente, la apertura hacia el amplio horizonte de las vivencias deliriosas se produce también como un "salto" desde un estado de conciencia cada vez más estrechado.

Referencias

1. Hofer G. "Phänomen und Symptom", *Der Nervenarzt 25,* 1954, S. 342.
2. Haefner H. "Symptom und Diagnose", in *Arzt im Raum des Erlebens,* Hrsg. v. H. Stolze, Lehmann-Verlag, München, 1959.
3. Blankenburg W. "Aus dem phänomenologischen Erfahrungsfeld innerhalb der Psychiatrie", *Schweiz Arch. Psychiat. Neurol. 90,* 1962, S. 412.
4. Tellenbach H. *Melancholie,* Springer-Verlag, Berlin-Göttingen-Heidelberg, 1961; 3. Auflage, 1976.
5. Tellenbach H. 1962.
6. Tellenbach H. "Die Räumlichkeit der Melancholischen", *Der Nervenarzt 27,* 1956, S. 289.
7. Heidegger M. *Sein und Zeit* (1927), 10. Autlage, Niemayer-Verlag, Tübingen, 1963, S. 29.
8. Haefner H., *óp. cit.,* 1959.
9. Schneider K. *Klinische Psychopathologie,* Thieme-Verlag, Stuttgart, 1959, S. 127.
10. Müller-Suur H. "Die Schizophrenen Symptome und der Eindruck des Schizophrenen", *Fortschr. Neurol. Psychiat. 26,* 1958, S. 140.
11. Gebsattel V. von, *Prolegomena zu einer medizinischen Anthropologie,* Springer-Verlag, Berlin-Göittingen-Heidelberg, 1954.
12. Binswanger L. *Schizophrenie,* Neske-Verlag, Pfullingen, 1957.
13. Baeyer W. von, "Der Begriff der Begegnung in der Psychiatrie", *Der Nervenarzt 26,* 1957, S. 369.
14. Tellenbach H. "Zum Verständnis eines Wahnphänomens", *Der Nervenarzt 30,* 1959, S. 58.
15. Straus E. *Zur Psychologie der menschlichen Welt,* Springer Verlag, Berlin-Göttingen-Heidelberg, 1960.
16. Kisker K.P. *Der Erlebniswandel des Schizophrenen,* Springer Verlag, Berlin-Göttingen-Heidelberg, 1960.
17. Zutt J. *Auf dem Wege zu einer anthropologischen Psychiatrie,* Gesammelte Auftsätze, Springer Verlag, Berlin-Göttingen-Heidelberg, 1963.
18. Lehmann H. "Psychiatric concept of depression", in *Symposium on Depression and Allied States,* MacGill University Press, Montreal, 1959, p. 3.

19. Tellenbach H., *óp. cit.,* 1961.
20. Pichot P. "Les dimensions des depressions", *L'Evolution Psychiatrique* N° 34, 1969, p. 297.
21. Schneider K. *Pathopsychologie der Gefühle und Triebe,* Thieme Verlag, Leipzig, 1935, S. 18.
22. Schulte W. "Die Entlastungssituation als Wetterwinkel für Pathogenese und Manifestation neurologischer und psychiatrischer Krankheiten", *Der Nervenarzt 22,* 1951, S. 140.
23. Bürger-Prinz H. "Psychiatrie und Probleme der Unwelt", *Stud. Gen. 4,* 1951, S. 227
24. Weitbrecht H.J. "Zur Typologie depressiver Psychosen", *Fortschr. Neurol. Psychiat, 20,* 1952, S. 247.
25. Haefner H. "Die existentielle Depression", *Arch. Psychiat. Nervenkr. 191,* 1954, S. 351.
26. Gebsattel V.E. von, *óp. cit.,* 1954.
27. Tellenbach H., *óp. cit.,* 1961.
28. Binswanger L., *óp. cit.,* 1960.
29. Dörr-Zegers O. (en colaboración con Enríquez, G. y Jara, C.) "Del análisis clínico-estadístico del síndrome depresivo a una comprensión del fenómeno de la depresividad en su contexto patogénico", *Rev. Chil. Neuropsiquiat.* 10, 1971, p. 17.
30. Zerssen D. von, "Objektivierende Untersuchungen zur prämorbiden Persönlichkeit endogen Depressiver", in *Das depressive Syndrom,* Urban und Schwarzenberg, München-Berlin-Wien, 1969, S. 111.
31. Zerssen D. von; Koeller D.M. y Rey E.R., "Die prämorbide Persönlichkeit von endogen Depressiver", *Confin. Psychiat, 13,* 1970, S. 156.
32. Conrad K. *Die beginnende Schizophrenie,* Thieme Verlag, Stuttgart, 1958.
33. Slater E., Beard A.W. y Glithero E., "The schizophrenia-like psychoses in epilepsy", *Brit. J. Psychiat.* 109, 1963, p. 95.
34. Weitbrecht H.J. "Psicopatología comparada de los estados depresivos", *Actas Luso-Españolas de Neurol. Psiquiat.* 27, 1963, p. 407.
35. Morel B.A., cit. por Marchand y Ajuriaguerra, en *Les epilepsies,* Desclée de Brouwer, París, 1948.
36. Codet, *óp. cit.,* 1926.

37. Tellenbach H., *óp. cit.,* 1961.
38. Schneider K, *óp. cit.,* 1959.
39. Binswanger L., *óp. cit.,* 1960.
40. Tellenbach H., *óp. cit.,* 1961.
41. Rümke H. "Die klinische Differenzierung innerhalb der Gruppe der Schizophrenien", *Der Nervenarzt 29,* 1958, S. 49.
42. Wyrsch J. "Über die Intuition bei der Erkennung des Schizophrenen", *Schweiz. Med. Wochenschr.* 76, 1946, S. 1173.
43. Wyrsch J. "Über die intuitive Erfassung der psychoorganischen Störungen", *Schweiz. Arch. Neurol. Neurochir. Psychiat. 10.1,* 1968, S. 169.
44. Tellenbach H. *Geschmack und Atmosphäre,* Otto Müller-Verlag, Salzburg, 1968, S. 63
45. Blankenburg W., *óp. cit.,* 1962.
46. Blankenburg W., *óp. cit.,* 1962, S. 412.
47. Tellenbach H., *óp. cit.,* 1961.
48. Blankenburg W., *óp. cit.,* 1962.
49. Sartre J.P. *L'être et le néant,* Gallimard. París, 1943. Das Sein und das Nichts, Rowohlt, Hamburg, 1962, S. 429 u. 200.
50. Marcel G. *Être et avoir,* París, 1935.
51. Zutt J., *óp. cit.,* 1963.
52. Kulenkampff C. "Erblicken und Erblickt-werden", *Der Nervenarzt 27,* 1956, S. 2.
53. Sartre J.P., *óp. cit.,* 1943.
54. Van den Berg H. "Garder le lit", in *Situation,* Spectrum, Utrecht/Antwer pen, 1954.
55. Blankenburg W. "Psychosen bei inneren Erkrankungen", *Regensburger Jb. ärztl. Fortbild. 12,* 396, 1965, S. 306.
56. Schneider K., *óp. cit.,* 1935.
57. López-Ibor J.J. *La angustia vital,* Edit. Paz Montalvo, Madrid, 1950.
58. López-Ibor J.J. *Las neurosis como enfermedades del ánimo,* Editorial Gredos, Madrid, 1966.
59. Sartre J.P., *óp. cit.,* 1943.
60. Janz D. "Zur Abgrenzung verschiedener Psychosyndrome bei Epilepsie", in *Hippokrates,* Nº 39, 1968, S. 402.

61. Leder A. "Zur test-psychologischen Abgrenzung und Bestimmung der Aufwach-Epilepsie vom Pyknolepsie-Tup", *Der Nervenarzt 38,* 1967, S. 434
62. Tellenbach H. "Epilepsie als Anfallsleiden und als Psychose", *Der Nervenarzt 36,* 1965, S. 190.
63. Landolt H. "Über Dämmerzustände, Verstimmungen und schizophrene Zustandsbilder bei Epilepsie", *Schweiz. Arch. Neurol. Psychiat.* S. 313.
64. Landolt H. Die Dämmer-und Verstimmungszustände bei Epilepsie und ihre Elektroencephalographie, *Dtsch. Z. f. Nervenheilk 185,* 1963, S. 411.
65. Dörr-Zegers O. "Distimias epilépticas prolongadas con sintomatología depresiva", *Rev. Chil. Neuropsiquiat. 14,* 1975, p. 9.
66. Dörr-Zegers O. "Atypical depressive syndroms and electroencephalographic findings"; *Paper presented to the Second World Congress of Biological Psychiatry* (1978). Manuscrito no publicado.
67. Codet, cit. por Marchand y Ajuriaguerra, en *Les épilepsies,* Desclée de Brouwer, París, 1948, p. 177.
68. Zutt J., *óp. cit.,* 1963.
69. Burkhardt H. "Das erotische Verhältnis zur Wirklichkeit". *Der Nervenarzt 39,* 1968, S. 56.

CAPÍTULO IX

Acerca de las relaciones entre la enfermedad depresiva y la epilepsia

1. La relación epilepsia-depresión: opiniones encontradas

En la literatura se encuentran opiniones muy divergentes acerca de las relaciones entre epilepsia y depresión o psicosis afectivas en general. Mientras algunos autores constatan una alta frecuencia de síndromes depresivos entre los epilépticos, otros afirman la extraordinaria rareza de una tal asociación.

Rittershaus (1920)[1] llegó a afirmar que la mayoría de las enfermedades maniacodepresivas se encuentran en alguna relación etiopatogénica con la epilepsia. Como demostración de su hipótesis presentó una casuística de 61 maniaco-depresivos, de los cuales 42 sufrirían de alguna forma de epilepsia. Su concepto de epilepsia era, eso sí, demasiado amplio y en esa medida inaceptable para los patrones actuales. Una opinión semejante a la de Rittershaus, aunque menos extrema, han sostenido autores como Von Krafft-Ebing (1897)[2], Heilbronner (1903)[3], y Aschaffenburg (1906)[4].

Por la misma época otros autores postulaban lo contrario, entre ellos Kraepelin (1919)[5] y algo más tarde Gruhle (1936)[6]. Kraepelin, con su agudo sentido clínico, insistió tempranamente en la necesidad de distinguir entre las habituales distimias de los epilépticos y el síndrome depresivo de la melancolía y/o de las psicosis maniaco-depresivas.

En la literatura más moderna también nos hallamos frente a las mismas contradicciones: autores como Dongier (1959)[7], Flor-Henry (1969)[8], Wolf (1978)[9] y últimamente Kovacevic (1980)[10], encuentran en sus revisiones sobre síndromes psicopatológicos en la epilepsia una frecuencia de cuadros depresivos que oscila entre un 15 y un 30%; mientras Landolt (1960)[11], Janz (1969)[12], Bruens (1971)[13] y Bechthold y Schottky (1971)[14], insisten en la curiosa infrecuencia de la presentación simultánea de una epilepsia clínica y de una melancolía.

Tales contrastes solo pueden explicarse desde una concepción diferente de los síndromes psicopatológicos y de las entidades nosológicas. Esto lo vemos claro en el caso de los autores antiguos, como Morel (1860)[15], Falret (1864)[16] o Rittershaus (1920)[17], cuyo concepto de epilepsia prácticamente no tiene límites. El estado actual de la investigación tanto clínica como electrofisiológica ha hecho desaparecer la mayoría de los prejuicios y confusiones que estaban determinando aquel uso indiscriminado del concepto de epilepsia.

Así, las contradicciones actuales no derivan de un mal manejo del concepto de epilepsia, sino del de depresión.

En el trabajo de Flor-Henry (1969)[18] no aparece definido lo que él entiende por depresión, y la mayoría de los 11 casos de depresión en epilépticos de la extensa casuística de Wolf (1978)[19] no corresponde clínicamente al concepto de "depresión melancólica" de Tellenbach (1961[20], 1977)[21] ni al de depresión en sentido estricto postulado entre otros por Pfeiffer (1968)[22], Kendell (1975)[23] y Dörr-Zegers, (1971)[24], (1980)[25]. Extrema es la vaguedad del concepto de depresión en Kovacevic (1980)[26], habiendo podido comprobarse durante la discusión de su ponencia en el Symposium sobre Epilepsia de Copenhague (septiembre 1980) que esta autora diagnosticaba como tal estados disfóricos diversos, reacciones puntuales de tinte depresivo y aun estados distímicos pre y posparoxismales.

2. Características del síndrome depresivo

Para hablar de depresión en el sentido de la melancolía o de la fase depresiva de la psicosis maniacodepresiva y poder así establecer legítimamente comparaciones o equivalencias, es necesario exigir a lo menos la presencia de dos grupos o complejos sintomáticos: la perturbación de los sentimientos vitales (decaimiento, fatiga, falta de fuerzas, angustia difusa y/o localizada de manera típica, etc.), y la alteración específica de los ritmos biológicos fundamentales. Vale decir, el "síndrome transcultural básico" de Pfeiffer (1968)[27] es la *conditio sine qua non* para el diagnóstico clínico de depresión. En 1971 nosotros propusimos agregar a este síndrome depresivo nuclear un tercer grupo de síntomas: el complejo "inhibición-agitación", que también está presente en casi el 100% de los casos de melancolía (Dörr-Zegers, 1971)[28]. Si no se aplica una definición estricta, se corre el peligro de diagnosticar como tal una serie de cuadros psicopatológicos que poco o nada tienen que ver clínica y etiopatogénicamente con la melancolía mono o bipolar, como es el caso de las distimias, las disforias y los estados de agotamiento inespecíficos. Con ello se está creando una falsa "unidad de lo diferente" como expresara Tellenbach (1977)[29].

3. ¿Existe relación entre epilepsia y depresión melancólica?

Definida la epilepsia por la presencia de crisis típicas que tienden a repetirse, acompañadas o no de alteraciones electroencefalográficas específicas, y definida la depresión en el sentido arriba expuesto, estamos recién en condiciones de averiguar las conexiones entre ambas enfermedades. Un aporte indirecto a esta cuestión surgió de una investigación que realizamos sobre el problema de las relaciones entre tipo de epilepsia y forma de psicotización*.

Como punto de partida revisamos las fichas clínicas de todos los epilépticos hospitalizados en la Clínica Psiquiátrica de la Universidad de Heidelberg en el periodo comprendido entre enero de 1960 y diciembre de 1979, es decir, un periodo de 20 años. Encontramos 469 casos con una epilepsia inequívoca, todos derivados a la Clínica Psiquiátrica por algún problema psíquico o conductual. De los 469, entre los cuales 290 eran varones y 179 mujeres, constatamos la existencia de 50 casos (poco más de un 10%) que presentaban paralela, sucesiva o alternativamente una psicosis lúcida endomorfa. Con esto queda dicho que los estados crepusculares epilépticos, así como otras formas de psicosis confusas con características exógenas, quedaron excluidos de la investigación.

De los 50 casos de asociación epilepsia/psicosis lúcida solo 3 presentaban una psicosis maniacodepresiva o depresión bipolar y no encontramos ningún caso de depresión monopolar psicótica, v. gr.: una depresión delirante. En los 3 bipolares, ambas enfermedades cursaron en forma independiente la una de la otra, todos tenían antecedentes hereditarios de enfermedad bipolar y ofrecían rasgos de personalidad que clásicamente han sido atribuidos a los maniaco-depresivos, por lo que parecería legítimo hablar aquí de una coincidencia de dos enfermedades diferentes.

* Ponencia al 12° Symposium sobre Epilepsia en Copenhagen, septiembre de 1980.

Este número tan escaso de asociaciones epilepsia/psicosis maniacodepresiva es concordante con lo referido por Marchand y Ajuriaguerra (1948)[30], y con la opinión personal del conocido epileptólogo Dieter Janz (1973)[31], quien en toda su vida ha visto solo un caso de epilepsia y psicosis maniacodepresiva. En 20 años de experiencia psiquiátrica nosotros hemos visto también un solo caso de asociación. Ahora bien, no podemos resolver aquí el problema de si 3 casos de asociación durante 20 años en una clínica psiquiátrica con 200 camas de enfermos agudos corresponde o no a la expectativa estadística de que estas dos enfermedades se presenten combinadas.

¿Qué ocurrió con las depresiones monopolares? Ni ellas ni otros cuadros apellidados *depresivos* fueron incluidos en el estudio por no satisfacer la definición de *psicosis.* Encontramos 23 casos entre los 469 epilépticos (alrededor del 5%) que habían sido derivados a la clínica por algún tipo de cuadro *depresivo.* Una exploración más acuciosa permitió descartar el diagnóstico de depresión melancólica en el sentido esbozado anteriormente en la mayoría de los casos. En solo 6 podría haberse afirmado con cierta seguridad la existencia de una depresión monopolar en sentido estricto, y en ellos, como en los casos bipolares, la epilepsia y la depresión cursaron en forma paralela sin influirse recíprocamente. En algunos de ellos el comienzo de la depresión había sido anterior al de la epilepsia. En los otros 17 casos se trataba o de síntomas depresivos aislados con una clara tonalidad reactiva o de oscilaciones bruscas del ánimo propias de los epilépticos, conocidas desde siempre (Marchand y Ajuriaguerra, 1948)[32] y que ni clínica ni etiopatogénicamente muestran alguna relación con las auténticas melancolías del círculo maniacodepresivo.

4. El síndrome depresivo en los epilépticos

Todo lo antedicho parecería sugerir la idea que no existe algo así como una *depresividad epiléptica* y que la mayoría de las veces que se habla de depresión en relación con la enfermedad comicial se lo hace impropiamente, por cuanto se trata casi siempre de distimias pre o posictales, o en el mejor de los casos de aquel pequeño número de coincidencias esperables estadísticamente y donde ambas enfermedades cursan en forma independiente.

Y, sin embargo, todo aquel que tenga experiencia con enfermos epilépticos tendrá que concedernos la existencia de un particular síndrome depresivo que se presenta en una *relación de alternancia con la epilepsia,* a saber, que aparece cuando las crisis cesan y el EEG se normaliza.

A este síndrome que procederemos a describir y analizar pertenecen, entre otros cuadros, algunas de las distimias con "normalización forzada del EEG" descritas por Landolt (1955)[33], las cuales tanto desde el punto de vista de los síntomas como de la duración desbordan con mucho la clásica descripción de Kraepelin de las distimias disfóricas en los epilépticos. También aquí pertenece el estado prodrómico de ciertas psicosis paranoideas agudas, también llamadas "alternantes", estado que Tellenbach (1965)[34] designara tan apropiadamente como "amurallamiento" (*Ummauerung*).

En nuestra casuística de la Universidad de Heidelberg encontramos una serie de estos casos, pero clasificados no entre las depresiones, sino entre las psicosis, a pesar de que no siempre ocurre el paso del estado distímico o depresivo prodrómico a la psicosis paranoidea florida.

Ahora bien, ¿por qué hablamos aquí de *depresión* y no simplemente de *distimia?* Simplemente porque este síndrome cumple con los requisitos para el diagnóstico de depresión en el sentido transcultural de Pfeiffer (1968)[35], fenomenológico de Tellenbach (1961)[36], (1977)[37], etc. En estos cuadros hay una sintomatología que compromete el ánimo y la corporalidad, los ritmos biológicos fundamentales, muy particularmente el ritmo sueño-vigilia y, por último, una inhibición psíquica marcada que los enfermos verbalizan con expresiones como: "No me puedo expresar, me cuesta mucho moverme, los músculos los tengo tiesos, me siento como prisionero, como atado", etc. En la mayoría de los psicóticos epilépticos descritos y analizados por Tellenbach en 1965 la psicosis surgió desde este estado distímico-depresivo más o menos prolongado. Igual ha ocurrido con casos de nuestra experiencia clínica, solo que hemos visto con frecuencia que de este estado depresivo no siempre surge la psicosis, vale decir, estas *depresiones alternantes* con normalización del EEG en epilépticos, en su mayoría con formas generalizadas de epilepsia, pueden presentarse en forma independiente (de las psicosis paranoideas) y con ello conducir fácilmente a errores diagnósticos.

En otro capítulo nos ocupamos en detalle de este síndrome depresivo que a nuestro entender representa algo así como una auténtica *de-*

presividad epiléptica. Aquí nos referiremos solamente a dos perspectivas psicopatológicas interesantes vinculadas a este síndrome.

La primera dice relación con la posibilidad de llevar a cabo una fenomenología diferencial respecto a la melancolía (Dörr-Zegers, y Tellenbach, 1980)[38]. El análisis de los rasgos esenciales de un estupor depresivo melancólico, tal como se muestran en el modo deficitario del *encuentro* con el paciente, nos permitió establecer entre otras cosas lo siguiente: que en el melancólico (estuporoso) el *hacer frente* (el *antikry* de los griegos) no posee el carácter de la reciprocidad (de lo *enantiótico),* sino de lo meramente disponible como objeto (el *chrema).* Este fenómeno visible en el estupor como una totalidad se hace evidente también en mayor o menor grado en el resto de las manifestaciones de la melancolía y muy particularmente en las llamadas alteraciones de los sentimientos vitales. Aquí aparece el ser *encerrado* en su cuerpo, que es lo único que *habla.* Pero el cuerpo no posee aquí el carácter de *physis* (en alemán *Leib,* en castellano "cuerpo vivido" o "expresivo"), sino de mero soma *(chrema).* En la depresividad epiléptica, en cambio, el *hacer frente* se muestra como *forzadamente enantiótico* (recíproco) en la medida que el paciente se encuentra en una lucha constante y consciente en contra de una suerte de barrera que lo frena.

Él no se identifica –como el melancólico– con todas las manifestaciones de la depresión y sobre todo con ese *mundo depresivo,* fuente del delirio y de las ideas de autocastigo. En la depresión epiléptica el *cuerpo-soma* está permanentemente en camino de ser *cuerpo vivido* o *expresivo,* pero es impedido por el *amurallamiento,* que pareciera ser un fenómeno específico de esta particular forma de depresividad. La diferencia de ambas formas de depresividad puede reconocerse también en el distinto modo de ser vividos los instintos e impulsos: disminuidos o ausentes en los melancólicos, por carecer de complementarieclacl con el mundo en torno; presentes y vivos, solo que restringidos en su capacidad de respuesta en los epilépticos.

Un segundo aspecto que nos parece de interés es el siguiente: Vemos en este síndrome una especie de puente hacia el antiguo concepto de "epilepsia larvada" de Morel (1860)[39], que en estos 120 años ha retornado bajo distintos ropajes y que últimamente ha sido reactualizado por Bash (1979)[40] a través de su concepto de "epilepsia *sine ictu*". La antigua psiquiatría francesa intentó una y otra vez –y pese a su concepto tan amplio de epilepsia– establecer una diferencia específica entre las depresiones episódicas de la *épilepsie larveé* y las de la *folie circulaire,* más tarde denominada por Kraepelin "psicosis maniaco-depresiva". Los empeños fueron diversos, igualmente los resultados.

Sin embargo, hay un fenómeno que se menciona repetidas veces como de primera importancia en la diferenciación de ambos cuadros, cual es la *egodistonía.* Con esto se quiso señalar lo siguiente: el auténtico o presunto epiléptico tendría plena conciencia de sus cambios depresivos y no se identificaría con ellos. Algo semejante afirmó también Kraepelin (1919)[41] y luego el francés Codet (1926)[42]. Envuelta en otra terminología aparece también la egodistonía en nuestro intento de fenomenología diferencial (1980)[43], en la cual se atribuye a ella el hecho de que en este tipo de depresiones no haya delirio depresivo ni se comprueben tampoco modificaciones de la temporalidad y de la espacialidad, como ocurre típicamente en la melancolía.

Ahora bien, durante los últimos 15 años autores de diversos países han publicado comunicaciones sobre cuadros depresivos *atípicos* en *epilepsias electroencefalográficas,* en pacientes con alteraciones específicas del EEG pero sin crisis (Gibbs, 1951[44]; Alsen, 1965[45], Sciorta, Zito y Eliseo, 1968[46]; Firnhaber y Ardjomandi, 1968[47]; Bash, 1969[48], Grecu, 1973[49]; Dörr-Zegers, y Chiofalo, 1975[50]; Matarazzo, 1976[51]). La *atipicidad* de estas depresiones ha sido caracterizada –aunque no exclusivamente– por la egodistonía arriba mencionada. A ella se agregan, entre otros, rasgos como un perfil diferente del insomnio, la presencia habitual de síntomas paranoideos, el curso caprichoso (no claramente fásico) y la falta de respuesta a los medicamentos tricíclicos. En nuestra casuística al respecto pudimos constatar la normalización regular del EEG patológico durante los periodos depresivos en aquellos casos que presentaban una forma "inhibida" de depresión atípica. Esto hablaría en favor de algún tipo de conexión etiopatogénica entre el cuadro depresivo y las estructuras neurofisiológicas responsables de la curva electroencefalográfica.

Pretender extraer conclusiones definitivas de estas observaciones aisladas resultaría precipitado. Sin embargo, nos parece importante haber destacado hechos que pudieran servir en un futuro como punto de partida de nuevas investigaciones y conocimientos.

Referencias

1. Rittershaus E. "Die klinische Stellung des manisch-depressiven Irreseins unter besonderer Berücksichtigung der Beziehungen zu organischen Gehirnkrankheiten und zur Epilepsie", *Z. ges. Neurol. Psychiat. 56,* 1920, S. 10-93.
2. Krafft-Ebing R.V. "Über epileptische Dämmer- und Traumzustände", *Allg. Z. Psychial. 33,* 1877, S. 111-125.
3. Heilbronner K. "Über epileptische Manie nebst Bemerkungen über die Ideenflucht", *Wschr. Psychiat. Neurol. 13,* 1903, S. 193-309 u. 269-290.
4. Aschaffenburg G. *Über die Stimmungsschwankungen der Epileptiker,* Samml. zwangl. Abhand. a.d. Geh. der Nerv. und Geisteskr. *VII/1,* Marhold/Halle, 1906.
5. Kraepelin E. "Zur Epilepsiefrage", *Z. ges. Neurol. Psychiat. 52,* 1919, S. 107-116.
6. Gruhle H.W. "Über den Wahn bei Epilepsie", *Z. ges. Neurol. Psychiat. 154,* 1936, S. 395-399.
7. Dongier S. "Statistical study of clinical and electroencephalographic manifestations of 536 psychotic episodes occurring in 516 epileptics between clinical seizures", *Epilepsia 1,* 1959/60, p. 117-142.
8. Flor-Henry P. "Psychoses and temporal lobe epilepsy", *Epilepsia 10,* 1969, p. 363-395.
9. Wolf P. *Psychosen bei Epilepsie; ihre Bedingungen und Wechselbeziehungen zu Anfällen,* Habilitationsschrift vorgelegt dem Fachbereich 3 der Freien Universität Berlin, 1978.
10. Kovacevic K. "Psychotic Disorders in Epilepsy", Communication in the 12th Epilepsy International Symposium Copenhague, September, 1980.
11. Landolt H. *Die Temporallappenepilepsie und ihre Psychopathologie.* S. Karger, Basel, New York, 1960.
12. Janz D. *Die Epilepsien. Spezielle Pathologie und Therapie,* Thieme Stuttgart, 1969.
13. Bruens J.H. "Psychoses in Epilepsy", *Psychiat. Neurol. Neurochirur.* (Amst.) *74,* 1971, pp. 175-192.
14. Bechthold H.J. y Schottky A. "Phasische Verstimmung und Epilepsie. Zwei polare Fälle", *Der Nervenarzt 42,* 1971, S. 539-545.

15. Morel B. D'une forme de délire suite d'une surexcitation nerveuse se rattachant á une varieté non encore décrite d'epilepsie, *Gaz. hebd. méd. chir.* 7, 1860, pp. 773-775.
16. Falret J.P. "Des maladies mentales et des asiles d'alienés", *dans Leçons cliniques et considerations generales,* Balliere, París, 1864.
17. Rittershaus E., *óp. cit.,* 1920.
18. Flor-Henry P., *óp. cit.,* 1969.
19. Wolf P., *óp. cit.,* 1978.
20. Tellenbach H. *Melancholie* (1961), Springer Verlag. Berlin-Göttingen-Heidelberg, 3. Auflage, 1976.
21. Tellenbach H. "Psychopathologie der Cydothymie", *Der Nervenarzt 48,* 1977. S. 335-341.
22. Pfeiffer W.M. "Die Symptomatik der Depression in transkultureller Sicht", in Hippius, Selbach (Hrsg.) *Das depressive Syndrom, Urban* & Schwarzenberg, München-Wien-Berlin, 1968.
23. Kendell R.E. *The role of diagnosis in psychiatry*, Blackwell Scientific Publications, Osney Mead, Oxford, 1975.
24. Dörr-Zegers O. "An essay on the pathogenesis of depressive phenomenon based on clinical-statistical analysis of a series of depressive patients, *Rev. Chil. Neuropsiquiat. 10,* 1971, pp. 17-39.
25. Dörr-Zegers O. u. Tellenbach H. "Differentialphänomenologie des depressiven Syndroms; das "Depressive" in der Melancholie und in der Epilepsie", *Der Nervenarzt 51,* 1980, S. 113-118.
26. Kovacevic K., *óp. cit.,* 1980.
27. Pfeiffer W.M., *óp. cit.,* 1968.
28. Dörr-Zegers O., *óp. cit.,* 1971.
29. Tellenbach H., *óp. cit.,* 1977.
30. Marchand y Ajuriaguerra, *Les Epilepsies,* Desclée de Brouwer, París, 1948.
31. Janz D., *óp. cit.,* 1969.
32. Marchand y Ajuriaguerra, *óp. cit.,* 1948.
33. Landolt H. "Über Verstimmungen, Dämmerzustände und schizophrene Zustandsbilder bei Epilepsie. Ergebnisse klinischer und elektroenzephalographischer Untersuchungen", *Schweiz. Arch. Neurol. Psychiat. 76,* 1955, S. 313-321.
34. Tellenbach H. "Epilepsie als Anfallsleiden und als Psychose", *Der Nervenarzt 36,* 1965, S. 190-202.

35. Pfeiffer W.M., *óp. cit.,* 1968.
36. Tellenbach H., *óp. cit.,* 1961.
37. Tellenbach H., *óp. cit.,* 1977.
38. Dörr-Zegers O. u Tellenbach, H., 1980.
39. Morel B., *óp. cit.,* 1860.
40. Bash KW. "Epilepsia sine ictu", *Schweiz. Arch. Neurol. Neurochir. Psychiat, 103,* 1979, S. 351-353.
41. Kraepelin E., *óp. cit.,* 1919.
42. Codet. 1926, citado por Marchand et Ajuriaguerra, et *Les Epilepsies,* Desclée de Brouwer, París, 1948.
43. Dörr-Zegers O. u. Tellenbach, H., *óp. cit.,* 1980.
44. Gibbs F.H. "Ictal and non-ictal psychiatric disorders in temporal lobe epilepsy", *J. nerv. ment. Dis. 113,* 1951, p. 522-528.
45. Alsen V. "Anfallsleiden und Psychose", *Der Nervenarzt .36,* 1965, S. 490-493.
46. Sciorta A.; Zito M.; Eliseo M. *"Le* psicosis epilettiche distimiche episoclico-recidivanti", *Acta Neurol.* (Napoli), *22,* 1968, pp. 810-839.
47. Firnhaber W. u. Ardjomandi M.E. "Epileptische Psychosen ohne epileptische Anfälle", *Der Nervenarzt 39,* 1968, S. 175-178.
48. Bash, K.W., *óp. cit.,* 1979.
49. Grecu C.H. "Observatii dinical electroencelografico efectuate asupra unui numar de 38 de bolnavi cu "depressii episodice temporale", *Neurología, Psichiatria, Neurochir.* (Rumania), *18,* 1973, pp. 471-480.
50. Dörr-Zegers O., and Chiofalo N., "About prolonged epileptic dysthimia with depressive symptomatology", *Rev. Chil. Neuropsiquiat. 14,* 1975, pp. 9-20.
51. Matarazzo E.B. "Chronic depression and temporal lobe Dysrhythmia", *Arq. Neuropsiquiat. (São Paulo/Brasil), 34,* 1976, pp. 173-187.

CAPÍTULO X

Dimensiones de la depresión

1. Introducción

Todo parece indicar que la depresión ha aumentado en frecuencia a lo largo de las últimas décadas. Según la OMS, la prevalencia de la depresión es de 3 a 5% de la población mundial, lo que la transformaría en el trastorno mental más frecuente de todos. Por otra parte, encuestas hechas a médicos de cabecera en los países industrializados de Europa arrojan la cifra impresionante que el 17% de los consultantes a un médico general sufrirían de algún tipo de estado depresivo. Entre 1955 y 1970 las encuestas nacionales de morbilidad de Gran Bretaña mostraron que el diagnóstico de depresión se había hecho 25 veces más frecuente. Por último, cabría mencionar un estudio del National Institute of Mental Health (cit. por Pichot, 1985)[1] en el cual, utilizando un examen clínico así como criterios diagnósticos cuidadosamente estandarizados, se concluye que en todo momento un 6% de la población adulta de Estados Unidos padece de algún *trastorno afectivo* según los criterios del DSM-III.

Desde luego, los estudios epidemiológicos sobre las depresiones son en verdad particularmente difíciles, dada la dificultad que conlleva el definir la depresión. Recordemos que Lehmann[2] ya en 1959 advirtió sobre la multivocidad del término *depresión,* el cual podía ser entendido como síntoma, síndrome o enfermedad, siendo muy distinta la amplitud del diagnóstico en cada una de estas significaciones. Dicho con otras palabras, las diferencias en los resultados aportados por las distintas investigaciones, así como la misma tendencia al aumento de la depresión, que consignáramos recién, podrían atribuirse simplemente a la diversidad de criterios empleados para diagnosticarla.

Sin embargo, nuestra propia experiencia clínica y la de muchos colegas, a quienes hemos consultado al respecto, apuntan hacia un real aumento en la frecuencia de esta forma de padecimiento psíquico. Esto valdría sí para las formas monopolares y enmascaradas y no para las bipolares. Este aumento real de los cuadros depresivos (monopolares) se ha hecho a costa de las antiguas neurosis (concepto que por su vaguedad ha sido descartado del DSM-III), en particular de la histeria, pero también de muchos cuadros más próximos a lo somático, que otrora fueran diagnosticados como "distonía neurovegetativa", "colon irritable" o, en general, de las llamadas *enfermedades psicosomáticas.*

Ahora bien, mientras en el caso de la histeria ha habido una real disminución, en el caso de los cuadros psicosomáticos es posible que se trate más bien de un problema semántico, vale decir, que ahora se interpreten como depresiones (enmascaradas) cuadros que en otro momento fueron concebidos como enfermedades psicosomáticas.

De cualquier manera, solo una definición rigurosa de lo que entendemos por depresión permitiría resolver los problemas planteados por la epidemiología (Lehmann, H.E., 1971)[3]. Pero no basta con ponerse de acuerdo en un número determinado de síntomas más o menos específicos para resolver el problema, por cuanto los síntomas son también multívocos y es muy fácil afirmar erróneamente su existencia o –a la inversa– no pesquisarlos cuando están, si el examen es superficial o el explorador se deja llevar por la aplicación de cuestionarios. Intentar definir la depresión implica, a nuestro entender, un abrir la mirada hacia ciertos fenómenos subyacentes al plano sintomatológico, fenómenos que deberían tener una validez más universal y no prestarse, por ende, a error.

El paso del síntoma al fenómeno y de este hacia un fenómeno basal que eventualmente puede llegar a confundirse con la alteración biológica subyacente, es lo que nos proponemos hacer en las páginas siguientes. ¿Qué es lo *depresivo,* cómo se agrupan naturalmente sus manifestaciones externas, vale decir, sus síntomas, cómo se relacionan estos grupos sintomáticos con el supuesto fenómeno basal? Estas son algunas de las preguntas que intentaremos responder.

2. El problema de la definición

Definir la enfermedad depresiva resulta difícil, por cuanto su diagnóstico es 100% clínico y más precisamente *verbal,* ya que el examen físico no aporta elemento alguno, al menos en una mirada superficial.

El solo decir "estoy deprimido" es algo tan ubicuo que podría significar desde un normal sentimiento de tristeza hasta la falta de vitalidad que se presenta en la convalecencia de algunas enfermedades orgánicas, pasando por todos los grados y formas de la depresividad propiamente tal. Intentar definir la depresión nos obliga a remontarnos un poco más atrás, hacia aquella región de lo humano donde se da la depresión. La depresión en su sentido más genérico es un estado o modo del ánimo y este es, a su vez, el más abarcador de los llamados sentimientos vitales. Los sentimientos vitales deben ser delimitados, por un lado, con respecto a los sensoriales, cuyo ejemplo más conocido es el dolor y, por otro, con respecto a los llamados sentimientos psíquicos. Estos últimos se caracterizan por estar vinculados esencialmente a un contenido, a una significación: estoy alegre o triste *por* algo, estoy aburrido *de* tal cosa, etc. El filósofo Max Scheler [4] ha descrito también unos sentimientos que él llama espirituales, muy alejados de la corporalidad y que tienen un carácter absoluto, casi diríamos metafísico. Ejemplos de ellos serían la *serenidad* en la vertiente positiva y la *desesperación* en la negativa.

Desde muy antiguo se han distinguido en el alma humana, en la *psyché,* tres elementos o, más bien, regiones: el intelecto, la voluntad y los sentimientos. Para la analítica existencial de Heidegger[5], por su parte, las dos formas originarias en que el *ser (Sein)* existe su condición de *ahí* (da) son la comprensividad (*Verstehen)* y el estar o hallarse *(Befindlichkeit)*. Con lo primero está aludiendo Heidegger a la conciencia reflexiva, la inteligibilidad del mundo, el conocimiento de sí mismo, el lenguaje, el logos, etc. Con lo segundo, el estar, el sentirse, se está refiriendo al elemento *pático* de la existencia, a ese cuerpo que nos porta y que se nos hace consciente antes que como intelección de algo, como un sentirse de alguna manera, bien o mal animoso o fatigado, con o sin dolores, más o menos contento por algo que nos ha ocurrido y pasando por un momento de la vida en que *nos sentimos* más o menos serenos o desesperados. Toda esta gama de sentimientos que va desde el dolor puntiforme hasta la serenidad que trasciende hacia lo religioso, *son un modo de nuestro cuerpo,* de nuestra corporalidad, y que a diferencia de lo comprensible y del intelecto en general, no dependen de nuestra voluntad. No podemos decidir tener un dolor, como tampoco estar alegres ni angustiados, ni menos alcanzar la serenidad.

Dentro de estos sentimientos, son los llamados *vitales* los que nos interesan. A diferencia de los sensoriales, tienen un carácter *difuso;* se extienden a todo el cuerpo y no a una determinada región de él y así nos permiten sentir nuestra vida misma en su incremento y decremento, en la salud y en la enfermedad. A pesar de estar muy cercanos al cuerpo poseen cierto grado de intencionalidad, y entonces contagian también nuestra percepción del mundo en torno, y así, un estado de frescura y liviandad corporal nos hará ver el paisaje como alegre, las distancias cercanas, los colores más vivos, etc. Ejemplos de sentimientos vitales son el bienestar y el malestar, la fuerza vital y el cansancio y la angustia, el apetito y el asco (náusea), la simpatía y la antipatía vitales, y por último la euforia y la depresión.

Una característica importante de los sentimientos, y *en particular de los sentimientos vitales,* es justamente esa tendencia a darse en polaridades como las mencionadas; otra, es el hecho que se acompañen de manifestaciones corporales de tipo neurovegetativo: tanto el miedo como la emoción alegre se acompañan de taquicardia; en el terror se erizan los pelos; la expectación ansiosa se acompaña de transpiración profusa, sensación de vacío epigástrico y también de taquicardia, etcétera.

La depresión constituiría, junto con la euforia, otra de estas polaridades de nuestros sentimientos, cercana al par alegría-tristeza, pero en ningún caso idéntico a ella. El "estar deprimido" se encuentra más cerca de lo corporal que el "estar triste" y es, por ende, más difuso, más abdominal y tiene una intencionalidad menos clara. Casi siempre el "estar alegre" se halla vinculado directamente a un motivo, no así el "estar deprimido". Este último estado del alma contiene un elemento de tristeza sin motivo, pero además implica un cierto vuelco hacia el pasado, un darle las espaldas a lo por-venir, un cierto pesimismo para enfrentarlo y un mayor o menor grado de paralización del impulso vital, cosa esta última que no siempre acompaña a la tristeza.

Una posición intermedia entre el simple "estar triste" y el "estar deprimido" lo ocupa el duelo. El sentimiento que acompaña a la pérdida de un ser querido es el de una tristeza muy grande, pero acompañado de la desesperanza inherente al carácter irremediable de la pérdida. Esta cerrazón del futuro en el duelo es lo que lo acerca al estar deprimido y es probablemente la razón por la cual el duelo constituye uno de los grandes motivos desencadenantes de la depresión patológica (Tellenbach, 1961[6] , 1977[7]; Dörr-Zegers, 1971[8]; López-Ibor, 1977[9]).

Importante es destacar que el ánimo depresivo en sí no implica necesariamente una enfermedad que requiera ser tratada. En cuanto *síntoma aislado* se lo encuentra como sentimiento predominante en sujetos normales después de una desgracia o infortunio muy grande o en la convalecencia de determinadas enfermedades corporales como una hepatitis o un traumatismo de cráneo; también se observa el estado de ánimo depresivo aislado, vale decir, como síntoma, en personas de edad avanzada que no saben avenirse con el transcurso inexorable del tiempo. También puede haber una tonalidad depresiva que afecte mayoritariamente a un grupo humano determinado en un momento histórico preciso: era el ánimo, por ejemplo, que se imponía al viajero que llegaba a Alemania en los últimos años de la guerra. Todas estas situaciones individuales y sociales mencionadas escapan naturalmente al campo de la medicina y de la psiquiatría. Para que el síntoma depresivo sea tratable y caiga por ello dentro del ámbito de responsabilidad de la medicina debe darse dentro de un conjunto de otros síntomas. Con otras palabras, podemos hablar de *depresión* en rigor solo a partir de la constelación de un *síndrome depresivo.*

Para hablar de un síndrome depresivo deben estar dadas las siguientes condiciones:

- Ser un estado de cierta duración y no una reacción momentánea.
- Tener las característica de aquello que llamamos enfermedad (comienzo-evolución-final) y no de una anomalía (algo permanente).
- Comprometer predominantemente el ánimo en el sentido del menoscabo, de la disminución, pérdida, incapacidad, en resumen, ser vivido por el paciente como *depresión,* generalmente acompañada de angustia, otro sentimiento vital.
- Comprometer al mismo tiempo importantes funciones biológicas, como el sueño, el apetito, la digestión, la sexualidad, así como sus ritmos.
- Comprometer también importantes funciones psíquicas superiores, como la capacidad de concentración, de memorización, de planificación, de decisión.
- *No* comprometer la inteligencia ni la lucidez de conciencia ni la percepción.
- Tender hacia la mejoría en plazos variables, adoptando en los casos más típicos una evolución en fases con intervalos de absoluta normalidad.

3. El cuadro clínico y los "complejos sintomáticos"

Ahora bien, ¿cómo se presenta el síndrome depresivo en la práctica? ¿Cuáles son los síntomas más importantes' ¿Hay algún síntoma o síntomas patognomónicos, indispensables para el diagnóstico? Los intentos ordenadores y clasificadores tanto de los síntomas como de las enfermedades depresivas han sido múltiples y muy variados. En general, se ha caído en el error de hacer enumeraciones por sistemas de órganos o de funciones psíquicas comprometidas y, entonces, las manifestaciones depresivas se hacen innumerables, sin límites precisos entre unas y otras, y se llega al absurdo de que todo puede ser depresivo: cualquier sentimiento disfórico, cualquier incapacidad intelectual relativa (no claramente orgánica en el sentido de la demencia), así como cualquier dolor o molestia física. El concepto de *equivalentes depresivos* ha sido importante, porque ha permitido desenmascarar algunas depresiones que escapaban al médico, pero, al mismo tiempo, ha provocado una confusión semántica sin precedentes.

Por la contraparte se ha intentado buscar el o los síntomas "fundamentales". Kurt Schneider (1935)[10] cree encontrar con razón el hecho fundamental de la depresión en su carácter *vital,* en el compromiso de esos sentimientos ligados al cuerpo de los que hablábamos en un comienzo: el carácter peculiar de la tristeza junto a esas sensaciones corporales que los pacientes expresan como *presión* en el pecho, en la base anterior del cuello *(globus melancholicus)* o en la región occipital, serían los elementos esenciales de una depresión. Manfred Bleuler (1966)[11] distingue tres síntomas fundamentales: la distimia depresiva, la inhibición del curso del pensar y la inhibición de las funciones centrífugas (decisiones, actos, movimientos). Pierre Pichot (1969)[12] propone ordenar la enorme gama de síntomas depresivos en cinco grupos que se darían con mayor o menor intensidad *siempre,* y que estarían relacionados íntimamente entre sí: un grupo en torno al humor depresivo, que abarca desde la tristeza hasta los autorreproches y las ideas de culpa; otro en torno a la autoagresividad; otro grupo derivado del enlentecimiento; el cuarto, de la disminución de la vitalidad, y un quinto por síntomas somáticos. A pesar de haber aplicado métodos diferentes y complementarios, a objeto de determinar las dimensiones fundamentales de la depresión, Pichot llega a resultados a lo menos confusos. Porque, ¿cómo habría de separarse legítimamente el *enlentecimiento* de la *disminución de la vitalidad?* ¿Cómo justificar la coexistencia en un mismo grupo de síntomas de la tristeza –un sentimiento vital con las ideas de culpa, que son juicios erróneos, vale decir, que pertenecen a la esfera del pensar?

Cada autor, cada Tratado, ofrece una nueva ordenación de los síntomas depresivos, siendo el caos completo con la aplicación –cada vez más frecuente– de las escalas para "medir depresiones", como las de Hamilton (1967)[13] o Zung (1965)[14], donde las "palpitaciones" aparecen al lado del "cansancio", la "dificultad para tomar decisiones" junto a la "falta de libido". El problema radica en la adopción de un punto de vista "reductor", donde la riqueza de los cambios experimentados por el enfermo pretende ser transformada en unidades cada vez más pequeñas y en lo posible en números.

Sobre la base de una experiencia con enfermos depresivos del Hospital Psiquiátrico de Concepción, entre los años 1967 y 1970, propusimos una nueva ordenación de las manifestaciones depresivas (Dörr-Zegers, 1971). Se trataba de encontrar *fenómenos* (y no *síntomas*) que estuviesen *siempre presentes* y que pudiesen ser vinculados directamente con un supuesto fenómeno basal –sea este neuroquímico, constitucional-hereditario o ambas cosas a la vez–, origen de la modificación subyacente a toda depresión, por una parte, y, por la otra, que pudiesen derivarse de ellos comprensible y estructuralmente toda esa diversa gama de síntomas descritos hasta ahora en los cuadros depresivos.

Distinguimos cinco grupos o complejos sintomáticos fundamentales, en los cuales un fenómeno basal se manifestaba a través de un mayor o menor número de síntomas individuales: el fenómeno del humor o *distimia depresiva* (o particular alteración de los sentimientos vitales, del cuerpo vivido); la *alteración de la ritmicidad biológica;* el fenómeno de la *inhibición* (o agitación); la ideación depresiva en el sentido de las *ideas delirantes* con sus clásicos temas de la culpa, la pobreza y la hipocondría; y, por último, el fenómeno de la tendencia autodestructiva, concretamente el *suicidio.* Pero no solo nos distanciamos de Pichot en cuanto a las características del fenómeno basal que comandaba cada grupo de síntomas, sino en el hecho que encontramos la aparición regular de solo los tres primeros complejos sintomáticos. Las ideas delirantes depresivas solo se encuentran en alrededor del 50% de las depresiones europeas y del 30% de las investigadas por nosotros en Concepción. Las ideas e intentos de suicidio se presentaron solo en un 20%. En resumen, para diagnosticar un síndrome depresivo propiamente tal sería necesaria la presencia de ese humor depresivo particular, de la inhibición en sus vertientes psíquica y somática, y de la característica alteración de los ritmos.

Ahora bien *el primer .fenómeno* mencionado no da lugar únicamente a ese desánimo propio de lo depresivo, sino que abarca toda la gama de los sentimientos vitales en su polo negativo: decaimiento, angustia, falta de fuerzas, fatiga, náuseas, sensación de frío, etc. Es el cuerpo vivido en su totalidad el que se altera, el que arrastra al melancólico hacia el fondo de su condición somática, de su anclaje en la naturaleza, que le impide todo vuelo hacia el espíritu. Debemos dejar en claro que *la angustia acompaña a toda depresión* y que el término *depresión ansiosa* no se refiere a que esa depresión tenga también angustia, porque ese síntoma lo tienen todas, sino a la que debería llamarse más propiamente *depresión agitada,* en la cual la inhibición se transforma en una pseudoactividad monótona y repetida, en una especie de inquietud incontrolable que el enfermo vive y/o recuerda como una angustia casi imposible de soportar.

Por su parte, el segundo fenómeno, el de *la alteración de los ritmos* implica un desorden, inversión o suspensión de cada uno de los ritmos biológicos: el ritmo sueño-vigilia con su característico insomnio de despertar precoz, o en su defecto la hipersomnia; la inversión del ritmo circadiano; el estreñimiento y la bradicardia; la pérdida del apetito y de la libido; la alteración del ritmo urinario; la *suspensión* de la ritmicidad en la permanencia del insomnio, la angustia y la distimia, así como en la monotonía de la agitación.

Por último, el fenómeno de la *inhibición* se manifiesta tanto en el lado psíquico como en el somático. En el primero adquiere la forma de la indecisión, la dificultad de concentración, la pérdida de la memoria, la falta de interés, etc.; somáticamente se manifiesta como lentitud motora, torpeza en los movimientos, incapacidad para realizar las tareas habituales y su expresión máxima es el estupor depresivo con una inmovilidad casi absoluta.

El "Comité para la prevención y el tratamiento de las depresiones" de España ha propuesto en 1981[15] una ordenación de los síntomas que nos parece muy didáctica. Allí se distinguen también cinco grupos de síntomas: 1) los trastornos emocionales o distimia vital, cuyos elementos son la tristeza patológica, la ansiedad, la irritabilidad y el mal humor; 2) los trastornos del pensamiento, donde se agrupan la dificultad de concentración, la indecisión, la pérdida del interés, el pesimismo, la desesperanza y las ideas delirantes con los contenidos ya mencionados; 3) trastornos somáticos, alteraciones del sueño, del apetito, de la digestión, de la menstruación, de la sexualidad, del peso, más astenia, fatigabilidad y dolores; 4) alteración de los ritmos vitales circadiano, menstrual, estacional y ritmos propios; y 5) los trastornos del comportamiento como el llanto, el enlentecimiento, la agitación y la tendencia al aislamiento.

Los grupos 1 y 4 corresponden exactamente al primero y segundo de nuestra clasificación. El grupo nuestro de la inhibición psíquica se presenta diluido entre los trastornos del pensamiento, del comportamiento y los somáticos. No se trata aquí de hacer una crítica a esta ordenación española y una defensa de la nuestra, por lo demás muy poco difundida. Pero cabría aludir a la repetición que significa el que las alteraciones del sueño aparezcan tanto en el grupo de trastornos somáticos como en el de los ritmos, cosa que también vale para el resto de los ritmos biológicos alterados. También cabría criticar la separación innecesaria del enlentecimiento corporal –mencionado como alteración del comportamiento de la astenia, que aparece incluida en los trastornos somáticos, y de la dificultad de concentración, que aparece en los trastornos del pensamiento. Pero a pesar de estas críticas, estimamos esta ordenación de los síntomas depresivos porque es mucho más clara y completa que las tradicionales, entre otras razones porque se ciñe a una división empírica de funciones por todos conocida, como pensamiento, emoción y comportamiento.

4. Algo sobre la clasificación de las depresiones

En cuanto a la clasificación de los estados depresivos, nos parece interesante anotar que desde muy temprano se ha observado la existencia de dos corrientes contrapuestas: una que busca la diversidad de cuadros depresivos supuestamente diferentes, y otra que, por el contrario, ve al fenómeno depresivo como unitario. En 1770 Boissier de Sauvages (cit. por Pichot, 1985), en su libro *Nosologie méthodique*, describía catorce especies distintas de melancolía, mientras en 1934 Sir Audrey Lewis[16] (cit. por Pichot, 1985), afirmaba que la depresión no era solo una unidad en sí, sino que, aún más, debería considerársela una entidad única con los estados ansiosos.

En la actualidad encontramos estos mismos extremos en los dos sistemas clasificatorios más usados: el ICD-9 y el DSM-III. El primero ofrece un enorme abanico de veinte categorías de depresiones diferentes, puestas una al lado de la otra sin que se pueda inferir algún tipo de relación o legalidad entre ellas. El DSM-III, por el contrario, no reconoce más que un *episodio depresivo mayor* y vuelve a usar el término *melancolía* para designar la forma más severa de este.

Pero al margen de estos sistemas clasificatorios hay una división de los cuadros depresivos que se ha mantenido a lo largo de los años como una especie de pilar de la clínica de las depresiones: la distinción entre *depresión endógena* y *depresión reactiva* y, sin embargo, pocos se han percatado del fuerte remezón sufrido por esta clasificación con los estudios genéricos de E. Zerbin-Ruedin (1968)[17], en los que demuestra que no habría diferencias genéticas entre las formas reactivas y las endógenas, aunque sí entre estas dos y las llamadas *depresiones neuróticas.* Esto permitiría deducir que la depresión endógena y la reactiva representan una unidad nosológica, mientras las formas neuróticas tendrían otra base etiopatogénica. Lo que viene a coincidir plenamente con lo postulado unos años antes por Tellenbach (1961)[18]. Este autor descubrió que todas las depresiones eran simultáneamente endógenas y reactivas, y que el respectivo "apellido" que le otorgaba a los cuadros depresivos su supuesta independencia etiopatogénica (como ocurre en las veinte categorías del ICD-9 o en denominaciones como depresión "climatérica", "involutiva", "por descarga", "por mudanza") no era sino la descripción de la situación desencadenante del cambio endógeno. Estas situaciones actuarían sobre una personalidad predispuesta –tipificada por Tellenbach (1961)[19] para las formas monopolares, y más tarde por su hijo R. Tellenbach (1975)[20] para las bipolares–, como la llave sobre una cerradura. Ellas son de la más diversa índole, pero se podrían reducir a dos constelaciones fundamentales, una vinculada a la *espacialidad* y la otra a la *temporalidad,* y que este autor designara con los neologismos "includencia" y "remanencia", respectivamente. En la *includencia* el sujeto con propensión a la melancolía y que posee los rasgos característicos del *Typus melancholicus* (exagerado apego al orden, demasiado afán por rendir y por ser eficiente, alto grado de responsabilidad, intolerancia a la culpa y a las deudas, tendencia a las relaciones interpersonales simbióticas) es enfrentado a una situación que no puede trascender, porque su modo rígido de relacionarse especialmente con el mundo se lo impide, por ejemplo, en la situación de mudanza. Esta es una situación humana banal; sin embargo puede significar una total bancarrota para quien ha habitado la morada de manera particularmente próxima y ha sido siempre esclavo del orden. En la *remanencia,* en cambio, es el afán desmedido de rendir, más allá de la fatiga y de las posibilidades reales, lo que hace que el depresivo caiga en situaciones en que esa cantidad de rendimiento ya no es más posible porque se produce un conflicto entre cantidad y calidad. Es el caso del ascenso en el trabajo, de la asunción de nuevas tareas o, a la inversa, la interferencia de una enfermedad orgánica que haga imposible mantener ese nivel de rendimiento. En ambos casos se produce un quedar "por detrás de las propias aspiraciones" (Tellenbach, 1961)[21]. Todas las situaciones desencadenantes de depresión (presentes en el 75% de las depresiones internadas en el Hospital Psiquiátrico de Concepción durante 5 años (Dörr-Zegers, 1971)[22] pueden reducirse a uno de estos modelos.

Desde esta perspectiva, no cabría más clasificación que aquella que divide las depresiones en *melancólicas* y *no melancólicas* (Tellenbach, 1977[23], Dörr-Zegers, 1979[24] y 1980[25]). En las primeras se cumplen las condiciones para el diagnóstico de un síndrome depresivo, el cual se da en la personalidad típicamente estructurada y a raíz de una situación patógena específica. Las segundas se caracterizan por un síndrome generalmente incompleto, sin la personalidad característica ni la situación desencadenante específica y en la cual se encuentra un contexto etiopatogénico diferente del endógeno-melancólico. Es el caso de las depresiones *epilépticas, esquizofrénicas, neuróticas* y *orgánicas.* Cada una de ellas tiene rasgos fenomenológico-diferenciales con respecto a la melancolía, v. gr. en la "depresión epiléptica", la existencia de "egodistonía" (Dörr-Zegers, 1979 y 1980).

Dejaremos de lado el resto de las muchas clasificaciones existentes para referirnos brevemente a la propuesta por el ya mencionado "Comité para la prevención y el tratamiento de las depresiones" de España (1981)[26], modelo de sencillez. Este grupo clasifica las depresiones, según la forma de presentación, en típicas, inhibidas, agitadas y enmascaradas; y, según la etiopatogenia, en primarias y secundarias. Esta última vendría a corresponder exactamente con la propuesta por nosotros en el sentido de distinguir las depresiones *melancólicas* de las *no melancólicas.* Dentro de la clasificación según la forma, las *típicas* corresponden al síndrome depresivo descrito con el concierto de síntomas presentes con mayor o menor intensidad. Las *ansiosas* o más precisamente *agitadas* tienen –como ya lo indicamos– como síntoma central una angustia descontrolada que trasunta a lo corporal en forma de una inquietud permanente y movimientos casi estereotipados, como frotarse las manos, llevarse la mano al pecho, "colgarse" de las demás personas, etc. Las formas *inhibidas,* en cambio, son exactamente lo contrario: casi inmóviles semiestuporosas, sin quejas espontáneas exageradas, llaman la atención en un comienzo solo por la tendencia a quedarse en cama y la hipersomnia. Esta forma se observa casi exclusivamente en los *cursos bipolares,* así como las formas agitadas se dan de preferencia a partir de los 50 años y en la involución.

Las formas *enmascaradas* merecen mención aparte porque son cada día más frecuentes y en su gran mayoría llegan primero a manos del médico general. Se entiende por tales depresiones aquellas en las cuales determinados síntomas somáticos no habituales de la enfermedad comandan la sintomatología, siendo empero posible poner en evidencia *una sintomatología depresiva de fondo,* sobre todo en lo que se refiere al humor depresivo, la inhibición y el desorden de los ritmos. Raramente se ven en estos casos ideas delirantes o intentos de suicidio.

Por *equivalentes depresivos* se entienden cuadros de síntomas somáticos sin base orgánica precisa, sin características histéricas y que en su evolución presentan una cierta ritmicidad que recuerda lo depresivo. Los *equivalentes* puros son raros y aún se discute su existencia, pues en la mayoría de los casos es posible encontrar ya sea síntomas de inhibición (por ej. disminución del rendimiento) o una baja del ánimo; pero la forma más propia del equivalente es aquella enfermedad *psicosomática* que evoluciona en forma alternante con un síndrome depresivo manifiesto, como suele ocurrir con algunas úlceras gastroduodenales, hipertensiones benignas y colon irritable, sin olvidar que también hay síndromes de colon irritable como depresión enmascarada, vale decir, donde ambas sintomatologías cursan paralelamente, aunque preocupando más al paciente el cuadro somático. Las formas enmascaradas tienen algunas características generales descritas por López-Ibor Aliño (1976)[27]: el síntoma somático es polimorfo, se presenta rítmicamente (empeoramiento matutino, premenstrual y primaveral), se acompañan de alguna forma de depresividad, se dan en personalidades de las descritas por Tellenbach[28] para las depresiones monopolares y responden bien al tratamiento con timolépticos.

Las depresiones enmascaradas plantean, entre otros, un problema metapsiquiátrico, cual es el de los cambios en las formas de enfermar del ser humano a lo largo de la historia. Es de todos conocida la disminución de las manifestaciones histéricas en Occidente, así como el aumento paulatino tanto de las enfermedades psicosomáticas como de la depresión (Pichot, 1985)[29]. También es conocido el fenómeno de la alexitimia descrito en las enfermedades psicosomáticas (Lolas, 1984)[30], la que consiste en una cierta incapacidad para experimentar y sobre todo expresar sentimientos y emociones. El paciente psicosomático volcaría sus conflictos de la esfera experiencial y psíquica hacia las funciones corporales, las que terminarían alterándose. A su vez, en el campo de las depresiones estaría ocurriendo algo similar. López-Ibor Aliño (1981)[31] discute que las depresiones hayan aumentado en cuanto tales y afirma que el aumento de su frecuencia se estaría haciendo sobre la base de estas formas enmascaradas, vale decir, de expresión somática.

Estaría ocurriendo entonces la paradoja que el hombre occidental actual, heredero de la Ilustración del siglo XVIII, de la revolución científica y tecnológica de los siglos XIX y XX, este hombre que se apartó de los mitos, que a través del psicoanálisis desenterró todos sus arcanos, abriéndose a la angustia, la sexualidad, la violencia y el absurdo, este hombre que hizo desaparecer el espacio y el tiempo, que ha llegado a los extremos de la comunicación y de la indiscreción, este hombre occidental actual, está perdiendo la capacidad de vivir y expresar sus verdaderas emociones; y sus conflictos e imperfecciones, en lugar de acontecer en la relación consigo mismo (consciente) y con el otro (en el "entre" de Martin Buber, 1962)[32], se están trasladando hacia el terreno de lo extraconsciente, de la más pura facticidad, del soma.

Entonces: ¿Qué es la depresión? ¿Cómo se explica su carácter bifronte, este alcanzar la mayor altura de los sentimientos psíquicos y espirituales en la *desesperación,* por una parte y, por otra, el hundirse en lo corpóreo hasta transformarse en las formas enmascaradas, en una diarrea o en una hipertensión? No podemos pretender atribuir su esencia solo a las alteraciones a nivel de los neurotransmisores, de todos conocidas, puesto que no hay certeza de que ellas no sean sino su correlato somático, como es la taquicardia el correlato de la angustia sin que constituya su *causa.* Tampoco son suficientes las interpretaciones psicológicas como la del psicoanálisis. Por sugerentes que sean estas para la comprensión de determinados aspectos de la depresión, elementos tan centrales como la alteración de los ritmos o su vinculación con las crisis madurativas y con los periodos estacionales, quedan totalmente fuera del modelo de explicación psicoanalítico. ¿Cómo podría entenderse la relación entre "... el fracaso de los procesos de introyección que acompañan a la relación del lactante con la madre real..." (Melanie Klein, 1960)[30] y hechos como el ritmo horario o la precipitación en primavera?

5. Endogenidad y depresión

¿No podremos encontrar un acceso a la pregunta por la esencia de la depresión si revisamos ese misterioso adjetivo atribuido desde siempre a la melancolía, el de ser "endógena"? H. Tellenbach (1961[34], 1977)[35] ha postulado una concepción *positiva* de la endogenidad, sobre la cual quisiéramos hacer una breve digresión porque es –a nuestro entender– del más grande interés. Para él lo endógeno es una región de lo humano con categoría propia, así como lo es lo psíquico con su intencionalidad y lo somático con su cadena de causalidades. Lo endógeno se encontraría entre ambos, pero sería, en cierto modo, anterior a esa división de lo humano en psíquico y somático, por cuanto los determina a ambos.

En la *maduración,* su expresión más característica, vemos cómo lo endógeno comanda la puesta en función, por ejemplo, de las hormonas sexuales y los cambios físicos ligados a la pubertad (lado somático), y por otra parte hace que cambie la sensación de sí mismo en el sentido, v. gr. del ser sexuado, del sentirse varón o hembra, de la primera apertura hacia el mundo de lo erótico, con el consiguiente cambio en el estilo de la relación con los otros y con el mundo en su totalidad. Un ejemplo impresionante de este carácter endógeno –vale decir, ni voluntario como los hechos psíquico-espirituales, ni ciego a todo sentido o conciencia como podría ser la función hepática– es ese cambio casi imperceptible pero *definitivo* que se produce en las muchachitas púberes junto con ocurrir su primera menstruación: la mirada pierde la inocencia de la niñez, el movimiento deja de ser irreflexivo y/o torpe; un conato de coquetería inconsciente es perceptible en cada uno de sus gestos, porque en su mundo ha surgido una figura hasta ese momento desconocida para ella: el muchacho en cuanto varón.

Lo endógeno es, además, *rítmico,* y como tal está inserto en algo así como una armonía universal: el ciclo sueño-vigilia sigue el movimiento rotatorio de la tierra en torno a su eje con el consiguiente cambio entre luz y sombra según la parte que esté expuesta al sol; el ciclo menstrual femenino aparece vinculado claramente al ciclo lunar; el ritmo de la apetencia sexual está sujeto al cambio de las estaciones y es conocida su intensificación en primavera.

En tercer lugar, lo endógeno se caracteriza por ser *global* en sus manifestaciones. Algo puramente psíquico, como un pensamiento, puede prescindir, dentro de ciertos límites, de los procesos somáticos, ser indiferente al deterioro que está ocurriendo en algún órgano. Pensemos en la destrucción de los alvéolos pulmonares que va ocurriendo en los fumadores, y cómo estos pueden pensar y vivir en forma más o menos normal hasta muy avanzado el proceso enfisematoso. A la inversa, la mayor parte de los procesos somáticos prescinde absolutamente de la dimensión psíquico-espiritual; aún más, si esta interviene a través del orientar la atención hacia un proceso somático determinado, este se altera, como ocurre en los cardiofóbicos, que terminan sufriendo de alteraciones orgánicas del corazón: primero del ritmo, después de la irrigación y por último del músculo cardíaco mismo.

En otras palabras, tanto los fenómenos psíquicos como los somáticos pueden ser puntiformes, locales, parciales. Lo endógeno, en cambio, es siempre abarcador, sus cambios comprometen al ser humano en su totalidad. Ya vimos lo que ocurría con las crisis madurativas, pero ello vale también para esos cambios periódicos en el estar o hallarse uno en sí mismo *(Befindlichkeit),* que es otra de las expresiones de lo endógeno. Aquellos que se sienten mejor en primavera no es que experimenten "alegría por algo" (lado psíquico) o una "fuerza muscular" más efectiva (lado somático), sino que la existencia toda aparece marcada por ese "bienestar" o ese "estar en un buen periodo". Esto lo conoce muy bien el deportista, pero igualmente la mujer bella y, para qué decir, el genio.

La genialidad es uno de los fenómenos más endógenos que existen. Nadie puede decidir ser genio, ni por un acto de voluntad ni por el empleo de drogas o substancias químicas que actúen desde lo somático. Se nace genio, se madura genio, se muere como genio. Hay innumerables ejemplos en la historia. El papel de lo ambiental se limita a favorecer más o menos la manifestación del genio. ¡Y cuán periódicos y rítmicos son los genios y es la creatividad en general! ¡Cuántos periodos de oscuridad vivieron Miguel Ángel o Santa Teresa, Kierkegaard o Rainer María Rilke! Y así como caen en la oscuridad que puede llegar al límite de la melancolía y la depresión (Tellenbach, 1983)[36], les vienen los periodos de luminosidad en los que crean sin cansancio, en que descubren verdades y sentidos, en que son capaces hasta de cambiar la faz de la Tierra.

En cuarto lugar, lo endógeno se halla ligado a la *constitución* y a la *herencia:* hereditarios son ciertos modos de ser, pero también ciertos tipos constitucionales, como es el ser pícnico o leptosómico. Cuán ligados están los biotipos a ciertos rasgos caracterológicos lo demostró tempranamente Ernst Kretschmer (1923)[37]. Pero también se heredan los temperamentos, las aptitudes y la genialidad. Las enfermedades endógenas, entre las cuales la depresión ocupa un lugar privilegiado, tanto por su frecuencia como por sus características, como veremos, tan "endógenas", están claramente vinculadas a la herencia.

Por último, lo endógeno posee la cualidad misteriosa de la *reversibilidad.* Pasan las crisis madurativas, pero también los periodos de alza o de baja a los que nos vemos transportados desde nuestra endogenidad. Las contradicciones de la adolescencia, que a los padres parecían en un momento insolubles, dan lugar al ordenamiento y la efectividad de la primera madurez. Los sufrimientos ligados al climaterio femenino, en esa etapa donde la mujer siente que definitivamente se le va su juventud y vitalidad, allí donde teme perder el acceso a la dimensión erótica, ceden el paso a la serenidad y a la apertura de nuevos horizontes, de nuevos sentidos para la existencia, preámbulo de lo que debería ser la sabiduría de la vejez. Reversibles son también las molestias ligadas a la menstruación en la mujer o a los estados de agotamiento en el varón. Situaciones de gran presión pueden llevar a estados de agotamiento y de fatiga que no alcanzan todavía a constituir una depresión. Y estos estados desaparecen espontáneamente sin necesidad de recurrir todavía a un descanso o a unas vacaciones. Pero el máximo ejemplo de reversibilidad lo constituyen justamente las enfermedades endógenas y muy en particular la depresión, cuya condición fásica ha sido desde siempre considerada una de sus características más esenciales.

La depresión sería un cambio patológico de esta endogenidad que hemos delineado, una distorsión de su natural movimiento totalizador hacia el polo negativo de los sentimientos vitales, hacia el desorden de los ritmos biológicos fundamentales a través de los que ella habitualmente se manifiesta; pero también una detención de ese movimiento madurativo, de esa *dynamis* que lleva a la existencia desde el nacimiento hasta la muerte. Una concepción de lo endógeno como la descrita nos permite comprender la totalidad de los síntomas depresivos como una estructura de sentido, como manifestaciones externas a través de las cuales se muestra un acontecer interno unitario que las subyace. Y así, los síntomas que no parecieran tener relación alguna entre ellos, como es el caso del estreñimiento y de la falta de concentración, vistos desde esta perspectiva que mira hacia los fenómenos y no hacia los meros síntomas, aparecen ambos como expresiones, respectivamente, somática y psíquica del mismo fenómeno del enlentecimiento, de la mayor o menor paralización de ese tiempo madurativo, de esa vida que se va desarrollando en el tiempo, de esa unidad vital previa a la separación entre lo psíquico y lo somático que es lo endógeno.

El carácter global de lo endógeno se muestra en la depresión –*subjetivamente*– por esa profunda alteración del ánimo, que es más que tristeza (muchos depresivos se quejan, por el contrario, de "no poder estar tristes", de "no poder llorar"), que compromete la vida toda, hasta el último rincón del alma, razón por la cual el depresivo no puede distraerse, como sí puede hacerlo quien está embargado por una pena o preocupado por algo. *Objetivamente,* la globalidad de lo endógeno se aprecia en esa modificación del cuerpo que se pone en evidencia a través de la palidez, de la arruga frontal en omega, la opacidad de la mirada, la pérdida del turgor de la piel, ese caminar envarado y lento, ese sentarse con los pies apoyados completamente en el suelo, las piernas paralelas, el tronco inclinado y la cabeza gacha. También se muestra lo global de lo endógeno en esa extraordinaria uniformidad de lo depresivo, no respetando barreras individuales ni sociales, ni nacionales, ni raciales.

Puede cambiar la incidencia de la enfermedad de un país a otro o de una clase social a otra; puede también cambiar la frecuencia relativa con respecto a los cuadros maníacos, pero allí donde se presenta una depresión propiamente tal se mostrarán estos mismos fenómenos. El cambio histórico que han experimentado los síntomas depresivos con un desplazamiento desde lo psíquico hacia lo somático (López-Ibor Aliño *et al.*, 1981)[38] no contradice lo antedicho, por cuanto es el mismo matiz *depresivo* el que rodea a la idea delirante de culpa y al dolor de columna como equivalente depresivo. El desorden de lo *rítmico* se pone de manifiesto muy típicamente en la perturbación del ritmo sueño-vigilia, el llamado *ritmo horario* o inversión del ritmo circadiano, en el estreñimiento, la bradicardia, la pérdida de apetito y de libido, en la suspensión del ciclo menstrual y, a mayor profundidad de la depresión, en la suspensión de la condición rítmica de la existencia: permanencia del insomnio, de la distimia, de la angustia; monotonía del estado de agitación con sus verdaderas estereotipias de movimiento, petrificación total de la vida en el estupor depresivo. Por último, es ese carácter *reversible* de lo endógeno lo que nos permite comprender tanto las mejorías espontáneas como el hecho de la extraordinaria respuesta de los cuadros depresivos a los timolépticos y al electroshock, por cuanto no es explicable por la mera acción química de un elemento extraño al organismo el restablecimiento completo de un cuadro morboso tan extremo en su gravedad, como puede serlo una depresión agitada o un estupor depresivo.

La depresión sería entonces una modificación, una deformación de nuestra endogenidad o, dicho en el lenguaje de Heidegger (1927)[39], de la *Geworfenheit,* del estado de *yecto,* de arrojado al mundo involuntariamente y con determinadas características que no hemos elegido, de nuestra inmersión en ese carro del tiempo que nos lleva desde el nacimiento hasta la muerte pasando por la niñez, la pubertad, la adolescencia, la madurez, la involución y la senectud.

¿Y por qué algunos y no todos se hunden en su facticidad, en ese cuerpo que nos porta involuntariamente? Porque junto con estar *geworfen, yectos,* somos *pro-yectos,* somos un permanente trascender hacia el mundo, hacia el otro, hacia los valores, hacia Dios. Se deprime quien por su personalidad muy rígida o por ser esclavo de una ideología inmanente, donde solo el rendir importa, es *incapaz de trascender,* quedando preso, primero de la situación (desencadenante) y luego de su propio cuerpo, el que lo abruma con sensaciones desagradables y malestares hasta ocultarle aún más el mundo y el más allá, lo que se transformará en una mayor detención, hasta la inmovilización del estupor y de la muerte. Es el triunfo de Tánatos sobre Eros, de la naturaleza sobre el espíritu.

Referencias

1. Pichot P. "Las depresiones: problemas actuales", Conferencia dada en la Sociedad Chilena de Neurología, Psiquiatría y Neurocirugía, septiembre de 1985.
2. Lehmann H.E. "Concepto psiquiátrico de depresión: nomenclatura y clasificación", en *Resúmenes de las Relaciones del Coloquio de la Universidad McGill sobre Depresión y Estados Afines,* Montreal, 1959, p. 3.
3. Lehmann H.E. "Epidemiology of depressive disorders", in H. Rieve (ed.), *Depression in the 70's: modern theory and research,* Excerpta Medica, Princeton, N.J., 1971, pp. 21-31.
4. Scheler M. *Der Formalismus in der Ethik und die materiale Wertethik,* Francke, Bern, 1954.
5. Heidegger M. *Sein und Zeit (1927),* Max Niemeyer Verlag, Tübingen, 10. Auflage, 1963.
6. Tellenbach H. *Melancholie* (1961), Springer Verlag, Berlin-Heidelberg New York, 4. Auflage, 1983.
7. Tellenbach H. "Psychopathologie der Cyclothymie", *Der Nervemarzt 48,* 1977, S. 335-341.
8. Dörr-Zegers O. "Del análisis clínico-estadístico del síndrome depresivo a una comprensión del fenómeno de la depresividad en su contexto patogénico" (con G. Enríquez y C. Jara), *Rev. Chil. Neuropsiquiat. 10,* N° 1, 1971, pp. 17-39.
9. López-Ibor J.J. "Los dilemas de la psiquiatría", en *Las depresiones* (López-Ibor Aliño, ed.), Toray, Barcelona, 1977, pp. 47-50.
10. Schneider K. *Pathopsychologie der Gefühle und Triebe,* Georg Thieme Verlag, Leipzig, 1935.
11. Bleuler M. *Tratado de psiquiatría,* Espasa-Calpe, Madrid, 1966.
12. Pichot P. "Les dimensions des depressions", in *L'Evolution Psyquiatryque, 34,* 1969, p. 297
13. Hamilton M. "Development of a rating scale for primary depressive illness", *Brit. J. Soc. Clin. Psychol. 6,* 1967, pp. 278-296.
14. Zung W.K. "A self rating depression scale", *Arch. Gen. Psychiatry 12,* 1965, pp. 63-70.
15. Comité para la prevención y el tratamiento de las depresiones. *Las depresiones en la clínica cotidiana,* Ediciones Sanidad y Seguridad Social, Madrid, 1981, p. 25.

16. Lewis A.J. "A clinical survey of depressive states", *Jounal of Mental Science 80,* 1934, pp. 277-378.
17. Zerbin-Ruedin E. "Zur Genetik der depressiven Erkrankungen", in *Das depressive Syndrom,* Hippius-Selbach (Eds.), Urban & Schwarzenberg, München-Berlin-Wien, 1968, S. 37–56.
18. Tellenbach H., *óp. cit.,* 1961.
19. Tellenbach H., *óp. cit.,* 1961.
20. Tellenbach H., "Typologische Untersuchungen zur Prämorbiden Persönlichkeit von Psychotikern unter besonderer Berücksichtigung Manisch-Depressiver", *Confinia Psychiat 18,* 1975, S. 1-15.
21. Tellenbach H., *óp. cit.,* 1961.
22. Dörr-Zegers O., *óp. cit.,* 1971.
23. Tellenbach H., *óp. cit.,* 1977.
24. Dörr-Zegers O. "Análisis fenomenológico de la depresividad en la melancolía y en la epilepsia", *Actas Luso-Españolas Neurol. Psiquiat. y Ciencias Afines* 7 (2ª etapa), 1979, pp. 291-304.
25. Dörr-Zegers O. u. Tellenbach H. "Differentialphänomenologie des depressiven Syndroms", *Der Nervenarzt 51,* 1980, S. 113-118.
26. Comité para la prevención, *óp. cit.,* 1981.
27. López-Ibor J.J. *Los equivalentes depresivos,* Paz Montalvo, Madrid, 1972, 2ª, ed., 1976.
28. Tellenbach H., *óp. cit.,* 1977.
29. Pichot P., *óp. cit.,* 1985.
30. Lolas F. *La perspectiva psicosomática en medicina,* Editorial Universitaria, Santiago, 1984, p. 105.
31. López-Ibor J.J., *et al. Las depresiones en la clínica cotidiana,* Ediciones Sanidad y Seguridad Social, Madrid, 1981, p. 109.
32. Buber M. *Das dialogische Prinzip,* Lambert-Schneider, Heidelberg, 1962.
33. Klein M. "Zur Psychogenese der manisch-depressiven Zustände", *Psyche 14,* 1960-61, p. 156.
34. Tellenbach H., *óp. cit.,* 1961.
35. Tellenbach H., *óp. cit.,* 1977.
36. Tellenbach H. "Phänomenologie der Schwermut", *Z. f. klin. Psychol., Psychopathologie u. Psychoth. 31,* 1983, pp. 100-113.
37. Kretschmer E. *Körperbau und Charakter,* 21. u. 22. Auflage. Springer Verlag, Berlin-Göttingen-Heidelberg, 1923.

38. López-Ibor J.J., *óp. cit.,* 1981.
39. Heidegger M., *óp. cit.,* 1927.

CAPÍTULO XI

El síndrome depresivo nuclear visto desde una fenomenología de la corporalidad

1. El problema de la delimitación del síndrome

Cualquier acercamiento al tema de la depresión debe enfrentar ante todo la cuestión de cómo definirla. Si seguimos la tradición y tomamos como síntoma fundamental el compromiso del ánimo, nos encontramos de inmediato con el problema de las transiciones hacia la normalidad, así como con el hecho que en muchas otras condiciones morbosas también el ánimo aparece comprometido, no siendo siempre fácil diferenciar unas de otras. Así, hay cuadros esquizofrénicos que presentan ánimo depresivo y lo mismo vale para la epilepsia, los deterioros orgánico-cerebrales y, con mayor razón, para las neurosis. Los límites entre la depresión y la neurosis obsesivo-compulsiva, la agorafobia o el llamado "desorden generalizado de ansiedad" (Am. Ps. As., 1987)[1] son sumamente imprecisos. Pero quizás la mayor dificultad sea la planteada por las transiciones hacia la normalidad.

Con demasiada frecuencia vemos confundir problemas sentimentales, fracasos laborales o duelos normales con una enfermedad depresiva. También vemos las negativas consecuencias que tiene el administrar en estos casos algún potente antidepresivo: múltiples molestias subjetivas, amén de la impresión que producen estos pacientes en su entorno familiar y social de estar 'raros" o 'drogados".

Según nuestra experiencia, los psiquiatras sobrediagnostican la enfermedad depresiva, mientras, por su parte, los internistas y médicos de otras especialidades la subdiagnostican. No se piensa en este diagnóstico frente a síntomas somáticos aislados o malestares difusos que carecen de substrato orgánico y los pacientes son sometidos a innumerables exámenes, que resultan negativos, para ser luego descalificados como enfermos "funcionales" y dados de alta previa prescripción de benzodiazepinas. Con ello no solo no mejora el cuadro depresivo subyacente, sino que el paciente se siente más decaído e impedido intelectualmente y con no escasa frecuencia adquiere una seria dependencia a este tipo de fármacos.

La dificultad inherente al diagnóstico de depresión llevó muy temprano al intento de establecer algo así como un *síndrome depresivo nuclear* que estuviese siempre presente y que fuese la expresión directa del proceso fisiopatológico subyacente. Así, Kraepelin (1916)[2] postula que los síntomas fundamentales serían "dificultad para captar estímulos y para pensar, distimia depresiva o ansiosa e inhibición de la voluntad". Bleuler (1966)[3] distingue también tres síntomas fundamentales: la distimia depresiva, la inhibición del curso del pensar y la inhibición de las funciones centrífugas, tales como decisiones, actos, movimientos. Kurt Schneider (1959)[4], siguiendo a Max Scheler (1948)[5], describe como síntoma fundamental el compromiso de los sentimientos vitales, siendo los más específicos aquellos directamente corporales, la opresión y/o dolor precordial, el *globus melancholicus* y la nucalgia. Pichot (1969)[6], aplicando el análisis factorial, llegó en 1966 a la constatación de cinco grupos de síntomas que se darían con mayor o menor intensidad siempre en el síndrome depresivo: uno en torno al humor depresivo, otro a la autoagresividacl, otro al enlentecimiento, otro a la disminución de la vitalidad, y el quinto, compuesto por los síntomas somáticos. Pfeiffer (1969[7], 1971[8]), sobre la base de estudios transculturales entre Alemania e Indonesia, llegó a la conclusión que los síntomas fundamentales, esos que se presentan siempre y no están determinados por el tipo o grado de civilización o cultura, son: "Un cambio del estado de ánimo difícil de definir" y la alteración de funciones vegetativas como el sueño, el apetito y la libido. Tanto la inhibición como la agitación motora, las ideas hipocondríacas como las de culpa y las ideas o intentos de suicidio serían síntomas determinados culturalmente y no pertenecerían, por ende, al síndrome depresivo nuclear.

Bastante antes de la aparición de los actuales criterios diagnósticos para la enfermedad depresiva, como el RDC (Research Diagnostic Criteria), los criterios de la Escuela de Saint Louis o el DSM-III y el DSM-III-R, intentamos nosotros ya a fines de la década de los años 1960 determinar algo así como un síndrome depresivo nuclear (Dörr-Zegers, *et al.*, 1971)[9]. Con esta finalidad realizamos un estudio clínico-estadístico sobre el tema en el Hospital Psiquiátrico de Concepción, establecimiento que tenía las siguientes ventajas: 1) era el único hospital psiquiátrico de la zona y atendía a una población de alrededor de un millón de habitantes; 2) gracias a la tradición impuesta por el profesor Auersperg, las fichas eran mecanografiadas y llevadas con un criterio uniforme, que incluía, fuera de los datos habituales referentes a la anamnesis próxima y remota, desde un capítulo de antecedentes hereditarios hasta un acucioso examen psicopatológico, pasando por una descripción de la personalidad premórbida y de las probables circunstancias desencadenantes de la enfermedad.

Revisamos las fichas de todos los pacientes hospitalizados durante los cinco años anteriores a nuestra llegada a ese hospital. Se trataba con ello de evitar la posible influencia de las ideas de Tellenbach –autor hasta entonces desconocido en Chile– en lo que se refiere a la personalidad previa y las situaciones desencadenantes de la enfermedad depresiva. Seleccionamos primero todos aquellos casos que de alguna manera podían corresponder a una enfermedad depresiva y que eran 493 de los 2.640 nuevos ingresos. Sus rótulos diagnósticos eran, fuera de alguna forma de depresión, neurosis de angustia y obsesivo-compulsiva, hipocondría, psicosis mixtas, psicosis reactivas, cuadros psicosomáticos, etc. Entre estas 493 fichas encontramos 77 casos en los cuales el diagnóstico de una enfermedad depresiva mono o bipolar era altamente probable. Para esta selección aplicamos en primer lugar un criterio empírico negativo y que consistió en eliminar aquellos casos en los cuales las molestias depresivas podían ser atribuidas a otros contextos etiopatogénicos, como hipotiroidismo, epilepsia, esquizofrenia, demencia, etc. Como criterio positivo exigimos la presencia del compromiso del ánimo, único síntoma o grupo de síntomas en el cual todos los autores están de acuerdo. Los otros criterios de selección fueron la respuesta al tratamiento timoléptico y la restitución *ad integrum.*

Ahora bien, nosotros limitamos el estudio a los 55 casos de depresión monopolar. La intención era determinar cuáles síntomas o fenómenos estaban siempre presentes en aquellos cuadros que por su presentación y su evolución correspondían a lo que la tradición había llamado *depresión endógena* y Tellenbach (1961)[10] *melancolía.* Así es como encontramos tres grupos de síntomas o complejos sintomáticos que cumplían con esas condiciones.

1. El compromiso del cuerpo vivido o corporalidad *(Befindlichkeit),* dentro del cual la falta de ánimo aparecía como una expresión más de un fenómeno mucho más complejo que comprende también la angustia, las náuseas, la sensación de frío, los síntomas vitales de Schneider[11] y los dolores, entre otros.

2. El compromiso de las funciones que Bleuler[12] llamara *centrífugas*, vale decir, aquellas que nos conectan con el mundo externo, entre las cuales la inhibición psíquica y motriz es la manifestación más característica. La dificultad para atender, concentrarse, tomar decisiones, la pérdida de fuerza de la voz y el enlentecimiento motor son otras formas de manifestarse el mismo fenómeno, al cual Kraepelin[13] también diera tanta importancia, considerándolo como uno de los tres síntomas fundamentales de esta enfermedad.
3. El compromiso de la ritmicidad biológica: todos los ritmos vitales se encuentran invertidos, suspendidos o al menos alterados. Y hablamos de ritmicidad y no de ritmos porque la perturbación no se refiere solo a ritmos particulares como el sueño o la digestión, sino también al modo de desplegarse la existencia en el tiempo, tan característicamente rítmica y periódica. Y así, hay un ritmo diario, uno semanal, uno mensual, uno estacional y uno vital, vale decir, de la vida entera, y todos ellos aparecen alterados de alguna manera.

Estos tres fenómenos a través de alguno de sus respectivos síntomas particulares aparecieron en el 100% de estos pacientes depresivos internados en el Hospital Psiquiátrico de Concepción entre el 1 de enero de 1962 y el 31 de diciembre de 1966. Pero hubo otros dos grupos de síntomas que no se dejan subsumir a los grupos anteriores. Uno es el de las ideas delirantes depresivas, que aparecieron en alrededor del 60% de los casos (lo que significa que se trataba en general de casos severos) y otro es el complejo sintomático de la autoagresividad, que comprende las ideas y actos suicidas, presentes solo en el 20%.

2. Síntoma y fenómeno

Dicho trabajo lo publicamos en 1971. Han transcurrido más de 20 años y hemos tenido la oportunidad de ver y tratar innumerables casos de depresión y debemos confesar que la experiencia ha venido a corroborar ampliamente lo encontrado en aquel grupo de enfermos de Concepción. En aquella oportunidad postulamos también la existencia de una enfermedad única, que llamamos *depresión melancólica*. Asimismo, cuestionamos la clásica distinción entre depresión endógena y reactiva y –siguiendo a Tellenbach[14]– el sinnúmero de otros tipos de depresión descritos a lo largo del siglo xx, como es el caso de la *depresión básica de* Schneider (1935)[15], la *depresión reactiva vitalizada* de Weitbrecht (1952)[16], (1968)[17], la *depresión por agotamiento* de Kielholz (1957)[18] o la *depresión existencial* de Haefner (1954)[19].

La proposición del DSM-III de 1980 de un solo tipo de depresión propiamente tal, la *major depression,* en oposición a los 20 tipos diferentes descritos en el ICD 9 de la Asociación Mundial (cosa que va a cambiar por lo demás en el ICD 10), vino a darnos la razón. También los 9 criterios diagnósticos del DSM-III, en oposición a los 21 de la escala de Hamilton, se encuentran bastante próximos a lo hallado por nosotros en Concepción. La diferencia estriba en que el DSM-III no distingue entre síntoma y fenómeno, y que los primeros aparecen en una lista donde lo único que los une es una relación de contigüidad.

En el caso nuestro se trata en cierto modo de los mismos síntomas, pero vistos en sus relaciones internas y como derivando de fenómenos más amplios (cambio de la corporalidad o de la ritmiciclad, por ejemplo), que a su vez estarían enraizados en algo así como un denominador común de la depresividad y que es la perturbación de la temporalidad. Así, los síntomas 1 y 6 del DSM-III-R (estado de ánimo deprimido, y pérdida de energía) corresponden al primer grupo de síntomas de la ordenación nuestra, el cambio de la corporalidad; los síntomas 5 y 8 (enlentecimiento psicomotor y disminución de la capacidad para pensar) corresponden al segundo grupo, el de la alteración del cuerpo en acción o compromiso de las funciones centrífugas, mientras los síntomas 3 y 4 (aumento o pérdida de peso, insomnio o hipersomnia) corresponden al grupo del compromiso de la ritmicidad biológica. Por último, los síntomas 7 y 9 del DSM-III (ideas de inutilidad o culpa, ideas de muerte o de suicidio) corresponden al cuarto grupo o complejo sintomático planteado por nosotros, accesorio, pues no está siempre presente, el de las ideas depresivas.

Estimamos que este tipo de criterios diagnósticos como los del DSM-III, del ICD 10 o del RDC, al quedarse en el plano de los síntomas, caen en dos errores fundamentales: primero las listas serán necesariamente incompletas (cuando en el síntoma Nº 6 del DSM-III se habla de "pérdida de energía", ¿por qué no mencionar también el decaimiento o la pesadez de los miembros?, o ¿dónde quedan síntomas tan importantes como la angustia, los síntomas vitales de Schneider o la sensación de frío?); y segundo, pasan por alto relaciones esenciales entre síntomas particulares, como la que existe entre el insomnio y la pérdida del apetito y de peso (todas alteraciones rítmicas) o entre la disminución de la capacidad para pensar y el enlentecimiento (ambos son formas derivadas del complejo fenómeno de la inhibición).

La distinción entre síntoma y fenómeno se remonta a la obra *Ser y tiempo de* Heidegger (1927)[20] y ha tenido una gran trascendencia en el desarrollo de la psiquiatría antropológico-fenomenológica (Hofer, 1954[21]; Tellenbach, 1956[22], 1961[23]; Haefner, 1959[21]; Blankenburg, 1962[23]; Tatossian, 1979[26]; Dörr-Zegers, 1980[27]). Allí el gran filósofo alemán hizo un análisis en cierto modo definitivo del problema, el que después de más de 60 años no ha perdido un ápice de su validez. Para él los síntomas o manifestaciones solo anuncian una perturbación que en sí misma no se muestra. El fenómeno, en cambio, es "lo que se muestra en sí" y comprende al mismo tiempo al síntoma que lo anuncia como a la perturbación que lo subyace.

La medicina somática *se* preocupa fundamentalmente del reconocimiento y manejo de los síntomas. Si se define síntoma como "el elemento visible de un complejo funcional" (Haefner, 1959)[28] y se supone un conocimiento previo de las leyes que rigen las partes ocultas de esa totalidad patofisiológica que es la enfermedad, entonces será legítimo el salto desde la manifestación externa o síntoma a la enfermedad como totalidad, y eso es el diagnóstico.

En la psiquiatría, en cambio, este procedimiento no es adecuado, por cuanto no se dan en ella los presupuestos que legitiman el proceso diagnóstico de la medicina somática, al menos en lo que dice relación con las llamadas psicosis endógenas: en ella se desconoce tanto el substrato anatómico como los mecanismos etiopatogénicos. Si a pesar de ello se insiste en el plano meramente sintomatológico, v. gr. desánimo, fatiga, pérdida de peso, ideas de culpa, etc., se caerá inevitablemente en confusiones y tautologías. Así por ejemplo, Müller-Suur (1958)[29] demostró que en el caso de la esquizofrenia el diagnóstico se hace casi siempre sobre la base del carácter "esquizofrénico" de cada uno de sus síntomas, vale decir, es una tautología. Lo que significa lo "esquizofrénico", que en forma tácita está permitiendo el diagnóstico y el consenso, no está en condiciones de responderlo una psiquiatría orientada exclusivamente hacia las manifestaciones externas o síntomas. Los diagnósticos basados en adiciones de síntomas, como es el caso de la mayoría de los actuales sistemas de criterios diagnósticos en boga, ni siquiera llegan a ese nivel de la tautología, la que al menos emplea, aunque no profundice, *eso* esquizofrénico o *eso* depresivo que de algún modo encierra en sí lo esencial de estas misteriosas enfermedades.

3. Hacia una fenomenología de la corporalidad del depresivo

3.1. Observaciones clínicas sobre los síndromes depresivos

Entre los años 1970 y 1976 trabajamos en la Clínica Psiquiátrica de la Universidad de Chile, desempeñando el cargo de jefe del Policlínico durante casi la mitad de ese periodo. En una reunión diaria, al final de la mañana, revisábamos, en conjunto con los colaboradores más jóvenes, todos los casos nuevos que habían consultado. Muy pronto se le planteó al grupo de trabajo como una de sus tareas más urgentes la de realizar una clarificación conceptual, una definición sindromática y el establecimiento de claros criterios diferenciales en el marco de la diversidad de cuadros psicopatológicos de la práctica diaria que presentan síntomas depresivos. La habitual falta de camas obligaba en la mayoría de los casos a llevar a cabo un tratamiento ambulatorio, lo que nos permitía observar a nosotros mismos la evolución espontánea o bajo timolépticos, así como también la diferente respuesta terapéutica de las distintas formas clínicas y evolutivas de depresión.

Durante esta experiencia en común se nos fueron imponiendo las siguientes evidencias clínicas:

En primer lugar, comprobamos lo planteado en el trabajo de 1971, en el sentido que la distinción entre depresión endógena y reactiva carecía de justificación y que las depresiones propiamente tales eran todas endorreactivas y se presentaban en esa personalidad característica que Tellenbach (1961)[30] describiera como *Typus Melancholicus.* Esto último fue más tarde demostrado empíricamente por Von Zerssen *et al.* (1969[31], 1982[32]), en Alemania, y en fecha más reciente por Anneliese Dörr y Sandra Viani (1991)[11] en Chile.

En segundo lugar, nos afirmamos en la idea, insinuada ya en 1971, de la necesidad de distinguir entre la depresividad melancólica y la no melancólica, v. gr. los síntomas depresivos que aparecen en otras patologías como la esquizofrenia, la epilepsia y la neurosis o también en la gente normal.

En tercer lugar, nos convencimos de que el elemento substantivo de la diferencia fenotípica entre un cuadro depresivo y otro era la intensidad, y que lo que aparece como tan distinto, por ejemplo una depresión vital simple y un estupor depresivo, era fundamentalmente uno y el mismo fenómeno, solo que en grados diferentes. La última versión del ICD, la N° 10 nos viene a dar la razón al definir un solo episodio depresivo (F 31), pero distinguiendo cuatro diferentes intensidades: severidad ligera, mediana, grave sin síntomas psicóticos, y grave con síntomas psicóticos.

En cuarto lugar, se nos fue imponiendo cada vez más algo así como una emanación atmosférica que surgía de las depresiones melancólicas en forma directa y que llamamos *Melancholie-Gefühl* (sensación de lo melancólico), parodiando a Rümke con su clásico *Praecox-Gefühl* (sensación de lo esquizofrénico). Este conocimiento intuitivo, susceptible de ser aprendido también por los colegas más jóvenes, se demostró como fundamental para distinguir las depresiones melancólicas (que corresponden más o menos al episodio depresivo mayor del DSM-III) de las no melancólicas. Nuestra experiencia atmosférica de la depresividad melancólica tiene un cierto parentesco con expresiones encontradas en el libro de Tellenbach (1968)[34], *Geschmack und Atmosphäre* (*Gusto y atmósfera*), cuando habla de la "pérdida de la frescura vital" del depresivo.

Blankenburg (1962)[35] exige a la experiencia fenomenológica el ser "decididamente más abierta hacia todas las modalidades de ser de aquello que nos hace frente, vale decir, ella tiene que poder ser más natural que la experiencia natural misma", pero al mismo tiempo debe ser "más científica que la experiencia científica, en la medida que ella no se limita a un solo proyecto trascendental, sino que transforma más bien en su tema central a todos los modos del ser en general".

3.2. La corporalidad en el estupor depresivo

Siguiendo las recomendaciones de Blankenburg, intentamos algunos años más tarde (Dörr-Zegers, 1979[36]; Dörr-Zegers, y Tellenbach, 1980[37]) hacer una fenomenología de esta experiencia atmosférica a propósito del encuentro con un caso extremo de depresión melancólica: un estupor depresivo. Para tal análisis la actitud del investigador deberá asemejarse en lo posible a la de una persona carente de experiencia psiquiátrica, alguien capaz todavía de una plena ingenuidad. Para un tal observador la inmovilidad de la paciente no será una "inhibición" ni su silencio absoluto un "mutismo estuporoso", etc., sino simplemente los diferentes aspectos del ser con quien el observador en ese momento se encuentra y que lo afectan de tal o cual manera. Resumiremos aquí los resultados de aquella investigación:

La paciente permanece frente a nosotros silenciosa e inmóvil. Su mirada es opaca, carece de brillo, no nos transmite mensaje alguno, no hay en ella asomo de vida interior. Su piel está pálida, amarillenta y seca. Su persistente silencio no lo sentimos como un negarse a un diálogo, sino más bien como un no estar presente. En cierto modo ella no está frente a nosotros, por cuanto no se produce entre ella y nosotros esa natural tensión polarizada que ocurre en los encuentros interpersonales y que los griegos llamaban *antikry*.

Entre las características fundamentales del encuentro interhumano, así como fueran descritas primero por Walter von Baeyer (1955)[38] y luego por Hubertus Tellenbach (1961)[39], destaca el vis-a-vis, el estar uno frente al otro en un permanente intercambio de gestos, emociones y palabras. El comportarse con respecto al otro en el encuentro es siempre frontal. Solo así se entiende la gravedad que puede tener el gesto de "dar la espalda" o de "rehuir la mirada".

La paciente permanece insensible a todos nuestros intentos de llevarla a algo así como a una contraposición, a que se nos oponga como un otro y, es curioso, pero el sentimiento que nos va provocando se aleja más y más de la pena o la compasión. Hay algo en ella desagradablemente ajeno, casi siniestro, pero no como en el caso de los paranoides, que nos son extraños por su exceso de significatividad y de posibles referencias que nos abruman y sobrepasan. Esa impresión de lo desagradable y ajeno resulta más bien de la experiencia de un vacío allí donde uno estaba preparado para encontrarse con una persona, con un espíritu vivo y diferente más o menos comunicativo, familiar, abierto, simpático, interesante o lo que sea.

Tratemos de penetrar más en profundidad en este sentimiento de desagradable extrañeza que nos provoca la paciente. Lo primero que se nos impone es una sensación muy corporal, que nos inunda, difícil de expresar en palabras, aunque próxima a la náusea de Sartre (1943)[40]. Sensaciones similares experimentamos, por ejemplo, ante un cadáver en la mesa de autopsias. De pronto caemos en la cuenta que la opacidad de su mirada, que su inmovilidad y su silencio tienen en común algo *cadavérico.* Hay en todo su ser algo cósico, casi diríamos material, que imposibilita el surgimiento de una reciprocidad entre su existencia y la mía. No hay un ir y venir del flujo personal, no hay un intercambio entre su mirada y mi mirada, entre su acontecer y el mío. En lugar de un encuentro interpersonal auténtico, lo que se ha producido entre nosotros es apenas un *chocarme* yo con ella, un encontrar yo algo y no un encontrarme-con. Este carácter de cosa que irradia la presencia casi puramente material de la paciente se hace evidente también en su disponibilidad. Ella no *está* sentada o de pie frente a mí, sino solo *puesta* ahí, y yo siento que podría disponer de ella como de un utensilio a mi servicio. De hecho, la someto a un examen neurológico y no ofrece resistencia, como tampoco ayuda, y vuelvo a la impresión original de examinar un cadáver, aunque menos rígido.

Si quisiéramos expresar esta forma de su estar o presentarse frente al otro con la riqueza del lenguaje griego, tendríamos que decir que su *antikry* (su modo de hacer frente) no es *enantiótico,* vale decir, recíproco, sino *cremático. Chrema* era para los griegos un objeto con el cual solo se puede tener un trato utilitario, pero que en definitiva no sirve. En cierto modo *chrema* es lo contrario de *physis.* Una contraposición análoga la volvemos a encontrar en Gabriel Marcel (1955)[41] con su polaridad entre el "cuerpo que tengo" y el "cuerpo que soy". Tengo mis ojos y soy mi mirada. El cuerpo que tengo está siempre en camino hacia lo cósico, hacia el cadáver, en cambio el cuerpo que soy es siempre gesto, significación y trascendencia, vale decir, espíritu. No hay duda, el cuerpo estuporoso y cremático de nuestra paciente está más cerca del cuerpo que tengo que del cuerpo que soy. Justamente lo que ha perdido es su capacidad de abrirse al otro, de significar, de enfrentar, o dicho en griego, de ser enantiótico. Su mirada ha perdido no solo su brillo, sino que se ha hundido por detrás de los ojos, siendo imposible para ella el conocer el mundo, proceso que Sartre (1943)[12] definiera tan certeramente con las palabras: *connaitre c'est manger des yeux* (conocer es el comer de los ojos). En cierto modo la pérdida total del apetito experimentada por nuestra paciente ha comprometido también a los ojos, a saber, al apetito del espíritu.

Pero el estupor no es la única forma de depresión en la cual el cuerpo del depresivo adquiere la transformación cremática descrita. El estupor representa solo el final de un proceso de cosificación y crematización del cuerpo que ya se anuncia en el leve decaimiento inicial, en los síntomas vitales como la opresión precordial, el frío, la pesadez de las extremidades, pero también en el hecho tan común que los depresivos tienden a preocuparse excesivamente de su cuerpo y no tienen otro tema que la angustia somatizada o la digestión entorpecida, o esa falta de apetito, o ese insomnio pertinaz. Todo depresivo verdadero, toda depresión melancólica en nuestra terminología, nos muestra algún grado de crematización y este sí que sería un fenómeno específico, cuya adecuada aprehensión podría transformarse en un arma fundamental para un diagnóstico inequívoco de enfermedad depresiva.

Y ahora retomemos el punto inicial, a saber, el problema de la definición estricta de la depresión propiamente tal y de la necesidad de una adecuada ordenación de sus manifestaciones que supere la mera adición de síntomas cuyo único nexo entre ellos es la contigüidad.

De los tres fenómenos fundamentales descritos por nosotros como característicos de la depresión melancólica y en torno a los cuales se agrupan sus manifestaciones concretas, derivando al mismo tiempo de ellos, dos –el grupo en torno a la distimia vital y el grupo en torno a la inhibición– pueden ser directamente percibidos por el examinador, por cuanto se trata de distintos modos de mostrarse el fenómeno de la crematización: lo que el paciente vive como decaimiento, falta de ánimo, sensación de frío, etc., es visto en forma concreta por el médico como palidez, opacidad de la mirada, arruga frontal en omega, mayor o menor inmovilidad, etc. Del mismo modo, lo que el paciente vive como dificultad de concentración, de decisión, como rumiación de pensamientos, es percibido por el examinador en la lentitud de los movimientos, la falta de fuerza de la voz, la falta de dirección de la mirada, la indecisión de los gestos, la latencia en las respuestas, etcétera.

El tercer grupo de síntomas, que es la expresión del compromiso de la ritmicidad biológica, no puede ser percibido en la intuición fenomenológica, pero siendo un síntoma subjetivo, es al mismo tiempo el más fácil de objetivar: la alteración del sueño se puede medir, incluso con aparatos, y lo mismo vale para la disminución del apetito y del peso o para el enlentecimiento o aceleramiento de la digestión. Pero lo importantes es que también esta alteración de los ritmos puede ser concebida como expresión del proceso de crematización que ocurre en el cuerpo depresivo. La vida es movimiento desde el pasado hacia el futuro y este movimiento se da siempre en forma de ritmos y periodos, y en consonancia con los ritmos cósmicos, como ha sido desarrollado por Tellenbach (1975)[43] en su concepto de las psicosis endógenas como enfermedades "endocosmogénicas". El fenómeno de la suspensión, inversión o al menos la alteración de los ritmos biológicos fundamentales que observamos en todas las depresiones melancólicas, representa otra forma de expresarse este proceso de crematización, por cuanto significa una pérdida de la consonancia con el mundo y de la condición temporal de la existencia.

3.3. La transformación cremática del cuerpo depresivo y el concepto de endogenidad de Tellenbach

Lo que nosotros hemos llamado crematización y concebido como el fenómeno fundamental de la depresividad, desde el cual se desprenderían sus tres grupos de síntomas constitutivos –la alteración del cuerpo vivido (distimia), del cuerpo en acción (inhibición) y del cuerpo en el tiempo (compromiso de los ritmos vitales)–, tiene relaciones muy estrechas con ese aporte esencial que ha hecho la psiquiatría fenomenológica a la comprensión de la enfermedad depresiva: el concepto de endogenidad de Tellenbach (1961)[44]. Este autor, siguiendo a Goethe[45], concibe la endogenidad como una naturaleza animada, como una forma originaria que en su desarrollo se muestra a través de ciertas características somáticas y psíquicas. "Forma acuñada que viviendo se desarrolla", dice Goethe en la poesía dedicada a las palabras primordiales órficas. Y Tellenbach (1961)[46] precisa: "El modo de ser del endón es transubjetivo y por ende metapsicológico, pero al mismo tiempo transobjetivo y por ende metasomatológico". Esto significa que el endón es anterior a la división entre psique y soma, y los determina a ambos, pero al mismo tiempo es posterior, porque en la relación de consonancia con el mundo este también puede determinar y configurar al "endón" al modo como el mundo y los otros nos enseñan. Nadie ha expresado mejor esta maravillosa interacción que Goethe, cuando dice en su *Teoría de los colores:* "El ojo debe su existencia a la luz. Entre varios órganos rudimentarios e indiferentes, la luz escoge un órgano que se le parece y así forma al ojo de la luz y para la luz, de manera que la luz interior salga al encuentro de la exterior"[47]. Pensemos, por ejemplo, en el fenómeno del lenguaje y cómo en él se necesita tanto de esa capacidad de aprendizaje venida desde lo endógeno como de la presencia de la madre, cuyo lenguaje el niño aprende lentamente a imitar, hasta llegar a poseer la "lengua materna".

Ahora bien, este endón que se manifiesta muy especialmente a través de los fenómenos madurativos puede también malograrse en su desarrollo y esos fracasos vendrían a ser para Tellenbach (1975)[45] las psicosis endógenas y en particular la depresión. En esta última, como en ninguna otra enfermedad, aparecen deformadas todas las manifestaciones de lo endógeno, desde la ritmicidad hasta los diferentes talentos o capacidades, los cuales se esfuman en ese típico fenómeno del "no poder" que Binswanger (1964)[49] considerara como el hecho más central de la melancolía.

No hay duda que el concepto de endogenidad de Tellenbach (1961[50], 1967[51], 1975[52]) representa una suerte de resurrección del antiguo concepto griego de *physis.* El substantivo *physis* viene del verbo *phyo,* que significa crecer o acrecentarse, vale decir, el mismo sentido de endón como "forma viviente que se desarrolla". Los griegos usaban esta palabra para designar tanto a la naturaleza en general como a la naturaleza humana, pensando a esta última como una "pequeña naturaleza", que de alguna manera contiene a la "grande" entera.

Según Heidegger (1953)[55] la palabra *physis* significaba para el griego clásico "tanto el cielo como la tierra, tanto las piedras como las plantas, los animales como el hombre; pero también la historia del hombre como obra de los hombres y de los dioses y, por último, o antes de todo, los propios dioses bajo el signo del destino. *Physis* es el e-merger que se pone de manifiesto desde lo oculto...". Vale decir, *physis* "es el ser mismo por medio del cual el ente puede llegar a permanecer y ser entonces observado".

El sentido que tiene *natura* para el mundo latino es mucho más limitado: significa nacer y nacimiento, pero también temperamento y carácter. Con ello se pierde parte de la riqueza del concepto griego de *physis* y se podría postular que el carácter reduccionista y dicotómico que han mostrado las ciencias naturales en la historia de Occidente, por lo menos en lo que al estudio del hombre se refiere, está relacionado con esta transformación reductora que hizo Roma al traducir la palabra *physis* por *natura.*

En la filosofía posterior a Aristóteles se ha opuesto a *physis* el concepto de *psyché,* lo psíquico, y es así como hoy hablamos de "unidad psico-física", intento de unión que está aludiendo justamente a lo separadas que han estado estas dos formas de manifestarse la naturaleza humana. Sin embargo, en su sentido original la *psyché* estaba contenida en la *physis,* era una posible manifestación de ella. Lo que sí estaba fuera de la *physis* era el *nomos,* la norma, vale decir, lo ético y la *techné,* la técnica, en el sentido de un saber disponer, instalar o modificar lo dado. *Nomos* y *techné* tienen en común su vinculación con la libertad. Tanto el decidir entre una opción y otra como la creatividad implícita en la acción técnica se fundan en eso que se llama libertad. La *physis* es, en cambio, lo que viene dado desde atrás, de algún modo aquello que escapa a la autodisponibilidad, en último término, el *endón.*

Ahora bien, lo verdaderamente opuesto a *physis* es *chrema. Chrema* significa la pérdida de la potencialidad creadora, la inmovilidad, la disponibilidad total. Lo cremático es lo cósico en su sentido más privativo, material y desvitalizado, vale decir, lo contrario no solo de *physis* sino de *endón.* Vimos antes que en el análisis fenomenológico se presentaba como lo substantivo de la depresividad la crematización del ser del depresivo. Desde este proceso de pérdida de la condición física, en el sentido de *physis,* se puede comprender el abatimiento, la falta de fuerzas, la anhedonia, los dolores y la angustia somatizada que aprisiona al sujeto en su cuerpo, pero también el "no poder" de la inhibición y la suspensión de la condición rítmica de la existencia. Porque si *physis es* la naturaleza trascendida, *chrema* es la naturaleza inanimada y el proceso de crematización que sufre el depresivo no es sino una progresiva pérdida de la capacidad de trascender el cuerpo hacia el mundo (el no sentir el cuerpo como presupuesto de la salud) y hacia la acción, pero sin perder su anclaje en el orden del cosmos a través de sus ritmos y periodos.

Cuando decimos que *physis* es naturaleza trascendida, queremos significar que ella contiene todo aquello involuntario, determinado, fuera de la autodisponibilidad, propio de lo que Heidegger llama *Geworfenheit* o "estado de yecto" o de ser arrojado al mundo (1927, 1963[54]) y que se expresa en la estructura física, pero también en las habilidades y en los ritmos, como también una apertura hacia el espíritu. En otras palabras, la *physis* no es solo lo *geworden,* sino también *das Entwerfen,* no solo lo yecto, sino también el pro-yecto o, mejor dicho, la capacidad de proyectar y proyectarse. El regreso a la condición cremática es por ende un camino hacia la muerte. Al no haber proyectos no hay futuro, al no haber futuro no hay tiempo, al no haber tiempo no hay movimiento. Muchos pacientes depresivos relatan al salir del episodio que se sentían "muertos en vida".

Heidegger, sin haber visto nunca un paciente depresivo, solo desde su profundo conocimiento de la naturaleza humana y sus intuiciones geniales llegó a decir en *Ser y tiempo: Die Gedrücktheit zwingt das Dasein auf seine Geworfenheit zurück, aber so, dass diese gerade verschlossen wird* (El estado de opresión empuja a la existencia de vuelta hacia su estado de yecto, pero de tal manera que este mismo se le cierra). Difícil encontrar una descripción más profunda de lo que ocurre con la existencia del depresivo: él es empujado hacia su facticidad, hacia su condición de mera naturaleza determinada y, aún más allá, hacia la naturaleza inanimada, a través del proceso de crematización descrito, pero sin siquiera tener la posibilidad de saberse acogido y abrigado en y por ella, como nos sentimos en el sueño, el ejemplo más claro y cotidiano de nuestro periódico retorno a lo endógeno.

En suma, la depresión no sería solo un fracaso de la endogenidad, sino también un desandar ese largo camino hecho por el hombre desde *chrema* hasta *physis* o, dicho con otras palabras, se trata de una suerte de regreso del espíritu a su condición material.

Referencias

1. AMERICAN PSYCHIATRIC ASSOCIATION, *Diagnostic and Statistical Manual of Mental Disorders,* 3rd. Edition Revised (DSM-III-R), APA, Washington, D.C., 1987.
2. KRAEPELIN E. *Einführung in die Psychiatrie,* Barth Verlag, Leipzig, 1916, S. 359
3. BLEULER E. u. BLEULER M. *Handbuch der Psychiatrie,* Springer Verlag, Berlin-Göttingen-Heidelberg, 10. Auflage, 1966, S. 408.
4. SCHNEIDER K. *Kliniscbe Psychopathologie,* Thieme Verlag, Stuttgart, 1959.
5. SCHELER M. *Wesen und Formen der Sympathie,* Schulte Verlag, Frankfurt, 1948.

6. Pichot P. "Les dimensions des depressions", *L'Evolution Psychiatrique, 34,* 1969, pp. 297-312.
7. Pfeiffer W.M. "Die Symptomatik der Depression in transkultureller Sicht", in *Das depressive Syndrom,* Urban & Schwarzenberg, München-Berlin-Wien, 1969, S. 151-168.
8. Pfeiffer W.M. *Transkulturelle Psychiatrie,* Thieme Verlag, Stuttgatt, 1971.
9. Dörr-Zegers O., *et al.* "Del análisis clínico-estadístico del síndrome depresivo a una comprensión del fenómeno de la depresividad en su contexto patogénico", *Rev. Chil. Neuropsiquiat. 10,* 1971, pp. 17-39.
10. Tellenbach H. "Annäherung an die Daseinsanalyse". Phänomenologische Erfahrungsweise in Abgrenzung von der psychiatrischen und analytischen, in *Almanach für Neurologie u. Psychiatrie,* München, 1961, S. 235–247.
11. Schneider K. *Pathopsychologie der Gefühle und Triebe,* Georg Thieme, Leipzig, 1935.
12. Bleuler E. u. Bleuler M., *óp. cit.,* 1966.
13. Kraepelin E., *óp. cit.,* 1916.
14. Tellenbach H. *Melancholie, Problemgeschichte, Endogenität, Typologie, Pathogenese, Klinik* (1961), Springer Verlag, Berlin-Heidelberg-New York-Tokyo, 4, Auflage, 1983.
15. Schneider K., *óp. cit.,* 1935.
16. Weitbrecht H.J. "Zur Typologie depressiver Psychosen", *Fortschr. Neurol. Psychiatr. 20,* 1952, S. 247.
17. Weitbrecht H.J. "Psicopatología comparada de los estados depresivos", *Actas Luso-Españolas Neurol. Psiquiatr. 27,* 1968, pp. 407-15.
18. Kielholz P. "Diagnostik und Therapie der depressiven Zustandsbilder", *Schweiz. Med. Wochenschr. 28,* 1957, S. 107.
19. Haefner H. "Die existentielle Depression", *Arch. Psychiat. 191,* 1954, S. 351-64.
20. Heidegger M. *Sein und Zeit* (1927), 10. Auflage, Niemayer Verlag, Tübingen, 1963.
21. Hofer G. "Phänomen und Symptom", *Der Nervenarzt 25,* 1954, S. 342-4.
22. Tellenbach H. "Die Räumlichkeit der Melancholischen", *Der Nervenarzt 27,* 1956, S. 12, 289 u. 156, 166, 206, 221.

23. Tellenbach H., *óp. cit.,* 1961.
24. Haefner H. "Symptom und Diagnose", in *Arzt im Raum des Erlebens,* Stolze H. von (Hrsg.), Lehmann-Verlag, München, 1959.
25. Blankenburg W. "Aus dem phänomenologischen Erfahrungsfeld innerhalb der Psychiatrie", *Schweiz. Arch. Psychiat. Neurol. 90,* 1962, S. 412-421.
26. Tatossian A. *Phénoménologie des Psychoses,* Masson, SA, París-New York-Barcelona-Milán, 1979.
27. Dörr-Zegers O. u. Tellenbach H. "Differentialphänomenologie des depressiven Syndroms", *Der Nervenarzt 15,* 1980, S. 113-118.
28. Haefner H., *óp. cit.,* 1959.
29. Mueller-Suur H. "Die schizophrenen Symptome und der Eindruck des Schizophrenen", *Fortsch. Neurol. Psychiatr. 26,* 1958, S. 140.
30. Tellenbach H., *óp. cit.,* 1961
31. Zerssen D. von. "Objektivierende Untersuchungen zur prämorbiden Persönlichkeit endogen Depressiver", in *Das Depressive Syndrom,* Hippius, Selbach (Hrsg.), Urban & Schwarzenberg, München-Berlin-Wien, 1969.
32. Zerssen D. von. "Personality and affective disorders", in *Handbook of affective disorders,* Paykel ES (Ed.), Churchill-Livingstone, New York, 1982, pp. 213-28.
33. Dörr-Álamos A. y Viani S. "Personalidad premórbida en los distintos cuadros afectivos", Tesis para optar al título de Licenciado en Psicología, Universidad Diego Portales, Santiago, 1991.
34. Tellenbach H. *Geschmack und Atmosphäre,* Otto Müller Verlag. Salzburg, 1968.
35. Blankenburg W., *óp. cit.*
36. Dörr-Zegers O. "Análisis fenomenológico de la depresividad en la melancolía y en la epilepsia", *Actas Luso-Españolas Neurol. Psiquiat. y* Cs. *Afines* 7 (2a. etapa), 1979, pp. 291-304.
37. Dörr-Zegers O. u Tellenbach H., *óp. cit.,* 1980.
38. Baeyer W. von. "Der Begriff der Begegnung in der Psychiatrie", *Der Nervenarzt 26,* 1955, S. 369-376.
39. Tellenbach H., *óp. cit.,* 1961.
40. Sartre J.P. *L'être et le néant,* Gallimard, París, 1943.

41. Marcel G. *Être et avoir,* Montaigne, París, 1955.
42. Sartre J.P., *óp. cit.,* 1943.
43. Tellenbach H. "Pathogenetische und therapeutische Aspekte der Melancholie als endokosmogener Psychose". *Der Nemenarzt 46,* 1975, S. 525-531.
44. Tellenbach H., *óp. cit.,* 1961.
45. Goethe J. W. von. "Orphische Grundworte", in *Naturwissenschaftliche Schriften,* Band II, Artemis Verlag, Zürich-Stuttgart, 1966.
46. Tellenbach H., *óp. cit.,* 1961.
47. Goethe J.W. von. "Farbenlehre", in *Naturwissenschaftliche Schriften,* Band I, Artemis Verlag, Zürich, Stuttgart, 1966.
48. Tellenbach H., *óp. cit.,* 1975.
49. Binswanger L. *Melancholie und Manie,* Neske Verlag, Pfullingen, 1964.
50. Tellenbach H., *óp. cit.,* 1961.
51. Tellenbach H. "Psychopathologie der Cyclothymie ', *Der Nervenarzt 48,* 1977, S. 335-341.
52. Tellenbach H., *óp. cit.,* 1975.
53. Heidegger M., *óp. cit.,* 1953.
54. Heidegger M., *óp. cit.,* 1927.

TERCERA PARTE

Estudios sobre perturbaciones psíquicas en la epilepsia

CAPÍTULO XII

Histeria y epilepsia: contribución a la clínica y etiopatogenia de su coexistencia*

1. Introducción

En la práctica clínica, tanto del neurólogo como del psiquiatra, no es infrecuente la observación de ataques histéricos y epilépticos en un mismo enfermo. Sin embargo, poco o casi nada se escribe en la literatura sobre el problema de la histeroepilepsia que tuviera tanta importancia en la segunda mitad del siglo XIX.

La razón de este olvido habría que buscarla, por una parte, en la "psicologización" de la psiquiatría, que trajo consigo el psicoanálisis freudiano y que hizo mirar a muchos de los casos de combinación como simples neurosis histéricas, y, por otra, al descubrimiento de la epilepsia psicomotora (Gibbs y Gibbs, 1948)[1] entidad a la cual fueron adscritos precipitadamente el resto de los casos de histeroepilepsia.

La epilepsia psicomotora permitió, en efecto, explicarse un sinnúmero de fenómenos psicosensoriales y psicomotores hasta entonces concebidos como psicógenos, pero también es cierto que los típicos ataques histéricos siguen existiendo sin un correlato electroencefalográfico y claramente motivados desde una conflictiva psicológica, y que las diferencias clínicas entre un tipo y otro de ataques son tan verdaderas como en los tiempos en que Jaspers escribiera su famosa *Psicopatología General* (1913).

También es curioso el hecho que junto con desconocerse el fenómeno de la combinación –o quizás por eso mismo– se pusiera el acento durante tantos años en las diferencias entre la histeria y la epilepsia, dedicando los libros de textos sendos capítulos al problema del diagnóstico diferencial, olvidando reflexionar sobre lo mucho que ambos cuadros tienen en común, como es el caso del carácter paroxístico de sus manifestaciones, el tratarse en ambos casos de automatismos arcai-

* Escrito en colaboración con el Dr. Luis Hormazábal(†), entonces médico de la Clínica Psiquiátrica de la Universidad de Chile, posteriormente Jefe del Servicio "B" del Hospital Psiquiátrico de Santiago.

cos que se expresan a través de un efector común: el sistema motor extrapiramidal, y el servir ambos tipos de ataques al restablecimiento de un equilibrio perdido.

El redescubrimiento de la histeroepilepsia de Charcot, por Rabe (1966)[2] y Selbach (1966)[3], y antes quizás por Ruffler (1957)[4], ha traído aparejado el intento de buscar una etiopatogenia común a ambas enfermedades. Estos autores creen encontrarla en una "inmadurez biológica", que se expresaría a través de automatismos arcaicos, ya sea por crisis parciales (histeria) o totales (epilepsia). A ello contribuiría la existencia en ambos tipos de enfermos de una "labilidad" psíquica y vegetativa, la que es susceptible de demostración experimental, sobre todo en los epilépticos psicomotores.

Selbach (1966)[5] sostiene la existencia de una continuidad o línea de transición entre las crisis más puramente psicógenas (reacción vivencial anormal de tipo histérico), y las más puramente somatógenas (crisis epilépticas provocadas por electroshock). En esta gradiente desde lo psíquico hacia lo somático se encontrarían las crisis psicógenas repetidas en personalidades histéricas, las crisis psicógenas en sujetos con focos temporales (psicópatas epileptoides), las crisis psicógenas en oligoepilepsias (epilepsias del despertar), las crisis psicomotoras, la combinación de crisis generalizadas epilépticas y grandes crisis histéricas (histeroepilepsia), las crisis epilépticas con momentos psicógenos y las crisis epilépticas puras.

Rabe (1966[6], 1970[7]), en cambio, encuentra que el fenómeno de la combinación de crisis histéricas y epilépticas se da solo en tres formas diferentes:

1. La aparición de crisis histéricas ocasionales en epilépticos crónicos, lo que correspondería a aquella forma de histeroepilepsia que Charcot (1874)[5] llamara "a crisis distintas".
2. La combinación permanente en el curso de la enfermedad de crisis histéricas y epilépticas (histeroepilepsia "a crisis combinadas" de Charcot).
3. La substitución o alternancia recíproca de crisis histéricas y epilépticas, donde él observó la normalización del EEG durante el periodo de crisis histéricas al modo de la "normalización forzada" descubierta por Landolt (1955)[9], en las psicosis esquizomorfas en la epilepsia.

Dentro de los hallazgos clínicos de Rabe, vale la pena destacar el paralelismo observado entre la primera forma de combinación, la "histeroepilepsia a crisis distintas" y el psicosíndrome "del dormir-psicomotor" de Janz (1953)[10]; y entre la histeroepilepsia "a crisis combinadas" y el psicosíndrome epiléptico "del despertar-Petit-Mal" (Janz, 1953, 1962)[11].

Los hallazgos de Rabe se basan en la observación de 41 casos, en los que pudo constatar claramente la coincidencia de ambos tipos de crisis, Nosotros compartimos plenamente su criterio que para hablar de histeroepilepsia es necesaria la comprobación diagnóstica estricta de ambos tipos de crisis. Según ello, quedarían fuera de este campo todos aquellos casos de crisis histéricas epileptiformes en pacientes con una neurosis histérica evidente, sin crisis epilépticas puras ni EEG comicial, así como las epilepsias psicomotoras con crisis y EEG específicos, por muy "reactivas" que pudieran aparecer estas ante un análisis biográfico detenido.

Este trabajo tiene por objeto comunicar una experiencia personal de los autores sobre casos de combinación de histeria y epilepsia que pueda enriquecer este capítulo de la neuropsiquiatría, tan abandonado durante los últimos 50 años. Al mismo tiempo, pretende contribuir, a través del análisis detallado de algunos de los casos más típicos, a un mayor esclarecimiento de las condiciones biográficas o biológicas, que hacen posible el fenómeno de la combinación.

2. Nuestra experiencia

El análisis clínico-fenomenológico, biográfico y evolutivo de 15 casos de histeroepilepsia nos ha permitido configurar dos grupos diferentes que vienen a corresponder más o menos exactamente a las clásicas dos formas de Charcot y a dos de las tres formas de combinación descritas por Rabe (1970)[12]. La tercera forma de combinación con alternancia y normalización del EEG durante los "periodos histéricos" no la hemos observado.

Un primer grupo compuesto por epilépticos antiguos, generalmente sintomáticos (TEC), con un severo cambio enequético de la personalidad, y donde las crisis histéricas aparecen en forma ocasional en circunstancias biográficas muy específicas –que serán objeto de análisis ulterior– y donde lo histérico es solo un mecanismo al servicio de una intención no consciente, como podría ocurrir en el comienzo de un cuadro demencial o en cualquier caracteropatía. En estos pacientes no hay rasgos de personalidad histérica ni elementos clínicos que permitan atribuir un rol patogénico a conflictos infantiles reprimidos. En este sentido, aparecería como discutible hablar de una coincidencia de enfermedades, aunque sí de síntomas.

Un segundo grupo donde las crisis histéricas y epilépticas aparecen entrelazadas entre sí y con determinadas circunstancias externas a lo largo de toda la vida del paciente. En ellos encontramos tanto rasgos histéricos como epilépticos de la personalidad, así como conflictos derivados tanto de la vertiente neurótica como de la endógena (epiléptica). Se trataría entonces no solo de la coincidencia de síntomas como en el grupo anterior, sino de dos enfermedades, o quizás de una misma enfermedad.

Nos preguntamos por el *sentido* de la aparición de crisis psicógenas en uno y otro grupo, y por las posibles razones que expliquen la existencia de estas dos formas casi contrapuestas de histeroepilepsia.

2.1. Epilepsia con crisis histéricas ocasionales

Caso 1. Un caso típico del primer grupo de pacientes sería el de Vicente, 44 años, casado, 5 hijos, de baja condición socioeconómica, sin actividad laboral desde hace más de un año.

En 1952, a los 21 años, siendo minero en una oficina salitrera, sufre un TEC grave con inconsciencia de 18 días. Un año más tarde aparecen crisis de *Grand Mal,* sin vinculación estricta al ritmo sueño-vigilia, aunque con tendencia al predominio nocturno. Las crisis diurnas eran precedidas por un aura auditiva. La frecuencia era de una o dos crisis por mes. Jamás consultó ni se sometió a tratamiento alguno. Entre los 15 y los 30 años fue bebedor excesivo intermitente. A raíz de una crisis de ingestión con síntomas de intoxicación aguda fue internado en un sanatorio del Servicio Nacional de Salud y sometido a tratamiento aversivo con óptimos resultados, pues no ha vuelto a beber. Hasta entonces había sido irritable, huraño, irresponsable y poco amante del hogar. Después del tratamiento antialcohólico experimentó un cambio muy favorable: se tornó más apacible, buen marido y buen padre, responsable en el trabajo. Las crisis epilépticas ocurrían con frecuencia variable y ni él ni la familia les atribuían mayor importancia, considerándolas una consecuencia natural e insoslayable del traumatismo sufrido a los 21 años.

A fines de 1974 le aparece una TBC pulmonar derecha cavitaria, razón por la cual es internado en el Hospital San José para su tratamiento. Durante la hospitalización se comprueban las crisis de *grand mal* y se inicia tratamiento con Fenitoína, 400 mg diarios. Las crisis disminuyen en frecuencia, sin desaparecer. Es dado de alta en mayo de 1975. A la salida no encuentra trabajo y su situación previsional es incierta. Tiende a aislarse. Se siente decaído. Hace gestiones para obtener una pensión de invalidez, cosa que es rechazada por la buena evolución del tratamiento antituberculoso.

A principios de octubre de 1975 es llevado a control al Hospital San José, donde, estando en la sala de espera, comienza a presentar crisis generalizadas subintrantes que hacen pensar en un *status epilepticus,* que no cede a las inyecciones de Luminal, razón por la cual es enviado de urgencia a la Clínica Psiquiátrica Universitaria.

En el examen de ingreso encontramos un paciente alto, fornido, que representa algo más edad de la que tiene, que permanece en decúbito dorsal, sudoroso, mirada algo boba y desconfiada, respiraciones hondas y entrecortadas, y que con intervalos de media hora presenta movimientos clónicos generalizados de predominio proximal, los que por momentos parecen hacerlo saltar de la cama. Leve tendencia al opistótonos. Los brazos se separan del cuerpo durante el ataque, los dedos se mantienen en extensión, mientras las manos hacen movimiento de aleteo, de rotación o de golpear fuertemente los bordes de la cama. Los ojos permanecen muy cerrados durante algunos ataques, y en otros desmesuradamente abiertos.

Algunas crisis terminan con un estertor laríngeo, después de una duración de uno a dos minutos. No hay estado crepuscular posparoxístico. El paciente comprende y responde bien, obedece órdenes, está orientado. Mientras conversa sus movimientos se van calmando, respira en forma más regular. De pronto empieza a hacer movimientos como de acomodarse en la cama y respira más hondo, como si algo le fuera a pasar, lo que contrasta con la falta de angustia. Este momento anuncia el inicio de una nueva serie de crisis.

El examen neurológico es normal. Un EEG tomado durante el *status* corresponde a una disritmia focal en periodo intercrítico: disminución generalizada de la amplitud, ritmos mal estructurados, asimetría de predominio derecho, paroxismos constituidos por ondas theta de 30 mV entremezcladas con ondas agudas.

En la evolución muestra una tendencia espontánea a la disminución de sus crisis tanto en frecuencia como en intensidad, a pesar de haberse suspendido la medicación antiepiléptica y administrársele en cambio 200 mg diarios de Meleril. A la semana las crisis han desaparecido. En el diálogo el paciente aparece lento, perseverativo, con franca disminución de la capacidad de atención, lábil emocionalmente y con un deterioro intelectual mediano; en resumen, un típico "cambio epiléptico de la personalidad". Confiesa sentirse muy menoscabado desde la aparición de su TBC pulmonar, al perder su capacidad de trabajo y no estar adscrito a algún sistema previsional regular. Se siente culpable frente a su familia y confiesa haber pensado más de alguna vez en el suicidio, Indirectamente sugiere la posibilidad de una pensión de invalidez. Estando ya sin crisis funcionales, presenta una noche una crisis de *Grand Mal* típica durante el sueño.

Se trata de una epilepsia secundariamente generalizada con crisis de *grand mal* de tipo difuso en el sentido de Janz (1953)[13], aunque con tendencia al predominio de las crisis durante el sueño, secundaria a un TEC con inconsciencia muy prolongada y que ha evolucionado paulatinamente hacia un cambio epiléptico de la personalidad. Aun cuando las crisis diurnas eran precedidas por aura, la enfermedad no desempeñó un papel importante en la vida del paciente, habiendo sido aceptada tanto por él como por la familia con tranquila resignación y hasta diríamos con desinterés. La enfermedad adquiere importancia recién ahora al sentirse el paciente incapacitado para trabajar como consecuencia de una TBC pulmonar que lo debilita y lo hace perder su trabajo, sin que la autoridad pertinente la considere razón suficiente para una pensión de invalidez. Curiosamente coincide el momento que más necesita de su enfermedad (como manifestación objetiva) para justificar su "ser-enfermo" y conseguir una eventual pensión, con el inicio tardío de un tratamiento antiepiléptico que hace desaparecer sus crisis genuinas. Es ahí donde surgen estas crisis psicógenas epileptiformes con una intensidad y frecuencia que jamás tuvieron sus ataques de *grand mal*.

Sobre el carácter histérico de ellos no cabe, a nuestro modo de ver, discusión alguna, puesto que no coinciden en su semiología con el ataque generalizado tónico-clónico ni hay correspondencia electroencefalográfica en un registro tomado durante la crisis misma. Además, el aspecto ganancial del *status* psicógeno es bastante evidente: la posibilidad de una renta. Pero no seríamos fieles al hecho clínico si dejáramos la interpretación ahí. Las crisis histéricas poseen en nuestro enfermo un carácter *homeostático* que no debemos pasar por alto. Recordemos que después de 15 años de ser un bebedor excesivo bastante irresponsable, se decide a abandonar el alcohol y arreglar su vida familiar y laboral. La TBC pulmonar, con su carácter invalidante y contagioso, no solo representa una amenaza para sus posibilidades de realización en el trabajo, sino también la pérdida de una posición y un prestigio justa y duramente ganado en el seno de la familia. Por eso, al ser dado de alta, se aísla, se siente deprimido y piensa en el suicidio como solución. Pero ahora las crisis de *grand mal,* que antes lo ayudaran quizás a superar situaciones de desequilibrio con su medio ambiente por la posibilidad de recomenzar que siempre traen consigo, están frenadas por la medicación antiepiléptica. El *status* psicógeno coloca a este hombre que se siente menoscabado, a pesar de "estar de alta", en la condición de enfermo, con lo que recupera su propia estima y la de su familia e indirectamente la posibilidad de una jubilación.

Desde el punto de vista biológico ocurre que el ataque histérico emplea las mismas estructuras y vías nerviosas que el ataque epiléptico, aunque en el primero el punto de partida es un *motivo* y en el segundo una *causa* (la descarga neuronal), como señala Selbach (1966)[14]. A decir del mismo autor, se trata en ambos tipos de ataques de "automatismos arcaicos", propios dc un sistema motor filogenéticamente más antiguo. No se podría hablar, como han pretendido algunos, de identidad, pues el ataque epiléptico representa una crisis biológica total, con contracción tónica de toda la musculatura, incluyendo en parte la lisa, apnea y pérdida absoluta de la conciencia. El ataque histérico, en cambio, es una crisis biológica solo parcial, con compromiso desordenado e incompleto de ciertos sistemas musculares, sin apnea, con pérdida de la lucidez pero sin inconsciencia y con fenómenos vegetativos secundarios que ni remotamente se aproximan en su magnitud a los que acompañan al ataque epiléptico. Es evidente también que el ataque epiléptico surge como reacción a una pérdida del equilibrio homeostático interno, mientras en el ataque histérico la amenaza a la homeostasis se origina preferentemente en una perturbación de la relación yo-mundo, como veíamos en nuestro paciente.

Ahora bien, así como en la génesis de las crisis epilépticas también puede tener un rol la relación del paciente en cuanto sujeto con su mundo (pensemos en las epilepsias del despertar, por ejemplo), en las crisis histéricas hay de seguro factores biológicos en juego. Rabe (1970)[15] y el mismo Selbach (1966)[16] han hablado de una "inmadurez biológica", posiblemente común aunque de diferente magnitud y que comprometería sobre todo "la madurez o grado de diferenciación de las centrales reguladoras del metabolismo cerebral". Interesante parece mencionar a este respecto que, en la casuística de Rabe, 20 de los 21 pacientes con histeroepilepsia "a crisis distintas" tenían cierto grado de cambio epiléptico de la personalidad o de deterioro. Es conocido el hecho clínico que ciertos cuadros demenciales comienzan con conductas y crisis histéricas, como también la mayor frecuencia de las manifestaciones histéricas en oligofrénicos o incluso en países cultural y económicamente más atrasados. Esto no es de extrañar por cuanto cualquier daño cerebral difuso implica una desdiferenciación y la puesta en marcha de mecanismos o sistemas más primitivos dentro del orden de estructuración jerárquica del SNC.

Otro punto que cabría comentar en nuestro paciente y que es de importancia teórica y práctica, se refiere al papel de la medicación antiepiléptica. Vicente presenta sus ataques histéricos coincidiendo con el primer tratamiento anticonvulsivante a que es sometido. En él parece claro que la frenación de las crisis epilépticas en un momento biográfico en que las necesita, constituye de por sí un factor patogénico de las crisis histéricas. No cabría sin embargo hablar acá de alternancia o substitución a través de la normalización forzada del EEG con aparición de crisis psicóticas en el sentido de Landolt (1955)[17] y Tellenbach (1965)[18], fenómeno que Rabe (1970)[19] también describiera en algunos casos de combinación de histeria y epilepsia, puesto que ni se normalizó completamente el EEG durante el *status* psicógeno ni desaparecieron del todo las crisis de *grand mal.*

Pero hay otro fenómeno de gran importancia en el manejo terapéutico de los epilépticos, cual es el de la "resistencia al tratamiento", y que tiene que ver con nuestro caso. Vicente no quiso nunca someterse a tratamiento y sin embargo presentó sus "peores crisis" cuando se le mantuvo un tanto forzadamente bajo tratamiento anticonvulsivante. Nosotros tenemos la impresión que en la mayoría de los casos de refractariedad, allí donde los médicos se ven obligados a aumentar las dosis de antiepilépticos hasta el límite de la tolerancia, las crisis epilépticas propiamente tales desaparecen para dar lugar en cambio a crisis histéricas epileptiformes. Un ejemplo de este fenómeno lo tenemos en el siguiente caso:

Caso 2. Juan, 44 años, de familia modesta pero acomodada, casado y separado desde 1962, cuando tenía 31 años, después de cuatro años de matrimonio. Obrero tipógrafo hasta su jubilación por enfermedad en 1965. Desde entonces le ayuda al padre en un negocio que tiene en la misma casa.

Su enfermedad se inicia en 1956 con un TEC grave con inconsciencia prolongada. Dos meses después comienza con crisis de *grand mal* nocturno, que luego se hacen difusas para agregarse años después fenómenos psicomotores. En 1959 es internado en el Hospital Psiquiátrico por crisis subintrantes y en 1965 por un estado crepuscular prolongado. A raíz de este cuadro psicótico y del ya marcado deterioro del paciente, se le otorga ese año una pensión de invalidez. Hasta que nos consultara en la Clínica Psiquiátrica de la Universidad de Chile, en mayo de 1974, se mantuvo en controles irregulares en el Hospital Psiquiátrico, en cuya ficha se consigna desde un comienzo la "refractariedad" al tratamiento y la sospecha de que no ingiere la medicación en la forma adecuada. Los controles con nosotros son también irregulares, no se atiene a las citaciones, aparece a cualquier hora quejándose de las crisis, las que persisten a pesar de llegar a dosis altas de anticonvulsivantes.

Con el propósito de observarlo y buscar una explicación a la refractariedad, lo hospitalizamos y sometimos a un estricto control en la administración de los medicamentos. Las crisis desaparecen, pero a los pocos días cae en un estado semiestuporoso, con movimientos y gestos muy teatrales y contenidos vivenciales que se refieren a una relación muy ambivalente con el padre: quiere ser acogido y considerado por él, pero al mismo tiempo expresa temores (¿deseos?) de que él se muera. Este estado se prolonga por varios días para ir desapareciendo en forma lenta. El examen neurológico fue siempre normal. El cambio epiléptico de la personalidad y el deterioro consiguiente son muy marcados, hasta el punto de hacer casi imposible el diálogo con el paciente. Es dado de alta en buenas condiciones, pero a las dos semanas vuelve a quejarse de los ataques y trae parientes para que confirmen sus crisis, mientras nos pide a nosotros que expliquemos a ellos la gravedad de su enfermedad.

Desde el punto de vista biográfico es importante consignar que fue abandonado por su esposa cuatro años después del matrimonio, no tanto por el hecho de presentar las crisis, sino porque nunca fue capaz de independizarse de la casa de sus padres. Antes del TEC había sido buen alumno en el colegio, cursó hasta 1° Medio y fue un obrero eficiente. En la casa es considerado por todos como un enfermo sin remedio y se le cuida y protege como a un niño.

Se trata de una epilepsia secundariamente generalizada con crisis de *grand mal* difusas, primitivamente del dormir, a las que se han agregado en su evolución fenómenos psicomotores como auras epigástricas y *dreamy-state,* etiológicamente secundaria a un TEC grave sufrido a los 25 años de edad. El cambio epiléptico de la personalidad y el deterioro han sido tan importantes que ya en 1965 se le concede una pensión de invalidez por "demencia epiléptica". La merma en su capacidad de rendimiento, hasta entonces a la altura del resto de la familia, se instala al parecer muy pronto después del accidente y de la iniciación de sus crisis epilépticas, haciéndolo retroceder en su proceso de emancipación y autorrealización personal. Logra contraer matrimonio pero no es capaz de vivir fuera de la casa de sus padres, hasta que su mujer se aburre y lo deja. Él tiene conciencia de sus crisis, muchas anunciadas por auras, otras que dejan las huellas de los golpes y caídas, y sin embargo se controla en forma irregular y toma los medicamentos desordenadamente, tanto que es necesario hospitalizarlo en 1959 por la presunta refractariedad, hecho que se vuelve a repetir en 1975. Su epilepsia se transforma en un modo de vida y en la justificación de su incapacidad y su dependencia de hijo mimado. Él lo sacrifica todo (mujer, trabajo, amistades) a este proyecto vital (¿único posible dado el deterioro precoz?). Su última estada en el hospital con la consiguiente administración estricta de la medicación anticonvulsivante y el desaparecimiento de las crisis en un momento biográfico crítico, configura la situación desencadenante de un estado crepuscular psicógeno. En este se pone en evidencia el conflicto de ambivalencia con el padre, normalmente reprimido. El grado de interdependencia de lo orgánico y lo psíquico había llegado a ser de tal magnitud en este enfermo, que en un control posterior al alta le provocamos una crisis tónico-clónica generalizada típica, al llevarlo a tocar sus temas conflictivos a través de un dificultoso diálogo.

En resumen, los dos casos representan ejemplos típicos de una forma de combinación de la epilepsia y la histeria, consistente en la aparición, ya sea ocasional o periódica, de crisis claramente histéricas en enfermos epilépticos crónicos. En los ejemplos presentados, como en otros casos de este grupo, no hay elementos para pensar en una coexistencia de neurosis histérica y enfermedad epiléptica. Los enfermos son fundamentalmente epilépticos, con un típico cambio de la personalidad enequético y un grado mayor o menor de daño cerebral ictógeno, sin elementos neuróticos o de personalidad histérica, ni antes ni después del comienzo de su enfermedad epiléptica. También tienen en común la refractariedad al tratamiento con anticonvulsivantes y el hecho que las crisis epilépticas son vividas con plena conciencia y aceptadas como un modo de vida. En el caso de Vicente, como una consecuencia fatal de un accidente, que pasa a tener importancia en relación con una eventual pensión de invalidez, y en el caso de Juan, casi desde un comienzo de la enfermedad, como la manera de justificar su incapacidad renditiva y su permanencia en la casa como hijo protegido.

El inicio de las crisis histéricas, que en algunos casos citados por Rabe llegan a substituir por un tiempo las crisis epilépticas, coincide en general con una administración estricta de antiepilépticos que frenaría completamente las crisis epilépticas y con una situación biográfica en la que el enfermo las necesita en vista a la restitución de la homeostasis o equilibrio externo. Es efectivo, como dice Selbach (1966)[20], que una de las diferencias entre ambas crisis es que las epilépticas tienden a corregir perturbaciones del equilibrio interno y las histéricas de la relación yo-mundo, vale decir, de la homeostasis externa. Si, visto desde la perspectiva de una "analítica de las crisis", el epiléptico es un ser que por naturaleza tiende a resolver sus desequilibrios a través de un ataque y su característica apertura hacia un nuevo comienzo, bien podría suponerse en estos casos un desplazamiento de los mecanismos reguladores hacia la relación yo-mundo (por medio de las crisis histéricas) cuando la medicación antiepiléptica ha conseguido una férrea, aunque forzada, homeostasis interna. Este mecanismo patogénico daría razón de la regularidad con que vemos coincidir en estos pacientes una alta medicación antiepiléptica y una situación de importante conflicto o desequilibrio externo.

2.2. Epilepsia con crisis histéricas regulares

Muy distinto se presenta el fenómeno de la coexistencia en el otro grupo de pacientes mencionado en la introducción: aquellos donde lo histérico y lo epiléptico están enteramente ligados en su evolución y en el sujeto mismo desde la personalidad hasta la crisis. Este grupo de enfermos corresponde a aquella forma de histeroepilepsia que Charcot (1874)[21] llamara *a crisis combinadas* y que reapareciera en Kraepelin (1919)[22] con la denominación de *psicópatas con ataques epilépticos,* en Bratz (1911)[23] como *epilepsia afectiva* y que después ha adquirido una gran relevancia con la descripción de Janz (1953)[24] de la *epilepsia del despertar;* en la casuística de Rabe, la mayoría de los pacientes con este tipo de combinación sufrían o de *Petit Mal* puro o combinado con *grand mal* del despertar y *no presentaban ni el típico "cambio epiléptico de la personalidad", ni grado alguno de deterioro.* Es en estos casos donde se plantea propiamente el problema de la intersección de ambas enfermedades, por cuanto aquí no se trata solo de la aparición aislada de crisis histéricas en un enfermo epiléptico crónico, sino de la existencia paralela de *lo histérico,* como neurosis, mecanismo, manifestación, y de *lo epiléptico,* en cuanto condición etiológica (herencia, EEG), modo de vida (regulación de perturbaciones homeostáticas a través de crisis totales) y manifestaciones externas (ataques epilépticos). Veamos un ejemplo:

Caso 3. Verónica, 15 años, la menor de siete hermanos, de una familia acomodada. Sin antecedentes patológicos de importancia en la niñez. Desarrollo psicomotor normal, viva e inteligente, buen rendimiento escolar hasta el comienzo de su enfermedad.

En la familia del padre hay abundante patología psiquiátrica. La madre corresponde claramente a una personalidad epileptoide, aunque no acusa casos de epilepsia en sus parientes inmediatos. El resto de los hermanos no tiene problemas neuróticos ni de conducta. El hogar es bien constituido, de sólidos principios morales y son todos en general muy serenos y pacíficos, a excepción de Verónica. El padre fue estricto con la educación de los hijos, pero se "ablandó" con la menor (nuestra paciente), única que puede considerarse como preferida o mimada. A diferencia de los demás hermanos, fue ya en la niñez de un carácter díscolo, algo caprichosa, exigente de atención y cariño, inestable emocionalmente. Al iniciarse la pubertad se torna vanidosa y muy dada a coquetear con los muchachos.

A fines de septiembre de 1973, en la calle, a las 18 horas, presenta en forma brusca una crisis atónica, con caída al suelo y pérdida del conocimiento, sin convulsiones, de la que se recupera rápidamente.

Veinte días después, una mañana se le repite la crisis en el colegio. El EEG demuestra un ritmo alfa de 9 ciclos por segundo interrumpido en una oportunidad por un complejo punta-onda lento. No hay signos de daño focal. El electroencefalografista interpreta este trazado como un "descenso del umbral paroxístico". En todo caso se inicia tratamiento con Primidona 1/2 tableta dos veces al día. Pero lo importante es el cambio familiar que Verónica provoca: tanto el padre como la madre, y en cierto modo también los hermanos, se dedican a cuidarla, protegerla, a esperar con angustia el "próximo ataque". Verónica, en cambio, no tiene ningún recuerdo ni conciencia de su enfermedad. Cuando nos consulta a nosotros, un año y medio después del comienzo, todavía no sabe que ella sufre de epilepsia y vive convencida que su familia es "rara" porque se preocupa de ella de esa manera. Las crisis, a pesar del tratamiento, se repiten en la misma forma en enero y febrero.

En abril del año 1974, a raíz de una prohibición de salida, se cae al suelo, esta vez lentamente, sin pérdida del conocimiento ni relajación de esfínteres y queda durante algunas horas con una parálisis del brazo derecho. Los padres no pueden salir al compromiso que tenían por quedarse acompañándola. Llamado el neurólogo, diagnostica "histeria". Controles electroencefalográficos posteriores demuestran todos abundantes complejos punta-onda y poliespigasondas correspondientes a una epilepsia centroencefálica pura. Durante todo el año 1974 la conducta se va agravando en forma de una caricatura de sus rasgos previos de personalidad: su vanidad alcanza grados extremos al querer presentarse a todos los concursos de belleza, cambia de amigo todas las semanas, exige atención, regalos, dinero, no está un momento quieta, a excepción de aquellos días en que amanece nostálgica y se tiende en la cama a soñar cosas imposibles, no queriendo hablar con nadie de la familia. El padre sufre tremendamente con este cambio de personalidad de la hija, hasta el punto de caer en un estado depresivo y luego enfermar de una úlcera perforada y necesitar intervención quirúrgica. Pero ni esto impresiona suficientemente a Verónica, quien persiste en sus actitudes egocéntricas y caprichosas.

Las crisis atónicas alternan con "desmayos" en situaciones para ella conflictivas (no la dejan salir a juntarse con algún amigo, o ir a bañarse a la piscina, o participar en algún concurso televisivo). En una oportunidad en que se sintió controlada y pasada a llevar no solo por sus padres sino también por sus hermanos, presentó un gran ataque histérico que solo pudo ser interrumpido cuando los hermanos la metieron bajo la ducha helada. En esa oportunidad presentó, una vez pasado el ataque histérico, una breve ausencia con interrupción del curso del vivenciar y movimiento de la cabeza hacia la derecha. Otra vez tuvo una crisis de *grand mal* a las 7 de mañana. Los EEG posteriores mostraban características del llamado *Petit Mal* atípico.

La paciente nos llegó en interconsulta del neurólogo por las alteraciones de personalidad y la persistencia de las crisis a pesar de las altas dosis de Primidona. La hemos tratado con Meleril en dosis ascendentes y disminuyendo la Primidona hasta solo 1/4 de tableta dos veces al día, y la paciente ha mejorado su conducta en más de un 50%, estando desde hace varios meses sin crisis. También hemos hecho manejo familiar.

Se trata en Verónica de una epilepsia primariamente generalizada, que clínicamente se manifiesta por crisis atónicas, sacudidas mioclónicas, ausencias puras y en una oportunidad una crisis de *grand mal* matinal. El EEG es perfectamente coincidente con la clínica. La personalidad tiene una serie de rasgos anormales, la mayoría desarrollados después del comienzo de las crisis y que no tienen nada en común con la personalidad clásicamente considerada como epiléptica, la enequética. Es simpática, rápida, inestable, desordenada, caprichosa, vanidosa, egocéntrica, soñadora, afectivamente muy inmadura, poco perseverante tanto en las gestiones que emprende como en sus relaciones sentimentales, coqueta y profundamente "infiel" a pesar de su edad, mentirosa, imaginativa, etcétera.

La familia es enfática en afirmar que gran parte de estas características de su personalidad habrían aparecido recién junto con las crisis epilépticas. Sin embargo, analizando en detalle los antecedentes, encontramos que Verónica ya en la niñez presentaba rasgos de inmadurez, tendencia al egocentrismo y la vanidad, y era poco perseverante, aunque en el marco de lo tolerable. Junto con este cambio de personalidad y las crisis epilépticas aparecen –ya sea alternando con estas o precediéndolas, pero siempre en circunstancias sobrecargadas emocionalmente y donde se descubre en forma evidente la ganancia secundaria–, crisis distintas a las anteriores por la falta de pérdida del conocimiento, la teatralidad o la ausencia de síntomas posictales, consistentes en "desmayos" y en una oportunidad un gran ataque histérico, en el sentido de la "tempestad de movimientos".

Se trata entonces de una forma de combinación o coexistencia de crisis epilépticas e histéricas. Nos preguntaremos primero qué tienen de común y de diferentes con las descritas para el otro grupo de pacientes, y luego nos preguntaremos por el posible nexo causal entre esta forma de crisis epilépticas y las crisis histéricas.

En común tienen su carácter propiamente histérico: el ser crisis atípicas o no específicas de epilepsia, el ser "parciales" y no "totales", el producirse en situaciones de sobrecarga emocional y el traer consigo una ganancia secundaria. No hay diferencias con el otro grupo en cuanto a las características mismas de las crisis psicógenas. También en Verónica los desmayos "imitan" a las crisis "atónicas", así como en Vicente sus crisis asemejan un *grand mal.*

Pero sí hay diferencias importantes en la forma de darse la combinación. En el primer grupo el ataque histérico aparece como sobreagregado a una epilepsia instalada largo tiempo y sobre todo en una "vida epiléptica", tranquila, ordenada, auténtica, donde no se esperaría por ejemplo teatralidad ni manejo del ambiente. Acá la epilepsia y la histeria "nacen" en cierto modo juntas y se entrelazan de tal manera en su evolución que por momentos se hace difícil distinguir una crisis de otra (el gran ataque histérico que termina con una ausencia auténtica, por ejemplo) y más aún, un rasgo de otro en una conducta o actitud determinada.

Cuando Verónica insiste, primero coqueta y luego vehementemente, en su deseo de entrar a una academia de modelos (de "oscuros antecedentes" según los padres), ¿lo hace desde su coquetería y afán de figuración histéricos o desde la impulsividad epiléptica que la lleva a abrazar con una vehemencia e irracionalidad arrolladoras cualquier causa que se presente en su camino? A decir verdad, son inseparables ambos fenómenos y tanto es así que estos cuadros se han definido desde los dos lados: Kraepelin (1919)[25] los llamaba *psicópatas con ataques epilépticos* y Janz (1962)[26] los llama *epilépticos con personalidad lábil, extraversiva e infantil* o *epilépticos del despertar,* por presentar crisis preferentemente en la mañana, al levantarse. Y así como en la personalidad podemos distinguir, aunque entrelazados en una unidad vivencial y conductual, a lo menos un polo histérico y un polo epiléptico, también las crisis muestran esa polaridad; así, junto a formas claramente histéricas encontramos otras donde es difícil establecer la diferencia y un tercer grupo donde el carácter comicial es inequívoco.

Lo anterior nos lleva a pensar que entre lo histérico y lo epiléptico se da aquí una relación mucho más profunda que en la otra forma de combinación, donde un epiléptico crónico frenado en sus posibilidades de autorrealización a través de su epilepsia recurre al mismo sistema efector (el extrapiramidal) para conseguir la homeostasis crítica, a la que está acostumbrado.

3. Cómo interpretar la etiopatogenia de las dos formas de combinación de crisis epilépticas con crisis histéricas

La coexistencia de crisis histéricas y epilépticas en los *epilépticos del despertar* de Janz (1962) no puede ser una casualidad, pero tampoco un mero recurso para restablecer un equilibrio.

Quizás si consideramos un factor descuidado por la mayoría de los autores, con excepción de Schulte (1967)[27], se nos pueda aclarar algo más la génesis de esta coexistencia, cual es *la epilepsia vista desde el paciente mismo y no desde el observador.* Desde esta perspectiva se ofrece una diferencia radical entre ambos grupos de pacientes, los con cambio enequético de la personalidad o también llamados *epilépticos pesados,* y los sin cambio de personalidad epiléptico ni deterioro o *epilépticos livianos.*

Estos últimos sufren de formas centroencefálicas de epilepsia *(Petit Mal* picnoléptico o retropulsivo, *Petit Mal* mioclónico o impulsivo, *Grand Mal* del despertar), las que entre otras características, *no presentan auras.* O sea, el paciente no sabe que le va a venir el ataque y después de pasado este experimenta una amnesia retrógrada completa. Vinculado a este hecho capital, este tipo de epilépticos tiene poca o ninguna conciencia de enfermedad, se olvida de los medicamentos, no se controla, minimiza sus ataques y muchas veces –como en el caso de Verónica– ni siquiera sabe que los tiene. En cambio, el epiléptico del *grupo del dormir-psicomotor* no sabrá muchas veces de sus ataques durante el sueño, pero sí tiene una clara conciencia de sus crisis psicomotoras en su momento sensorial, y luego, ya avanzada la enfermedad y sobrevenida la desdiferenciación de las crisis hacia un *grand mal* difuso con ataques también en el día, sabe, por las auras, cuándo el ataque viene y es capaz aun de defenderse de él. Este hecho, amén de la personalidad donde predominan los rasgos obsesivos, hace que él tenga muy clara conciencia de su enfermedad y tienda a contabilizar las crisis, a acudir puntualmente a los controles y a tomar los medicamentos en forma estricta.

Con otras palabras, el *epiléptico del dormir-psicomotor* hace de su enfermedad parte importante de su vida, hasta el punto de configurar un *mundo epiléptico.* Porque debemos suponer que no es por ignorancia sobre la existencia de los epilépticos livianos que la tradición ha atribuido a la personalidad enequética el carácter de lo propiamente epiléptico y que a sus estados avanzados se les llame *cambio epiléptico de la personalidad (epileptische Wesensänderung).* Ya sea que el epiléptico del dormir quiera superar sus crisis para abrirse a otras posibilidades de realización existencial a través de un tratamiento bien seguido, ya sea que se apoye en ellas mismas para lograr un equilibrio con su medio (fenómeno de la refractariedad), la crisis constituye un hito central en su vida, que puede transformarse incluso en un factor de unión y cohesión familiar. Es un hecho de experiencia diaria el comprobar el grado de armonía y lealtad recíprocas que se da en las familias de los *epilépticos del dormir-psicomotores.*

El *epiléptico del despertar,* en cambio, desconoce su enfermedad, pues solo la experimenta en el espejo de otros, a través de la angustia y preocupación de los padres, los cuidados y mimos excesivos, las limitaciones que se le imponen. Se produce en ellos una profunda discordancia entre ser-enfermo y estar-enfermo. Él es enfermo porque la familia y el médico lo dicen, pero no está enfermo, porque él en nada lo experimenta. Sus crisis no solo no las presiente sino que, aun más, las olvida. Y por eso nunca incorpora su enfermedad a su existencia, no cuenta con ella, ni la oculta ni la predica, simplemente la ignora y, solo de mala gana y por presiones externas, se somete a tratamiento. Todo el desequilibrio interno que significa la condición epiléptica y que el paciente del grupo del dormir experimenta como un fondo impulsivo, agresivo y destructor, como lo demostrara *Bräutigam* (1951)[28], es trasladado por el epiléptico del despertar al mundo exterior. De ahí el rasgo predominante de la extraversión que aparece en todos los estudios psicométricos de estos enfermos (Leder, 1967)[29]. Si la amenaza, que comienza con las limitaciones que le impone la familia, es siempre y solo externa, sus crisis tenderán naturalmente a presentarse vinculadas a situaciones ambientales, a diferencia de las crisis de los epilépticos del dormir, mucho más ciegas al mundo de lo significativo. Pero esta discordancia entre ser-enfermo y estar-enfermo va a determinar, como veremos, no solo el carácter reconocidamente más reactivo de las crisis epilépticas de estos enfermos, sino también la génesis de rasgos de personalidad y de crisis histéricas.

Volvamos al caso de Verónica. La familia es enfática en afirmar que el cambio de la personalidad se produce a partir de la aparición de las crisis epilépticas. No podríamos atribuirlo al ataque mismo por cuanto ella lo ignora. Desde su punto de vista (del enfermo), nada ha cambiado, pero sí ha cambiado la familia en general (la expectación ante el origen y pronóstico de la enfermedad, la permanente amenaza de nuevas crisis y sus consecuencias, etc.) y en particular con respecto a ella: de ser la mimada, única que ha sido capaz de sustraerse a las rígidas normas del hogar, se transforma en un ser permanentemente vigilado, a quien se le coartan salidas, amistades, hábitos. Verónica no comprende el proceso y se rebela a través de actos de desobediencia y discusiones apasionadas primero, y luego mintiendo o seduciendo para conseguir sus propósitos. Desde el punto de vista afectivo ella interpreta el cambio de actitud familiar como rechazo, frente a lo cual reacciona con la agresividad del resentimiento y compensatoriamente buscando la admiración y el afecto de los muchachos, los concursos de belleza y las academias de modelos. Con su intelecto despierto ella es capaz, no obstante, de percibir que el mundo externo le atribuye una enfermedad que ella no experimenta. Esto le crea inseguridad, de la cual se defiende reprimiendo ese contenido ("nunca he tenido ninguna enfermedad; un desmayo lo sufre cualquier muchacha a mi edad"), o proyectándolo sobre los otros ("yo creo, doctor, que todos están locos en mi casa, ¿no ve Ud., que mi papá anda deprimido y recién han tenido que operarlo de úlcera?"). Y así se va gestando un círculo vicioso en el cual, a mayor cambio de personalidad y de conducta, mayor es la angustia de la familia y las medidas de represión y control que se toman, frente a las cuales Verónica termina por responder en forma paroxística: ya sea por una nueva crisis epiléptica o en su defecto por una crisis de gran histeria, una parálisis de conversión o un suave desmayo, con lo cual termina la tensión, el padre se queda a su lado, la mima y la recompensa y todo parece empezar de nuevo.

Vemos así cómo lo histérico y lo epiléptico se imbrican hasta hacerse inseparables, movidos desde dos condiciones patogénicas polares: *el des-*

equilibrio interno que significa la condición epiléptica y *el desequilibrio externo* secundario al cambio radical experimentado por la familia en su interacción recíproca como consecuencia del significado amenazador de las crisis (*¡morbus sacer!*), cambio del cual el único marginado es el paciente mismo, desde su incapacidad de vivenciar emocionalmente la amenaza. La condición dialéctica del paciente, al ser simultáneamente la víctima de la amenaza sagrada del ataque y el único que la ignora (o supera), vale decir la afirmación y la negación, ubicado en la intersección misma entre el desequilibrio interno y el desequilibrio externo, va a ser la condición de posibilidad del desarrollo de lo que Kretschmer (1947)[30] llamara "las mutaciones vivenciales" del histérico, el empleo de mecanismos neuróticos de defensa (represión, negación, desplazamiento, proyección) y la tendencia a la disociación de la conciencia. Con ello se abre el paso a la aparición de las reacciones biológicas primitivas: el reflejo de "inmovilización cadavérica" (desmayos) y el de la "tempestad de movimientos" (gran ataque histérico), ambos observados en nuestra paciente.

De esta manera se van entretejiendo dinámicamente los modos vivenciales y de comportamiento histéricos y epilépticos, interrumpidos por desequilibrios que afectan de preferencia ya sea a la relación entre el sujeto y su biología o a la relación entre el sujeto y su mundo, a los que el paciente reaccionará, respectivamente, con crisis epilépticas o crisis histéricas en la búsqueda de la necesaria homeostasis.

Referencias

1. Gibbs E.L.; Gibbs Fnc., F.A., Fuster B. "Psychomotor epilepsy", *Arch. Neurol. Psychiat.* (Chicago) *60,* 1948. p. 331.
2. Rabe F. "Histerische Anfälle bei Epilepsie", 141.
3. Selbach H. "Psychogene Anfälle beim Epileptiker" (Stellungnahme zum Beitrag von R. Rabe über Hysterische Anfälle bei Epilepsie), *Der Nervenarzt 37,* 1966, S. 147.
4. Ruffler G. "Zur Bedeutung der Anamnese für die psychosomatische Fragestellung -dargestellt an einem Anfallskranker", *Psyche* (Heidelberg) *11,* 1957, S. 416.
5. Selbach H., *óp. cit.,* 1966.
6. Rabe F., *óp. cit.,* 1966.

7. Rabe F. *Die Kombination histerischer und epileptischer Anfälle,* Springer Verlag, Berlin-Heidelberg-New York, 1970.
8. Charcot J.M. *Klinische Vorlesungen über Krankheiten des Nervensystems, 13. Vorlesung über Hysteroepilepsie,* J.M. Metzler, Stuttgart, 1874.
9. Landolt H. "Über Verstimmungen, Dämmerzustande und schizophrene Zustandsbilder bei Epilepsie", *Schweiz. Arch. Neurol. Psychiat. 76,* 1955, S. 313.
10. Janz D. "Aufwach-Epilepsien", *Arch. Psychiat. Nervenkrank. 191,* 1953, S. 73.
11. Janz D. "Differential-Typologie der idiopathischen Epilepsien", in *Psychopathologie Heute,* Hrsg.: H. Kranz, Thieme Verlag, Suttgart, 1962.
12. Rabe F., *óp. cit.,* 1970.
13. Janz D. "Diffuse-Epilepsien als Ausdruck einer Verlaufsform vorwiegend symptomatischer Epilepsien im Vergleich zu 'Nacht'-und 'Aufwach'-Epilepsien", *Dtsch. Z. Nervenheilk 170,* 1953, S. 486.
14. Selbach H., *óp. cit.,* 1966.
15. Rabe F., *óp. cit.,* 1970.
16. Selbach H., *óp. cit.,* 1966.
17. Landolt H., *óp. cit.,* 1955.
18. Tellenbach H. "Epilepsie als Anfallsleiden und als Psychose. Über alternative Psychosen paranoider Prägung bei "forcierter Normalisierung" (Landolt) des Elektroenzephalogramms von Epileptiker", *Der Nervenarzt 36,* 1965, S. 190.
19. Rabe F., *óp. cit.,* 1970.
20. Selbach H., *óp. cit.,* 1966.
21. Charcot J.M., *óp. cit.,* 1874.
22. Kraepelin E. "Zur Epilepsiefrage", *Z. Neurol. 52.* 1919, S. 107.
23. Bratz E. "Die affektepileptischen Anfälle der Neurophaten und Psychopathen", *Wschr. Psychiat. Neurol. 29,* 1911.
24. Janz D., *óp. cit.,* 1953.
25. Kraepelin E., *óp. cit.,* 1919.
26. Janz D., *óp. cit.,* 1962.
27. Schulte W. "Epilepsie in der Sicht des Patienten", *Der Nervenarzt 38,* 1967, S. 296.

28. Bräutigam W. "Zur epileptischen Wesensänderung", *Psyche* (Heidelberg) *5,* 1951, S. 523.
29. Leder A. "Zur Psychopathologie der Schlaf– und Aufwach-Epilepsie", *Der Nervenarzt 38,* 1967, S. 434.
30. Kretschmer E. *Hysterie, Reflex und Instinkt,* Thieme, Stuttgart, 1947.

CAPÍTULO XIII

Fenomenología diferencial de las psicosis paranoides en la epilepsia*

1. Introducción

Las psicosis epilépticas que evolucionan sin perturbación de la conciencia, también llamadas esquizomorfas, representan un problema tanto psicopatológico como nosológico no resuelto hasta el momento. La psicopatología no ha logrado todavía una descripción adecuada de la multiplicidad de síndromes psicóticos que aparecen en el marco de la epilepsia, menos aún ha podido establecer una sistemática de todos estos cuadros. Las concepciones nosológicas pueden ordenarse en tres etapas históricas.

1. En el siglo XIX dominó mayoritariamente la opinión sostenida por los autores franceses (Morel, 1960[1], 1873[2]; Falret, 1964[5]) respecto a que la epilepsia era una enfermedad que podía expresarse en forma de ataques o de las más diversas formas de "locura". Se creía, incluso, poder diagnosticar una epilepsia únicamente sobre la base de las manifestaciones psicopatológicas "específicas".
2. En la época posterior a Kraepelin (1903)[4] dominó, en mayor o menor medida, la idea de un cierto antagonismo entre la esquizofrenia y la epilepsia, lo que posteriormente llevaría a la introducción de la terapia electroconvulsiva (Von Meduna, 1935)[5].
3. El descubrimiento del electroencefalograma significó el poder demostrar, por primera vez, un nexo etiopatogénico entre estas psicosis y la epilepsia, ya que se pudo comprobar en numerosos casos la normalización del trazado electroencefalográfico durante el episodio psicótico (Landolt, 1953[6], 1955[7], 1956[8], 1963[9]; Christian, 1957[10]). Algunos años más tarde Slater E. *et al.* (1963)[11] cuestionaron la hipótesis de una combinación casual sobre la base de consideraciones genéticas y estadísticas.

* Escrito en colaboración con la Dra. Ana Cid Araneda, Profesora de Psiquiatría de la Universidad de Concepción.

Desde entonces la discusión en torno a las psicosis epilépticas ha girado, en parte, alrededor de la pregunta de la subordinación de estas psicosis a un determinado tipo de epilepsia. Así, la mayor parte de los autores de habla inglesa (Gibbs, 1951[12]; Mulder y Daly, 1952[13]; Erwin *et al.*, 1955[14]; Slater, 1963[15]; Flor-Henry, 1969[16], y los de habla francesa (Alajouanine *et al.*, 1956[17]; Dongier, 1959-1960[18]), sostienen que las psicosis equizomorfas se presentan vinculadas a las epilepsias psicomotoras, vale decir, aquellas con lesiones del lóbulo temporal. Por el contrario, otros autores como Lorentz de Haas (1958)[19], Stevens (1966)[20] y Bruens (1973)[21] son de opinión que estas psicosis se presentan con igual frecuencia en las formas generalizadas de epilepsia como en las focales, de preferencia en su localización temporal. La posibilidad planteada por Tellenbach en 1965 de que las psicosis epilépticas aparecen al coincidir una epilepsia generalizada con una focal, ha sido replanteada en 1978 por Wolf.

Nosotros, en un extenso trabajo realizado en los años 1980-81 y publicado primero en Chile en 1983, y un año más tarde en una nueva versión en España, demostramos que las diferencias con respecto a esta pregunta planteadas por los distintos autores hasta entonces, se debían a la no consideración de diferentes formas de psicosis. Partiendo de rigurosas definiciones tanto de epilepsia como de psicosis, pudimos demostrar que las psicosis agudas y de buen pronóstico aparecían de preferencia en las epilepsias generalizadas, mientras las crónicas y de pronóstico más reservado estaban vinculadas a las lesiones del lóbulo temporal. Demostramos también la existencia de un intervalo regular de alrededor de 15 años entre el comienzo de la epilepsia y la aparición de la psicosis, fenómeno que nos diera pie para aplicar más tarde el modelo del *kindling* a la interpretación de la etiopatogenia de estas psicosis (Dörr-Zegers O. y Raub J., 1983[22]-1984[23]).

Pero no es éste el tema que hoy nos ocupa. Nosotros quisiéramos replantear la vieja perspectiva psicopatológica en el estudio de estas psicosis, perspectiva tan desplazada por los resultados de la electroencefalografía y de la neuroquímica. Con excepción del trabajo de Tellenbach (1965)[24], la monografía de Wolf (1978)[25], y una reciente comunicación de Kick (1979)[26], las cuestiones psicopatológicas prácticamente no han sido consideradas en la literatura sobre el tema de las psicosis epilépticas. Esto es tanto más llamativo cuanto las psicosis esquizomorfas en la epilepsia, como ningún otro síndrome psicopatológico, plantean preguntas fundamentales, de las que depende en cierto modo el sistema entero de la psiquiatría clínica. Así de las que, por ejemplo, al postular la identidad de estas psicosis con la esquizofrenia, a pesar de reconocer su vinculación etiopatogénica con la epilepsia, se está cuestionando seriamente la hipótesis de la unidad nosológica de la esquizofrenia y apoyando la vieja teoría de la *psicosis única.* A la inversa, si se postula una separación total entre ambas psicosis, el sistema de las psicosis endógenas permanecería intocado, pero se haría necesaria la revisión de los límites entre estas y las llamadas psicosis sintomáticas.

Nos planteamos la siguiente pregunta: ¿Es posible diferenciar psicopatológica y/o fenomenológicamente el síndrome paranoide que aparece en la epilepsia de aquel síndrome tan frecuente en la esquizofrenia?

Naturalmente que no somos los primeros que se han ocupado del tema. Ya Kraepelin (1903)[27] dice que los epilépticos con psicosis "no se entregan completamente a su delirio". Krapf (1928)[28], por su parte, afirma que no hay ningún síntoma esquizofrénico que no pueda aparecer en algún momento del curso de una epilepsia, pero reconoce al mismo tiempo la existencia de un elemento que permitiría la distinción entre una esquizofrenia propiamente tal y una psicosis epiléptica esquizomorfa: "El enlentecimiento y esa aburrida monotonía de los epilépticos, que también se aprecia en estados de excepción". Wyrsch (1933)[29] intenta, a través de un análisis casuístico muy fino, establecer la diferencia entre casos de auténtica combinación de epilepsia y esquizofrenia y casos de "esquizofrenia reactiva". Él se basa sobre todo en criterios evolutivos y en el hecho de la clara conservación de la afectividad en los psicóticos epilépticos. Sin embargo, y al igual que Krapf, confiesa al final con resignación: "Que no hay síntomas particulares ni síndromes patognomónicos del proceso esquizofrénico". Janzarik (1955)[30] lleva al extremo la tesis de la identidad del delirio esquizofrénico y del epiléptico al comprobar en ambos lo que él llama el "vivenciar en dos carriles paralelos". Slater *et al.* (1963)[31] demostraron el carácter epiléptico, vale decir, sintomático de todas estas psicosis, y destacaron al mismo tiempo las dificultades de cualquier intento de diferenciarlas psicopatológicamente. El único elemento que podría ayudar en este sentido sería la conservación mayor de la afectividad en las psicosis sintomáticas a la epilepsia con respecto a las esquizofrenias genuinas. Tellenbach (1965)[32], por su parte, señaló el carácter más lábil del fenómeno delirante epiléptico: "Lo delirante permanece aquí como trasfondo, como humor, atmósfera, trema (Conrad, 1958)[33], sin consolidarse en una forma delirante más firme". En 1971 Bruens[34] insiste en que la afectividad es más cálida y más adecuada en los epilépticos con psicosis, y coincide con Tellenbach en el carácter "no sistematizado" del delirio. Parada (1970)[35] habla de una mayor orientación hacia el mundo y de una mejor conservación de la identidad en las psicosis epilépticas. Wolf (1978)[36], siguiendo a Parada, señala la existencia de "una pequeña incongruencia entre el psicótico epiléptico y su delirio", lo cual le otorgaría un espacio "que le permitiría actuar junto y a veces *con* su delirio".

2. Un caso de psicosis epiléptica

Ahora bien, nosotros queremos realizar aquí una contribución a la psicopatología de las psicosis esquizomorfas de la epilepsia partiendo del análisis fenomenológico del encuentro con el paciente, vale decir, desde un corte transversal. Esto significa que no tomaremos en cuenta el curso de la enfermedad y con ello otros criterios diferenciales, como podrían ser la presencia o no de un estado defectual o residual, o el desarrollo o no de un estilo de vida autista. Para ilustrar este análisis describiremos un caso típico de una psicosis epiléptica.

Descripción del caso: Se trata de Jorge, nacido en 1949 en Concepción; es hijo de un empleado de comercio, alcohólico, y que murió de infarto cuando Jorge tenía 8 años de edad. La madre es una mujer que llama la atención ante todo por su fanatismo religioso y por el hecho de haber sufrido de crisis convulsivas ocasionales (mayoritariamente provocadas por fiebre) hasta el séptimo año de vida. Un sobrino del paciente (hijo de una hermana) sufre también de crisis epilépticas. Desde el punto de vista de su constitución corporal Jorge llama la atención por lo pequeño y delgado que es. Fue un alumno normal. Su personalidad se caracterizó desde siempre por susceptibilidad, egocentrismo, labilidad emocional y sobre todo por sus múltiples contradicciones. Con su padre podía ser al mismo tiempo tierno y tirano. Con los demás podía ser bueno y malo simultáneamente. Él oscilaba siempre entre el amor y el odio hacia sus semejantes. Todo en él era exagerado.

A partir del segundo año de vida empezó a sufrir de crisis convulsivas febriles. A los 6 años se agregaron ausencias con caída brusca al suelo, pero sin que estas adoptaran un curso picnoléptico. Desde esa edad y hasta el día que lo conocimos permanecía en tratamiento antiepiléptico en la Clínica Neurológica de la Universidad de Concepción. A los 11 años tuvo su primer ataque de *grand mal* al despertar. Respondió bien al tratamiento con Fenobarbital. A los 12 años, y estando en un periodo libre de crisis y en relación cronológica con el terremoto de mayo de 1960, presentó una distimia depresiva severa durante la cual se le tomaron algunos electroencefalogramas que resultaron completamente normales.

En 1965, vale decir a la edad de 16 años, tuvo su primer episodio psicótico paranoideo, el cual se desarrolló a partir de una nueva distimia caracterizada por enlentecimiento, sensación de estar apretado hasta por la propia ropa y de no poder expresarse (ver Dörr-Zegers, 1984)[37]. Todo esto en el marco de un insomnio muy importante. En 1967 conocí personalmente a Jorge a través de su médico tratante, la Dra. Ana Cid, quien lo tenía a su cargo desde el primer episodio psicótico en 1965. Entre 1967 y 1970, año de mi traslado a Santiago, tuve la oportunidad de observar, junto con la Dra. Cid, cinco distimias depresivas, desde las cuales en tres ocasiones saltó el paciente hacia una psicosis paranoidea florida.

Tanto durante las distimias como durante las psicosis el electroencefalograma se normalizaba completamente. Los electroencefalogramas fuera de las distimias mostraban las típicas *spike-waves* de 3/seg, pero con el tiempo fueron "temporalizándose" en el sentido que empezaron a aparecer puntas sobre el lóbulo temporal izquierdo. Las psicosis duraban entre uno y tres meses. El paciente era tratado con neurolépticos y reducción de la medicación antiepiléptica. En una oportunidad la psicosis desapareció en forma espontánea al presentarse una serie de crisis de *grand mal*.

Reproduciremos aquí uno de esos episodios psicóticos. Casualmente me encontré con el paciente en la plaza de Concepción. Él se me acercó y me pidió ayuda urgente, porque estaba siendo perseguido por la policía. Su mirada tenía algo febril, brillante y exigente. Sus movimientos expresivos estaban exageradamente cargados de afecto, pero en todo momento eran concordantes con su miedo concreto a ser perseguido y su imperioso deseo de conseguir mi ayuda. En un estado de gran angustia pero al mismo tiempo muy acelerado y después de mostrarme los autos en los cuales él creía reconocer a los policías escondidos, me llevó hacia un local donde con gran vehemencia me relató los acontecimientos de los últimos días: se encontraba –como yo bien lo sabía– en un estado depresivo y en forma súbita, hace alrededor de una semana, habría experimentado una gran transformación. Él se siente ahora poseedor de un gran poder y capaz por ello de derrotar a todos aquellos que desean hacerle daño. Hace algunos días al dirigirse a casa se sintió perseguido, En la esquina había un hombre vestido de mecánico y él supo inmediatamente de quién se trataba. En los paraderos de buses la gente hacía movimientos extraños como si quisieran sacar algo de sus bolsillos. Ellos hacían como si estuviesen esperando el bus cuando en realidad lo que pretendían era acorralarlo. Ayer la empleada doméstica contó que un niño abandonado por sus padres había sido encontrado en la calle. Al escuchar estas palabras supo inmediatamente que lo que ella quería era influirlo "psicológicamente" para que se dirigiese a ese lugar donde había sido encontrado el niño, de manera que sus enemigos lo pudieran acorralar. Él piensa que toda esta persecución habría tenido su origen en el colegio, donde desde siempre había tenido muchos enemigos. Se trata de compañeros que se ríen de él, pero que ahora lo envidian por el tremendo poder que posee, porque el médico debe saber que él domina ahora la telepatía: él puede adivinar los más íntimos pensamientos de los otros. A través de influencias telepáticas consiguió ganar el amor de una muchacha del vecindario que siempre lo había rechazado. Ella se habría enamorado de él de tal manera que en este momento estaría enferma mental. A veces escucha su voz, pero solo cuando él lo ordena. Él puede diferenciar exactamente los seres buenos de los malos e incluso transformar a unos en otros: a los malos en buenos y a la inversa. El problema está en que el complot se extendió ya por toda la ciudad, los autos le hacen sonar la bocina de una manera extraña y las ruedas se mueven en una forma completamente anormal, de lo cual él deduce que pronto será asesinado.

Logramos convencer al paciente y llevarlo al hospital. En esos momentos yo tenía la sensación de estar ayudando realmente a Jorge a salir de una suerte de trampa. Él vivió este viaje como su salvación. En el hospital aparecieron nuevos contenidos psicóticos: dos días antes habría observado cómo algunas muchachas jóvenes se cruzaban en su camino. Pronto descubrió que eran periodistas que grababan con aparatos especiales todo lo que él decía o pensaba. Con mucha vehemencia nos pidió que iniciáramos la solicitud de un recurso de amparo ante los tribunales. También quería tomar una serie de otras medidas de protección desde la clínica. En los días siguientes se tornó más y más psicótico, incorporando al delirio a casi todas las personas del hospital. Recalcaba que su problema mayor era la distinción entre lo bueno y lo malo. El lado derecho de su cuerpo personificaría lo bueno, mientras el lado izquierdo lo malo. Se quejaba también de que algunos de los compañeros en el hospital intentaban cambiar su personalidad (la de ellos) por la suya (de Jorge) para conseguir de este modo todo su poder y su juventud. Afirmaba también que los enfermeros eran todos homosexuales y que para poder neutralizar esta fuerza él se sentía obligado a hacerse pasar por homosexual. Los tres dedos extendidos de la mano derecha con los cuales golpeaba la mano izquierda empuñada significaban virilidad, verdad y sol. A veces tiene la impresión de haber incorporado en sí mismo a su padre fallecido. Es como si su padre naciera de nuevo en él.

En ningún momento de la evolución se observó perturbación alguna de la conciencia. Por el contrario, él permanecía la mayor parte del tiempo en un estado de alerta e hipervigilancia. Jorge percibía hasta el más mínimo detalle de su entorno y todo lo incorporaba a su vivenciar delirante. Dos catamnesis realizadas en 1976 y en 1986 permitieron comprobar la no existencia de un defecto esquizofrénico, así como tampoco había un cambio epiléptico de la personalidad en el sentido de la personalidad enequética. Tanto las distimias como las psicosis se fueron haciendo más y más infrecuentes hasta prácticamente desaparecer en la última década. Continúa controlándose con psiquiatra y mantiene un tratamiento antiepiléptico en dosis adecuadas. Hay una relación indudable entre la mejoría de su enfermedad y un cierto éxito obtenido en la vida: logró estudiar en la universidad y hoy trabaja normalmente.

Se trata, sin duda, de una psicosis paranoidea en un epiléptico. La relación patogénica de la psicosis con la epilepsia está demostrada por la regular normalización del electroencefalograma durante los episodios psicóticos (Landolt, 1955[38], 1956[39], 1963[40]. Se trata de una psicosis aguda de relativo buen pronóstico, tipo de psicosis que se presenta de preferencia en epilepsias generalizadas, como lo hemos demostrado en otras oportunidades (Dörr-Zegers, y Rauh, 1980[41], 1983[42], 1984[43]; Rauh, 1982[44]). Desde el punto de vista puramente sintomatológico la psicosis es muy esquizomorfa: hay un delirio de autorreferencia, percepciones delirantes, síndrome de influencia, difusión del pensamiento e incluso conductas catatoniformes. Si se quisiera distinguir este síndrome paranoideo de aquel propio de una esquizofrenia procesal, podría recurrirse a los criterios diagnóstico-diferenciales ya mencionados: Jorge no presenta aplanamiento afectivo, muestra una "orientación hacia el mundo" de sus intereses (Parada, 1970)[45], un delirio no sistematizado (Tellenbach, 1965)[46] y, por último, su enfermedad ha cursado sin dejar defecto.

3. El síndrome paranoideo en las psicosis epilépticas y esquizofrénicas

Pero nuestro propósito es buscar criterios diferenciales con respecto a la esquizofrenia en el fenómeno paranoideo mismo, sin tener que recurrir a otras dimensiones como la evolución o a otros estratos como la afectividad. Intentaremos entonces analizar el síndrome paranoideo que aparece en los epilépticos desde la perspectiva de estructuras existenciales básicas del hombre, como son el encuentro, la espacialidad y la temporalidad.

3.1. El encuentro

Recordemos las características fundamentales del encuentro interpersonal según lo planteado por Von Baeyer (1955)[47]. "Su principio es la reciprocidad, la referencia del uno al otro, el comportarse del uno con respecto al otro, cualquiera sea el estado de ánimo, de reflexión, cualesquiera sean las intenciones o el tipo de contacto, verbal o no, en el cual un encuentro acontece". Ninguna de estas características faltó en mi relación con Jorge. En aquel encuentro en la plaza de Concepción nos comportamos el uno con respecto al otro en forma casi perfecta y la característica reciprocidad alcanzó su máxima expresión en aquel momento en que Jorge me llevó al límite de la inducción delirante: cuando me condujo al interior de un local cercano me sorprendí a mí mismo mirando a los autos en los cuales deberían estar escondidos los policías. Me coloqué en la puerta del local (de esto me di cuenta retrospectivamente), de tal manera que Jorge no pudiese ser visto desde afuera. Al llevarlo minutos más tarde en mi propio auto a la clínica di un rodeo, casi sin quererlo, como forma de desorientar a los perseguidores, etc. Vale decir, yo me dejé llevar totalmente por su angustia, por su miedo y por sus contenidos psicóticos y en un momento dado no pude distinguir con exactitud qué cosas eran reales o psicóticas dentro de todo lo que me relataba.

¡Cuán diferente es el encuentro con el esquizofrénico, como ha sido descrito clásicamente y en particular por el mismo Von Baeyer (1955)[48] y por Van den Berg (1957)[49]! Las diferencias se hacen notar desde un comienzo, ya en la forma como el esquizofrénico da la mano: "Él pasa al médico solo la punta de los dedos, como para mostrar así la distancia que lo separa del otro" (van den Berg)[50]. Pero en el encuentro con el esquizofrénico también falta la reciprocidad. Él no es capaz de enfrentar al otro, de devolverle su interés positivo o negativo, la simpatía o la antipatía que transmita. Para el esquizofrénico el encuentro es pura afección, es una mera pasividad, cuya forma más extrema se alcanza en las experiencias de posesión sexual. Desde antes que se realizaran los primeros intentos de una fenomenología del encuentro en el normal y en el esquizofrénico, la forma de la relación interpersonal entre el esquizofrénico y el médico constituía un elemento fundamental para el diagnóstico, como es el caso de lo planteado por los autores clásicos E. Bleuler (1911)[51] y E. Minkowski (1927)[52]. Se hablaba de falta de *rapport* o de incapacidad para modular los afectos. Este no poder comportarse en relación con el otro se manifiesta de muy distintas formas y alcanza desde las leves paratimias hasta la "demencia afectiva" de E. Bleuler (*óp. cit.*)[53]. Nada de esto descrito por la tradición como estilo de relación interpersonal esquizofrénica lo encontramos en Jorge, cuya capacidad de contacto demostraba él a diario no solo con el médico, sino también con el resto de los pacientes y con el personal auxiliar.

Otro aspecto que llama la atención es la perfecta continuidad existente entre una relación con el mundo que podríamos llamar normal y otra de tipo psicótico. Tanto los médicos como el resto de los pacientes y el personal son incluidos en el delirio o sacados de él con tal naturalidad que jamás se experimenta frente a Jorge la sensación de lo extraño. En esta experiencia casi banal radica quizás la razón para que desde siempre los psicóticos epilépticos hayan sido considerados altamente amenazantes y peligrosos. Lo que ocurre es que *el interlocutor se siente irremediablemente afectado por los sentimientos del paciente,* sean estos de miedo, odio o amor. Sobre este fenómeno del "ser involucrado" por la afectividad del paciente nos hemos referido con detalle en una publicación de 1980", en colaboración con Tellenbach, a propósito del análisis de la depresividad epiléptica en comparación con la melancólica.

Algo semejante ocurre en la relación de Jorge con los interlocutores imaginarios o delirados. Se trata en ellos de personas concretas que Jorge conoce, ha visto y recuerda: el mecánico, la empleada doméstica, el policía, el compañero de colegio, la auxiliar de enfermería. Falta aquí entonces lo que Von Baeyer (1955)[55] describiera como "proceso de anonimización" del interlocutor, vale decir, del otro, en la esquizofrenia. En nuestra casuística sobre psicosis epilépticas hemos podido comprobar este hecho en forma perfectamente regular. Los psicóticos epilépticos son perseguidos por vecinos, parientes, hermanos y hasta por los padres, resultando una suerte de línea ascendente de personificación y proximidad de los perseguidores desde las psicosis en epilepsias generalizadas (46% de los casos) hasta las psicosis en epilepsias focales o temporales (65% de los casos). En el caso de Jorge este fenómeno de la personificación y de la cercanía del *partner* delirante se hace muy evidente en sus experiencias con la muchacha, experiencias que poseen el inconfundible sello de la erotomanía. A diferencia de lo que Von Baeyer describiera como propio de la erotomanía esquizofrénica, cual es la absoluta pasividad del paciente con respecto al *partner* imaginario, nos encontramos aquí con una influencia *activa* de Jorge sobre una muchacha *concreta* del vecindario, a la cual había, de hecho, ya declarado su amor, sin éxito, antes de la psicosis, y a quien consigue ahora llevar hasta un estado de "enamoramiento en el límite de la locura". Sobre la importancia que tienen en las psicosis epilépticas los fenómenos de transitivismo remitimos a la obra de Jovanović (1970)[56].

3.2. La espacialidad

Si buscamos algo así como un común denominador para el modo de la espacialidad de nuestro paciente en la psicosis, no podríamos encontrar una caracterización mejor que la de la *estrechez*. Es cierto que Jorge se siente perseguido por compañeros de colegio, policías, compañeros de hospital, personal auxiliar, etc., pero esto ocurre de una forma muy particular: el acoso, el acorralamiento, el sentirse sitiado. Y su reacción a ello es la huida y la búsqueda de protección. Recordemos cómo lo rodean los autos de la policía, los peatones se le vienen encima, la empleada doméstica le quiere poner una trampa para que allí lo liquiden, los autos que pasan habitualmente por la calle lo quieren atropellar, etc.; vale decir, tanto las personas como los objetos de su entorno lo someten a tal asedio que él tiene que huir finalmente a protegerse en el hospital. Ahora bien, este asedio no significa, como en el caso de los esquizofrénicos, una pérdida de los límites, por cuanto él permanece dueño de su identidad y tan consciente de ella que no solo está en condiciones de dominar la situación, sino también de influir sobre las demás personas. Y así, obliga a las muchachas a enamorarse de él, me obliga a mí, su médico, a "salvarlo"; por medio de mágicos movimientos de las manos es capaz de neutralizar el acoso de los otros pacientes presuntamente homosexuales y, por último, él cree poder transformar lo malo en bueno y viceversa. Con otras palabras, el estrechamiento y el asedio son enfrentados aquí con una suerte de actividad opuesta, lo que está muy lejos de aquel retiro pasivo con el cual el esquizofrénico aun en las formas agudas reacciona al ser avasallado por el otro (Zutt y Kulenkampff, 1958)[57].

En este mundo del acorralamiento todos conservan su lugar, tanto las personas como las cosas. Todo ocurre en un preciso y determinado *aquí* o *allí:* Jorge es esperado en *ese* paradero o acorralado en *aquel* lugar por un mecánico disfrazado o por policías camuflados. Este mundo psicótico paranoideo de Jorge y de los psicóticos epilépticos es totalmente ajeno a aquel espacio geométrico y sin horizonte que Minkowski (1927)[58] describiera como propio de los esquizofrénicos. Pero, además, aquí el espacio conserva su unidad esencial. Aquí no hay límites entre el espacio común (normal) y el espacio psicótico, por cuanto existe *un solo espacio,* el cual puede ser vivido según el caso o el momento en forma psicótica o no psicótica. En las psicosis epilépticas no vemos aparecer un nuevo espacio, a diferencia de lo que ocurre en los esquizofrénicos, en quienes Blankenburg (1958)[59] pudo constatar la existencia de "diferentes espacialidades contiguas la una a la otra", fenómeno que constituiría, en cierto modo, el fundamento de la "doble orientación" o "doble contabilidad" de Eugen Bleuler (1911)[60] y que años más tarde su hijo Manfred Bleuler (1972)[61] elevara a la categoría de fenómeno fundamental de todas las enfermedades esquizofrénicas.

Si recordamos el fenómeno de la proporción antropológica de altura y amplitud en el sentido de Binswanger (1955)[62] y de Blankenburg (1981)[63], estaríamos frente a una suerte de "desproporción" exactamente contraria a la esquizofrénica: mientras el esquizofrénico tiende a elevarse hacia las alturas hasta el punto de perder "la proporción" para mirar en torno y dominar la amplitud (fenómeno de la ex-altación descrito por Binswanger, 1956)[64], el epiléptico permanece preso en la horizontalidad con la consiguiente pérdida de la visión desde la altura, de la posibilidad de contemplar el horizonte con perspectiva, como lo hemos desarrollado en otra oportunidad a propósito del así llamado "cambio epiléptico de la personalidad" (Dörr-Zegers, 1981)[65]. La estrechez, el asedio y el estado de sitio, son cualidades de la dimensión horizontal, de lo ancho, dimensión de la cual nuestro paciente y los epilépticos en general no se pueden defender. La horizontalidad que domina el espacio de las psicosis epilépticas, como también del cambio epiléptico de la personalidad, se encuentra en una suerte de relación dialéctica con la tendencia a las crisis, que se mueve en la dualidad altura-profundidad (Tellenbach, 1966)[66].

Este fenómeno del acorralamiento que con otras denominaciones ha sido considerado como típico del modo de ser epiléptico (Kraepelin, 1903[67]; Mauz, 1937[68]; Leder, 1967[69]; Janz, 1968[70]), recibe una suerte de comprobación empírica si uno se acerca, despojado de prejuicios, a un grupo no seleccionado de psicosis epilépticas; además del ya mencionado fenómeno de la personificación del *partner* imaginario o delirado en seres próximos al paciente, incluido el mismo médico tratante, encontramos la aparición llamativamente frecuente de ideas delirantes de envenenamiento. A diferencia del sentido de la vista, que nos abre el mundo de lo lejano, de aquello que se pierde en el horizonte, el sentido oral (el gusto y el olfato) representa un sentido de lo próximo, cuya espacialidad está limitada a la atmósfera que rodea al cuerpo, en el olor, o al interior del mismo, en el sabor. Ejemplos muy impresionantes de lo antedicho los encontramos en una serie de enfermos con psicosis epilépticas crónicas de nuestra casuística, en los cuales la transmisión de pensamiento (en la mayoría de los casos transitiva, vale decir, desde el paciente hacia los otros) ocurría a través de gases ácidos y venenosos que son puestos allí por los enemigos.

3.3. La temporalidad

En analogía con lo que vimos al analizar la espacialidad, aquí nos encontramos con una forma concreta de la vivencia del tiempo que es absolutamente rara en los procesos psicóticos del grupo de las esquizofrenias. La mayor parte de las experiencias psicóticas suceden en un *hic et nunc* (aquí y ahora) y las referencias al pasado tienen una precisión que recuerda la vida cotidiana de una persona muy activa: "Ayer, unos minutos después de mi vuelta a casa, dijo la empleada... en la noche cuando ya todos dormían iniciaba yo mi comunicación telepática con mi amiga..., etc.". Cuán distintas suenan las experiencias paranoideas de los esquizofrénicos, donde ninguna precisión es posible, ni de espacio ni de tiempo, y donde el observador tiene permanentemente la impresión que el alucinar del paciente ocurre en un espacio atemporal.

Si quisiéramos caracterizar más precisamente la temporalidad de la psicosis de Jorge, no podríamos pensar en una caracterización mejor que la de *precipitación (Hetze),* del apuro, del aceleramiento de la existencia. Se necesita solo recordar aquella escena de la calle para poder representarse en toda su riqueza la cualidad de la precipitación. Todo ocurría muy rápido, la velocidad de su discurso y de su mímica era sumamente elevada. Todo era un asunto de segundos. El tiempo se había como condensado en un presente intenso, pero sin separarse de las categorías del pasado y del futuro. Por el contrario, el discurso de Jorge estaba lleno de referencias precisas a acontecimientos de los últimos días, así como a planes de defensa y de huida para el futuro próximo. La continuidad de su vivenciar, a la cual ya hicimos mención, habla en favor de la integridad de su temporalidad, así como lo adecuado de sus movimientos y acciones (tampoco en ningún caso torpes, como ocurre en las psicosis exógenas) dan testimonio de la uniformidad de su espacio vital. Esta precipitación o estado de apuro lo acompañó durante toda su psicosis y caracterizó a cada uno de estos episodios. Esto se podía apreciar tanto en las descripciones de los familiares acerca de la conducta de Jorge los días anteriores a su internación, como en su conducta misma en la clínica, y esto hasta el término de sus psicosis.

Si comparamos esta caracterización de la temporalidad de una psicosis epiléptica con lo que Binswanger (1955, 1957)[71] y Blankenburg (1958)[72] han descrito a propósito de la temporalidad esquizofrénica, nos encontramos de nuevo ante una polaridad que es necesario describir más en detalle. Binswanger denominó esta particular temporalidad esquizofrénica como "urgencia" *(Dringlichkeit).* Con ello quería referirse a un modo de permanecer en el presente, desprendido tanto del pasado como del futuro, y por lo cual el esquizofrénico solo puede poner en movimiento su existencia a través de desesperados esfuerzos y decisiones, la mayor parte de las cuales resulta disparatada. Como el presente se va aislando más y más de los otros éxtasis temporales, la existencia va deteniendo su curso y termina por no avanzar: "Nada sucede ya, nada camina y el tiempo permanece inmóvil, a no ser que la asalte lo súbito, obligando a la existencia a un último esfuerzo". Blankenburg, por su parte, en el mismo texto ya citado, nos dice que en la esquizofrenia se produce algo así como una "instantaneidad", en la cual se pone de manifiesto ese presente delirante. Minkowski (1966)[73] habla de la "fragmentación" del tiempo del paciente delirante, con lo cual está aludiendo también a esa interrupción de la natural continuidad entre los éxtasis temporales del pasado, el presente y el futuro. Este vivir "fuera del tiempo" propio del esquizofrénico se nos muestra también en la tendencia de los temas a permanecer a lo largo de los años. También el hecho de esa especie de inmadurez corporal que los caracteriza, así como la poca frecuencia de enfermedades somáticas que tienen relación con las llamadas situaciones de estrés, como es el caso del infarto del miocardio o de la hipertensión arterial, constituirían otros índices de "atemporalidad".

En nuestro paciente, y en el resto de las psicosis epilépticas agudas de nuestra casuística, comprobamos exactamente lo contrario: no solo el pasado y el futuro *no* se han desprendido del presente y perdido en una suerte de eternidad, sino que se han condensado en una suerte de presente intenso y "a presión". Aún más, es posible perseguir hacia atrás en la biografía los temas que más tarde van a constituir la psicosis; y también es posible ver de qué manera los contenidos psicóticos se encuentran en relación con un proyecto de vida muy concreto, vale decir, con un futuro. En el caso de Jorge, está la búsqueda del amor de la muchacha o del triunfo sobre sus compañeros de colegio, que tanto se rieron de él por su esmirriada figura. En otras palabras, la psicosis epiléptica representa un cambio de estado, pero en ningún caso un quiebre de la historia vital. Existencia psicótica y no psicótica se alternan y substituyen al igual que el electroencefalograma cambia de patológico a normal y de normal a patológico sin que la identidad y con ella categorías básicas del ser hombre, como el encuentro, la espacialidad y la temporalidad, sufran una modificación que vaya a significar, como en la esquizofrenia, un trágico vivir a la deriva fuera del tiempo y del espacio en común con los otros.

Referencias

1. Morel B.A. *Traité de maladies mentales,* París, Masson. 1860.
2. Morel B.A. "Discussion sur l'épilepsie larvée", dans la Soc. méd. psychol. (25.11.1872). *Ann. méd. psychol. 9,* 1873, p. 155.
3. Falret J.P. *Des maladies mentales et des asiles d'aliénés,* París, Baillie-re, 1964.
4. Kraepelin E. *Psychiatrie,* Ein Lehrbuch für Studierende und Aerz-te. 7. Auflage, Bd. II: Das epileptische Irresein, J.A. Barth, Leipzig, 1903. S. 623-682.
5. Meduna L. v., "Versuche über die biologische Beeinflussung des Ablaufs der Schizophrenie. L Campher- und Cardiazolkrämpfe", *Z. ges. Neurol. Psychiatr. 152,* 1935, S. 235-262.
6. Landolt H. "Some clinical-electroencephalographic correlation in epileptic psychosis (twilight states)", *Electroenceph. Clin. Neurophi-siol.* 5, 1953, p. 121.
7. Landolt H. "Üeber Dämmerzustände, Verstimmungen, und schizophrene Zustandsbilder bei Epilepsie". *Schweiz. Arch. Neurol. Psychiatr. 76,* 1955, S. 313-321.
8. Landolt H. "L'électroencéphalographie dans les psychoses épilep-tiques et les épisodes schizophreniques", *Rev. Neurol. 95,* 1956, pp. 597-599.
9. Landolt H. "Die Dämmer-und Verstimmungszustände bei Epi-lepsie und ihre Elektroencephalographie", *Dtsch. Z. Nervenheilk. 185,* 1963, S. 411-430.
10. Christian W. "EEG-Befund bei einem Fall von epileptischer Halluzinose", *Dtsch. Z. Nervenheilk. 176,* 1957, S. 693-700.
11. Slater E., *et al.,* "The schizophrenia-like psychosis of epilepsy", *Brit. J. Psychiat.* 109, 1963, pp. 95-150.
12. Gibbs F.H. "Ictal and non-ictal psychiatric disorders in temporal lobe epilepsy", *J. nerv. ment. dis. 113,* 1951, pp. 522-528.
13. Mulder D.W. and Daly D. "Psychiatric symptoms associated with lesions of temporal lobe", JAMA. *150,* 1952, pp. 173-176.
14. Erwin F., *et al.,* "Behavior of epileptic and nonepileptic patients with temporal spikes", *Arch. Neurol. Psychiat.* (Chic.) *74,* 1955, pp. 488-497.
15. Slater E., *óp. cit.,* 1963.

16. Flor-Henry P. "Psychoses and temporal lobe epilepsy. A controlled investigation". *Epilepsia* 10, 1969, pp. 363-395.
17. Alajouanine T.L., *et al.* "Psychoses aigües chez les epileptiques: 11 observations", *Rev. Neurol. 95,* 1956, pp. 599-600.
18. Dongier S. "Statistical study of clinical and electroencephalographic manifestations of 536 psychotic episodes occurring in 516 epileptics between clinical seizures", *Epilepsia 1,* 1959-60. pp. 117-142.
19. Lorentz de Haas A.M. "Clinical and electroencephalographic findings in epileptic patients with episodic mental disorders", in Lorentz de Hass, A.M. (Ed.), *Lectures on epilepsy,* Elsevier, Amsterdam, 1958, pp. 134-167.
20. Stevens J.R. Psychiatric implications of psychomotor epilepsy, *Arch. Gen. Psychiat 14,* 1966, pp. 461-471.
21. Bruens J.H. "Zur Frage der kausalen Beziehung zwischen Psychose und Epilepsie", in *Penin, H. Psychische Störungen bei Epilepsie,* Schatthauer, Stuttgart, 1973, S. 67-74.
22. Dörr-Zegers O. y Rauh J.R. "Tipo de epilepsia y forma de psicotización", *Rev. Chil. Neuropsiquiat. 21,* 1983, pp. 127-140.
23. Dörr-Zegers O. y Rauh J.R. "Aspectos clínicos y etiopatogénicos de las psicosis epilépticas (esquizomorfas) que evolucionan sin perturbación de la conciencia", *Actas Luso-Esp. Neurol. Psiquiatr. 12,* Nº 1, 1984, pp. 27-42.
24. Tellenbach H. "Epilepsie als Anfallsleiden und als Psychose", *Der Nervenarzt 36,* 1965, S. 190-202.
25. Wolf P. *Psychosen bei Epilepsie, ihre Bedingungen und Wechselbeziebungen zu Anfällen,* Habilitationsschrift vorgelegt der Freien Universität Berlin, 1978.
26. Kick H. "Postpsychotische Residualzustände bei Epilepsien mit schizophrenen Intervall-Psychosen", *Der Nervenarzt 50,* 1979, S. 596-600.
27. Kraepelin E., *óp. cit.,* 1903.
28. Krapf E. "Epilepsie und Schizophrenie. Zur Frage der epileptiformen Anfälle bei Schizophrenien und zur Symptomatologie der epileptischen Ausnahmezustände; zugleich ein Beitrag zur Lehre von den Kombinationen". *Arch. Psychiat. Nervenkr. 83,* 1928, S. 547-586.

29. WYRSCH J. “Ueber Schizophrenie bei Epileptikern”, *Schweiz, Arch. Neurol. Psychiat. 31,* 1933, S. 113-132.
30. JANZARIK W. “Der Wahn schizophrener Prägung in den psychotischen Episoden der Epileptiker und die schizophrene Wahnwahrnehmung”, *Fortschr. Neurol. Psychiatr. 23,* 1955, S. 533-545.
31. SLATER E., *óp. cit.,* 1963.
32. TELLENBACH H., *óp. cit.,* 1965.
33. CONRAD K. *Die beginnende Schizophrenie,* Stuttgart, Thieme, 1958.
34. BRUENS J.H. “Psychosis in Epilepsy”, *Psychiat. Neurol. Neurochir. 74,* 1971, pp. 175-192.
35. PARADA R. “Algunos problemas psicopatológicos en el campo de las psicosis epilépticas”, *Rev. Chil. Neuropsiquiat. 10,* 1970, pp. 43-62.
36. WOLF P., *óp. cit.,* 1978.
37. DÖRR-ZEGERS O. *Üeber epileptiscbe Depressivität,* Medizin-Mensch-Gesellschaft *9,* 1984, S. 116-120.
38. LANDOLT H., *óp. cit.* 1955.
39. LANDOLT H., *óp. cit.* 1956
40. LANDOLT H., *op. Cit.,* 1963.
41. DÖRR-ZEGERS O. y RAUH J.R. *Different kinds of psychoses as related to different kinds of epilepsy,* Presentado en el XII Symposium de la Liga Internacional contra la Epilepsia, Copenhague, 1980.
42. DÖRR-ZEGERS O. y RAUH J.R., *óp. cit.,* 1983.
43. DÖRR-ZEGERS O. y RAUH J.R., *óp. cit.,* 1984.
44. RAUH J.R. “Kasuistische Studie über die bewusstseinsklaren Psychosen der Epileptiker unter Berücksichtigung psychopathologischer Besonderheiten und Versuch zur Klassifikation der epileptischer Psychosen”, Inauguraldissertation zur Erlangung des medizinischen Doktorgrades der Fakultät für Klinische Medizin II. Universität Heidelberg, 1982.
45. PARADA R., *óp. cit.,* 1970.
46. TELLENBACH H., *óp. cit.,* 1965.
47. BAEYER W. VON. “Der Begriff der Begegnung in der Psychiatrie”, *Der Nervenarzt 26,* 1955, S. 369-376.
48. BAEYER W. VON, *óp. cit.,* 1955.
49. BERG J.H. VAN DEN. “Der Händedruck”, in *Rencontre-Encounter-Begegnung. Festschrift für F.J.J. Buytendijk,* Uitgeverij Het Spectrum, Utrech/Antwerpen, 1957.

50. Berg J.H. van den. *óp. cit.,* 1957.
51. Bleuler E. *Dementia praecox oder die Gruppe der Schizophrenien,* Hb. der Psychiatrie (hrsg. v. Aschaffenburg), Bd. IV, Deuticke, Leipzig und Wien, 1911.
52. Minkowski E. *La schizophrénie. Psychopathologie des schizoides et des schizophrènes,* Payot, Paris, 1927.
53. Bleuler E., *óp. cit.,* 191 l.
54. Dörr-Zegers O. u. Tellenbach H. "Differentialphänomenologie des depressiven Syndroms", *Der Nevernarzt 51,* 1980, S. 113-118.
55. Baeyer W. von., *óp. cit.,* 1955.
56. Jovanovic R. "On transitivismus in schizophrenic and epileptic hallucinosis", *Folia medica* (Fac. med. Univ. Saraeviensis), 5, 1970, pp. 109-126.
57. Zutt J. y Kulenkampff C. *Das paranoide Syndrom,* Springer Verlag, Berlin-Göttingen-Heidelberg, 1958, S. 3-16.
58. Minkowski E., *óp. cit.,* 1927.
59. Blankenburg W. "Daseinsanalytische Studie über einen Fall paranoider Schizophrenie", *Schweiz. Arch. Neurol. Psychiat.* 81, 1958, S. 9-105.
60. Bleuler E., *óp. cit.,* 1911.
61. Bleuler M. "Klinik der schizophrenen Geistesstörungen", in *Psychiatrie der Gegenwart,* Bd. II–1. 2, Auflage, Springer Verlag, Berlin-Heidelberg-New York, 1972.
62. Binswanger L. *Drei Formen missglückten Daseins,* Niemeyer Verlag, Tübingen, 1956.
63. Blankenburg W. "A dialectical conception of anthropological proportions", in Koning, A.J.J. de y Jenner, F.A. (Eds.), *Phenomenological Psychiatry, Academic Press,* London, 1981.
64. Binswanger L. "Vom anthropologischen Sinn der Verstiegenheit". in *Ausgezuählte Vorträge u. Aufsätze,* Bd. II. Francke Verlag, Bern, 1955, S. 235-242.
65. Dörr-Zegers O. "Zur Phänomenologie der Räumlichkeit epileptisch Kranker", *Medizin-Mensch-Gesellschaft* 6, 1981, S. 237-245.
66. Tellenbach H. "Das Wesen des epileptischen Fürsten Myschkin", *Jahrb, f Psychol. Psychother. u. med. Anthropol. 14,* 1966, S. 57-68.
67. Kraepelin E., *óp. cit.,* 1903.

68. Mauz F. *Die Veranlagung zu Krampfanfällen,* Thieme Verlag, Leipzig, 1937.
69. Leder A. "Zur test-psychologischen Abgrenzung und Bestimmung der Aufwach-Epilepsie vom Pyknolepsie-Typ", *Der Nervernarzt 38,* 1967, S. 434-442.
70. Janz D. "Zur Abgrenzung verschiedener Psychosyndrome bei Epilepsie", *Hippokrates 39,* 1968, 402-407.
71. Binswanger L. *Schizophrenie,* Neske Verlag, Pfullingen, 1957.
72. Blankenburg W., *op.cit.,* 1958.
73. Minkowski E. *Traité de Psychopathologie,* Presses Universitaires de France, Paris, 1966, pp. 553-558.

CAPÍTULO XIV

Aspectos clínicos y etiopatogénicos de las psicosis epilépticas esquizomorfas*

1. Introducción

Las psicosis epilépticas que evolucionan sin perturbación de la conciencia representan un problema psicopatológico y nosológico no resuelto hasta el momento. La psicopatología no ha logrado todavía una descripción adecuada de la multiplicidad de síndromes psicóticos que aparecen asociados de alguna manera a la epilepsia; menos aún se encuentra en condiciones de establecer una sistemática de todos estos cuadros, que pueda ser aceptada universalmente.

Las concepciones nosológicas y etiopatogénicas pueden ser esquematizadas en tres etapas históricas.

1. En el siglo pasado dominó mayoritariamente la opinión sostenida por los clásicos franceses (Morel, 1860 y 1872[1]; Falret, 1864[2]) de que la epilepsia era una enfermedad que podía expresarse tanto en forma de crisis como de los más diversos tipos de "locura". Se llegó a creer, incluso, que era posible diagnosticar una epilepsia solo basándose en sus manifestaciones psicopatológicas "específicas".
2. En la era posterior a Kraepelin se impuso en mayor o menor medida la idea de un antagonismo entre epilepsia y esquizofrenia, lo que años más tarde llevaría a la introducción de la terapia electroconvulsiva en el campo de las psicosis endógenas (Von Meduna, 1935[3]).
3. El descubrimiento del electroencefalograma significó en este contexto el poder demostrar por primera vez un nexo etiopatogénico entre este tipo de psicosis y la epilepsia, en la medida que en numerosos casos se pudo demostrar el fenómeno de la normalización (llamada "forzada") del trazado electroencefalográfico durante el episodio psicótico (Landolt, 1953[4], 1955[5], 1956[6], 1963[7]; Christian, 1957[8];

* La investigación empírica sobre la cual se basa este trabajo fue realizada en colaboración con el entonces candidato al Doctorado de la Universidad de Heidelberg, y ahora en Karlsruhe, Dr. Johannes Rauh.

Hess, 1955[9] y 1963[10]). Algunos años más tarde Slater *et al.*, (1963[11] y 1965[12]) cuestionaron la hipótesis de una combinación casual de dos enfermedades diferentes, la esquizofrenia y la epilepsia, sobre la base de consideraciones genéticas y análisis estadísticos.

Desde entonces la discusión gira preferentemente en torno al problema de la subordinación de estas psicosis a un determinado tipo de epilepsia. La mayoría de los autores sostiene que las psicosis esquizomorfas están vinculadas etiopatogénicamente con lesiones del lóbulo temporal, o sea que surgen de preferencia en las formas psicomotoras de la epilepsia (Gibbs, 1951[13]; Mulder y Daly, 1952[14]; Erwin *et al.*, 1955[15]; Alajouanine *et al.*, 1956[16]; Dongier, 1959[17]; Slater *et al.*, 1963[18]). Según Dongier (1959)[19], las epilepsias centroencefálicas producirían solo episodios psicóticos breves y con perturbación de la conciencia. Flor-Henry (1969)[20] va más allá aún en la afirmación de una relación causal entre lóbulo temporal alterado y psicosis lúcida, al postular que estas psicosis, en la medida que presenten síntomas esquizofrénicos, están vinculadas a lesiones del lóbulo temporal dominante. Esta hipótesis ha sido reestudiada y, en gran parte, confirmada en una comunicación de Toone (1980)[21].

Pero paralelamente ha habido autores que creen ver las psicosis esquizomorfas en la epilepsia en relación con formas generalizadas de esta, como es el caso del mismo Landolt (1956[22], 1963[23]), Lorentz de Haas y Magnus (1958)[24], Tellenbach (1965)[25] y Wolf (1976)[26]. Tellenbach no encontró en su casuística casos de epilepsia primariamente temporal, aunque sí, en cambio, una clara tendencia a la temporalización secundaria de la epilepsia generalizada acompañada de psicosis esquizomorfas, que él llamó por primera vez "alternantes".

Por otra parte, Janice Stevens (1966)[27], en un estudio estrictamente controlado, no pudo comprobar diferencias significativas entre las epilepsias psicomotoras y las generalizadas en lo que se refiere a la frecuencia de manifestaciones psicopatológicas. Por último, Bruens, que sostuviera también en un comienzo la "hipótesis del lóbulo temporal", ha afirmado con posterioridad que *ni* las epilepsias del lóbulo temporal *ni* las generalizadas mostrarían una preferencia por estas psicosis, sí en cambio aquellas epilepsias constituidas por elementos tanto generalizados como parcial-complejos, vale decir, las formas combinadas. En el trabajo *in extenso* más reciente sobre el tema de la relación entre psicosis y tipo de epilepsia (Wolf, 1980)[28] encontramos que no hay diferencias entre epilepsias generalizadas puras y combinadas, en cuanto determinantes de cuadros psicóticos, pero sí las psicosis alternantes serían más frecuentes en esas dos formas que en las epilepsias temporales.

Resultados tan contradictorios no pueden deberse sino a una cuestión de definición y método, cuando no al marco interpretativo del investigador. Esto último fue particularmente válido en la larga e intensa discusión sobre las relaciones entre esquizofrenia y epilepsia antes de la aparición del EEG, como lo señalara el mismo Wolf (1978)[29]. Pero a pesar de la enorme clarificación aportada por el nuevo método al campo del estudio de la epilepsia, los problemas de definición y los metodológicos han continuado influyendo sobre los resultados de las investigaciones acerca de los aspectos psicopatológicos, en la medida que en este campo las definiciones son menos claras y llevan rápidamente a confusiones irremediables. He aquí algunos ejemplos.

1. Landolt empleó el término "estado crepuscular psicótico-productivo" para denominar aquellos estados psicóticos que hoy se conocen como "psicosis alternantes" (Tellenbach, 1965[30]; Wolf, 1978[31]) o "episodios psicóticos esquizomorfos" (Slater *et al.*, 1963[32]) o "psicosis alternantes con sintomatología productiva" (Bruens, 1971[33]). Esto condujo a enormes confusiones, por cuanto el concepto de estado crepuscular lleva aparejado el de perturbación de la conciencia, síntoma que este tipo de psicosis no presenta. Esta es una de las razones que impidió durante largo tiempo la recepción de los trabajos de Landolt en el mundo anglosajón. Sabemos que recién Flor-Henry, en 1969, toma en consideración el fenómeno de la "normalización forzada" de Landolt, descrita por este en 1955.
2. Es frecuente que en la literatura norteamericana se hable de *psicosis* en un sentido tan general, que queden incluidos en él síntomas directamente relacionados con la epilepsia psicomotora, como alucinaciones olfatorias o breves fenómenos de despersonalización posictales. Un ejemplo es la comunicación de Ferguson[34] en el Symposium de Epilepsia de Copenhague (sept. 1980), donde reacciones posictales de desconfianza y agresividad son consideradas como síntomas paranoides y el cuadro en general como "psicótico".
3. Extrema es la confusión en el campo de los trastornos afectivos asociados a epilepsia. Autores de gran experiencia clínica, como Janz,

afirman haber visto muy pocos casos de asociación (1968)[35], mientras otros comunican cifras exageradamente altas, como es el caso del grupo de la Universidad de Milán (1980), que afirmó en el Symposium de Copenhague que el 30% de las alteraciones psíquicas de los epilépticos lo constituían los cuadros depresivos. La discusión ulterior permitió establecer que ellos también llamaban *psicosis* a las oligofrenias y *depresión* a los estados de malhumor.

El esclarecimiento del problema de las relaciones entre tipo de epilepsia y forma de psicotización trasciende con mucho una mera intención clasificatoria, por cuanto recién entonces se nos abre la posibilidad de aventurar hipótesis etiopatogénicas e iluminar, de paso, la vieja cuestión del nexo existente entre epilepsia y esquizofrenia, en cuanto entidades nosológicas. No basta afirmar, como lo hiciera Slater (1963)[36], que estas psicosis son "esquizofrenias sintomáticas", ya que una eventual identidad fenotípica entre ellas y las esquizofrenias propiamente tales (sin epilepsia) significaría un fuerte golpe para la teoría de la unidad nosológica de esta enfermedad y un argumento en favor de la teoría de la psicosis única o unitaria, hoy nuevamente en boga (Janzarik, 1980[37]; Vliegen, 1980[38]).

En este trabajo intentaremos responder a las interrogantes planteadas, sobre la base del análisis clínico-psicopatológico de una casuística numerosa y bien estudiada, poniendo particular énfasis en el empleo de definiciones modernas y estrictas de síntomas, síndromes y enfermedades.

2. Material y método

El punto de partida fue el estudio acucioso de las fichas clínicas de todos los enfermos epilépticos admitidos en la Clínica Psiquiátrica de la Universidad de Heidelberg durante un periodo de 20 años (1960-1979). De los 469 casos de epilepsia manifiesta y evolutiva, de los cuales 290 correspondían a varones y 179 a mujeres, seleccionamos, para un análisis en profundidad, aquellos que cumplían con las siguientes condiciones.

1. Junto a la condición básica de la existencia de una epilepsia manifiesta, consideramos la presencia de por lo menos dos registros electroencefalográficos tomados durante el periodo de hospitalización.

2. La presencia de una modificación global del vivenciar y de la conducta del paciente, que permita hablar de un *estado psicótico.* Hablamos de *estado* en oposición a *reacción,* en el sentido esta última de cambios bruscos y breves (máximo de horas) en la conducta y el vivenciar del paciente, frecuentes en los epilépticos, tanto con o sin relación con las crisis. Entendemos por *psicosis,* entonces, un estado psicopatológico de cierta duración, caracterizado por la presencia de síntomas inequívocamente llamados por la tradición "psicóticos", como es el caso de las alucinaciones, ideas y percepciones delirantes, todas las formas de delirio, conductas desajustadas y extravagantes, alteraciones del pensamiento y de las funciones del Yo, etc. Como marco teórico de nuestra conceptualización del fenómeno psicótico, hemos tomado en cuenta tanto la teoría dinámico-estructural de Janzarik (1959)[39], donde *psicosis* es definida como "descarrilamiento de la dinámica psíquica", como la fenomenológico-existencial de Binswanger (1957[40], 1960[41], 1965[42]), donde *psicosis* aparece definida como "pérdida de la consecuencia de la experiencia natural".

   De acuerdo con lo anterior, tuvimos que excluir los llamados estados disfóricos y las distimias. Las manías monopolares, que naturalmente han de ser consideradas como psicosis, no se encontraron en la casuística. Las depresiones monopolares también fueron excluidas, tanto por las dificultades inherentes a su definición estricta, como por el hecho que se discute –y con razón– si se las puede considerar o no como psicosis (Janzarik, 1980)[43]. De cualquier manera, nos parece importante recalcar que en solo 6 de los 469 casos cabía plantear –y no siempre con certeza– el diagnóstico de una depresión monopolar en sentido estricto.
3. Entre el material de epilepsia y psicosis, definido en la forma antedicha, seleccionamos aquellos casos que no *presentaban modificaciones cuantitativas* o *cualitativas del estado de conciencia* en el sentido de Manfred Bleuler *et al.*, (1966)[44]. Vale decir, que los estados crepusculares pre y posictales, los cuadros deliriosos y ese tipo clásico y bien definido de psicosis epiléptica, cual es el "status de *petit mal,* no fueron considerados en nuestro estudio por las siguientes razones:
   a) Su analogía con las psicosis idiopáticas o endógenas es prácticamente nula.

b) Los mecanismos patofisiológicos que condicionan su aparición son mucho mejor conocidos que los correspondientes para las psicosis lúcidas (Landolt, 1963[45]; Wolf, 1978[46]).

En resumen, se consideraron para el estudio todos los casos de combinación de una epilepsia clara y manifiesta, y una psicosis lúcida endomorfa.

Las epilepsias fueron ordenadas de acuerdo con la "Clasificación internacional de las *enfermedades* epilépticas" (1970) y no de las *crisis.* Así, resulta que en el grupo de las "generalizadas secundarias" se consideró solo el síndrome de West, el síndrome de Lennox-Gastaut y la epilepsia mioclónica hereditaria y no aquellas epilepsias focales con crisis secundariamente generalizadas. De acuerdo con Bruens (1971[47], 1973[48]) y Wolf (1978)[49], se incluyó un tercer gran grupo de *epilepsias generalizadas y focales,* caracterizadas clínicamente por la presencia de crisis psicomotoras y de ausencias con o sin *grand mal,* y en el EEG por la presencia de foco temporal uni o bilateral y una actividad difusa de *spike-waves.*

Para la clasificación de cada caso en particular como epilepsia *generalizada, focal* o *combinada,* utilizamos los criterios propuestos por Wolf (1978):

a) Elementos que hablan en favor de una forma *generalizada:*

- Presencia de epilepsia en parientes de primer y segundo grado.
- Comienzo de la enfermedad con crisis ocasionales en la infancia.
- Comienzo de la enfermedad con crisis pequeñas vinculadas a la edad.
- Crisis sin aura que aparezcan en la vigilia.
- Las crisis pequeñas no deben durar más de treinta segundos.
- Curso picnoléptico de las crisis pequeñas.
- Crisis de *grand mal* vinculadas estrictamente a determinadas horas del día, como el levantarse y el descanso vespertino.
- Desencadenamiento regular de las crisis por falta de sueño o alcohol.
- Descargas bilaterales de *spike-waves* de tres ciclos por segundo o más rápidas.
- Presencia de otros potenciales específicos en forma bilateral, sincrónica y simétrica.

– Ritmo theta bilateral y simétrico.
– Existencia de fotosensibilidad.

b) Elementos que hablan en favor de una forma *focal:*
– Presencia de auras.
– Signos focales objetivos, incluidos los automatismos.
– Tendencia a la evolución cíclica de las crisis pequeñas.
– Crisis de *grand mal* sin vinculación al ritmo sueño-vigilia.
– Comprobación repetida de potenciales epilépticos focales en el EEG.

Se consideró una epilepsia como *generalizada* primaria cuando existían por lo menos tres de los elementos mencionados, excepto al comprobarse la presencia de *spike-waves* de tres por segundo en el EEG; en este caso bastaba este signo y otro más solamente. Para la clasificación como *focal* exigimos la presencia de los elementos típicos arriba detallados.

Para la *clasificación de síndromes psicóticos* empleamos la propuesta por Bruens en 1974[50], ya que estaba siendo empleada simultáneamente por otros investigadores en la materia, lo que hacía más fácil la comparación de los resultados.

De ella tomamos, de acuerdo con la definición previa del campo a estudiar, solo el grupo II, que se refiere a las psicosis *sin perturbación de la conciencia.* En el grupo II-A dejamos de lado las histerias y las depresiones por las razones expuestas en el punto "2" de este capítulo (p. 289).

De acuerdo con las definiciones propuestas por Bruens, se consideraron en el Grupo II-A las psicosis de comienzo agudo, duración entre días y semanas y restitución *ad integrum,* y en el grupo II-B las de comienzo insidioso, duración de meses a años y mejoría incompleta, en el sentido de restar "dificultades de adaptación". La categoría II-B-3 o *psicosis caracterizadas por regresión marcada* nos parece insuficientemente definida, amén que emplea para una clasificación de cuadros psicóticos un término como el de "regresión", que está tomado de la Teoría de las Neurosis. En lo demás, la clasificación de Bruens coincide con otras, como la de Landolt (1963)[51].

El estudio se basó fundamentalmente en las fichas clínicas. Sin embargo, un 20% de los pacientes que cumplían con las condiciones exigidas había sido examinado personalmente por nosotros durante nuestras diversas estadas en Heidelberg (1963-66; 1972 y 1978-81). Esto nos permitió constatar la calidad y objetividad del resto de los documentos clínicos, correspondientes a pacientes no examinados por nosotros. Al margen de la larga y conocida tradición psicopatológica de la clínica de Heidelberg, el carácter tan exhaustivo de estas historias puede estar en relación con el gran interés que, a partir de 1960, tuviera en estos cuadros el autor Tellenbach, jefe de Clínica en Heidelberg hasta 1979. Una parte de este material que hoy presentamos fue analizada por este investigador en su conocido trabajo de 1965; siete de sus doce casos están incluidos en nuestra casuística, los otros cinco eran anteriores a 1960.

La categoría II-B-3, *psicosis esquizomorfas,* se puede prestar a confusiones desde el momento que todas estas psicosis epilépticas sin perturbación de la conciencia son en mayor o menor medida *esquizomorfas.* Sin embargo, Bruens da sobre ellas una definición exacta y con la cual estamos perfectamente de acuerdo: se trata de aquellos casos que junto a los síntomas psicóticos llamados productivos presentan los síntomas fundamentales de Eugen y Manfred Bleuler (1911[52], 1972[53]) para la esquizofrenia.

3. Resultados

3.1. Datos generales

- De los 469 casos de epilepsia estudiados, 50 cumplían las condiciones puestas por la investigación. De ellos, 31 eran varones y 19 mujeres.
- La *edad de comienzo* de la psicosis osciló entre 16 y 50 años.
- El *intervalo* entre el comienzo de la epilepsia y el de la psicosis fue de 15,2 años. En un solo caso precedió la psicosis a la epilepsia y se trataba de una psicosis maniaco-depresiva.
- Los *tipos de epilepsia* encontrados fueron los que se indican en el Cuadro 1.
- *Formas de psicosis* (según el ordenamiento propuesto por Bruens en el Grupo II de su clasificación), (Cuadro 2).

De los cuadros 1 y 2 se desprende:

1. En epilepsias secundariamente generalizadas del tipo de los síndromes de West, Lennox-Gastaut o epilepsia mioclónica, así como también en las epilepsias focales de sintomatología simple o epilepsias jacksonianas, estas psicosis no se presentan.

Cuadro 1. Tipos de epilepsia en la muestra. Clínica psiq., U. de Heidelberg.

	Casos
1) *Epilepsias generalizadas*	13
a) Generalizadas primarias	13
b) Generalizadas secundarias (Síndromes de West, Lennox-Gastaut y Epilepsia mioclónica)	0
2) *Epilepsias focales*	26
a) Con sintomatología simple	1
b) Con sintomatología parcial compleja	25
3) *Epilepsias generalizadas y focales*	10
4) *No clasificables*	1
Total	50

Cuadro 2. Estados psicóticos con nivel de conciencia normal.
Clínica Psiq., U. de Heidelberg.

	Casos
A. *Psicosis breves, a menudo periódicas (o psicosis episódicas):*	
1. Estados disfóricos	—
2. Estados maníacos	0
3. Estados depresivos	—
4. Psicosis alternantes con sintomatología productiva	16
B. *Psicosis más prolongadas o crónicas:*	
1. Síndromes paranoides	25
2. Psicosis con marcada regresión	0
3. Psicosis esquizomorfas	6
4. Psicosis maniaco-depresivas	3
Total	50

2. El 50% de todos los cuadros psicóticos lúcidos aparecen en *epilepsias focales con sintomatología compleja,* vale decir, en epilepsias psicomotoras con o sin crisis secundariamente generalizadas. El resto de los casos se distribuye, casi por partes iguales, entre las epilepsias primariamente generalizadas y las combinadas.

3. La forma más frecuente de síndrome psicótico asociado a epilepsia es un cuadro paranoideo (y alucinatorio) de evolución subcrónica o crónica (50% de los casos). En segundo lugar estarían aquellos episodios agudos y de breve duración, llamados por Tellenbach *psicosis alternantes* y por Landolt *estados crepusculares psicótico-productivos* y que representan alrededor del 30% de los casos. En mucho menor proporción aparecen aquellas psicosis no diferenciables de las esquizofrenias nucleares o de las psicosis maníaco-depresivas, que habría que considerar como casos de auténtica combinación.
4. No encontramos ningún representante del grupo II-B-2 de Bruens o *psicosis con marcada regresión*. En parte radica esto en su definición imprecisa y ambigua, en parte también en el hecho que la mayoría de los cuadros hebefreniformes –que son los más próximos a su definición– hubimos de clasificarlos en el grupo II-B-3, a saber, el de las psicosis esquizomorfas, porque mostraban inequívocamente los síntomas primarios o fundamentales de la esquizofrenia en el sentido de Bleuler (1911[54], 1972[55]).

Cuadro 3. Correlación entre la forma de presentación de la psicosis, su evolución y el tipo de epilepsia (Clínica Psiq. U. de Heidelberg).

Psicosis epilépticas Grupo II (Bruens, 1974)[56]			Epilepsia generalizada	Epilepsia focal		
Psicosis con estado de conciencia normal	Primaria	Secundaria	*Con sint. simple*	*Con sint. compleja*	*Epilepsia combinada*	No *clasificada*
1) *Psicosis episódicas breves*						
a) Estados disfóricos*	–	–	–	–	–	–
b) Episodios maníacos	–	–	–	–	–	–
c) Episodios depresivos*	–	–	–	–	–	–
d) Psicosis alternantes con sintomatología productiva	10	–	–	4	2	–
2) *Psicosis prolongadas o crónicas*						
a) Síndromes paranoideo-alucinatorios	1	–	1	16	7	–
b) Psicosis caracterizadas por una severa regresión	–	–	–	–	–	–
c) Psicosis esquizomorfas	2	–	–	3	1	–
d) Psicosis maniacodepresivas	–	–	–	2	–	1
Totales	13	0	1	25	10	1

*Los "episodios disfóricos" y las "depresiones puras" fueron excluidas de este estudio por dificultad en el manejo de las definiciones.

3.2. Relaciones entre tipo de epilepsia y forma de psicosis

De este cuadro se desprenden los siguientes hechos:

1. La gran mayoría de las *psicosis episódicas agudas* o "alternantes" ocurre en las epilepsias generalizadas primarias (62%), mientras los cuadros paranoideos prolongados o crónicos aparecen casi exclusivamente en las formas focales (64%) o en las combinadas (28%). *Solo un caso de curso prolongado se observó asociado a una forma generalizada de epilepsia.*
2. A la inversa, visto desde el tipo de epilepsia, se observa que las generalizadas se presentan asociadas preferentemente con psicosis agudas (77%) y en mucho menor proporción con psicosis esquizomorfas (20%), mientras las focales parcial-complejas se asocian en un 64% y las combinadas en un 70% a cuadros paranoideos de evolución prolongada.
3. Si tomamos juntas todas las epilepsias con compromiso del lóbulo temporal, vale decir, las focales y las combinadas, resulta que el 92% de *las psicosis paranoides prolongadas o crónicas se presenta asociado a un compromiso primario* o *secundario del lóbulo temporal.*

3.3. Relación entre tipo de epilepsia y forma de psicosis con el fenómeno de la normalización del EEG durante el periodo psicótico (Cuadros 4 y 5)

Aquí debemos dejar consignado que se consideró como "normalización del EEG" la desaparición de los potenciales epilépticos y/o la normalización total del electroencefalograma en comparación con trazados previos a las psicosis. Aquellos casos donde no existía trazado previo no fueron considerados.

De estos dos cuadros se deduce lo siguiente:

1. Las epilepsias generalizadas muestran una clara tendencia a la normalización del trazado electroencefalográfico durante la psicosis (62% de los casos). En las focales, en cambio, el fenómeno se observa solo en un 35% de los casos. Los casos de epilepsia generalizada y focal (o forma combinada) ocupan una posición exactamente intermedia entre las otras dos, con respecto al fenómeno de la normalización del EEG. Esto podría inducir a pensar que este fenómeno está en relación con los elementos *generalizados (spike-wave* y demás modelos específicos) del trazado electroencefalográfico.

Cuadro 4. Relación de los tipos de epilepsia con la normalización del EEG. Clínica psiq., U. de Heidelberg.

Tipo de epilepsia	Número de casos	Con normalización	%
Generalizada	13	8	62
Focal	26	9	35
Generalizada y focal	10	5	50
No clasificable	1	—	—
Totales	50	22	44

Cuadro 5. Relación entre la forma de la psicosis y la normalización del EEG. Clínica Psiq., U. de Heidelberg.

Forma de psicosis	Número de casos	Con Normalización	%
Aguda con sintomatología productiva (Bruens A-4)	16	10	62
Paranoide prolongada o crónica (Bruens B-1)	25	12	48
Endomorfa (Bruens B-3 y B-4)	9	—	0
Totales	50	22	44

2. La diferencia no es tan clara si se la mira con respecto a la forma de la psicosis, puesto que la normalización se observa en el 62% de las psicosis agudas y en el 48% de las prolongadas.
3. Lo más indicativo en este contexto es el hecho que en las psicosis llamadas *endomorfas,* vale decir, aquellas que cumplían con los requisitos para el diagnóstico de esquizofrenia procesal o de psicosis maniacodepresiva, *no* se observó la normalización del trazado electroencefalográfico.

3.4. Correlación entre tipo de epilepsia y forma de psicosis con el intervalo entre el comienzo de la primera y el de la segunda (Cuadros 6 y 7)

Es conocido el hecho que uno de los argumentos fundamentales de Slater *et al.* (1963[57], 1965[58]) para postular que estas psicosis eran secundarias a la epilepsia y que, por tanto, habían de ser consideradas como *esquizofrenias sintomáticas,* fue el largo intervalo con que la epilepsia precedió en sus casos a la esquizofrenia: 14,1 años. Una cifra similar han obtenido la mayoría de los autores. En nuestra casuística el intervalo fue también casi idéntico: la epilepsia precedió en 15,2 años a la psicosis. Pero si desglosamos esta cifra según el tipo de epilepsia, primero, y luego según la forma de presentación de la psicosis, ocurre lo siguiente:

Cuadro 6. Tipo de epilepsia y años de intervalo. Clínica Psiq., U. de Heidelberg.

Tipo de epilepsia	Número de casos	Intervalo (años)
Generalizada	13	14,8
Focal	26	17,0
Generalizada y focal	10	12,5
Indeterminada	1	2,0
Totales	50	Promedio = 15,2

Cuadro 7. Forma de psicosis y años de intervalo. Clínica Psiq. U. de Heidelberg.

Forma de psicosis	Número de casos	Intervalo (años)
Aguda con sintomatología productiva (Bruens A-4)	16	17,1
Paranoide prolongada o crónica (Bruens B-1)	25	17,2
Endomorfa (Bruens B-3 y B-4)	9	6,1
Totales	50	Promedio = 15,2

De estos dos cuadros se deduce lo siguiente:

1. No hay diferencias muy significativas entre los tres tipos de epilepsia con respecto al intervalo con que la epilepsia precede a la psicosis. Las pequeñas diferencias encontradas, empero, coinciden con dos hechos de observación.
   a) Las epilepsias generalizadas tienden a producir manifestaciones psicopatológicas más tempranamente que las focales, y
   b) La coincidencia de una epilepsia generalizada y una focal sería un factor favorecedor de la aparición de psicosis, hipótesis planteada primero por Tellenbach (1965)[59], luego por Bruens (1974)[60] y últimamente por Wolf (1978)[61].
2. No habría diferencia alguna entre las formas agudas y crónicas de psicosis asociadas a epilepsia en lo que se refiere al intervalo entre ambas enfermedades (17,1 y 17,2), pero sí una diferencia claramente significativa en lo que respecta a las psicosis endomorfas (6,1 años). Esta última cifra está muy por debajo de todas las constatadas

hasta ahora y estaría apoyando la hipótesis que se trata en este grupo de algo esencialmente distinto, como podría ser la coincidencia de dos cuadros nosológicos diferentes.

3.5. Correlación entre tipo de epilepsia y forma de psicosis con la presencia de determinados síntomas característicos (Cuadros 8 y 9)

En el transcurso de nuestra investigación –y coincidiendo con nuestra experiencia clínica en este campo– nos llamó la atención la frecuencia con que estos pacientes presentaban determinados síntomas, como el delirio de envenenamiento y el cenestésico, que si bien se pueden dar en la esquizofrenia, no son en ella habituales. Junto a esto, nos llamó la atención un elemento formal en la estructuración del delirio que, en nuestra opinión, sí sería una rareza en el marco de las esquizofrenias clásicas, sean ellas agudas o crónicas: nos referimos al hecho que el delirio de persecución se halla concretado en personas del entorno inmediato del paciente, como padres, hermanos, cónyuges, compañeros de sala en el hospital y médicos. A este fenómeno lo hemos llamado "personificación" del delirio, en oposición al fenómeno de la "anonimización" descrito por Von Baeyer (1955[62]) en la esquizofrenia. No hay mucho sobre esto en la literatura, pero remitimos a un trabajo de Pauleikhoff (1954)[63] sobre el fenómeno de la "exclusión" del médico en la experiencia paranoide del esquizofrénico, fenómeno en cierto modo inverso al que estamos planteando aquí.

Cuadro 8. Tipo de epilepsia y síntomas característicos. Clínica Psiq., U. de Heidelberg.

Tipo de Epilepsia	Número total de casos	Delirio personalizado		Delirio envenenamiento		Delirio cenestésico		Alucinaciones Auditivas	
		Casos	%	Casos	%	Casos	%	Casos	%
Generalizada	13	6	46	5	38	4	31	6	46
Focal	26	17	65	9	35	13	50	11	42
Generalizada y focal	10	7	70	4	40	—	—	6	60
Indeterminada	1	—	—	—	—	—	—	—	—
Totales	50	30	60	18	36	17	34	23	46

Cuadro 9. Forma de la psicosis y síntomas característicos. Clínica Psiq., U. de Heidelberg.

Formas de Psicosis	Número de casos	Delirio personificado		Delirio envenenamiento		Delirio cenestésico		Alucinaciones Auditiv.	
		Casos	%	Casos	%	Casos	%	Casos	%
Aguda con sintomatología productiva (Bruens A-4)	16	9	56	6	37	5	31	9	56
Paronoide prolongada o crónica (Bruens B-1)	25	21	84	12	48	19	40	12	48
Endomorfa (Bruens B-3 y B-4)	9	—	—	—	—	2	22	2	22
Totales	50	30	60	18	36	17	34	23	46

De estos cuadros podemos deducir lo siguiente:

1. En la distribución de los síntomas según el tipo de epilepsia no se observan diferencias importantes, excepto en lo que se refiere al fenómeno de la "personificación del delirio" que se presenta en alrededor del 70% de los casos de epilepsia focal y combinada, y solo en el 45% de los casos de epilepsia generalizada primaria. La frecuencia del delirio de envenenamiento y de alucinaciones auditivas es relativamente similar. Con respecto al delirio hipocondríaco, también más frecuente en las formas focales que en las generalizadas, habría que decir que su ausencia en las formas combinadas no parece comprensible y tendría que deberse al azar.
2. En el Cuadro 9 podemos observar, en cambio, algunos datos llamativos.
   a) Tanto el fenómeno de la "personificación" como los delirios de envenenamiento y cenestésico son claramente más frecuentes en las formas crónicas de psicosis epilépticas que en los episodios agudos o psicosis alternantes.
   b) Las alucinaciones auditivas, en cambio, son algo menos frecuentes en las formas crónicas que en las agudas, lo que contradice lo observado por Janzarik en estudios de corte longitudinal sobre esquizofrénicos, en el sentido que a mayor cronicidad mayor es la frecuencia de las alucinaciones auditivas, hasta transformarse con el tiempo en un síntoma de aparición regular (99% de los casos estudiados por él, 1968)[64].

c) La baja proporción de alucinaciones auditivas en el "grupo endomorfo" se explica por el hecho que tres casos eran psicosis maniacodepresivas y entre las esquizofrenias tres eran hebefrenias, una catatónica y solo dos formas paranoideo-alucinatorias.

4. Discusión

Quisiéramos centrar la discusión en torno a tres puntos: relación entre tipo de epilepsia y forma de psicosis; problema de las relaciones entre esquizofrenia y epilepsia; y, consecuencias etiopatogénicas.

4.1 Tipo de epilepsia y forma de psicosis

Nuestros resultados parecieran aportar un cierto esclarecimiento a este campo, caracterizado hasta ahora por datos y opiniones tan contradictorios, como los mencionados en la Introducción.

Es probable que los autores que han sostenido la hipótesis de la *epilepsia temporal* como única causante de psicosis (Dongier, 1959[65]; Slater *et al.*, 1963[66]; Flor-Henry, 1969[67]) hayan considerado solamente los casos tipificados por Bruens (1971[68], 1973[69], 1974[70]) y por nosotros como *psicosis paranoides prolongadas* o *crónicas,* no considerando para nada los cuadros episódicos agudos, o interpretándolos, quizá, como psicosis con perturbación de la conciencia. Esto es seguro, por lo menos en la estadística de Slater, quien tomó en cuenta los casos de psicosis esquizofrénicas más o menos crónicas asociadas a epilepsia y que fueran hospitalizadas en los establecimientos psiquiátricos de Londres en un periodo determinado. Si esto fuera así, existiría una extraordinaria coincidencia entre sus resultados y los nuestros, por cuanto él encuentra compromiso del lóbulo temporal en el 90% de sus casos y nosotros en el 92% de nuestras formas psicóticas prolongadas o crónicas, considerando en un solo grupo los casos de epilepsia focal pura y combinada con elementos generalizados.

A la inversa, los autores que postulan la hipótesis de una relación entre psicosis epiléptica y epilepsia generalizada han tomado en cuenta de preferencia las formas agudas. Esto es muy claro en Landolt (1955[71], 1956[72], 1963[73]), quien basa su estudio expresamente en los cuadros que él llama *estados crepusculares psicótico-productivos,* idénticos a nuestra categoría *psicosis alternante* o *episódica,* tomada de Bruens (A-4). Parecido es lo que ocurre con otro autor representante de la hipótesis de la *epilepsia generalizada,* Tellenbach (1965)[74]: todos sus casos son formas agudas en una epilepsia generalizada primaria y por eso mismo él llama a estas psicosis, por primera vez, *alternantes,* designación que se ha impuesto en la literatura alemana posterior. Y lo curioso es que aquellos que muestran una tendencia a un curso prolongado son los que presentan simultáneamente una *temporalización secundaria* y que en la clasificación de Bruens o en la nuestra aparecen bajo el rubro de *epilepsias generalizadas y focales,* las que, como viéramos en el parágrafo "Resultados" se comportan como focales en lo que a la forma de psicotización se refiere. Con otras palabras, si se define bien el objeto a estudiar, desaparecen las contradicciones y resultan dos formas de psicosis asociadas, respectivamente, a los dos grandes tipos de enfermedades epilépticas.

Las epilepsias generalizadas aparecen asociadas con una forma de psicosis lúcida aguda, episódica, de buen pronóstico y que se acompaña en la mayoría de los casos por una normalización del EEG. Esta forma correspondería exactamente a esos cuadros descritos por Landolt como *estados crepusculares psicótico-productivos* y por Tellenbach como *psicosis alternantes.*

Las epilepsias focales y las combinadas aparecen asociadas a un tipo de psicosis paranoide con o sin alucinaciones, de curso más prolongado, de pronóstico incierto, en la medida que una cierta proporción se hace crónica y donde la normalización del EEG ocurre en mucho menor proporción: en solo 1/3 de los casos de las focales puras y en el 50% de las combinadas.

4.2. Epilepsia y esquizofrenia, ¿asociación causal o casual?

La larga discusión con respecto a este punto parece recibir también una cierta luz a través de los resultados comunicados. Puesto que no se trataría ni de una relación exclusivamente *causal* como la postulada por Slater (1963)[75], para quien todas estas psicosis serían producidas por la epilepsia y nada tendrían que ver con la enfermedad esquizofrénica, ni tampoco de la situación inversa, a saber: de esquizofrenias auténticas combinadas al azar o solo desencadenadas por la epilepsia (Kraepelin, 1903[76]; De Boor, 1948[77]; Mollweide, 1952[78]).

Las formas agudas y crónicas de psicosis paranoides estarían en una relación de causalidad con la epilepsia: aparecen después de un largo periodo de evolución de la epilepsia (diecisiete años promedio); se acompañan, en la mayoría de los casos episódicos y en poco menos de la mitad de los crónicos, de una normalización del trazado electroencefalográfico; y presentan además fenómenos característicos, como la *personificación del delirio.*

Las formas catalogadas como *endomorfas* y que en el caso de las psicosis esquizomorfas presentan también los llamados síntomas primarios o fundamentales de Bleuler, aparecen después de un intervalo significativamente más reducido (6,1 años), en ellas no se normaliza el EEG y el síntoma de la *personificación* no se presenta. Todos estos argumentos permitirían postular aquí la existencia de una relación no causal, sino *casual.* Estos cuadros corresponderían a los descritos por autores que defenderían la hipótesis de la independencia de ambas enfermedades y afirmaban la mera coincidencia.

Tendríamos que extendernos un poco más sobre los síntomas diferenciales aludidos:

La llamada *personificación* no ha sido descrita antes como tal, por lo que no estamos en condiciones de establecer comparaciones con otros trabajos o hallazgos. Indirectamente aludida se encuentra en Parada (1970[79], 1978[80]), cuando habla de que en los psicóticos epilépticos "las relaciones interpersonales están conservadas", o en Bruens (1971)[81], cuando afirma que el delirio epiléptico "está referido más bien a la situación actual". En todo caso, nos parece interesante el contraste que este fenómeno representa en relación con lo descrito por diferentes autores en las psicosis esquizofrénicas: "anonimización" y "pluralización" del *partner* (Von Baeyer, 1955)[82] y "geometrismo mórbido" (Minkowski, 1933[83], 1966[84]). Ahora bien, este fenómeno de la "personificación", ausente en los casos de coincidencia de esquizofrenia y epilepsia, es más frecuente en las formas *focales* de epilepsia, que en las *generalizadas* (65% contra 46%) y en los cursos crónicos (84%) de psicosis que en los agudos (56%), lo cual sugiere una relación con el grado de compromiso orgánico-cerebral.

Con respecto al delirio de envenenamiento y al delirio hipocondríaco, su mayor frecuencia en estas psicosis epilépticas en relación con las esquizofrenias nucleares es primeramente una apreciación clínica, difícil de comprobar, ya que hay pocos estudios sobre distribución porcentual de síntomas en la esquizofrenia. Sin embargo ellos parecieran darnos la razón: Pauleikhoff (1953-1954)[85], en un estudio de este tipo, encuentra una proporción de no más del 10% de ideas delirantes hipocondriaco-cenestésicas en un numeroso material de esquizofrénicos, mientras el delirio de envenenamiento no es ni siquiera mencionado. Es posible, claro está, que este autor lo haya incluido en otra categoría más abarcadora, como por ejemplo dentro del delirio de perjuicio. Janzarik (1968)[86], en su completo estudio sobre la evolución de 100 casos de esquizofrenia procesal, se extraña de "la poca frecuencia de las ideas delirantes hipocondríacas" y tampoco menciona como categoría independiente el delirio de envenenamiento.

La única forma de demostrar un nexo esencial entre estas dos formas de delirio y las psicosis epilépticas sería el comparar nuestros casos con un grupo de esquizofrenias que cumplan con las mismas condiciones en cuanto a edad, sexo, fecha del primer ingreso, etc. Esta tarea pensamos realizarla en un futuro próximo.

Pero en todo caso nos parece interesante el hecho que, a diferencia de lo que sucede con el fenómeno de la *personificación,* la frecuencia con que aparecen estos dos delirios, el de envenenamiento y el corporal, no varíe según el tipo de epilepsia, cuando lo esperable habría sido un predominio, por lo menos del delirio de envenenamiento, en las formas focales, vale decir, temporales de epilepsia. Este hecho nos lleva a pensar que estos delirios no están en relación con síntomas ictales vinculados a la esfera oral, propios de las epilepsias psicomotoras, sino que representan un fenómeno propio de la epilepsia en general. En otra oportunidad hemos analizado fenomenológicamente la categoría de la espacialidad en los epilépticos (Dörr-Zegers, 1981)[87], llegando a la conclusión que la "falta de distancia" sería su característica más universal en lo que se refiere al espacio vivido. Desde esta perspectiva se nos ofrece una interpretación para los hechos arriba enunciados: si el epiléptico en estado de normalidad psíquica –aunque con matices distintos si padece de una epilepsia generalizada o focal– vive su relación con los otros, consigo mismo y con el mundo desde una distancia tan reducida, en una proximidad que le impide el levantarse desde la horizontalidad hacia la visión panorámica y abstracta, que lo limita en su capacidad de autocrítica y de tacto social, en su existencia psicótica tendrá que quedar atrapado con mayor razón por esa espacialidad estrechante. Y así, lo que en la normalidad psíquica era sensorialidad (Mme. Minkowska, 1938)[88] que podía alcanzar niveles tan positivos como es el caso del principe Myschkin, de Dostoievski, y de tantos otros, se transformará en la psicosis, en la percepción exagerada de lo dañino y malo del mundo, vale decir, en un delirio de envenenamiento; y lo que era su autoscopía, su permanente atención a sus procesos corporales, no podrá sino devenir en un delirio hipocondriaco. Con otras palabras, aquello malo que el esquizofrénico experimenta (o proyecta, como diría el psicoanálisis) en poderes lejanos e impersonales o en la pluralidad de *los otros,* es vivido por el epiléptico psicótico en la absoluta inmediatez de su propio cuerpo, o en ese espacio tan próximo –que a diferencia de los sentidos de la vista y del oído– nos abre el sentido oral (comparar Tellenbach, 1968)[89]. Con leves matices diferentes podemos aplicar este pensamiento a la comprensión del fenómeno de la *personificación* antes mencionado.

4.3. Consecuencias etiopatogénicas

Como decíamos en la Introducción, creemos que el esclarecimiento de estos contextos elementales recién podrá permitir avanzar en el conocimiento de los mecanismos implicados en la génesis de estos cuadros. Al mismo tiempo ello permitirá aunar criterios y esfuerzos y evitar confrontaciones inútiles.

Así, por ejemplo, muchos autores han restado importancia al fenómeno de la "normalización forzada" del EEG (Landolt, 1955[90], 1956[91], 1963[92]) basándose en el estudio de series de casos que no corresponden a aquellos en los cuales Landolt describiera el fenómeno, como es el caso de las psicosis crónicas, vinculadas a disfunciones del lóbulo temporal. Por otra parte, la interesante hipótesis de Flor-Henry (1969)[91], en el sentido que las psicosis epilépticas con síntomas esquizofrénicos se dan de preferencia asociadas a lesiones del lóbulo temporal del hemisferio dominante, también ha sido puesta en duda a partir de investigaciones que no diferenciaban estos dos tipos de psicosis y su relación inversa con el tipo de epilepsia.

Quisiéramos, para terminar, hacer algunas digresiones sobre lo que podrían ser las consecuencias de nuestros resultados para una eventual interpretación biológica de estos cuadros.

La antigua hipótesis de Hess (1955[94], 1963[95]) para interpretar neurofisiológicamente las psicosis descritas por Landolt, decía que lo que podría explicar el fenómeno de la "normalización forzada" es una "hiperactividad" del centro de la vigilia, ubicado en la formación reticular. Ello daría razón de la excitabilidad de estos enfermos, del insomnio y de la hiperlucidez, también anotada por Tellenbach (1965)[96]. Esta hipótesis cayó un tanto en el olvido al no ser aplicable a los casos más frecuentes que eran los asociados a epilepsias temporales y de curso más arrastrado. En un análisis fenomenológico de este tipo de psicosis, donde intentamos precisar las características de determinadas estructuras fundamentales de la existencia, como la temporalidad y la espacialidad, llegamos a la conclusión de que el rasgo fundamental de la temporalidad era la *urgencia del asedio* y de la espacialidad, la *estrechura del acorralamiento* (1981). Si traducimos estas categorías en síntomas clínicos resulta que corresponden muy exactamente al estado de hipervigilia, aludido por Hess. Su analogía con el "estado de sitio" descrito por Bilz (1956)[97] en las alucinosis alcohólicas agudas es evidente, lo que hace plausible concebir estas psicosis alternantes de los epilépticos como psicosis exógenas. Apoyaría esta hipótesis, entre otros hechos, el curso episódico y la ausencia de toda forma de estado residual. Trabajos neurofisiológicos recientes (Stock *et al.*, 1979[98], 1980[99]) han logrado demostrar que el periodo refractario posictal observado en gatos con electrodos implantados en la amígdala, es un fenómeno complejo y activo, que no se explica por un mero "agotamiento" celular y que durante esos periodos los gatos epileptizados muestran un comportamiento extraño. Ahora bien, si recordamos el rol de la amígdala en la función de vigilancia –es decir, que una hiperestimulación de este centro produce una frenación de las crisis, la cual se acompaña de un comportamiento peculiar– esto podría significar un paralelismo con lo que ocurre en las psicosis alternantes.

Más difícil es la aproximación biológica a las formas crónicas, asociadas de preferencia –como hemos visto– a deficiencias o disfunciones del o los lóbulos temporales. Sin embargo existen algunos puntos de partida, como sería, entre otros, el fenómeno llamado *kindling,* descrito por primera vez por Goddard (1967)[100]. Según este descubrimiento, la aplicación repetida, a intervalos regulares y durante un periodo determinado, de estímulos eléctricos de intensidad inferior al umbral convulsivante sobre la amígdala del gato, produce un cambio funcional a nivel de la estructura y/o nivel de excitabilidad de la zona estimulada, el cual se traduce clínicamente por una epilepsia, que cursa luego en forma autónoma. En otras palabras, mientras los estímulos supraumbrales provocan una crisis con el consiguiente periodo refractario posictal, los estímulos subumbrales –vale decir que no provocan crisis– van a generar después de un tiempo una epilepsia independiente de la aplicación del estímulo. Recientes experimentos de Stock *et al.* (1979[101], 1980[102]) han vuelto a poner en evidencia la validez del descubrimiento de Goddard.

En el caso de nuestras psicosis epilépticas crónicas, tenemos tres hechos que se relacionan con el mecanismo del *kindling:*

1. Se asocian a lesiones (crisis o descargas) del lóbulo temporal, el cual está íntimamente relacionado con el funcionamiento de la amígdala, perteneciendo ambos al llamado sistema límbico.
2. Las epilepsias que hacen psicosis paranoides crónicas son reconocidamente "oligoepilepsias", vale decir que presentan pocas crisis a lo largo de su evolución (Flor-Henry, 1969, entre otros)[103].
3. Las psicosis aparecen después de un intervalo más o menos fijo de comenzada la epilepsia. Cabría entonces la siguiente hipótesis: Ese lóbulo temporal lesionado descarga ocasionalmente estímulos supraumbrales (= crisis), pero mayoritariamente sus descargas o desequilibrios bioeléctricos no alcanzan a producir las crisis, vale decir, son subumbrales. Estas descargas subumbrales podrían teóricamente ir produciendo a lo largo del tiempo (intervalo típico) un cambio estructural y/o funcional *(kindling),* pero no en dirección a lo motor, sino a lo sensorial (psicosis). El eventual carácter radical de este cambio nos podría explicar la existencia de aquellos casos donde la psicosis reemplaza total y definitivamente a la epilepsia, fenómeno para el cual hemos propuesto el nombre de "substitución".

Para terminar, una breve alusión a una teoría psicopatológica que encuentra una cierta confirmación en nuestros hallazgos: nos referimos al concepto dinámico-estructural de Janzarik (1955[104], 1959[105], 1968[106], 1976[107], etc.). Según este autor, las psicosis fásicas, aun aquellas con síntomas esquizofrénicos y llamadas por algunos "psicosis esquizoafectivas" representarían alteraciones de la dinámica psíquica y no de su estructura; de ahí su buena respuesta a los psicofármacos. En el otro polo se hallarían aquellas psicosis procesales, que comienzan también con un descarrilamiento dinámico, pero, o se presentan sobre una estructura previamente dañada o dejan una secuela en ella, lo que explicaría su tendencia a la cronicidad y su respuesta solo parcial a los psicofármacos. A mayor deficiencia estructural previa, menor es el descarrilamiento dinámico necesario (menos aguda es la psicosis), para que el curso sea procesal a través de nuevos daños en la estructura. Aplicado a las psicosis epilépticas, tendríamos que las formas agudas episódicas, "fásicas", son de buen pronóstico en el sentido que no conducen a la cronicidad y ocurren preferentemente en epilepsias generalizadas sin alteración del substrato, de la estructura. En cambio las formas prolongadas o crónicas, de curso más bien procesal, se presentan justamente allí donde hay una disfunción focal, a menudo estructural.

Referencias

1. Morel B. "D'une forme de délire suite d'une surexcitation nerveuse se rapprochant a une variété non encore décrite d'epilepsie", *Gaz. Hebd. Méd. Chir.* 7, 1860, pp. 773-775.
2. Falret J.P. *Des maladies mentales et des asiles d'alinées. Leçons cliniques et considerations générales,* Bailliere, París, 1864.
3. Meduna L. von. "Versuche über die biologische Beeinflussung des Ablaufs der Schizophrenie", *Z. ges. Neurol. Psychiat. 152,* 1935, S. 235-262.
4. Landolt H. "Einige klinisch-elektroencephalographische Korrelationen bei epileptischen Dämmerzuständen", *Der Nervenarzt 24,* 1953, S. 479.
5. Landolt H. "Über Verstimmungen. Dämmerzustände und schizophrene Zustandsbilder bei Epilepsie", *Schweiz, Arch. Neurol. Psychiat. 76,* 1955, S. 313-321.
6. Landolt H. "L'electroencéphalographie dans les psychoses épileptiques et les épisodes schizophrèniques", *Rev. Neurol. 95,* 1956, pp. 597-599.
7. Landolt H. "Die Dämmer-und Verstimmungszustände bei Epilepsie und ihre Elektroencephalographie", *Dtsch. Z. Nervenheilk. J. Neurol. 185,* 1963, S. 411-430.
8. Christian W. "EEG-Befunde bei einem Fall von epileptischer Halluzinose", *Dtsch. Z. Nervenheilk. 176,* 1957, S. 693-700.

9. Hess R. "Diskussionsbemerkung zum Vortrag von H. Landolt auf der Schweizer Neurologen-Tagung", *Schweiz. Arch. Neurol. Psychiat. 76,* 1955, S. 342.
10. Hess R. "Elektrische Hirnaktivität und Psychopathologie", *Schweiz. Med. Wschr. 93,* 1963, S. 102-107.
11. Slater E.; Beard A.W. and Glithero E. "The Schizophrenia-like psychosis of epilepsy", *Brit. J. Psychiat. 109,* 1963, pp. 95-100.
12. Slater E., *óp. cit.,* 1965.
13. Gibbs F.H. "Ictal and nonictal psychiatric disorders in temporal lobe epilepsy", *J. Nerv. Ment. Dis. 113,* 1951, pp. 522-528.
14. Mulder D.W. y Daly D. "Psychiatric symptoms associated with lesions of temporal lobe", JAMA. *150,* 1952, pp. 185-189.
15. Ervin F.; Epstein A.W. and King H.E. "Behavior of epileptic and nonepileptic patients with 'temporal spikes'", *Arch. Neurol. Psychiat.* (Chicago) *74,* 1955, pp. 488-497.
16. Alajouanine T.L.; Boudin G.; Castaigne P., Lhermitte F., Lauras A. y Masson S. "Psychoses aigües chez les épileptiques", *Rev. Neurol. 95,* 1956, pp. 587-616.
17. Dongier S. "Statistical study of clinical and electroencephalographic manifestations of 536 psychotic episodes occurring in 516 epileptics between clínical seizures", *Epilepsia* 1, 1959-60, pp. 117-142.
18. Slater E., *et al., óp. cit.,* 1963.
19. Dongier S., *óp. cit.,* 1959.
20. Flor-Henry P. "Psychosis and temporal lobe epilepsy", *Epilepsia 11,* 1969, pp. 363-395.
21. Toone E.K. "Psychosis of epilepsy", XII Epilepsy International Symposium, Copenhague, 1980.
22. Landolt H., *óp. cit.,* 1956.
23. Landolt H., *óp. cit.,* 1963.
24. Lorentz de Haas A.M. and Magnus O. "Clinical and electroencephalographic finding in epileptic patients with episodic mental disorders", in Lorentz de Haas, A.M. (Ed.), *Lectures on epilepsy,* Elsevier, Amsterdam, 1958, pp. 134-167.
25. Tellenbach H. "Epilepsie als Anfallsleiden und als Psychose. Über alternative psychosen paranoider Prägung bei forcierter Normalisierung (Landolt) des Elektroenzephalograms Epileptischer", *Der Nervenarzt 36,* 1965, S. 190-202.

26. Wolf P. "The prevention of alternative psychosis in outpatients", in D. Janz (ed.), *Epileptology*, Thieme, Stuttgart, 1976.
27. Stevens J.R. "Psychiatric implications of psychomotor epilepsy", *Arch. Gen. Psychiat. 14*, 1966, pp. 461-471.
28. Wolf P. *Different kinds of psychosis as related to different kinds of epilepsy.* XII Epilepsy International Symposium, Copenhague, 1980.
29. Wolf P. *Psychosen bei Epilepsie, ihre Bedingungen und Wechselbezielungen zu Anfällen,* Habilitationsschrift vorgelegt der Med. Fakultät der Freien Universitat Berlín, 1978.
30. Tellenbach H., *óp. cit.,* 1965.
31. Wolf P., *óp. cit.,* 1978.
32. Slater E., *óp. cit.,* 1963.
33. Bruens J.H. "Psychosis in epilepsy", *Psychiat. Neurol. Neurochir.* (Amst.) *74,* 1971, pp. 175-192.
34. Ferguson S.M. and Rayport M. *Variations of psychotic experience in patients with temporal lobe epilepsy,* XII Epilepsy International Symposium, Copenhague, 1980.
35. Janz D. *Die Epilepsien,* Georg Thieme, Stuttgart, 1968.
36. Slater E., *óp. cit.,* 1963.
37. Janzarik W. "Der schizoaffektive Zwischenbereich und die Lehre von den primären und sekundären Seelenstörungen", *Der Nervenarzt 51,* 1980, S. 272-279.
38. Vliegen J. *Die Einheitspsychose. Geschichte und Problem,* Enke, Stuttgart, 1980.
39. Janzarik W. *Dynamische Grundkonstellationen in endogenen Psychosen,* Springer Verlag, Berlin-Göttingen-Heidelberg, 1959.
40. Binswanger L. *Schizophrenie,* Neske, Pfullingen, 1957.
41. Binswanger L. *Melancholie und Manie,* Neske, Pfullingen, 1960.
42. Binswanger L. *Wahn, Beiträge zu seiner phänomenologischen und daseinsanalytischen Erforschung,* Neske, Pfullingen, 1965.
43. Janzarik W., *óp. cit.,* 1980.
44. Bleuler M.; Willi J. u. Bühler H.R. *Akute psychische Begleiterscheinungen körperlicher Krankheiten ("Akuter Reaktionstypus"). Übersicht und neue Forschungen,* G. Thieme, Stuttgart, 1966.
45. Landolt H., *óp. cit.,* 1963.
46. Wolf P., *óp. cit.,* 1978.
47. Bruens J.H., *óp. cit.,* 1971.

48. Bruens J.H. "Zur Frage der kausalen Beziehung zwischen Psychose und Epilepsie", in Penin, H. (Hrsg.), *Psychische Störungen bei Epilepsie, Psychosen, Verstimmungen, Persönlichkeitveränderungen,* Schatthauer, Stuttgart, 1973, S. 67-74.
49. Wolf P., *óp. cit.,* 1978.
50. Bruens J.H. "Psychosis in epilepsy", in Vinken, P.L. and Bruyn, G.W. (eds.), *Hb. Clin. Neurol.,* vol. 15, North Holland. Amsterdam, 1974, pp. 593-610.
51. Landolt H., *óp. cit.,* 1963.
52. Bleuler E. "Dementia Praecox oder die Gruppe der Schizophrenien", in Aschaffenburg, G., *Handbuch der Psychiatrie,* Deuticke, Leipzig-Wien, 1911.
53. Bleuler M., *óp. cit.,* 1972.
54. Bleuler E., *óp. cit.,* 1911.
55. Bleuler M., *óp. cit.,* 1972.
56. Bruens M., *óp. cit.,* 1974.
57. Slater E., *óp. cit.,* 1963.
58. Slater E., *óp. cit.,* 1965.
59. Tellenbach H., *óp. cit.,* 1965.
60. Bruens J.H., *óp. cit.,* 1974.
61. Wolf P., *óp. cit.,* 1978.
62. Baeyer W. v. "Der Begriff der Begegnung in der Psychiatrie", *Der Nervenarzt 26;* 1955, S. 369-376.
63. Pauleikhoff B. "Statistische Untersuchung über Häufigkeit und Thema von Wahneinfällen bei der Schizophrenie", *Arch. Psychiat. Nervenkr. 191,* 1953-1954, S. 341.
64. Janzarik W. *Schizophrene Verläufe,* Springer, Berlin-Heidelberg-Nueva York, 1968.
65. Dongier S., *óp. cit.,* 1959.
66. Slater E., *óp. cit.,* 1963.
67. Flor-Henry P., *óp. cit.,* 1969.
68. Bruens J. H., *óp. cit.,* 1971.
69. Bruens J. H., *óp. cit.,* 1973.
70. Bruens J. H., *óp. cit,* 1974.
71. Landolt H., *óp. cit.,* 1955.
72. Landolt H., *óp. cit.,* 1956.
73. Landolt H., *óp. cit.,* 1963.

74. Tellenbach H., *óp. cit.,* 1965.
75. Slater E., *óp. cit.,* 1963.
76. Kraepelin E. *Psychiatrie. Ein Lehrbuch Für Studierende und Ärzte.* J.A. Barth. Leipzig, 1903, S. 623-682.
77. De Boor W. "Zur Frage der Kombination von genuiner Epilepsie mit Schizophrenie", *Der Nervenarzt 19,* 1948, S. 279-285.
78. Mollweide H. "Kombination von genuiner Epilepsie und Schizophrenie. Darstellung eines erbbiologisch überzeugenden Falles", *Der Nervenarzt 23, 1952, S. 68-70.*
79. Parada R. "Algunos problemas psicopatológicos en el campo de las psicosis epilépticas", *Rev. Chil. Neuropsiquiat 9,* 1970, pp. 43-62.
80. Parada R. "Análisis estructural de las manifestaciones psicóticas en los epilépticos", *Rev. Chil. Neuropsiquiat. 16,* 1978, pp. 3-17.
81. Bruens H., *óp. cit.,* 1971.
82. Baeyer W., von, *óp. cit.,* 1955.
83. Minkowski E. *Le temps vecu. Etudes phénomenologiques et psychopathologiques,* Collection de l'Evolution Psychiatrique, París, 1933, p. 255.
84. Minkowski E., *óp. cit.,* 1966.
85. Pauleikhoff B., *óp. cit.,* 1953-1954.
86. Janzarik W., *óp. cit.,* 1968.
87. Dörr-Zegers O. "Zur Frage der Räumlichkeit epileptisch Kranker", *Medizin-Mensch-Gesellschaft* 6, 1981, 237-245.
88. Minkowski E. "Epilepsie und Schizophrenie im Erbgang, mit besonderer Berücksichtigung der epileptischen Konstitution und der epileptischen Struktur (Familie F. und Familie B.)", *Arch. Julius Klaus-Stift. Vererb. Forsch. Soz. anthropol. u. Rassenhygiene 12,* 1937, H. 1/2. Ref.: *Schweiz. Arch. Neurol. Psychiat. 41,* 1938, S. 254-255.
89. Tellenbach H. *Geschmack und Atmosphäre,* Otro Müller, Salzburg, 1968.
90. Landolt H., *óp. cit.,* 1955.
91. Landolt H., *óp. cit.,* 1956.
92. Landolt H., *óp. cit.,* 1963.
93. Flor-Henry P., *óp. cit.,* 1969.
94. Hess R., *óp. cit.,* 1955.
95. Hess R., *óp. cit.,* 1963.

96. Tellenbach H., *óp. cit.,* 1965.
97. Bilz R. "Das Belagerungserlebnis in der Alkoholhalluzinose", *Der Nervenarzt 27,* 1956, S. 402-409.
98. Stock G.; Sturm V.; Klimpel L. and Schlör K. "Cardiovascular changes in the course of amygdaloid kindling cats", *Experimental Neurology 63,* 1979, pp. 647-651.
99. Stock G. "Resistance to tonic-clonic seizures after amygdaloid kindling cats", *Experimental Neurology 69,* 1980, pp. 239-246.
100. Goddard G.V. "Development of epileptic seizures through stimulation at low intensity", *Nature* (London), *214,* 1967, pp. 1020-1021.
101. Stock G., *óp. cit.* 1979.
102. Stock G., *óp. cit.,* 1980.
103. Flor-Henry P., *óp. cit.,* 1969.
104. Janzarik W. "Der Wahn schizophrener Prägung in den psychotischen Episoden der Epileptiker und die schizophrene Wahnwahrnehmung", *Fortschr. Neurol. Psychiat., 23,* 1955. pp. 533-546.
105. Janzarik W., *óp. cit.,* 1959.
106. Janzarik W, *óp. cit.,* 1968.
107. Janzarik W. "Die Krise der Psychopathologie", *Der Nervenarzt 47,* 1976, S. 73-80.

CAPÍTULO XV

Fenomenología de la espacialidad en los enfermos epilépticos

1. Tiempo y espacio en la psicopatología

A diferencia de la gran consideración que se le ha dispensado al problema del tiempo en la psicopatología, llama la atención el escaso material descriptivo que se puede encontrar sobre las alteraciones del espacio o de la espacialidad en los diversos fenómenos psicopatológicos. Es cierto que tanto Straus (1960)[1] como Binswanger (1955)[2] han escrito importantes artículos sobre el problema del espacio en general. Sin embargo ambos hacen más bien una descripción de los fenómenos empíricos relativos al estar en el espacio del hombre en épocas de salud y no tanto descripciones de cambios psicopatológicos específicos de la espacialidad. El primer trabajo que se ocupa expresamente de este problema –el cual es mencionado frecuentemente tanto por Binswanger como por Minkowski–, es el estudio de Franz Fischer (1929[3] , 1930[4]) sobre "Estructuras del espacio-tiempo y alteración del pensamiento en la esquizofrenia", al que, sin embargo, los psiquiatras casi no le han prestado atención hasta ahora. El conocido artículo del año 1956 de Tellenbach[5], "La espacialidad de los melancólicos", fue mejor recibido; tal vez porque en el intertanto la psiquiatría fenomenológico-antropológica había logrado un gran desarrollo. En la primera parte de este estudio Tellenbach trata las alteraciones de la experiencia del espacio en los depresivos con ejemplos muy iluminadores. En la segunda intenta determinar en forma general las *características fundamentales de la espacialidad* de la existencia melancólica más allá de la experiencia de los enfermos, poniendo de relieve los siguientes rasgos: la *parcialización del espacio vivido* hasta el extremo de lo puntiforme; el predominio de una cierta forma de *verticalización de la existencia;* la *pérdida del entorno* y de *la orientación* y, por último, *el alejamiento* hasta la pérdida de la profundidad perspectivística.

La pregunta sobre la validez de tales determinaciones para la práctica clínica la ha respondido el propio Tellenbach en su monografía *Die Melancholie,* aparecida años después (1961)[6]. A través del análisis de numerosos enfermos depresivos nos muestra la espacialidad típicamente melancólica en el fenómeno de la "includencia", donde se radicalizan tanto la *parcialización* como el *alejamiento* hasta el extremo del "quedar encerrado".

Pero la espacialidad de la manía también fue expuesta en un estudio anterior de Binswanger (1933)[7] "Sobre la ideofugalidad" y su descripción de la pérdida del contorno o volatilidad del espacio, en el cual el maníaco salta, brinca y queda suspendido, ha sido reconocida desde hace mucho como una característica fenoménica válida e indispensable para la comprensión de la esencia de la forma de ser maníaca, lo que ha hecho también Tatossian (1979)[8]. Principalmente Fischer (1930)[9], Minkowski (1933)[10] y Binswanger (1957)[11] han tratado la espacialidad en la esquizofrenia. Fischer ha puesto de relieve el carácter "infinito" y Minkowski el *geometrisme morbide* de la espacialidad esquizofrénica. Por su parte, Binswanger se ha referido al carácter "aplastante" que puede alcanzar el espacio "vivido" en determinados procesos esquizofrénicos (especialmente en el análisis del caso *Jürg Zünd).*

El hecho que el problema de la espacialidad en la investigación de la epilepsia apenas haya sido tratado hasta ahora, es tanto más sorprendente cuanto que cualquier mirada imparcial a la epilepsia nos lleva a reconocer que casi todos los fenómenos epilépticos se caracterizan preferentemente por manifestaciones de lo espacial, desde la caída en el ataque generalizado hasta los clásicos rasgos del cambio epiléptico de la personalidad –adhesividad, prolijidad, falta de distancia– cuyo análisis desde el punto de vista de la espacialidad queremos colocar en el centro de nuestra mira.

Si colocamos el cambio epiléptico de la personalidad exclusivamente dentro de esta perspectiva, estamos siguiendo con ello las indicaciones que dio Binswanger (1955)[12] en su artículo sobre "El problema del espacio en la psicopatología": "Buscamos modificaciones esenciales en las formas de confrontación entre el yo y el mundo, a partir de las cuales puedan hacerse comprensibles los cambios dentro de las esferas vivenciales particulares".

2. Sobre el llamado cambio epiléptico de la personalidad

Primero queremos recordar la clásica descripción que dio Mauz (1937)[13] del cambio epiléptico de la personalidad: "El epiléptico no se mueve del lugar, no es capaz de seguir virajes rápidos de la conversación o de observar varias cosas al mismo tiempo. Se apega a lo individual y al presente... su atención se dirige siempre solo a lo que está cerca, sin importarle lo demás... tampoco es capaz de separar lo importante de lo secundario, por lo tanto; a consecuencia de esta división defectuosa del conjunto de las ideas, se vuelve especialmente complicado, y con la exagerada importancia que da a lo individual y físico, llamativamente mezquino y minucioso".

Después continúa Mauz: "La típica impresión general es la siguiente: en un rostro amorfo, poco estructurado y en general ancho, hay dos ojos, no dirigidos activamente al entorno en viva armonía con la más delicada inervación total del rostro, sino que adheridos pasivamente a una persona u objeto del entorno... Pero no solo la mirada, también la presión de las manos, que no quieren soltarse, el color, el timbre, la velocidad y el lenguaje, la posición y el movimiento nos transmiten el que la adhesividad es lo central de esta situación". Habla también de un comportamiento *hipersocial* y, algo despectivamente, de la familia enequética como de un *círculo pegajoso.*

Así como Mauz pone de relieve el quedarse pegado y la torpeza, Mme. Minkowska (1966)[14] destaca el momento de la adhesividad, de la viscosidad y de la tenacidad, hablando de una constitución *gliscroidia* (*Glis-cros* significa en griego "viscoso, pegajoso, adhesivo"). Ella describe de la siguiente manera las características de la afectividad de esta constitución: "Su afectividad es concentrada, espesa, pegajosa, viscosa, se adhiere a los objetos del entorno y no puede soltarse... El epileptoide es ante todo un ser afectivo... cuya afectividad... carece de movilidad".

En un trabajo muy citado, Bräutigam (1951)[15] destaca las características sociales en el comportamiento de los epilépticos con cambio de personalidad: la hipersociabilidad, la falta de distancia social, la oratoria de alabanza a la familia y la tendencia a la sumisión. Leder (1967)[16] llega a resultados similares, basándose en investigaciones con pruebas psicométricas.

Antes de tratar de determinar las características fenomenológicas del cambio epiléptico de la personalidad se necesita descubrir las bases filosóficas y el aparato metodológico y conceptual que de ellos deriva. Cuando hablamos de *espacialidad* en lugar de experiencia del espacio, esto significa que no nos movemos en el ámbito de los síntomas, sino de los fenómenos (Hofer, 1954[17]; Tellenbach, 1956[18]). En otras palabras, no buscamos desviaciones de determinadas funciones psíquicas, sino cambios de la existencia epiléptica en su modo de ser-en-el-mundo.

Para Heidegger[19], el espacio es primero el en-donde de mi trato con lo "a-la-mano". Lo "a-la-mano" *(das Zubanden)* es a diferencia de lo "presente-ante-los-ojos" *(das Vorhanden),* aquello con lo que tratamos directamente, por ejemplo un utensilio, un instrumento. El espacio se nos da como cercanía o lejanía del instrumento a usar, pero esto no ocurre de modo que primero esté dada una variedad tridimensional de lugares posibles, que se llene con cosas presentes. "El 'en' del ser-en-el-mundo no significa un *estar-presente* en el espacio del mundo; esa sería una determinación categorial. El 'en' significa más bien un original permanecer o vivir en el mundo como algo familiar, un permanecer abierto en el mundo". Para Heidegger el des-alejamiento está unido muy estrechamente al trato con el ser del prójimo o con lo "a-la-mano", vale decir, que se encuentra en el centro mismo de la espacialidad del ser. Heidegger comprende el "des-alejamiento" en forma transitiva. Él dice: "Desalejar significa hacer desaparecer la distancia ... El des-alejar es en primer lugar y en general un acercamiento cauteloso, un acercar como proporcionar, poner a disposición, tener a mano. *En la existencia humana hay una tendencia esencial hacia la cercanía.* Todos los tipos de aumento de la velocidad en los que participamos actualmente más o menos obligados, estimulan a vencer la distancia...".

De las formas de ser previamente caracterizadas del tipo epiléptico deducimos que este momento del des-alejar subrayado por Heidegger se consuma en el epiléptico de una forma llamativamente exagerada. Él es capaz de mantenerse en una proximidad tal con respecto al mundo y al prójimo, que sería impensable para los esquizofrénicos, e incluso para las personas corrientes. El des-alejar en el sentido de "traer a la cercanía" es en verdad un rasgo de la espacialidad humana, pero al mismo tiempo constituye generalmente el presupuesto del poder-encontrarse-con y por lo tanto del reconocer y del manejar. Por la práctica clínica sabemos lo que cuesta al epiléptico diferenciar lo esencial de lo accesorio, o bien lo torpe que es para manejar los asuntos que le preocupan, de qué forma densa ordena sus cosas o atropella a sus prójimos, ya sea con elogios o exigencias.

Pero Heidegger describe en forma paralela al des-alejamiento un segundo carácter esencial de la espacialidad humana: el *conceder (einräumen,* que deriva de *Raum* = espacio). Con ello se refiere a un dar espacio para el ser-con *(Mit-sein)* y para lo "a-la-mano", o bien el restituir lo que se va a encontrar a su propia y respectiva espacialidad. "Solo como preocupación cautelosa del mundo puede el ser por lo tanto disponer de otro modo, remover y conceder, porque el *conceder* –entendido como existencial– forma parte de su ser-en-el-mundo" (*óp. cit.*).

En esta opinión de Heidegger creemos haber encontrado un punto de partida para la determinación de la forma pervertida del espacio vivido de los epilépticos con cambio de personalidad. ¿No es precisamente el momento de la penetración, de la invasión del espacio ajeno la característica más general de su modo de encontrar y manejar? Su forma especial de des-alejar excede "el impulso de participación" (Leder, 1969)[20] determinado psicológicamente (incluso con pruebas psicológicas), o bien el impulso de "ser uno, semejante, común e igual" (Szondi, 1960)[21] y lleva a una verdadera intrusión y un acosamiento del otro. Con ello se dificulta mucho el poder encontrarse, y el manejo fluido de las cosas está ampliamente perdido. Es cierto que el epiléptico con cambio de personalidad puede des-alejar el mundo descubierto. Pero él no deja lo ya des-alejado (acercado) en su propia espacialidad. Él penetra, ya sea en el prójimo, contra el cual arremete y que él manipula tan densamente, ya sea en su propio cuerpo, a cuyo funcionar presta constante atención, ya sea, por último, en el ámbito de lo religioso. Precisamente en esta espacialidad tan particular y en cierto modo inaccesible como es la religiosa, el enequético, principalmente en sus estados crepusculares, se mueve en forma íntima y sin distancia, como ningún otro enfermo psíquico.

3. La pérdida de distancia en el cambio epiléptico de la personalidad

Si tomamos todas estas caracterizaciones múltiples, pero fenomenológicamente uniformes del cambio epiléptico de la personalidad y queremos llevarla a un denominador común, entonces no encontraríamos casi ningún rasgo más abarcador que la de una perversión de la relación cercanía-lejanía en el sentido de la *pérdida de distancia.* En cada una de las descripciones mencionadas, aún más, en cada rasgo de carácter individual, nos encontramos sencillamente con una forma inusual y deficiente de acercamiento de este tipo humano a las cosas y a las personas, a sí mismo y el entorno. En el adherir al tema, en la viscosidad de su contacto con el prójimo, en su búsqueda de una cercanía corporal exagerada. En todas partes vemos esta incapacidad de mantenerse en una distancia *adecuada,* solo desde la cual se puede apreciar correctamente al otro (como en la observación de un cuadro) y respetarlo, pero también indispensable para tener una visión de *conjunto* y así poder diferenciar entre lo esencial y lo accesorio.

¿No fue esta incapacidad lo que tuvo una gran importancia para Mauz (1937)[22] en su intento por definir la estructura del cambio epiléptico de la personalidad? El pegarse, adherirse, permanecer junto a lo que está cerca, el "no-moverse-del-lugar", el trato irrespetuoso, el perseverar, la circunstancialidad, la hipersociabilidad, el "impulso a la participación", etc., son diversas caracterizaciones que intentan en conjunto expresar *un* rasgo central y esencial del cambio epiléptico de la personalidad: *la falta de distancia en el espacio vivido en el sentido de una perversión de la cercanía, o más bien una perversión de la relación cercanía-distancia.*

Nosotros creemos que no hay ningún otro fenómeno de tal especificidad y validez general. Por ejemplo cuando Mauz afirma ver que "la alteración fundamental" de la personalidad epiléptica está en la perseveración y/o en el quedarse pegado, e interpreta todo lo otro típico como derivado de esta alteración, entonces se le escapa (aparte que procede en una forma metodológica completamente diferente al fenomenólogo y sigue más bien el ejemplo de Eugen Bleuler) el hecho que la perseveración es un síntoma de la mayoría de los enfermos orgánico-cerebrales, no pudiendo, sin embargo, de ninguna manera reducirse todos los cuadros epilépticos a meras enfermedades del cerebro. Luego, si se quisiera considerar al *enlentecimiento* como "síntoma fundamental", entonces uno se ve confrontado con la dificultad de tener que diferenciar a este de las numerosas formas de enlentecimiento que se encuentran en la psiquiatría: desde los estupores de las psicosis endógenas hasta las demencias y oligofrenias. También la *gliscroidia* o adhesividad de Mme. Minkowska[23] se refiere exclusivamente a la afectividad de estos enfermos, mientras que la pérdida de distancia excede con mucho el ámbito de lo afectivo y entra en la personalidad del epiléptico en su totalidad. Esto vale también para la forma en que los epilépticos con cambio de personalidad *perciben* la realidad (la mencionada "sensorialidad" de la que ya hablaba Mme. Minkowska), cómo se relacionan consigo mismos (en el sentido de la autoscopía hipocondríaca) o con el mundo trascendente, es decir con el mundo de lo religioso.

No solo la relación promedio con el prójimo necesita una distancia determinada, precisa, en cada una de las diferentes situaciones; también la relación consigo mismo, con el propio cuerpo, necesita de esta distancia. La naturalidad de mis funciones corporales solo queda salvaguardada si estoy a cierta distancia de ellas, la que las hace en cierto modo "intocables". Para Sartre (1943)[24] nuestro cuerpo es "lo pasado, lo sucedido en silencio". ¿Qué observamos en lugar de ello en los epilépticos con cambio de personalidad? Un estar constantemente atentos al cuerpo hasta el extremo de la hipocondría, un acechar las diversas funciones somáticas, especialmente la de las evacuaciones (!), de las "deyecciones". También en la dimensión de lo religioso necesita el ser humano la distancia. Dios es por cierto confianza y amor, se une con nosotros en la comunión, pero simultáneamente es también el juez, el Dios del respeto, del terror, de la ira. Y en el *noli me tangere* de las escenas de la Transfiguración del Nuevo Testamento, Cristo muestra también su inaccesibilidad. El epiléptico, en la forma de su devoción, en sus sueños y, principalmente, en sus episodios psicóticos, trata lo divino con una familiaridad tan burda que sorprende a las personas corrientes hasta el punto de hacérsele intolerable (Bräutigam, 1951)[25].

Esta particular espacialidad del hombre epiléptico la encontramos expresada casi como caricatura en una antigua investigación de Mme. Minkowska (1966)[26]. Ella siguió la historia de dos familias suizas hasta el siglo XVIII. Una familia estaba muy cargada hereditariamente con epilepsia y la otra con esquizofrenia. De las múltiples diferencias polares constatadas en lo que respecta a la personalidad, el estilo de vida, la elección de carreras, etc., queremos destacar solo un hallazgo que nos parece de especial importancia para la cuestión que estamos tratando: mientras las personas pertenecientes a la familia cargada con esquizofrenia se habían dispersado por Suiza, Europa y América, y ninguno sabía de los otros parientes, la familia con epilepsia se quedó mayoritariamente "pegada" en la misma aldea suiza. Casi nadie había emigrado, y si vivían separados unos de otros dentro de Suiza misma, todos estaban siempre muy informados sobre los otros parientes, por lejanos que fuesen. El resultado de esta investigación puede servir sin duda como un impresionante ejemplo de las conocidas características de la personalidad epiléptica, como son la gran estabilidad familiar y la interdependencia de los miembros de ella, y que Mauz (1937)[27] designara con el poco feliz término de "círculo pegajoso". Al mismo tiempo, se trata aquí de una especie de confirmación histórica y sociológica de nuestra hipótesis que en la esencia del cambio epiléptico de la personalidad, o tal vez de la propia epilepsia, se encuentra un cambio muy específico de la estructura espacial en el sentido de una *pérdida de distancia* motivada por la perversión de la relación entre cercanía y distancia.

En este marco, solo podremos referirnos muy sumariamente a la fenomenología diferencial de la espacialidad que correspondería aquí tratar. La cuestión es más o menos la siguiente: también en la manía se habla de una "pérdida de distancia", así como de una "proximidad aplastante" en la esquizofrenia (Binswanger, 1957)[28]. ¿Se trata del mismo fenómeno que la "pérdida de distancia" que estamos describiendo y, en el mismo sentido, podrá atribuírsele alguna especificidad? Respuesta: en la manía no se trata en absoluto de una pérdida de distancia, sino más bien de un elevarse por encima de las cosas y los otros mediante un "estilo de vida lúdico-optimista" (Binswanger, 1933[29], 1955[30]), el cual es capaz de sobreponerse a toda dificultad y a cualquier formalidad. En otras palabras, en su tendencia volátil y su pérdida de límites, el maníaco más bien se aleja del mundo y de los otros en lugar de acercarse a ellos. Por su parte, la espacialidad del esquizofrénico carece de toda consistencia y materialidad; ella es geométrica (Minkowski, 1933)[31] y en esa medida, infinita (Fischer, 1930)[32]. Él no es ni siquiera capaz de "situar" sus alucinaciones, ni mucho menos a sus perseguidores, exactamente lo contrario de lo que ocurre en el epiléptico. Por consiguiente, en el esquizofrénico, en lugar de un acercamiento del mundo se verifica una disolución de su "yo" en un espacio nunca antes acercado, ni por lo tanto familiarizado.

Pero ¿qué sucede con esos otros epilépticos denominados por Bratz (1906[33], 1911[34]) *epilépticos emocionales,* por Kraepelin (1913)[35] *psicópatas* o *estafadores epilépticos* y sobre los cuales Janz (1953[36], 1955[37], 1962[38], 1968[39]) ha llamado nuevamente la atención al describir la *epi-*

lepsia del despertar? Aquí encontramos todo lo contrario de la adhesividad, pesadez, enlentecimiento o devota sumisión. Estas personas son descritas como extravertidas, irritables, inestables, muy imaginativas, farsantes, embusteras. La acertada descripción de Kraepelin (1913)[40] reza así: "Estos enfermos no resisten ninguna actividad normal, a pesar de todas sus promesas y buenas intenciones no se someten a ningún orden, abandonan repentinamente sus trabajos, están siempre concibiendo nuevos planes, para caer por último en un vagar aventurero y sin descanso, que los va transformando poco a poco en pordioseros y vagabundos".

Tal vez no exista una mejor historia clínica de un epiléptico del despertar que la del príncipe Myschkin en la novela *El idiota,* de Dostoievski. Kraus (1966)[41] y Tellenbach (1966)[42] han intentado determinar las características esenciales de este príncipe epiléptico. Kraus destaca la inmediatez y lo exagerado de los sentimientos de Myschkin en su contacto con la naturaleza y con sus semejantes. "En su inmediatez carece Myschkin de toda experiencia propia de su comportamiento, el que es percibido por los otros como *falto de distancia* y de *tacto social*". Myschkin experimenta una y otra vez "la impenetrabilidad y consistencia" de la naturaleza como un rechazo frente a su exigencia de una fusión amorosa con ella.

En el mismo nivel se encuentran las constataciones de Tellenbach cuando ve ese algo "de niño" que tiene el príncipe en la relación de la esfera interna y externa de su personalidad, en la permeabilidad de los primeros planos y en la irrelevancia de su percepción del mundo del "se" (en el sentido del "man" de Heidegger). Él continúa: "También inmaduro en su forma tímida, torpe, pero al mismo tiempo ingenua de *acortar la distancia con el otro;* finalmente, también inmaduro en su obstinación, la que no tiende hacia la sintonía del respeto mutuo en el sentido del tacto social". En el análisis de Tellenbach sobre el momento de la confianza en Myschkin, se expresa en forma aún más clara el fenómeno de la pérdida de distancia propio de su espacialidad: "...(él confía) como si no existiera ninguno de esos límites que resultan de la dolorosa experiencia del otro, ningún límite como los que promueve la sociedad jerarquizada, ningún límite que le garantice al individuo un derecho a la distancia como si no existiera esa multiforme estructura que Martin Buber denomina el 'entre'...".

Como hemos visto, los trabajos fenomenológicos mencionados y que se refieren a las características esenciales de la personalidad de ese epiléptico del despertar que fuera el príncipe Myschkin, llegan, sin habérselo propuesto, a determinaciones de su espacialidad, las cuales –aunque diferentes– concuerdan en lo fundamental, tanto en intensidad como en extensión, con aquello que se desprende de las clásicas descripciones del cambio epiléptico de la personalidad. Expresiones como "inmediatez y exageración", "permeabilidad" de los propios límites, "acortamiento de la distancia con el otro", etc., muestran claramente la pérdida de esa capacidad primordial del hombre de conservar la distancia adecuada en el encuentro con las cosas y con los otros. También busca el epiléptico del despertar el ser uno con el mundo, pero pierde con ello tanto la perspectiva como la medida.

A pesar de la semejanza entre ambos tipos de epilépticos en lo que se refiere a la incapacidad de conservar límites y mantener distancia, es probable que el fenómeno no sea totalmente idéntico en ambos. Leder (1969)[43] ha descrito las diferencias psicológicas y psicodinámicas existentes entre los epilépticos del despertar y del dormir. Nuestro interés es describir las respectivas particularidades del espacio vivido en ambos tipos de epilépticos.

Vimos antes cómo el enequético, es decir, el epiléptico del dormir en el sentido de Janz (1955)[44], depende en sus relaciones espaciales de una cercanía que resulta casi insoportable para los seres humanos comunes. Esta cercanía la obtiene él en cierto modo a la fuerza, privando al otro de su respectivo espacio. El "epiléptico del despertar" también vive en una gran cercanía con respecto a la naturaleza y a los seres humanos, la que puede llegar hasta el extremo de una fusión (véase la experiencia de Myschkin frente al Lago Lucerna). Pero esta no es ni tan forzada arbitrariamente ni tan constante. Sus sentimientos y pulsiones instintivas fluyen desde *su propio interior hacia el otro,* con una "apertura y franqueza que llega casi a la enajenación", pero esto ocurre de un modo tan espontáneo y confiado que en ningún momento despierta en el otro la sensación de lo invasor e inoportuno, sino más bien la de un infantilismo ingenuo e indefenso. Conocida es aquella parte de la novela donde Rogoschin le dice a Myschkin: "...Príncipe, tú eres un pobre santurrón, pero a personas como tú, Dios las ama especialmente". Con razón ha destacado Tellenbach (1966)[45] como rasgo central de la existencia de Myschkin la permeabilidad de todos los límites. En plena concordancia con ello, Leder (1969)[46] pudo demostrar, en una serie de epilépticos del despertar, tanto la debilidad de los mecanismos represivos (límite yo-ello) como la inmediatez y/o perturbación del yo de tipo "inflativo" (límite yo-mundo).

Pero esta inundación de sentimientos con los que el epiléptico del despertar se vuelca sobre los otros, tiene siempre el carácter de lo "personal". Mientras el epiléptico del dormir se encuentra con su mundo en torno en una forma tan próxima, que llega hasta el extremo de una uniforme adhesividad, el epiléptico del despertar se comporta frente al otro con una escala de sentimientos altamente diferenciada e individualizada. Él puede amar u odiar, admirar o despreciar: sus sentimientos pueden también cambiar bruscamente y así la simpatía puede transformarse en antipatía y la admiración en desprecio. Como pocos, muestra una capacidad de entregarse por completo a otro ser o incluso a un paisaje: pero al mismo tiempo es capaz de retraerse. Es conocido cuán lejano e inalcanzable puede llegar a ser un epiléptico del despertar en su mutabilidad. En este sentido, no debemos olvidar ese momento psicopático que han destacado tantos autores (Bratz, 1911[47]; Janz, 1968[48]; Kraepelin, 1913[49]; Mauz, 1937[50]; Kraus, 1968[51]) y caracterizado por rasgos como: inconstante, no confiable, irritable y fanfarrón. Aquí se observa cómo su espacialidad, *a pesar de la pérdida de distancia, es más liviana, lúdica y en cierto modo más libre* que la del tipo enequético. Basta con imaginarse su retórica y la forma de sus ademanes, para comprobar esta impresión: un epiléptico del despertar es ágil, diestro, liviano, rápido y, al mismo tiempo, inconstante y atento, sobre todo en su mirada, la que salta en todas direcciones dirigiendo la atención hacia la totalidad de su mundo en torno. El epiléptico del dormir, en cambio, se mueve con lentitud y pesadez, es torpe, poco elástico, denso e intruso en forma permanente y uniforme. En común, tienen el modo específico de la pérdida de la distancia en el sentido de una perversión de la proximidad, pero mientras en los epilépticos del dormir esta es el resultado de un *no-poder-otorgar (espacio),* de una clara *invasión* del espacio ajeno, en el epiléptico del despertar lo decisivo es la incapacidad de delimitar, vale decir, la *inflación.* Él está, por así decirlo, siendo permanentemente tocado, influido, afectado, determinado, porque no se puede defender. La masiva y poco diferenciada estructura del epiléptico del dormir se encuentra en claro contraste con la debilidad del yo del epiléptico del despertar.

4. La dialéctica altura-profundidad en el cambio epiléptico de la personalidad

Pero esta pérdida de distancia no es el único fenómeno espacial que se nos impone en el marco de la epilepsia. En su ya citado estudio sobre Myschkin, Tellenbach (1966)[52] se ha referido a la drástica dialéctica entre altura y profundidad que impera en todos los contextos relacionales del príncipe: lo bello de la naturaleza o del rostro de Aglaya le produce temor; lo terrible de una ejecución, en cambio, lo lleva hasta el límite de la fascinación. En todas sus relaciones vive Myschkin en extremos. Allí donde el tiempo humano se encuentra coagulado en torno a los últimos minutos frente a la nada, como ocurre en el caso de una ejecución, en Myschkin se despierta la experiencia de la eternidad. Frente a Nastasia duda el príncipe "entre la fascinación erótica y una elevación alejada del mundo hacia el cual él quiere alzarla; frente a Rogoschin, entre una avidez celosa y destructiva y una hermandad utópica". De esto Tellenbach obtiene la conclusión que Myschkin trata constantemente de lograr una síntesis, la síntesis como término medio entre lo alto y lo profundo, síntesis que, empero, le será tanto más difícil de lograr cuanto más marcada sea la alternancia entre altura y profundidad.

Este oscilar entre ambos polos es un fenómeno absolutamente corriente en los epilépticos del despertar. También en aquellos pacientes con graves alteraciones psicopáticas de la conducta, en los cuales prevalece, por así decirlo, la dirección significativa de lo "bajo", se encuentran fascinantes características de personalidad, las que poseen un evidente carácter "sagrado": la ingenuidad de sus juicios sobre los seres humanos, lo absoluto de su entrega en la amistad o en el amor, la total falta de prejuicios, la ingenuidad de sus percepciones de la realidad, etc. Una confirmación de lo afirmado se encuentra en el resultado del test de Rorschach, en el cual vemos con mucha frecuencia fantasías con dinámica vertical (Leder, 1969[53]). En la misma dirección apunta la típica forma elegida por los epilépticos del despertar para quitarse la vida, como fuera demostrado por Halterich (1969)[54]: se precipitan preferentemente desde una gran altura como un puente sobre la autopista, desde un mirador o hacia un precipicio profundo.

Sin embargo, esta polarización de la dirección significativa vertical no es propia solo de los epilépticos del despertar. Bräutigam ya se refirió en 1951[55] a esa peculiar polaridad que se observa en los epilépticos con ese cambio de personalidad específico que hoy identificamos con el "tipo del dormir" y/o con la epilepsia psicomotora. Ese cambio de personalidad constatable clínicamente con sus típicas características de la adhesividad, la formalidad, la piedad y la sumisión, representarían solo el lado visible de estas personas, que contrasta fuertemente con las fantasías e impulsos inconscientes, donde predominan la agresividad y el sadismo. Bräutigam habla de un "lado diurno" y un "lado nocturno" e intenta poner en evidencia la dinámica de esos dos polos por medio de impresionantes descripciones casuísticas. Para él, el cambio epiléptico de la personalidad sería en último término una formación reactiva, una suerte de defensa frente a una agresividad excesiva, reprimida e inaceptable.

Se podría decir que los rasgos socialmente positivos del cambio epiléptico de la personalidad representan la dimensión de la altura, mientras sus fantasías inconscientes, la de la profundidad. Y así como el epiléptico del despertar vive predominantemente en el polo inferior de la alternativa –con frecuencia se los ha sindicado como psicópatas– el epiléptico del dormir vive de preferencia en las "alturas" de su bondad, su religiosidad, su unión con la familia, etc. Pero ambos tipos tienen, respectivamente, un lado contrapuesto, escindido y temido: la profundidad de lo agresivo en el epiléptico del dormir y la elevación de lo santo y sagrado en el epiléptico del despertar.

Se podría, incluso, aventurar la hipótesis que el epiléptico del despertar se comporta con frecuencia en forma "psicopática", porque busca eludir el peligro de perderse en una altura sin límites: tan fuerte es su tendencia a la disolución en el encuentro con la naturaleza o con los otros, tan débiles son sus límites, tan intensa la forma en que es afectado e influido por lo externo. Con otras palabras, sería posible hacer una interpretación global de la personalidad del epiléptico del despertar, que representaría algo así como lo inverso de la interpretación dada por Bräutigam a las personalidades enequéticas propias de los epilépticos del dormir. Y así, los distintos rasgos psicopáticos, como la falta de perseverancia, la debilidad de la voluntad, la irritabilidad, la mendacidad, la jactancia, la falta de frenos y la sed de placeres, se podrían comprender como derivando del miedo a perder los límites, a extraviarse en las alturas, a diluirse en lo bueno y eterno.

Esto tendría también consecuencias psicoterapéuticas. Si en la aproximación psicoterapéutica con el epiléptico del dormir debe buscarse la forma de ayudar al paciente a entrar en relación con su lado "malo", tendría que hacerse con el epiléptico del despertar exactamente lo contrario, vale decir, enseñarle que su conducta ocasionalmente morbosa y antisocial no representa toda su personalidad y que también puede ser capaz de convivir con los "ángeles" de su interioridad, sin que las "alturas" signifiquen necesariamente una caída o una disolución en la nada.

Referencias

1. Straus E. "Das Zeiterlebnis in der endogenen Depression und in der psychopathischen Verstimmung", *Monatsschr. Psychiatr. Neurol., 68,* (1928). Auch in: *Psychologie der menschlichen Welt,* Springer Verlag, Berlin-Göttingen-Heidelberg, 1960, S. 126.
2. Binswanger L. "Geschehnis und Erlebnis" (1931), in *Ausgewählte Vorträge und Aufsätze,* II, Francke, Bern, 1955, S. 147.
3. Fischer F. "Zeitstruktur und Schizophrenie", *Z. Ges. Neurol. Psychiatr. 121,* 1929, S. 544.
4. Fischer F. "Raum-Zeit-Struktur und Denkstörung in der Schizophrenie", *Z. Ges. Neurol. Psychiatr. 124,* 1930, S. 141.
5. Tellenbach H. "Die Räumlichkeit der Melancholischen", I. Mitteilung, *Der Nervenarzt 27,* 1956, S. 12.
6. Tellenbach H. *Melancholie* (1961), Springer Verlag, Berlin-Göttingen-Heidelberg, 3. erw. Aufl., 1976.
7. Binswanger L. *Üeber Ideenflucht,* Orell Füssli, Zürich, 1933.
8. Tatossian A. *Phénoménologie des psychoses,* Masson, Paris-New York-Barcelona-Milano, 1979.
9. Fischer F., *óp. cit.,* 1930.
10. Minkowski E. 1973.
11. Binswanger L. *Schizophrenie,* Neske, Pfullinge, 1957.
12. Binswanger L. "Das Raumproblem in der Psychopathologie" (1932), in *Ausgewählte Vorträge und Aufsätze,* Bd. II. Francke, Bern, 1955, S. 174.
13. Mauz F. *Die Veranlagung zu Krampfanfällen, Thieme,* Leipzig, 1937.
14. Minkowski F. Zit. nach E. Minkowski en *Traité de Psychopathologie,* Presses Universitaires de France, París, 1966, p. 604.

15. Bräutigam W. "Zur epileptischen Wesensänderung", *Psyche 5,* 1951, S. 523.
16. Leder A. "Zur test-psychologischen Abgrenzung und Bestimmung der Aufwach-Epilepsie vom Pyknolepsie-Typ", *Der Nervenarzt 38,* 1967, S. 434.
17. Hofer G. "Phänomen und Symptom", *Der Nervenarzt 25,* 1954, S. 342.
18. Tellenbach H. "Die Räumlichkeit der Melancholischen", II. Mitteilung, *Der Nervenarzt 27,* 1956, S. 289.
19. Heidegger M. *Sein und Zeit,* Niemeyer, Tübingen, 10. Aufl., 1963.
20. Leder A. *Aufwach-Epilepsie,* Eine test-psychologische Untersuchung, Huber, Bern-Stuttgart, 1969.
21. Szondi L. *Lehrbuch der experimentellen Triebdiagnostik,* Huber, Bern, 1960.
22. Mauz F., *óp. cit.,* 1937.
23. Minkowska F., *óp. cit.,* 1966.
24. Sartre J.P. *L'être et le néant,* Gallimard, París (1943), Dtsch. Uebers. *Das Sein und das Nichts.* Rowohlt, Hamburg, 1962.
25. Bräutigam W., *óp. cit.* 1931.
26. Minkowska F., *óp. cit.,* 1966.
27. Mauz F., *óp. cit.,* 1937.
28. Binswanger L., *óp. cit.,* 1957.
29. Binswanger L., *óp. cit.,* 1933.
30. Binswanger L., *óp. cit.,* 1955.
31. Minkowski E. *Die gelebte Zeit,* Bd. I. u. II. Müller, Salzburg (1971). Dtsch. Uebers, aus "Le temps vecu", 1933.
32. Fischer F., *óp. cit.,* 1930.
33. Bratz E. "Diskussionsbeitrag" in der 118. Sitzung des Psychiatrischen Vereins zu Berlin. *Allg. Z. Psychiatr. 63,* 1906, S. 509.
34. Bratz E. "Die affektepileptischen Anfälle der Neuropathen und Psychopathen", *Monatsschr. Neurol. Psychiatr. 29,* 1911, S. 45.
35. Kraepelin E. *Psychiatrie,* Bd. 3, 8. Aufl. Barth, Leipzig, 1913.
36. Janz D. "'Aufwach'-Epilepsien als Ausdruck einer den 'Schlaf'-Epilepsien gegenüberzustellenden Verlaufsform epileptischer Erkrankungen", *Arch. Psychiatr. Nervenkr. 191,* 1953, S. 73.
37. Janz D. "Anfallsbild und Verlaufsform epileptischer Erkrangungen", *Der Nervenarzt 26,* 1955, S. 20.

38. Janz D. “Differentialtypologie der idiopatischen Epilepsien”, in H. Kranz (Hrsg.), *Psychopathologie heute,* Thieme, Stuttgart, 1962, S. 176.
39. Janz D. “Zur Abgrenzung verschiedener Psychosyndrome bei Epilepsie”, *Hippokrates 39,* 1968, S. 402.
40. Kraepelin E., *óp. cit.,* 1913.
41. Kraus A. “Epileptische Daseinsverfassung des Fürsten Myschkin in ihrer Räumlichkeit”, *Jahrb. Psychol. Psychother. Med. Anthropol. 14,* 1966.
42. Tellenbach H. “Das Wesen des epileptischen Fürsten Myschkin”, *Jahrb. Psychol. Psychother. Med. Anthropol. 14,* 1966.
43. Leder A., *óp. cit.,* 1969.
44. Janz D., *óp. cit.,* 1955.
45. Tellenbach H., *óp. cit.,* 1966.
46. Leder A., *óp. cit.,* 1969.
47. Bratz E., *óp. cit.,* 1911.
48. Janz D., *óp. cit.,* 1968.
49. Kraepelin E., *óp. cit.,* 1913.
50. Mauz F., *óp. cit.,* 1937.
51. Kraus A., *óp. cit.*
52. Tellenbach H., *óp. cit.,* 1966.
53. Leder A., *óp. cit.,* 1969.
54. Halterich E., *Selbstmord von Epilepsiekranken.* Unveröffentlichtes Manuskript, Heidelberg, 1961. Zit. nach *Leder,* Aufwachepilepsie. Huber, Bern-Stuttgart, 1969.
55. Bräutigam W., *óp. cit.,* 1951.

CUARTA PARTE

Estudios sobre anorexia nerviosa, bulimia y comportamientos adictos en general

CAPÍTULO XVI

Sobre una forma particular de perversión oral en la mujer joven: hiperfagia y vómito secundario (bulimia)

1. Introducción

La ingestión excesiva de alimentos fuera del círculo de la obesidad es conocida como un equivalente de la angustia aun en personas normales. López-Ibor (1966)[1] cita el caso de un paciente del famoso internista Von Bergmann que durante ciertas crisis depresivas comía desmesuradamente sin conseguir saciarse. Las crisis de bulimia son frecuentes de observar en las neurosis de angustia. El vómito, como síntoma de conversión histérico, es todavía más frecuente que las crisis de bulimia en cuanto forma de manifestación de un conflicto neurótico. La teoría psicoanalítica interpreta a ambos síntomas desde su significado sexual: el hambre excesiva ocupa el lugar de un deseo sexual y el vómito representa una resistencia a los deseos de embarazo y a las fantasías de incorporación (Fenichel, 1966)[2].

Ambos síntomas entrelazados, a saber: crisis de ingestión excesiva seguida de vómitos, y esto como conducta permanente durante un tiempo prolongado, parecieran escaparse, sin embargo, a una conceptualización de ellos como meros síntomas con sus respectivos significados psicodinámicos y requerir para su comprensión de una perspectiva más amplia que permita ver el trato del paciente con el alimento en el marco de la totalidad de la relación yo-mundo.

Una conducta patológica de esta índole solo la hemos visto y encontrado descrita como un momento particular en el curso de la anorexia nerviosa (H. Bruch, 1961[3], Dörr-Zegers *et al.*, 1971[4]). En la literatura a nuestro alcance no hemos hallado referencias sobre esta conducta como un síndrome, vale decir, como un conjunto de síntomas vinculados entre sí de manera necesaria y no atribuibles desde el punto de vista etiopatogénico a alguna de las entidades nosológicas conocidas.

Procederemos primero a la descripción de estos casos, luego a un análisis clínico-psicopatológico que demuestre su independencia con respecto a las neurosis y a las psicosis, para intentar, por último, una aproximación fenomenológica que permita una comprensión de la estructura de su forma de presentación y de las legalidades de sentido que rigen su llegar a ser.

2. Casuística

Caso 1. Angélica, 26 años, soltera, la mayor de dos hermanas, padre médico e industrial y madre tranquila dueña de casa. Después de varias interrupciones ha conseguido terminar una carrera universitaria. En su presentación llama la atención el esmero que ha puesto en su arreglo personal, la pintura excesiva de los ojos y el que represente menos de 20 años aun cuando tiene 26 y es una profesional. Tanto su peso como su estado nutritivo se aprecian normales. El motivo de consulta lo explica en un lenguaje gramatical, rico en vocabulario, preciso pero sin ahorrar detalles cuando lo cree necesario para mejor comprensión del interlocutor.

"Vengo porque quiero liberarme de un terrible impulso a comer que me domina la vida entera. Ya nada tiene interés para mí, salvo el comer, los vómitos que siguen al comer y las innumerables dietas que me propongo seguir para no engordar, porque me causa horror ser gorda. Cuando estoy en la onda, comienzo el día tomando hasta 7 u 8 tazas de café con leche, pan con mantequilla y mermelada, cantidades de pasteles que varían entre 10 y 20, y cuando estoy absolutamente repleta voy al baño y vomito. Para eso me introduzco los dedos en la garganta, pero otras veces me basta para llegar al vómito con realizar una brusca contracción de los músculos del abdomen. Tantas veces he hecho esto que me ha salido una callosidad en el dedo índice de la mano derecha, producto del roce del dedo con los dientes durante el acto de provocación del vómito. Poco rato después de haber vomitado el desayuno continúo con las cosas que están preparando para el almuerzo en la cocina y me como todo lo que encuentro: sopas, tallarines, porotos, más pan, queso, etc. Si no encuentro alimentos suficientes en la casa voy o llamo por teléfono a los Establecimientos Oriente y compro cualquier cantidad de guisos preparados y de pasteles. Le he gastado millones de pesos a mi padre. A Dios gracias él tiene solvencia económica. El proceso es siempre igual: cuando ya no puedo más de tanto comer y se me ha abultado enormemente el abdomen, voy al baño y vomito. Me miro al espejo, me veo desencajada, eso me da rabia y vuelvo a comer. Si no tengo ninguna obligación especial, este proceso continúa interrumpido solo por las horas de sueño hasta el agotamiento; esto ocurre como a los tres días y la manera de interrumpir el círculo es tomar diuréticos y echarme a dormir. Cuando despierto me siento un poco más liviana y menos hinchada, por efecto de los diuréticos. Eso me hace sentir algo mejor y me propongo iniciar una dieta estrictísima, pero esto me dura solo dos o tres días, porque siempre hay alguna situación de desagrado que me hace caer (o yo le echo la culpa a eso) y todo empieza de nuevo. Esto lo sufro desde hace 10 años con solo tres interrupciones de alrededor de un mes, una por un viaje y las otras dos por enfermedad".

La paciente no ha presentado alteraciones menstruales, pero sí una constipación pertinaz que data desde el comienzo de sus crisis de bulimia. Era tal la cantidad de laxantes que tomaba que cuando en 1971 se enfermó de hepatitis, los médicos atribuyeron esta a la ingesta excesiva de Purcenid. Desde entonces que toma dos cucharadas diarias de glicerina, y como no son suficientes se practica lavados intestinales día por medio. Otras características de la paciente que llaman la atención en relación con su síntoma predominante son las siguientes: siempre come sola; desde que empezó su enfermedad que no recuerda haberse sentado a la mesa con sus familiares, sino cuando va a alguna fiesta o sale con sus padres a algún restaurante, y en esos casos no come nada. El impulso a comer se exacerba por las noches, cuando los demás duermen. Durante los periodos de ingestión excesiva dc alimentos se despreocupa de su arreglo personal y no tiene interés por nada. En los periodos de dieta, en cambio, hace mucha gimnasia, se mueve de un lado a otro y renacen sus tendencias perfeccionistas; ella trata que todo sea perfecto: su vestuario, los objetos de su dormitorio, antes su estudio, ahora su trabajo, pero por sobre todo busca ella la perfección de su cuerpo. Por eso la gimnasia y el maquillaje. Pero ahí se encierra también uno de los motores de sus frecuentes recaídas: nunca está satisfecha con su cuerpo, se encuentra desproporcionada, el torso muy ancho y las piernas demasiado delgadas. Quizás su preocupación mayor no sea tanto el no engordar en sí, sino la búsqueda de una correspondencia entre sus piernas tan delgadas y la parte superior de su cuerpo que ella considera gruesa. Por eso, junto a todo lo que ella hace por no engordar (vómitos, gimnasia, dietas) hace también lo posible por que se le engruesen las piernas, específicamente las pantorrillas.

Historia familiar: el padre tiene actualmente 60 años, de profesión médico, pero desde hace años ejerce solo en forma parcial y dedica la mayor parte de su tiempo a la actividad industrial, porque la medicina no conseguía satisfacer todas sus necesidades. Es un hombre dinámico, vital, inteligente, bondadoso, preocupado de su familia, pero muy exigente sobre todo con Angélica. Esta tenía que ser en todo la mejor y en la práctica así ocurrió hasta el término de las humanidades. Cuando las hijas eran pequeñas el padre desarrollaba una vida amorosa extraconyugal intensa. La madre confiaba sus penas a Angélica, dejando a esta con la rabia, mientras ella se ponía bien con su marido. Ahora la relación de los padres entre sí corresponde más bien a una relación de hermanos que de esposos. "Si me llegara a casar, no me gustaría que mi matrimonio fuera así", dice Angélica.

La madre tiene también 60 años, es abogada de profesión, pero desde que se casó renunció a un trabajo fuera de la casa y "se ha dedicado a ser madre cien por ciento". Es una mujer casera, abnegada, lava y plancha la ropa, pero su actividad principal es la cocina. Para ella no hay nada tan importante como la compra y preparación de los alimentos. "Su gran pasión son los supermercados". Es ordenada, responsable, de carácter estable. Su único defecto es ser quizá demasiado sacrificada por los otros. Cuida a Angélica como si fuera una lactante.

La hermana tiene 25 años, es casada, tres hijos, profesora de Estado. Muy independiente, segura y laboriosa. Siempre fue muy delgada y tenía una bonita figura. Dada las características de personalidad de la hermana, Angélica se sintió siempre como hermana menor de ella. Era mucho más libre que Angélica con respecto a las estrictas normas de conducta que imponían los padres.

Historia personal: Nacimiento, lactancia y desarrollo psicomotor normales. Hasta que entró al colegio no mostró rasgo alguno de anormalidad en su conducta o en su manera de ser. Desde el primer día que entró al colegio fue la primera alumna de su curso. En esa época también llamó la atención un apetito mayor que el de la hermana y que hizo que siempre fuera más gordita que ella. Muy pasiva y dependiente de la madre. Temerosa del padre por sus exigencias, pero mientras estuvo en el colegio las satisfizo plenamente. Hasta la pubertad era amistosa y jugaba normalmente en grupos. Sin embargo era excesivamente obediente y sumisa, lo contrario de su hermana. Junto con llegar la pubertad y comenzar la preocupación natural de las niñas por los muchachos, se empezó a aislar, a compararse con su hermana y encontrarse fea y gorda. Las menstruaciones fueron normales. En los últimos años del colegio parece haber presentado ocasionalmente crisis de hiperfagia y vómito, pero esta conducta se hizo permanente recién con el ingreso a la Universidad. Muy indecisa. El padre la obligó a estudiar una carrera aunque a ella le gustaba otra. Interrumpió los estudios varias veces por la imposibilidad de cumplir con las exigencias universitarias, dada su extraña costumbre que la hacía casi una inválida. Los padres han tomado durante estos años todas las actitudes posibles frente a Angélica, desde la mayor comprensión hasta el insulto, pero sin éxito. Tampoco se logró resultado alguno con diversos tratamientos psiquiátricos, incluido un tratamiento conductual dirigido por una psicóloga. Nadie, fuera de los padres, la hermana y los especialistas que la han visto, sabe cuál es el problema. Su vida sentimental ha sido escasa. Ha tenido solo dos parejas, una a los 17 y otra a los 25 años. El primer pretendiente resultó homosexual y el segundo era también un hombre muy sensible y delicado, probablemente homosexual, y de quien ella se separó cuando él le propuso matrimonio.

El año anterior a la consulta con nosotros, después de la hepatitis, hizo un gran esfuerzo y rindió todas las materias atrasadas y el examen de grado exitosamente. El año de la consulta (1972), estuvo trabajando pero solo media jornada. No tiene contacto alguno con sus colegas y su preocupación fundamental continúa siendo la comida.

Nota: La paciente fue sometida en septiembre de ese año a un tratamiento complementario de terapia conductual y de *insight* en una clínica psiquiátrica. Se consiguió que abandonara su conducta anormal y desde entonces hasta hora no ha vuelto a tener crisis de hiperfagia ni vómitos. Sin embargo ella sufre mucho por el estado permanente de apatía en que vive y porque se reprocha el no haber vivido 10 años de su vida, lo que le hace muy difícil enfrentar su futuro como mujer sola y adulta. Teme no conseguir novio y quedarse soltera (diciembre de 1972).

Caso 2: Gloria. Se trata de una muchacha de 21 años, buenamoza, vestida con elegancia y a la moda, más bien delgada, que llama la atención en la primera entrevista por su aire algo distante y por el empleo de un lenguaje muy cuidadoso, preciso y plagado de terminología filosófica y psicológica. Razona muy bien y da la impresión que su tendencia racionalizadora le facilita esta actitud distante frente a los demás y a sí misma.

Es la mayor de 6 hermanos, hijos de un industrial muy trabajador y competente, y de una señora extranjera que no se ha acostumbrado del todo a Chile y que lleva una vida relativamente solitaria, dedicada solo a los quehaceres de casa y a los hijos. Muy aficionada a la cocina y a la comida, hace que sus hijas se avergüencen un poco de ella por su exceso de peso. El padre es un hombre que surgió de la nada y que con inteligencia y esfuerzo logró montar una gran industria. Hace un año y medio lo expropiaron, pero no se ha dejado vencer y ya está organizando con éxito una nueva actividad, ahora de tipo comercial. Es un hombre muy exigente en el trabajo y en el hogar.

A pesar de tener 6 hijos, las más grandes expectativas las ha cifrado en su hija mayor, Gloria, la que hasta el ingreso a la Universidad le respondió no solo siendo una de las mejores alumnas del curso, sino desarrollando también otras actividades con igual perfección: muy culta y leída, con aficiones a la pintura, paralelamente a esto ha trabajado como modelo para ciertas casas de modas aprovechando su hermoso rostro y bonita figura. Uno de los problemas inconfesados de Gloria ha sido la existencia de su hermana tres años menor, la que sin ninguna de las pretensiones de aquella, tiene una figura muy delgada (para muchos sería más buenamoza que Gloria), es de carácter mucho más independiente y ha tenido una vida afectiva bastante estable.

Desde pequeña Gloria destacó por su inteligencia y por ser excesivamene delgada, delgadez que se transformó en uno de los problemas más importantes de la casa. La madre vivía preocupada porque no subía de peso y hasta edad avanzada le dio la comida en la boca. Al sobrevenir la pubertad y agregarse a su condición de alumna aventajada su éxito frente al otro sexo, adquirió un indiscutido liderazgo entre sus compañeras y amigas. Sin embargo, este elevarse por encima de los demás la hacía sentirse sola, envidiada y rechazada.

Desde muy temprana edad la madre la hizo confidente del abandono en que la mantenía el marido y de sus presuntas infidelidades. A este propósito, durante una sesión de psicoterapia la paciente manifestó lo siguiente: "Quizá esto que me pasa (los excesos de comida y los vómitos) sea una forma de venganza contra mis padres por el hecho que ellos me hicieron crecer muy rápido y me obligaron a darme cuenta de muchas cosas que hubiera querido ignorar". Su vida afectiva ha sido hasta ahora solo un fracaso; siempre ha tenido muchos admiradores, pero todas sus relaciones afectivas terminan en un plazo relativamente breve, porque, según ella, los muchachos no la comprenden. En la práctica, lo que ha ocurrido es que ella quiere manejar la relación llevándola a un plano casi puramente intelectual, lo que provoca el desconcierto del muchacho y la consiguiente reacción soberbia de Gloria que lo descalifica por no estar a su altura.

Su conducta anormal con respecto a la comida se inicia hace unos dos años en relación con un nuevo fracaso sentimental y con el anuncio de la expropiación de los bienes del padre y en un marco general de indecisión, inconstancia e intensas preocupaciones de tipo filosófico sobre el sentido de la vida, periodo que se inicia junto con el ingreso a la Universidad. Durante estos cuatro años ha estudiado arquitectura, ha viajado a Brasil, ha trabajado de modelo, ha vuelto a la Universidad para estudiar Arte, ha dejado el Arte por el estudio de las finanzas y en la actualidad duda si seguir en la Universidad o trabajar como socia en una *boutique*.

Ella atribuye sus primeros vómitos a la necesidad de mantener un peso fijo dada su actividad como modelo. No explica, sin embargo, el origen de sus crisis de bulimia; el hecho es que desde hace por lo menos un año y medio se debate en este círculo sin salida, de comer en exceso y vomitar varias veces al día. Las horas peores para ella son las de la mañana, cuando hay poca gente en la casa, o las noches cuando todos están acostados. Es ahí donde se va a la cocina e ingiere todo lo que encuentra en el refrigerador. No tiene preferencias por lo dulce o lo salado, aunque siente una debilidad particular por el queso. En una ocasión llegó a comerse hasta un kilo de una vez. No le gusta comer con los demás y si la invitan a algún local no come prácticamente nada. Esta tendencia suya se ve favorecida por el hecho que en su casa casi nunca se come en el comedor y rara vez están todos juntos a esa ahora. Su madre ha ideado un sistema de comida que se está preparando permanentemente en la casa, la que se ingiere sin mayor comodidad en una salita dispuesta para la televisión.

La preocupación mayor de Gloria es no subir de peso, no ser gorda, porque el solo pensar en ello la horroriza. Ella reconoce que objetivamente no es gorda, pero ocurre que nunca está satisfecha con su cuerpo, siempre le encuentra alguna desproporción. El problema más agudo es el de sus piernas, que las halla muy flacas y por más que se empeñe en adelgazar nunca consigue la proporción exacta. Y mientras más se obsesiona con este asunto, mayores son los deseos de comer y por consiguiente la necesidad de vomitar. Para esto último ya no necesita siquiera introducirse los dedos hasta la faringe, sino que le basta con una sólida contracción de la pared abdominal. Nota que cada día su interés por el mundo y las cosas es menor y no es capaz de mantener la atención en nada que no sea la comida. "Me siento irresponsable, dependiente, deprimida, no tengo deseos de ir a clases ni de salir con muchachos ni de nada, encuentro que la vida no tiene sentido y a veces creo que la única solución es desaparecer". Y en su diario de vida anota frases muy ilustrativas para la comprensión de este fenómeno: "A pesar que después de la última sesión con el doctor debería estar superado ese deseo de comer constantemente, todo me ha salido mal. Lo terrible es darme cuenta que todo esto es absurdo y, sin embargo, caer una y otra vez en ello. Parece que ya no es cosa de fuerza de voluntad. ¿Qué pasa entonces? Al ver cómo estoy actuando, mi autorrespeto desaparece y más vulnerable me siento ante esta situación. Tratemos de analizar lo que ocurre: Parto del hecho que trato de evitar el comer en exceso *y de pronto me encuentro haciendo justamente lo que trato de evitar, ¿por qué?* Parece que entra en juego una serie de cosas que no comprendo. ¿Qué efectos produce el comer mucho?: el engordar. Para mí es en estos momentos una obsesión el no engordar. Veo que es algo que no soporto, mas lo hago. El pánico que me da el comer tanto me lleva a hacer cosas horribles (vomitar). ¿Por qué me obligo a mí misma a actuar así? Parece que aquí entra en juego la imaginación que pasa a ser más fuerte que la fuerza de voluntad. Parece que el mismo miedo que le tengo a estos deseos hace que piense en ellos cuando menos lo imagino. Es como si mi estado mental estuviera siempre a la expectativa, como aguardando (de nuevo no sé por qué), y al presentárseme esta tentación espantosa, de temor, me transformo en un ente, parece que no fuera yo, como si estuviera entregada por entera a esta obsesión. Creo encontrar una explicación a todo esto: Veo que la obsesión de comer me lleva a una autodestrucción de mí misma. Es como un suicidio parcial, de a poco, porque en el fondo si todo esto me hace estar mal, soy yo misma la que me hago el mal. Y es el hombre el único ser capaz de aniquilarse".

Nota: La paciente fue sometida, al mismo tiempo que Angélica y una tercera paciente con el mismo cuadro, a un tratamiento en una clínica psiquiátrica. Durante este periodo pareció superar el problema, pero quedó también en una especie de estado depresivo y con una terrible sensación de vacío al desaparecer la conducta anormal con respecto a la comida, y una semana después del alta realizó un serio intento de suicidio con fármacos que la tuvieron tres días en coma profundo. Después de este episodio ha seguido adelante el tratamiento psicoterapéutico y la paciente no ha vuelto a recaer.

Caso 3: Carmen. Esta paciente no ha sido vista por nosotros personalmente, pero fue atendida en la Clínica Psiquiátrica de la Universidad de Chile durante el año 1962 y hay documentos suficientes como para reconstruir el cuadro clínico y la biografía.

Fue enviada en marzo de 1962 desde Punta Arenas, lugar de su residencia, con el siguiente informe del médico tratante.

"Paciente de 29 años que vi por primera vez en 1960, cuando presentó un absceso glúteo de origen probablemente tuberculoso, del cual se mejoró completamente. Desde hace unos 9 años existe la costumbre de ingerir grandes cantidades de alimentos que vomita después de la comida, mediante un vómito provocado. Siente la necesidad imperiosa de ingerir 'cualquier cosa', alimentos muchas veces en regular estado, sin sentir hambre como tal y contra su mejor convicción, para poder vomitar después. Relaciona fuertes sentimientos de inferioridad con esta costumbre, siente vergüenza y culpa. Todo intento de influir sobre el hábito ha fracasado (antieméticos, ataráxicos). Padre de edad avanzada. Madre murió en 1956. Un hermano, algo cohibido, tartamudo. En el curso de varias consultas en el año pasado ha disminuido algo la sensación de culpa; ella se acostumbró a hablar de su hábito e hizo graneles esfuerzos por deshacerse de él, sin lograrlo por más de algunos días. En vista de su deseo de mejorarse se decidió hacer un intento con un tratamiento más adecuado que solo se podría efectuar en Santiago".

Para ilustrar el fenómeno patológico reproduciremos algunos trozos de la considerable producción espontánea escrita por la paciente:

"Me siento sujeta a una ley: comer y vomitar; sobre todo en los momentos de soledad, cuando los pensamientos no son muy optimistas, cuando presumo un futuro incierto: quedaré sola, que no me querrán; creo que como para matar los sentimientos de frustración y así como sin parar hasta que llega la orden de basta y estoy dispuesta a vomitar. Vomito para librarme de ese exceso de comida. Vomitar me produce alivio, me libra de algo indeseable, pero a la vez me desconcierta, me hace creerme una soberana tonta al cometer el absurdo de comer algo y luego vomitarlo. A las horas acostumbradas para comer tenía la manía de hacerlo muy pobremente, pero a deshoras venía el desquite y ahí lo que contaba no era la calidad sino la cantidad. Era el comer mismo lo que me fascinaba, pero luego venía necesariamente el vómito...".

"En mi mente el pensamiento supremo era no engordar, sin embargo el deseo de comer era irresistible y mientras más comía, más vomitaba sin poder salir nunca del círculo vicioso; porque aunque coma normal tengo la impresión de estar comiendo de más y eso me da rabia, la que me lleva a comer en exceso hasta no poder más y luego a vomitar como para evitarme responsabilidades y trabajos, pues el vómito me mantiene en un estado de abandono y de flojera. Creo que todo comenzó como una entretención y luego se transformó en una necesidad. Creo que este proceso se vio facilitado en mi casa por el hecho de tener mi padre ahí mismo un negocio...".

"Como con la seguridad que luego lo vomitaré y sin reflexionar. Lo hago como para llenar un vacío en mi vida. Todo empezó en una época en que yo no hacía nada, ni estudiar ni trabajar, en la época en que no quería asumir ninguna responsabilidad. Tal vez el abandono de los estudios comenzados e interrumpidos al poco tiempo abatió mi moral y encontré en el comer un placer, *es como una necesidad de tener algo en la boca pero no en el estómago.* Luego de terminar de comer se produce la consecuencia lógica de vomitar. *Creo que estos actos fueron como un grito de libertad, de hacer y rechazar lo que uno quisiera, aunque esto no fuera bueno ni aceptable**. Fue un acto de rebeldía, de protesta, un desquite por lo que la vida me había negado o por lo que yo misma me había negado. Pero es realmente intolerable vivir así esclava de un vicio. Creo que inicié el comer y vomitar para procurarme un gusto o un placer, placer que otros encuentran en ir a fiestas, en ser sociables, en tener amigos, etc., yo que le tenía horror a estas cosas creo que las reemplacé por el vicio o como quiera llamársele. Creo que vomito para librarme de un peso inútil, de algo despreciable, de algo que me molesta. Es un acto

* Destacado por el autor, no por la paciente.

totalmente irreflexivo. Al principio fue una novedad, una ocurrencia original, después se transformó en una costumbre, luego en un hábito implacable, exigente, y ahora en un peso desagradable del que quiero librarme...".

Historia familiar: El padre tenía 65 años en el momento que la paciente ingresó a la clínica, comerciante minorista de alimentos. Es descrito como un hombre alto, macizo, trabajador, porfiado, exigente con los demás a pesar de tener fama de simpático y de bueno. Cuando la paciente tenía 14 años el padre le acarició los senos en forma sospechosa, lo que provocó una terrible impresión en Carmen. Ella dice que lo vio con cara de fiera. Por lo demás, ha sido siempre muy cariñoso con ella y le ha demostrado su preferencia con respecto al único hermano.

La madre falleció 5 años antes de la primera consulta de la paciente, a la edad de 58 años, de una periarteritis nodosa. Es descrita como una mujer de estatura mediana, algo obesa, de carácter triste e inseguro. Muy sumisa con respecto a su marido, preocupada solo por la casa y por los hijos. En la ficha se anota una frase –que no está mayormente explicada– referente a que la madre habría sufrido mucho en el matrimonio. Parece no haberse conformado nunca con el aislamiento social y laboral de su hija.

El hermano tenía en ese momento 26 años, empleado público, soltero, descrito como: "simpático, alegre, expansivo, sin complicaciones".

Durante los 5 años de su enfermedad la madre se habría tornado muy irritable y habría hecho permanentes reproches al marido. Este habría reaccionado ante su muerte en una forma inesperada, poniéndose apático y menos trabajador, lo que ocasionó un descenso económico en la familia.

Historia personal: Nacimiento, lactancia y desarrollo psicomotor normales. Hasta el ingreso al colegio no muestra ninguna particularidad en su conducta y manera de ser. Entre el ingreso al colegio y la pubertad, en la casa se la observa caprichosa, voluntariosa y excesivamente comedora, lo que hace que la madre se preocupe. En el colegio en cambio es sociable, juguetona y buena alumna. Con la pubertad se produce un cambio en ella: se torna solitaria y retraída, evita las reuniones sociales, le produce terror la idea de bailar y se ruboriza si la mira algún muchacho. La idea dominante en esa época es que es más fea que las demás y no tiene buena figura debido al exceso de peso. Se siente demasiado presionada por la madre, la que, por una parte, y dada su extrema religiosidad, condena todo lo que tenga que ver con sexo y, por otra, quiere empujarla hacia una vida social más activa. Termina con éxito sus humanidades para comenzar luego un periodo de innumerables cambios entre estudios universitarios y trabajos diversos. Se relacionó afectivamente solo dos veces, pero en forma fugaz, sin profundidad. "Influía mi actitud... ese deseo de huir, de arrancar, de no tomar contacto". Deseos sexuales normales que no realiza por temor. "Tengo de lo sexual una idea vulgar, será porque los contactos en ese sentido fueron con gente vulgar, no es que yo sea fina, pero desearía serlo. Quisiera amar a los hombres hasta la locura, sembrar amor, respirar amor, pero los deseos quedan guardaditos, medrosos de exteriorizarse, como algo muy audaz".

Nota: La paciente fue tratada con psicoterapia de orientación analítica y se fue de alta en mejores condiciones. Durante el tratamiento desarrolló una fuerte neurosis de transferencia hacia el terapeuta. Después de su alta volvió a un par de controles ocasionales, y la última noticia de ella consignada en la ficha es una carta a la asistente social que la atendió durante su hospitalización, en la que le cuenta que ha iniciado un nuevo estudio y no hace mención de su problema con la comida.

3. Resumen de los hallazgos sobre la psicopatología y el contexto biográfico y familiar (descripción del síndrome)

Intentemos resumir el cuadro psicopatológico que presentan nuestras pacientes; el *síntoma principal* es un imperioso deseo de comer cantidades extremas de alimentos sin importar la calidad, a lo que sigue el vómito provocado. Esta conducta alimentaria anormal se da dentro de un contexto psicológico particular: el deseo de comer es imperioso pero no se lo vive como algo extraño al Yo, sino como una "tentación". El vómito, en cambio, no surge como deseo sino más bien como una decisión encaminada a evitar las consecuencias de la ingesta excesiva, a saber, el engordar. Durante la hiperfagia persiste una sensación de insaciabilidad, de tal manera que la ingesta se detiene solo cuando es físicamente imposible seguir introduciendo alimentos al cuerpo, o cuando un factor externo, como el ser sorprendido, la interrumpe.

Tanto la hiperfagia como el vómito se realizan secretamente, procurando que nadie lo sepa. Los mismos familiares llegan a imponerse de este hábito perverso a veces años después de su inicio. Como la hiperfagia no logra satisfacer el voraz apetito y el vómito, aunque las alivie parcialmente al sentirse descargadas de ese peso, las agota y pueden constatar las huellas del esfuerzo al mirarse en el espejo, terminan ellas con una sensación de frustración mayor aun que la que tenían al comenzar el acto. Esto las empuja a reiniciar el ciclo en la misma forma.

Como *síntomas accesorios* constatamos una constipación pertinaz que se instala junto con el hábito anormal y la aparición de estados distímicos cada vez más intensos y frecuentes.

Como consecuencia de lo anterior se va produciendo un progresivo desinterés, aislamiento, inconstancia laboral y sensación de vacío existencial, motor a su vez de nuevas crisis.

En cuanto a la *estructura familiar* llama la atención la fuerte personalidad del padre, que es descrito en todos los casos como excesivamente varonil y erótico, ambicioso, trabajador y exigente, en especial con la hija enferma, que es su preferida, pero a la que obliga a desarrollar todas las perfecciones posibles y a alcanzar el primer lugar en todos los niveles. La madre es descrita como un ser en sí capaz, pero que ante la personalidad del padre se ha reducido a desempeñar un papel obscuro y pasivo. Cumple con acuciosidad sus labores de dueña de casa y de guardiana de los hijos, y su única distracción parece ser la comida: goza con salir a comprar productos alimenticios, con la confección de los guisos y con ellos mismos. En los tres casos ha presentado un exceso de peso que no le preocupa a ella, pero sí a la hija que enferma. Entre los hermanos destaca el papel de una hermana más independiente, bella y equilibrada que la paciente, por la cual esta experimenta fuertes sentimientos de envidia y rivalidad.

Con respecto a la *biografía* y *personalidad* de nuestras pacientes, es importante destacar ciertas analogías significativas.

En ninguna de las tres se observan anormalidades caracterológicas o conductuales durante los primeros seis años de vida. Desde el ingreso al colegio hasta la pubertad se muestran sociables, amistosas, inteligentes, con muy buen rendimiento escolar, mientras en la casa son un tanto testarudas. Durante este periodo las tres presentan una cierta anormalidad en su alimentación: en los casos 1 y 3 son muy comedoras y llegan a la pubertad con exceso de peso, mientras el caso 2 tiene dificultades para alimentarse y llama la atención por su delgadez. Pero en las tres pacientes la relación que ellas tienen con la comida es una preocupación central para la madre.

El comienzo de la pubertad se acompaña de un cambio importante en la personalidad de las pacientes: de ser sociables y amistosas se transforman en seres tímidos, aislados, que evitan en lo posible los lazos de amistad y las reuniones sociales. Desarrollan en cambio una especie de amistad con la madre, para quien se transforman en "paño de lágrimas" y "consejeras". Este vínculo no está exento de tensiones, sin embargo. La madre, al comprobar la mayor pasividad de la hija y el abandono de la testarudez, redobla su influencia basada en rígidos principios morales y religiosos, de los cuales la sexualidad está totalmente excluida. Pero al mismo tiempo les trata de imponer una vida social más activa, a lo que las pacientes se resisten.

La vida sentimental de nuestras pacientes se caracteriza por un tipo de relaciones superficiales, intelectualizadas y llenas de temor a lo sexual. Los casos 1 y 3, que son quienes consultan después de 10 años de enfermedad y a una edad cercana a los 30, solo habían tenido dos relaciones afectivas pasajeras. En el segundo caso (Gloria) ha habido varias relaciones sentimentales pero efímeras, donde ella llega muy pronto al convencimiento de ser intelectualmente superior a su pareja.

En ninguno de los tres casos se puede hablar propiamente de situaciones *desencadenantes,* no obstante llama la atención el hecho que la conducta patológica se inicie en las tres pacientes poco después de terminar sus humanidades y en forma paralela a diversos fracasos en estudios universitarios o cambios de actividad laboral, que no se compadecen con el alto nivel intelectual de las pacientes. Pareciera que no han podido resistir al grado de libertad y madurez que exige el estudio universitario o el trabajo en oposición al periodo escolar. Si observamos la línea biográfica en su totalidad, encontraremos confirmada esa impresión, por cuanto las anormalidades caracterológicas o conductuales van apareciendo en forma progresiva a medida que transcurren las distintas etapas de la maduración.

4. Análisis clínico-psicopatológico (delimitación del síndrome)

Como insinuáramos en la introducción, el motivo de este trabajo, que surge de la experiencia clínica y psicoterapéutica con las pacientes referidas, es el deseo de describir y eventualmente comprender esta conducta de comer y vomitar no como un síntoma aislado, sino como una totalidad estructurada de manera necesaria. En otras palabras, trataremos de demostrar a lo largo de nuestro análisis que la crisis de hiperfagia y el vómito secundario no están en una relación de contigüidad, sino que representan partes esenciales de un solo fenómeno, el que se da en una constelación característica que comprende desde los síntomas accesorios hasta la personalidad previa y la estructura familiar.

Tanto el vómito como la crisis de hiperfagia, considerados aisladamente, son síntomas inespecíficos. El primero se ve en los niños vomitadores, en la anorexia nerviosa, en las llamadas anorexias crónicas (Meyer, 1961)[5], en la histeria, como típico síntoma de conversión, y en las jaquecas, para limitarnos al campo psiquiátrico. Y en cada uno de estos casos siendo el mismo síntoma, "vómito", se trata de contextos fenoménicos y patogénicos completamente diferentes.

Lo mismo ocurre con las crisis de hiperfagia o bulimia. Las encontramos como fenómeno normal en los adolescentes, en ese periodo en que el ser lucha por alcanzar una identidad corporal y sexual y carece de tolerancia a las frustraciones: también lo encontramos en adultos en una situación de estrés, como una compensación directa de la angustia; se presenta como síntoma casi necesario en las distintas formas de obesidad psicógena, pero curiosamente también en su contrario, la anorexia nerviosa; y, por último, ¿quién no ha visto excesos de comida verdaderamente insuperables en los síndromes frontales o en la misma fase maníaca de la psicosis maniacodepresiva? ¡Y qué mundo tan diferente el de una fase maníaca y el de una anorexia nerviosa! Ambos síntomas unidos, en cambio, se presentan solo como forma cultural en sociedades decadentes, como se cuenta de los últimos tiempos del Imperio Romano o como fenómeno ocasional en adolescentes obsesionados por mantener la línea corporal desde que surgiera la moda de la delgadez.

Pero la hiperfagia y el vómito secundario como comportamiento regular y progresivo no lo habíamos observado hasta ahora en ninguno de los cuadros psicopatológicos de la praxis cotidiana. Algo similar, aunque en ningún caso con la persistencia y dramatismo como lo vimos descrito por nuestras pacientes, hemos encontrado en los periodos pre y posanorécticos de la anorexia nerviosa. Sobre las relaciones entre ambos síndromes nos extenderemos más adelante.

No obstante, son muchos los elementos que hablarían en favor de una interpretación de los vómitos de nuestras pacientes como un síntoma de conversión. Cuando autores psicoanalíticos definen el mecanismo de conversión como "alteraciones en las funciones fisiológicas que inconscientemente y de una manera deformada silven de expresión a impulsos instintivos previamente reprimidos" (Fenichel, 1966), no podemos sino recordar las propias palabras de Carmen (caso 3) cuando dice: "Creo que inicié el comer y vomitar para procurarme un gusto o un placer, placer que otros encuentran en ir a fiestas, en ser sociables, en tener amigos ..." y luego, cuando agrega: "Quisiera amar a los hombres hasta la locura, sembrar amor, respirar amor, pero los deseos quedan guardaditos, medrosos de exteriorizarse, como algo muy audaz".

Es evidente que en todos nuestros casos la conducta anormal aparece como substituto de otras conductas más elaboradas que por alguna razón han sido reprimidas y/o no han alcanzado el desarrollo necesario, y en ese sentido ella participa de la dinámica general de los síntomas de conversión.

Lo mismo vale para la bulimia considerada aisladamente. Pero hay dos elementos que hacen que su respectiva tipificación como síntoma de conversión sea insuficiente. Primero, el que ambos síntomas se den juntos, en una *Gestalt* diferente a la de cada uno de ellos en particular, cuanto más que su significado dinámico es contrapuesto, porque en uno se trata de la realización substitutiva de un "deseo de incorporación" y en el otro de la resistencia o rechazo de esos mismos deseos. La interpretación de ambos actos contrapuestos juntos requeriría entonces por lo menos de un nivel simbólico más elevado, de segundo orden, de una especie de "metainterpretación". Pero, en segundo lugar, existe un argumento de tipo clínico en contra de la descripción de esta conducta como un síntoma de conversión histérico, cual es su curso. Todo síntoma funcional somático o toda crisis de conversión se da en un contexto biográfico definido, donde además del conflicto inconsciente existe una situación precisa que "gatilla" ese conflicto, desempeñando el síntoma un papel en cierto modo estratégico para la superación de esa situación biográfica desencadenante (aspecto ganancial del síntoma histérico). Tanto es así que la mayoría de las veces no es necesaria una psicoterapia para que desaparezca el síntoma, sino que basta modificar la estructura de la situación traumática. Muy distinto es lo que ocurre en nuestros casos, donde si hubo algún estímulo traumático este perdió completamente su vigencia ante el carácter procesal e independiente con respecto al mundo externo con que evoluciona el síntoma de hiperfagia y vómito secundario a través de los años.

Más difícil se presenta el diferenciar con claridad el fenómeno a que nos abocamos de los síntomas obsesivos. Sin ir más lejos, el tercero de los casos fue diagnosticado en la Clínica de la Universidad de Chile, y después de un largo estudio, como una *neurosis obsesivo-compulsiva.* Si recordamos las palabras de nuestras enfermas nos vamos a encontrar con una serie de afirmaciones que recuerdan el mundo del obsesivo. Angélica dice: "Vengo porque quiero liberarme de un terrible impulso a comer que me domina la vida entera". Gloria es aún más explícita con respecto a este carácter compulsivo del síntoma: "Lo terrible es darme cuenta de que todo esto es absurdo y sin embargo caer una y otra vez en ello… trato de evitar el comer en exceso y de pronto me encuentro haciendo justamente lo que trato de evitar. Parece que el mismo miedo que le tengo a estos deseos hace que piense en ellos cuando menos lo imagino. Es como si mi estado mental estuviera siempre a la expectativa, como aguardando… y al presentárseme esta tentación espantosa me transformo en un ente, parece que no fuera yo, como si estuviera enteramente a disposición de esta obsesión". Carmen es también muy ilustrativa a este respecto: "En mi mente el pensamiento supremo era no engordar; sin embargo, el deseo de comer era irresistible y mientras más comía, más vomitaba, sin poder salir nunca del círculo vicioso".

No merece duda el hecho que en las pacientes referidas el impulso a comer, que es lo que inicia el ciclo, se presenta con un cierto carácter egodistónico. Ellas se sienten "dominadas", "esclavas" y en algún momento hablan de "temor" y de un conato de lucha frente al deseo. Sin embargo, no podríamos hablar de una auténica egodistonía, como vemos en los fenómenos obsesivos. Es cierto que ellas enjuician como absurdo ese impulso a comer (y por momentos también el vómito secundario), pero es *a posteriori,* en la misma medida que los "temores" de los que habla Gloria son *previos* al enfrentamiento del deseo. Pero cuando este emerge desde la profundidad temida entonces no hay ni rechazo ni sentimiento de lo absurdo, sino una entrega apasionada a la embriaguez de comer. Carmen dice a este respecto: "A las horas acostumbradas para comer, tenía la manía de hacerlo muy pobremente, pero a deshora venía el desquite y ahí lo que contaba no era la calidad sino la cantidad, era el comer mismo lo que me fascinaba". Tanto no rechaza Gloria el comer como tal, que tiene sus horas donde se entrega a él con mayor deleite, como son las horas de la noche. Y dentro de este predominio de la cantidad sobre la calidad de la comida, ella prefiere comer el queso sobre todas las cosas. Y Angélica confiesa: "Ya nada tiene interés para mí salvo el comer... si no encuentro alimentos suficientes en la casa voy a los Establecimientos Oriente y compro cualquier cantidad de guisos preparados y pasteles.... etc.".

Es claro entonces que el Yo se identifica en gran medida con este impulso, aun cuando fuera del momento de pasión sean ellas capaces de enjuiciarlo como absurdo. Lo propio del fenómeno obsesivo, que es la irrupción brusca en la conciencia de un pensamiento o un impulso extraño y temido, y que produce angustia de inmediato, no se ve en nuestros casos, donde la relación con el impulso es ambivalente: en forma simultánea se le acepta y se le rechaza, aunque se termina siempre cediendo ante él. Gloria piensa por ello que "ya no es cosa de fuerza de voluntad" porque de cualquier manera "termino haciendo siempre lo que trato de evitar".

Y si no podemos adscribir las crisis de bulimia a la obsesividad, menos podríamos hacerlo con los vómitos, puesto que estos requieren aun en mayor medida que la hiperfagia de la participación de la voluntad. El vómito surge a la conciencia paulatinamente como una aspiración cada vez más fuerte a medida que la paciente se va entregando a la satisfacción de su apetito voraz; "...como hasta que llega la orden de basta y ya estoy dispuesta a vomitar. Vomito para librarme de ese exceso de comida. Me produce alivio...", manifiesta Carmen.

La otra relación posible con los cuadros obsesivos está en la persistencia de la idea de no engordar. En todas nuestras enfermas este es uno de los temas centrales de la vida y se encuentra en estrecha relación tanto con las crisis de hiperfagia y vómito como con su preocupación esteticista, dificultad para establecer vínculos eróticos, etc. Para Binswanger (1957)[6] este miedo a engordar puede ser la expresión concreta de una profunda angustia existencial, de un miedo a la decadencia, al marchitamiento, a la pudrición, donde el mundo del sí-mismo se transforma en tumba, en pozo. "A este orden pertenece el terror de acumular grasa y devenir mera materia". Pero en nuestras pacientes la lucha contra esta "pérdida de forma" se plantea de manera directa, inmediata y consciente, contrariamente a lo que ocurre en las auténticas fobias, donde lo que en verdad se teme se desconoce y está substituido por el síntoma.

Janet (1919)[7] describió un caso de hiperfagia y preocupación permanente por no engordar, pero sin vómitos (el caso Nadia) y que él definió como la "obsesión de la vergüenza del cuerpo", porque junto a los síntomas mencionados. Nadia se sentía fea y ridícula, con el rostro hinchado, manchas en la piel y piernas desproporcionadas. Por las mismas razones dadas con anterioridad pensamos que este fenómeno de Nadia tampoco corresponde exactamente a una obsesión, pero nos parece interesante el hecho que en este único caso similar descrito en la literatura aparezca como rasgo central algo que es muy propio de nuestras pacientes: *el no estar contentas con su cuerpo,* sentirlo *desproporcionado,* feo, etc. Y así como la hiperfagia se presenta en un solo acto con su contrario el vómito, el temor a engordar no es un simple deseo de "ser delgada" y estar "a la moda", sino que aparece entrelazado con esta idea de desproporción, de fealdad, que a ratos toma el aspecto de un sentimiento de pudor.

Pero el último elemento aludido en relación con el caso Nadia, de Janet, nos plantea el problema del diagnóstico diferencial con respecto al delirio. Porque si frente al impulso incontrolable a comer, encontrábamos la dualidad de la aceptación y el rechazo, del enjuiciamiento y el sometimiento, que nos hacía discutir la existencia del mecanismo obsesivo, con la idea de la desproporción del cuerpo nos topamos con algo unívoco, que surge en las pacientes en forma claramente egosintónica, y en ese sentido, próximo al delirio. La falta, sin embargo, del carácter de "incorregibilidad" (Jaspers, 1959)[8] y el estar coherentemente articulada en la totalidad de su relación yo-mundo y en la biografía, hacen improbable un origen delirante primario para esta idea. Recordemos que Angélica, desde que entró al colegio, se tornó excesivamente comedora, y llegó a la pubertad con la preocupación del exceso de peso, y que lo mismo ocurrió con Carmen. En cambio, Gloria tuvo el problema opuesto: el de ser excesivamente delgada y poco comedora, y el tener a la madre encima dándole la comida en la boca. Vale decir, en las tres se dan elementos biográficos suficientes como para que el alimento y el cuerpo se transformen en un tema relevante al irrumpir la pubertad. Y en por lo menos dos de ellas (casos 1 y 2) existe una hermana rival sin problema de peso y con una figura perfecta con la que se comparan y son comparadas.

¿Cabría hablar entonces de una "idea sobrevalorada" en el sentido de Wernicke (1906)[9], en cuanto la idea determina fundamentalmente el hallarse y el actuar de estos pacientes, no siendo en ningún caso enjuiciada como extraña al yo? No, porque existe una diferencia fundamental entre el fenómeno en discusión y el síntoma clásico de la idea sobrevalorada, ya que en el primer caso las pacientes no ven en esta idea la "expresión más propia de su ser" y consecuentemente no luchan *por* ella, sino más bien la sufren.

Por último, habría que referirse brevemente al síndrome hipocondríaco que se observa en algunas formas de esquizofrenia, especialmente en la pseudoneurótica. Es frecuente escuchar de estos enfermos expresiones que se refieren a su cuerpo muy semejantes a las que estamos discutiendo a propósito de nuestros casos, pero con una diferencia importante: Las ideas hipocondríacas del esquizofrénico cenestésico tienen un carácter mucho más bizarro, están plagadas de detalles anatómicos y dejan entrever fácilmente su origen en la despersonalización. En nuestras pacientes, en cambio, no es la pérdida del carácter *yoico* de algún órgano o función, sino la carencia de una perfección, de una *gestalt* ideal a la que todo el ser aspira con pasión; es decir, es casi lo opuesto a la despersonalización, donde no cabe proyecto ni trayecto porque el yo está disociado,

El análisis de los elementos psicopatológicos más importantes de este síndrome y su delimitación con respecto a los síntomas histéricos, obsesivos, fóbicos y esquizofrénicos, valga también como diagnóstico diferencial del síndrome con respecto a las entidades nosológicas que abrigan esos síntomas. Por razones de espacio no extenderemos el análisis clínico-diferencial a otros aspectos, como son la personalidad previa, la estructura familiar y la evolución. Huelga decir que de la misma manera como hallamos diferencias esenciales en los síntomas, también las hemos encontrado en los demás elementos del síndrome, lo que viene a reforzar nuestra idea que *se trata aquí de un cuadro independiente.*

Si no estamos frente a un síntoma orgánico ni tampoco a una de las cuatro grandes estructuras psicopatológicas (histérica, fóbico-obsesiva, esquizofrénica o depresiva) ¿cómo podríamos tipificar esta conducta y este vivenciar? Si recordamos el resumen del cuadro clínico que hemos detallado, veremos que en lo fundamental se trata de un acto con dos caras (hiperfagia y vómito) que se repite indefinidamente. Surge como deseo imperioso ante una situación de displacer. La paciente se entrega a él como quien lo hace a una tentación y en la búsqueda de un éxtasis, de una embriaguez, pero a medida que progresa el comer, lejos de alcanzarse esa plenitud buscada, se encuentra la paciente con el terror ante lo que ha incorporado (que ella racionaliza como temor a la gordura), para surgir entonces el vómito como descarga, como un "echar pie atrás", Terminado el acto, la sensación es doblemente displacentera, porque a la que existía en el momento previo al acto se agrega la extenuación que deja el vómito, más el vacío de haber tenido que renunciar inmediatamente a lo que se persiguió con tanta pasión. Es esta doble frustración la que se transforma en motor del nuevo acto en la misma dirección.

Desde el punto de vista formal, esto corresponde exactamente a lo que Von Gebsattel (1954)[10] describiera como legalidad del vicio o adicción *(Sucht)* y que es válida tanto para el alcohólico como para el toxicómano. Creemos que Von Gebsattel dio un paso trascendental en la delimitación de este fenómeno con respecto al resto de los hechos psicopatológicos. A pesar de todos los intentos de adscribir estos cuadros a las neurosis, a las psicopatías y hasta a las psicosis –como ha ocurrido con la anorexia nerviosa– aun en las sistematizaciones clásicas mantuvieron un lugar apartado y poco definido. El problema nosológico surgía no solo de la combinación de síntomas diversos nunca identificables del todo con algunas de las neurosis o psicosis, sino también del hecho que su evolución era generalmente infausta, lo que hacía fácil su confusión con los procesos psicóticos de Jaspers. Así ocurrió que Binswanger (1957)[11] diagnosticó como esquizofrenia su caso "Ellen West" que posteriormente ha sido reconocido por varios autores como una típica anorexia nerviosa, vale decir, un síndrome de adicción. El mismo Kraepelin fue llamado en junta a examinar a Ellen West y diagnosticó una psicosis maniacodepresiva. El que figuras tan relevantes de la psiquiatría se hayan equivocado en esa forma nos muestra la complejidad extrema de ciertos casos de adicción y la necesidad imperiosa que existía de una descripción fenomenológica en profundidad, tarea que realizó posteriormente Von Gebsattel. Porque su análisis nos permite comprender no solo el polimorfismo de los síntomas, sino también su evolución preferente hacia una cronicidad, dado el vacío existencial siempre mayor que se va produciendo. Haefner (1963)[12] precisó más tarde las diferencias entre estos procesos a los que él llamó *restrictivos* y los esquizofrénicos o *procesos modificativos.*

Vistos nuestros casos como afectados por una particular forma de adicción, donde la búsqueda de una compensación para lo "no vivido" se hace a través de una perversión del acto de comer, debemos abocarnos a delimitar esta precisa forma de adicción de otras que le son próximas como la obesidad *(Fettsucht)* y la anorexia nerviosa *(Magersucht).*

Con respecto a la primera podríamos decir que en ella la hiperfagia tiene un carácter menos violento y dramático, pero al mismo tiempo es más permanente. El vómito no forma parte del comportamiento adicto en el obeso. La psicología y la interacción de los niños obesos ha sido estudiada por Hilde Bruch (1940)[13] y muestra algunas analogías, pero también diferencias, con respecto a lo observado en nuestros casos y que sería muy largo de detallar acá. Pero hay dos puntos que no quisiéramos dejar de lado en este contexto: el primero es que el grado de egosintonía con respecto al deseo es mucho mayor en el obeso que en nuestras pacientes, y en ese sentido está aquel más próximo al alcohólico. Por lo tanto la vida del obeso es mucho menos dramática y menos limitada que en nuestros casos. Esto tiene que ver necesariamente con la estructura del acto adicto mismo, que en el obeso es unipolar y en el síndrome "hiperfagia y vómito" es bipolar, vale decir, encierra ya en sí mismo una contradicción. El segundo punto se refiere a la imagen corporal. Es conocido el hecho que los obesos se perciben a sí mismos más delgados de lo que son y creen siempre haber comido menos de lo que en realidad han comido (exactamente lo contrario ocurre en ambos respectos en la anorexia nerviosa).

En el síndrome en cuestión, en cambio, la alteración de la imagen corporal no se da en el sentido del *más* o del *menos,* sino del *cómo.* Nuestras pacientes, al igual que el caso Nadia, de Janet, se perciben desproporcionadas, disarmónicas y por eso tienen "vergüenza de su cuerpo". En una sesión de psicoterapia de grupo con ellas se habló un día de la raíz de su mal. Todas estuvieron de acuerdo en que no era tanto la búsqueda de una figura más o menos delgada, sino del *ajuste* de unas partes de sí misma con otras. Y así es como junto con hacer un régimen para adelgazar, hacían ejercicios para robustecerse. Quizá aquí se encierre una relación estructural que nos haga comprensible este carácter doble y profundamente contradictorio de la conducta perversa, porque la armonía tanto se podría alcanzar engrosando lo más "raquítico" del cuerpo como adelgazando la parte más tosca y gruesa. Resulta entonces que en cada acto perverso ellas realizan simultáneamente los dos actos posibles que las podrían llevar a la figura perfecta y proporcional, v.gr., comen para engordar las piernas y vomitan para adelgazar el torso. Con otras palabras, la ambivalencia esencial que marca estas vidas se expresa hasta en la percepción del propio cuerpo. Y así como quieren ser sabias y permanecer niñas, quieren conquistar a todos los hombres y a ninguno en particular, aman y odian a la madre, desean y rechazan al padre, incorporan y expulsan el alimento, así también se viven como flacas y gordas simultáneamente.

La delimitación frente a la anorexia nerviosa es bastante menos clara. Hay una serie de elementos comunes tanto en la forma de presentación como en la dinámica intrafamiliar: el tratarse en ambos casos de un estrechamiento de la existencia a la dimensión oral, el que aparezca en la adolescencia y que tenga que ver con una incapacidad de asumir el rol adulto, el hecho que se presente solo en mujeres, el carácter procesal de su curso, etc. Además, se observan periodos de hiperfagia y hasta de vómitos en la anorexia nerviosa, en especial en el tiempo previo al comienzo del enflaquecimiento progresivo. Sin embargo, no hemos observado el síntoma de la bulimia seguido inmediatamente por el vómito en las anorécticas. En estas se da la primera como desenfreno ocasional dentro de su ayuno persistente y el segundo como respuesta agresiva a medidas coercitivas que tiendan a hacerlas comer: presiones familiares, hospitalizaciones, etc., vale decir, cada uno de estos actos se da en contextos diferentes y precisos. En ese sentido tendríamos que reconocer que el síntoma principal en ambos síndromes no es idéntico: la anoréctica se goza en el ayuno, de tarde en tarde cae en la bulimia y si la obligan a comer vomita. La hiperfágica-vomitadora goza y sufre en ambos momentos que se dan siempre juntos.

También en el plano etiopatogénico se dan analogías significativas: se trata de familias en las que la comida desempeña un papel preponderante. Los padres de ambos grupos son extraordinariamente semejantes. En nuestro trabajo anterior sobre familia y biografía en la patogénesis de la A.N. (Dörr-Zegers, *et al.*, 1971)[14] describimos un padre pechador, laborioso, exigente, fuertemente erótico, pero cuya relación con la esposa es de hermano, es decir, coincidente con los padres de nuestras pacientes hiperfágicas. La madre, sin embargo, muestra algunas diferencias en su tipología y formas preferenciales de interacción. En la A.N. se da siempre una figura omnipotente, rígida, moralista, que en su sobreprotección devora y hace desaparecer a la hija que enferma. Esta figura no es necesariamente la madre, puede ser la abuela, siempre que viva dentro de la familia. En este segundo caso, la madre es una mujer débil, inmadura, que se debate su vida entera en una lucha sorda y condenada al fracaso con su respectiva madre, y rivaliza con la paciente como con una hermana. En las hiperfágicas, en cambio, pareciera que las madres se someten al padre y abandonan sus propios intereses y capacidades en su honor, para dedicarse a sus hijos y a la cocina. Sin embargo, al igual que las otras, son también moralistas y sobreprotectoras. El tema de la rivalidad con otra hermana polarmente estructurada se da también en ambos grupos.

Es conocido el hecho, demostrado estadísticamente, que las mujeres afectadas por la anorexia nerviosa tienen una inteligencia bastante superior al promedio. En nuestras pacientes también nos encontramos con lo mismo.

Se podría afirmar que las analogías superan a las diferencias. Pero no podemos hablar de identidad desde el momento que lo definitorio de la A. N. es el ayuno pertinaz y el enflaquecimiento por bajo el 75% del peso normal, cosa que en nuestras pacientes no se da, ya que *mantienen un peso normal*.

El problema de las relaciones entre ambos síndromes es complejo y su resolución requerirá estudios comparativos en profundidad de casuísticas mayores.

Nos gustaría dejar planteado a manera de preguntas o eventuales caminos lo siguiente:

Si las crisis de hiperfagia se observan en las anorécticas en un periodo previo al comienzo de la enfermedad propiamente tal, vale decir, antes del ayuno y el enflaquecimiento, podría pensarse que el síndrome que describimos corresponde a una "anorexia abortiva", dadas las similitudes descritas en la biografía y en las familias de ambos grupos de pacientes. La pregunta sería, entonces: ¿qué hace que algunas de estas adolescentes que han estrechado su vida en torno a la oralidad puedan dar el paso hacia el ayuno, dominando ese fuerte impulso hacia la comida común a todas? No tenemos una respuesta cierta, pero en nuestro estudio sobre la familia y las legalidades biográficas de anorécticas nos llamó la atención la regularidad con que el ayuno y la baja de peso siguen a una circunstancia trágica, que por lo general afecta al padre (accidente, enfermedad grave, ruina económica), y que compromete decididamente a las pacientes en su cuidado, situación que no se ha presentado en el grupo afectado por el síndrome de hiperfagia y vómito. Podría ser entonces que una circunstancia de este tipo, dadas las características biográficas y psicodinámicas particulares mencionadas con anterioridad, promueva en las anorécticas un acto de sacrificio, de holocausto, que les permita doblemente redimir al padre de su conducta sexual descontrolada y mantenerse unidas a él ya sin cuerpo, despojadas a través de la caquexia de sus formas femeninas. Pero esto es una mera hipótesis que requiere demostración ulterior.

La otra idea que queríamos dejar planteada se refiere al problema de la alteración de la imagen corporal que parece estar en la raíz de todos estos cuadros de perversiones orales: como aspiración fundamental de las anoréxticas aparece regularmente el ideal del cuerpo espiritualizado, como describiera Binswanger (1957)[15] a propósito de su caso Ellen West. Y esto se da junto a una perturbación ya desmostrada de la imagen corporal que hace que estas pacientes se perciban siempre como más gruesas de lo que son o están, o sea, que no puedan ver su caquexia. En el síndrome de hiperfagia y vómito, en cambio, el ideal es la "proporción perfecta" y la alteración de la imagen corporal consiste en un percibirse desproporcionadas, en parte gruesas y en parte demasiado flacas.

5. Aspectos fenomenológico-antropológicos

Si abandonamos los campos clínico-psicopatológico y etiopatogénico y analizamos esta perversión en el horizonte de lo humano, tendremos que aceptar como punto de partida que lo que aquí está alterado es la relación del sujeto con el alimento, o más bien del cuerpo humano con aquello que requiere para su subsistencia individual, así como en el caso de las perversiones sexuales la desviación se da entre el cuerpo sexuado y el objeto de su apetencia en vistas a la supervivencia de la especie.

Así como existe un acto sexual o amoroso, existe también algo que podríamos llamar un acto nutritivo o alimentario que tiene sus características propias. ¿Cuáles son estas?

El ser humano no solo *tiene* un cuerpo, sino que *es* su cuerpo (Zutt, 1963)[16]. Yo *tengo* unas piernas de tales o cuales características pero no son ellas sino yo el que camina. Yo *tengo* ojos, pero *soy* la mirada y si alguien quiere ver mis ojos no podrá percibir mi mirada y viceversa. En cada acto humano este cuerpo que soy se configura de una determinada manera, adquiere una *Gestalt,* en la que participan tanto el cuerpo que tengo, como condición material indispensable (v.gr. los músculos de las piernas se disponen de una cierta manera para la danza muy diferente que para el reposo), como el mundo. Porque el cuerpo que soy, a diferencia del cuerpo que tengo, está referido al mundo, es mundo; no se puede separar la mirada del trozo de mundo que se me abre a través de ella. Y así, al danzar de la bailarina pertenecen tanto los músculos entrenados como un determinado pavimento, una iluminación, un escenario, un público, vale decir, un trozo de mundo, y todo eso constituye la *Gestalt* de la danza. Y ese cuerpo que soy en la danza es diferente al cuerpo que soy en la actividad intelectual. Mientras en esta siento mi Yo, el punto central desde el cual se da mi referencia al mundo, entre ambos ojos y en la base de la nariz, la bailarina lo percibe entre ambas caderas y el remero en el punto de la espalda, desde donde ambos brazos separan su movimiento hacia el remo.

Al cuerpo amante o sexuado pertenece esencialmente la presencia del otro, de la pareja, así como una atmósfera y un lugar. Y a diferencia del cuerpo del remero, cubierto con una tenida deportiva o el de la bailarina con su malla, al cuerpo amante pertenece la desnudez, la desaparición de todo elemento tipificador y supraindividual. Von Gebsattel (1954)[17] ha descrito las perversiones sexuales como rupturas de esta *Gestalt* amorosa, de este cuerpo configurado y transfigurado en el acto de amor. Y así ve en la masturbación viciosa la ruptura de la *Gestalt* por la ausencia del otro, en el fetichismo por la incapacidad del perverso de enfrentar al otro en su totalidad, en el sadomasoquista por la inversión del sentido propio del acto amoroso, de elevar al otro, de un llegar a ser más respectivamente a través de la unión, y buscar en cambio su afirmación a través de la humillación y aniquilamiento de la pareja, o a la inversa –en el momento masoquista– reconocer el poderío del otro por la propia aniquilación.

¿Y qué ocurre con nuestras perversas orales, cuando nos colocamos en la perspectiva de este cuerpo que soy en acto configurado? Al comer pertenece una cierta preparación del cuerpo que tengo: la secreción de ácido clorhídrico, de la saliva y una cierta apetencia. Pero igualmente pertenece lo apetecido, un determinado alimento que prefiero a otro, o que en algún momento ya he elegido y se ha transformado en hábito para una hora del día, pero igualmente le es propio a esta *gestalt* un atuendo característico para cada ocasión. No cabe la desnudez en el comer, por ejemplo, y me visto de una determinada forma cuando estoy invitado a cenar y de otra cuando estoy en casa solo con la familia, y de una cierta manera en invierno y de otra en verano. Tampoco como a cualquier hora sino a horas más o menos fijas, como el desayuno, el almuerzo y la cena, horas que los distintos países y culturas han reglamentado, transformándose esos horarios en elementos decisivos que rigen la vida de relación y a los que hay que someterse cuando se está en el extranjero. Pero no solo una apetencia y lo apetecido, un cierto atuendo y un lugar y hora determinados pertenecen a esta *gestalt* del comer, a este cuerpo que se nutre, sino también y esencialmente *el otro.* Raramente comemos solos y nos desagrada el hacerlo. La mesa es el lugar de reunión de la familia, donde se intercambian las impresiones y proyectos, donde se educa a los hijos, donde se desarrollan las charlas amistosas, donde se sella la amistad que se inicia o se interrumpe la que debe terminar. La más importante distracción en la sociedad moderna es quizás el salir a comer afuera, a algún lugar especial con las personas con que se desea departir.

Visto así, no nos queda sino reconocer que en nuestras pacientes esta *Gestalt* está completamente desfigurada: no hay una relación con el alimento en la medida que no importa qué se coma sino solo el comer sin detenerse; no hay un alhajarse para comer porque se cede al impulso de inmediato y con frecuencia es en las noches o en la madrugada, cuando en camisa de dormir se entregan estas muchachas a sus excesos. Tampoco importa el lugar, porque se esconden en cualquier parte para hacerlo, siempre que no sean vistas (a este respecto se impone la analogía con actos sexuales aberrantes como la masturbación o con las funciones anales y urinarias). Y no se someten a ningún horario porque para ellas las "horas de comida" no existen como tales. Ya decíamos que comen generalmente a media mañana, cuando la casa está revolucionada por el aseo o vacía de gente, o bien en la noche o en la madrugada cuando los demás duermen. Pero quizás lo más decidor sea la incapacidad de comer en común con el otro: su inasistencia a las horas de comida en la casa, su rechazo a salir a comer fuera y su incapacidad de ingerir algo cuando esta situación ocurre, sus ingestas clandestinas, fuera de la mirada de los demás, en la despensa, en el patio, en el baño. Esto está señalando una profunda alteración en el plano de la comunicación interpersonal, que coincide con la tendencia general al aislamiento que se puede observar en ellas a partir de la adolescencia, y que es común tanto a nuestras hiperfágicas como a las anorécticas.

¿Pero qué relación puede existir entre estos aspectos antropológicos de orden general y el acto perverso mismo de comer y vomitar?

En el acto de comer se da también una cierta reciprocidad entre el sujeto y el alimento, en algún sentido análoga a la reciprocidad del acto amoroso con su dinámica circular de entrega y posesión. Al comer, poseo, incorporo el alimento, pero al mismo tiempo me entrego a él, a sus efectos, a sus riesgos: que me envenene, que me caiga mal y que me haga daño, que me engorde. En nuestras pacientes, en cambio, hay una absoluta falta de respeto por el objeto de su apetencia: vimos que no les importaba cuál alimento fuese *sino solo el acto de masticar y deglutir*. Los familiares relatan asombrados que cuando las han sorprendido tienen una expresión "como de un animal". Otra paciente nos decía que lo que la fascinaba era el tener el alimento en la boca y masticarlo. Es evidente entonces que el acto de comer carece en ellas de toda "amorosidad", posponiéndose la degustación de algo especial en una circunstancia determinada y en compañía de seres queridos, por el momento destructivo de la trituración.

Es cierto que en la actividad oral existe un momento agresivo, que ha sido analizado por la Escuela Psicoanalítica, hablándose aún de una etapa evolutiva "sádico-oral". El vómito viene a ser entonces la consecuencia necesaria de esta perversión de la relación misma con el alimento, ya que no es él el que importa, aunque sea en relación con el agrado que me va a producir, sino el hecho de destruirlo. Y por eso no se puede tolerar en el estómago, porque sería claramente un incorporar lo que se odia y se quiere destruir. Por eso también el acto no puede satisfacer, ellas nunca logran la plenitud del apetito saciado y esta nueva frustración es motor de nuevos actos perversos, y así hasta el infinito. Porque para que se dé el placer, se alcance la plenitud, el éxtasis en la satisfacción de cualquier apetencia, es necesario la entrega al objeto que la produce. Y esta entrega aquí no existe. Solo vemos en este acto una arbitraria manipulación del alimento, extraído este de todo el contexto mundanal y corporal en el que pueda ser lo que es: no solo elemento necesario para el metabolismo, sino vehículo de comunicación y amor a través del agrado común.

Lo anterior nos permite deducir la idea de un paralelismo entre las perversiones sexuales y las perversiones orales: existe una correspondencia entre el voyeurismo y la anorexia nerviosa. La obtención del placer está limitada al mirar. Es conocida la obsesión con que las anorécticas obligan a comer a los demás y a mirar cómo comen sin hacerlo ellas. Una segunda correspondencia vemos entre el fetichismo y esas curiosas perversiones orales donde hay una ingesta preferente de un elemento aislado y no comestible: tenemos algunos casos de ingestión de tierra, de lana y de cabellos. En ambas formas es la parcelación del objeto apetecible lo que configura esencialmente el acto perverso. Y por último se nos presenta como inequívoca la analogía entre el sadomasoquismo y el síndrome de hiperfagia y vómito secundario. En este último, como anotábamos recién, el acto nutritivo está alterado en toda su *Gestalt* pero también en la relación con el alimento mismo en el sentido de un momento sádico: la incorporación destructiva y masiva y un momento masoquista: el vómito autodestructor que apunta a un placer aberrante obtenido a través del no permitirse la incorporación normalmente placentera, del derrotarse, del aniquilarse ante eso mismo que se busca con una pasión descontrolada.

Referencias

1. López-Ibor J.J. *Las neurosis como enfermedades del ánimo,* Editorial Gredos, Madrid, 1966, p. 254.
2. Fenichel O. *Teoría psicoanalítica de las neurosis,* Editorial Paidós, Buenos Aires, 1966, p. 253.
3. Bruch H. "The psychiatric differential diagnosis of anorexia nervosa", in *Anorexia nervosa,* Symposium, Göttingen, 1965, Thieme Verlag, Stuttgart, 1961, S. 70.

4. Dörr-Zegers O.; Ptrasic J.; Morales E. "Intento de comprensión antropológico-dinámico de la anorexia nerviosa". Actas del V Congreso Mundial de Psiquiatría, México, diciembre de 1971.
5. Meyer J.E. "Das Symdrom der Anorexia Nervosa", *Archiv. f. Psychiat, u. f, Neurol. 202,* 1961, S. 31.
6. Binswanger L. *Schizophrenie,* Editorial Neske, Pfullingen, 1957, S. 56 ff.
7. Janet P. *Les Obsessions et la Psychastenie,* Alcan., 3eme edition, Paris, 1919.
8. Jaspers K. *Allgemeine Psychopathologie,* Springer Verlag, Berlin-Göttingen-Heidelberg, 7. Auflage, 1959, S. 165.
9. Wernicke C. *Grundriss der Psychiatrie,* Thieme Verlag, Leipzig, 1906, S. 135
10. Gebsattel V. E. von. *Prolegomena einer Medizinischen Anthropologie.* Springer Verlag, Berlin-Göttingen-Heidelberg, 1954, S. 161.
11. Binswanger L., *óp. cit.,* 1957.
12. Haefner H. "Prozess und Entwicklung als Grundbegriffe der Psychopathologie", *Fortschr. Neurol. Psychiatr. 31,* 1963, S. 393.
13. Bruch H.; Touraine G. "The family frame of obese children", *Psychosom. Med. 2,* 1940, p. 141.
14. Dörr-Zegers O., *óp. cit.,* 1971.
15. Binswanger L., *óp. cit.,* 1957.
16. Zutt J. "Vom gelebten welthaften Leibe", in *Auf dem Wege zu einer anthropologischen Psychiatrie,* Springer Verlag, Berlin-Göttigen-Heidelberg, 1963, S. 406.
17. Gebsattel V.E. von, *óp. cit.* 1954.

CAPÍTULO XVII

El mundo de la paciente con anorexia nerviosa*

1. Introducción

En el Symposium Internacional sobre este tema realizado en Göttingen, Alemania, en abril de 1965, hubo consenso para definir tal síndrome como una "conducta anoréctica" y no como una anorexia propiamente tal. Su origen no sería, como creyera Simmonds (1916)[1] una disfunción primaria del lóbulo anterior de la hipófisis, sino una perturbación psíquica compleja en la que se conjugarían conflictos neuróticos infantiles, rasgos anancásticos de la personalidad y una incapacidad de asumir el papel de adulta que se le impone a la mujer a partir de la pubertad. En su forma típica se daría solo en mujeres. Existirían además dos formas atípicas de comportamiento anoréctico (Meyer, 1961)[2]: la anorexia crónica, que se inicia con perturbaciones en la alimentación durante la primera infancia, experimenta una cierta mejoría con la pubertad, para tomar luego un curso arrastrado, y un síndrome anoréctico como reacción neurótica a conflictos actuales, que se da en personalidades histéricas y donde la hipofagia estaría en relación con una real disminución de la apetencia por la comida. Todos los casos observados en varones corresponderían fundamentalmente a este tercer tipo de comportamiento anoréctico.

El cuadro clínico de la anorexia nerviosa típica o anorexia de los adolescentes se caracteriza por un enflaquecimiento progresivo, con una pérdida de alrededor del 25% del peso corporal normal, secundario a un sistemático negarse a comer. Se da simultáneamente una preocupación constante por el alimento, en forma de sueños y fantasías con excesos alimentarios, amén de complejos rituales en torno a la mínima cantidad de alimento que se ingiere de manera pausada y solitaria. Junto a este fenómeno fundamental de la relación ambivalente con la comida se presenta amenorrea, constipación pertinaz, plenitud posprandial precoz, vómitos y –en el estado caquéctico mismo– sequedad de la piel,

* Estudio realizado en colaboración con el Dr. Juan Petrasić (†) y la Asistente Social Eliana Morales.

cianosis distal, destrucción de la dentadura y pérdida del vello, aunque nunca total como en el síndrome de Sheehan con hipofunción hipofisiaria. Desde el punto de vista psicopatológico llama la atención la extrema testarudez, la facilidad para mentir, la preocupación vanidosa por el aspecto corporal junto a una agnosia frente a la caquexia; el pensar compulsivo en la comida, la hiperactividad, el empleo inicial de laxantes y anfetamínicos, los rasgos anancásticos y el ideal ascético, que siempre verbalizan en el contacto psicoterapéutico. Binswanger (1957)[3] ha descrito este fenómeno en profundidad a propósito del análisis existencial del caso Ellen West.

También existe acuerdo en considerar el curso de la enfermedad como reservado, puesto que no se presentan remisiones espontáneas totales y las anoréctivas solo excepcionalmente son capaces de desarrollar una vida afectiva y laboral normal. Zutt (1963)[4] habla de "estados defectuales", Meyer (1961)[5] de "estados neuróticos finales" y Haefner (1963)[6] siguiendo a Von Gebsattel (1954)[7], piensa que la anorexia nerviosa representa una forma de "proceso psíquico restrictivo" al modo de las adicciones, opinión que nosotros hemos compartido en un trabajo sobre los estados defectuales esquizofrénicos, entendidos como "procesos psíquicos modificativos" (Dörr-Zegers, 1966)[8].

Los tratamientos recomendados oscilan entre una actitud puramente psicoterapéutico-interpretativa (Thomae, 1961)[9] y otra médico-represiva (Frahm, 1965)[10]. Ambos muestran buenos resultados en cuanto a evitar la muerte por inanición y mejorar el peso, pero difícilmente se observa una mejoría en la particular y morbosa relación de la anoréctica con el alimento, y así ocurre que las pacientes recaen con frecuencia en las prácticas de ayuno o en lo contrario: severas crisis de hiperfagia que las llevan a grandes sobrepesos, los que a su vez condicionan la vuelta a la inanición. Pero de todas maneras persisten ocupadas "viciosamente" con la comida, sea en la realidad o en la fantasía, sea comiendo en exceso y permanentemente, o ayunando.

Una vez aclarado el problema del origen no hipofisiario del síndrome anoréctico de las adolescentes, han surgido distintas interpretaciones psicológicas del cuadro, la mayoría inspiradas en el psicoanálisis. Casi todos coinciden en atribuir un papel fundamental en la patogénesis a la crisis puberal. Algunos, como Leibbrand (1939)[11] y Meyer (1961)[12] centran toda la interpretación de esta enfermedad en el fracaso madurativo, en la forma anómala de ser consumada la crisis puberal, argumentando que es justamente en esta etapa de la vida de la mujer donde el impulso sexual y el deseo de alimento se presentan unidos, por cuanto los caracteres sexuales secundarios que hacen de una niña una mujer se ponen en evidencia a través de un engrosamiento de las formas corporales. Los autores estrictamente psicoanalíticos, en cambio, consideran la peculiar etapa puberal de las anorécticas no como lo central en la génesis de la enfermedad, sino más bien como el término de un proceso de psicodinamismos anormales, cuyo origen se remonta a la primera infancia. Para ellos (Thomae, 1961[13]; Fleck, 1965[14]; Selvini, 1965[15] y Feldmann, 1965[16], entre otros) la interpretación de la anorexia nerviosa debe centrarse en el desentrañamiento de los conflictos prepuberales y en particular en las patológicas relaciones con la madre: existiría una extrema dependencia de la niña con respecto a una madre posesiva y sobreprotectora, la que iría generando a lo largo de la infancia una especie de "depresión del yo". Al irrumpir la pubertad con la consiguiente "sexualización" del cuerpo, el conflicto "dependencia-agresión" con la madre alcanzaría una intensidad tal que el "Yo débil" no estaría en condiciones ni de reprimirlo ni de sublimarlo. Se produciría entonces una "disociación" entre un "Yo central" que aspira a continuar en la relación de dependencia, pero "sin sexo" (el "ideal ascético" de Binswanger) y un "Yo corporal", vivido como la suma de los "apetitos", que es negado y destruido (a través del ayuno). Este proceso permite, de paso, satisfacer la agresividad contra la madre introyectada.

Los escasos estudios sobre familias de anorécticas han venido a corroborar en parte lo sospechado por los psicoanalistas, en el sentido que las madres se han demostrado en ellos como seres omnipotentes y perfectos, que imponen rígidas normas de conducta, plantean severas exigencias renditivas y niegan la sexualidad (Sperling, 1965[17]; Ishikawa, 1965[18]). El papel del padre en la patogénesis de la anorexia nerviosa no aparece bien definido en los estudios que conocemos, tampoco el de los hermanos y parientes, con excepción de la mención que hace el mismo Sperling de un cierto papel protagónico de una abuela poderosa.

La presente comunicación ha surgido de la experiencia prolongada, tanto clínica como psicoterapéutica, con un numeroso grupo de pacientes anorécticas, experiencia que nos ha llevado a plantearnos ciertas dudas sobre los esquemas interpretativos empleados hasta ahora.

En primer lugar, nos parece innecesaria la discusión sobre si es la pubertad misma o son los conflictos prepuberales lo que desempeña el papel patogénico fundamental. Desde el momento en que estamos frente a un "proceso psíquico" (lo que implica la participación en principio de factores orgánicos, endógenos y psicógenos simultáneamente), solo podrá buscarse su legalidad en el todo de la relación yo-mundo en el tiempo. Y esto, que nosotros sepamos, no se ha hecho. Aún más, J.E. Meyer (1961)[19] lo insinúa como el camino más viable para adentrarse en el misterio de esta enfermedad. El único análisis biográfico que conocemos es el hecho por Binswanger (1957)[20] a propósito del caso "Ellen West", que él interpretara, empero, como esquizofrenia. Pero su compromiso *a priori* con la analítica existencial de Heidegger y su lenguaje esencialmente filosófico le restan operancia clínica.

Nosotros pretendemos movernos en una dimensión "antropológico-dinámica" por medio del método fenomenológico, lo que nos ofrece un camino de comprensión en cierto modo intermedio entre el esquematismo del psicoanálisis y la profundidad casi ontológica del análisis existencial.

En segundo lugar, estimamos incompletas las interpretaciones analíticas porque consideran solo la relación con la madre como el eje del llegar a ser y del curso de la enfermedad. Pensamos que es más fiel a la realidad y más promisoria una perspectiva que tome en cuenta a la familia como totalidad estructurada, cuya influencia patógena no deriva de la acción de un miembro sobre otro en particular, sino de la interacción de todos los miembros de un grupo determinado.

En tercer lugar, tenemos la impresión que las situaciones biográficas previas a la irrupción de la anorexia no han sido estudiadas de manera que sea posible extraer conclusiones de cierta validez general acerca del "por qué ahora" (Von Baeyer, 1966)[21] en esta enfermedad. Es cierto que una buena parte de los casos se inicia casi junto con la pubertad, pero existe también un buen número donde la enfermedad comienza a los 18 años, o también en la tercera década de la vida. En ellos habría que plantearse necesariamente la pregunta: ¿por qué ahora a los 18 o a los 24 años y no en la pubertad, como parece ser de rigor? Quizás son justamente estos casos tardíos los que ofrecen la mejor oportunidad para poner en evidencia el trasfondo psicológico y existencial de la anorexia nerviosa.

En resumen, podemos afirmar hoy que a pesar del esclarecimiento de su origen no primariamente hipofisiario y de las sugerentes interpretaciones psicoanalíticas, la patogénesis de esta enfermedad continúa siendo un profundo misterio. Siguiendo las recomendaciones de J.E. Meyer, pensamos que para el progreso en su conocimiento se requiere más que de teorías, de la observación acuciosa de muchos casos en su devenir histórico, lo que nos permitirá en un primer momento poner en evidencia nuevas relaciones esenciales entre la conducta anoréctica, la historia vital y el ambiente familiar. Es nuestro propósito el lograr avanzar, por el camino anunciado, en la comprensión de estas extrañas existencias, donde, paradójicamente, toda la fuerza *vital* aparece dirigida hacia la destrucción de su naturaleza corporal y por lo tanto a la *muerte.*

2. Material y método

Durante los últimos años hemos seguido la evolución de diez casos de anorexia nerviosa típica en el sentido de las descripciones originales de Gull[22] y Lasègue[23], perfeccionadas en este siglo por Zutt[24] y J.E. Meyer[25]. La mayoría nos fue derivada por endocrinólogos previo estudio somático y de laboratorio. Las pacientes fueron hospitalizadas en la Clínica Psiquiátrica Universitaria entre los años 1970 y 1975, siendo sometidas a un tratamiento combinado de medidas dietéticas (solo en dos de ellas fue necesario aplicar la técnica "represiva" de Frahm)[24], farmacoterapia y psicoterapia de orientación analítica. Paralelamente con el tratamiento se practicó un estudio psicopatológico acucioso de las pacientes y de sus familiares más próximos, buscando, sobre la base de los múltiples testimonios verbales y escritos conseguidos, establecer tanto la secuencia biográfica previa a la irrupción de la enfermedad como la forma de interacción familiar. En la mayoría de los casos se practicaron también visitas a las casas para comprobar *in situ* y en el papel de "observador participante" las intuiciones surgidas en el contacto con la paciente y sus familiares durante el periodo de hospitalización. Estas fueron realizadas por uno de los autores, la Asistente Social Eliana Morales. El método con que se analizó la experiencia y el material acumulado fue el fenomenológico.

No nos referiremos en detalle a la evolución clínica y al mayor o menor éxito terapéutico en cada una de las pacientes por no corresponder al objetivo de esta investigación.

Por razones de espacio no será posible exponer la biografía completa de las diez pacientes. Nos limitaremos entonces a una descripción sucinta de cada uno de los casos, con excepción del primero, que detallaremos por ser quizás el más representativo y paradigmático, en lo que se refiere a las relaciones entre la anorexia nerviosa y la historia vital.

Caso 1. Ana: Tiene actualmente (1975) 36 años, y fue dada de alta en buenas condiciones a fines de 1971 después de 7 años de enfermedad con intensos periodos de hipofagia y pesos que oscilaban entre 26 y 33 kilos. Fue vista por distintos psiquiatras, con diferentes hipótesis diagnósticas (entre ellas la de esquizofrenia) y tratamientos diversos: largas internaciones con alimentación forzada, comas insulínicos, series de electroshock, psicoterapia analítica, entre otros.

La hipofagia y el consiguiente enflaquecimiento se inició en 1964 (25 años de edad), coincidiendo con la redacción de su memoria para obtener el título universitario de Pedagoga en Historia y con una grave enfermedad del padre a raíz de la cual este quedó inválido hasta su muerte en 1974. Sin embargo, y como veremos más adelante, la relación de Ana con los alimentos no era del todo natural: excesivamente golosa y aficionada a los dulces y pastas, por periodos se preocupaba de su figura sometiéndose a algún tipo de régimen hipocalórico con resultados variables. Sin embargo, tanto las oscilaciones de su peso como sus actitudes frente al problema de la comida no excedieron nunca los límites de lo que podría concebirse como la lucha normal de una mujer golosa por mantener una figura socialmente aceptable.

Historia familiar: El *padre* era un gran industrial, oriundo de Italia, que se vino joven a Chile para independizarse de su padre con quien tenía una mala relación. Como muriera su madre y el padre se casara en segundas nupcias hizo venir a todos sus hermanos a colaborar con él en su floreciente industria. Muy trabajador, autoritario, violento, exigente, preocupado de su familia solo en lo material, nunca tuvo un contacto personal con sus hijos, excepto con la segunda hija, a quien declaraba como su preferida y llenaba de regalos. Ana es la tercera. Hay un hermano menor que ella, que ha resultado algo irresponsable y el mayor de todos ha seguido las aguas del padre, siendo el actual gerente de la fábrica de chocolates. El padre no permitió que faltara nunca nada en la casa. La forma de premiar a sus hijos por la obediencia o las buenas notas era trayéndoles de regalo un kilo de los mejores chocolates de la fábrica. Hombre de hobbies, tenía 20 máquinas fotográficas diferentes. Con la esposa mantenía una buena relación en lo externo, pero se le conocía como infiel. Siempre mantuvo alguna amante de turno entre sus secretarias o sus relaciones sociales; además fue sorprendido algunas veces en relaciones sexuales con las empleadas domésticas, sin parecer interesarle el hecho de su primitividad o falta de belleza.

La *madre* es definida por todos como una "mujer perfecta". Fue hermosa y atractiva en su juventud. Es una dueña de casa sin fallas: gran cocinera, organizadora, limpia y ordenada hasta la exageración, siempre preocupada de sus hijos hasta en los menores detalles, lo que no le impedía dedicarse con entusiasmo a la vida social y a las obras de caridad. Fue la última de nueve hermanos. Su padre quedó paralítico siendo los hijos pequeños y su madre (personaje considerado "heroico" por toda la familia) no solo se hizo cargo del marido y los hijos sin reclamo alguno, sino que fue capaz de mantenerlos a todos en buena condición socioeconómica a costa de sacrificios y organización. La madre de la paciente siguió la línea de su antecesora, aunque en condiciones mucho menos difíciles. Al notar la indiferencia de su marido hacia Ana, la tercera, y su franca preferencia por la mayor, la madre se dedicó especialmente a la futura paciente, inculcándole sus principios de autoexigencia, escondida vanidad y extrema rigidez moral. Frente a las frecuentes y desmesuradas infidelidades del marido guardó una actitud de estoicismo formal. En una oportunidad fue tratada por un severo cuadro depresivo de características endógenas.

Hermanos: Ana es la tercera de cuatro hermanos, el mayor y el menor, varones. El hermano mayor (44 años), dirige actualmente la empresa paterna y, según todas las descripciones, es muy similar al padre. Cuando empezó la enfermedad de Ana él se encontraba estudiando en Europa. Al volver se interesó mucho por su hermana enferma como no lo había hecho nunca antes. Ella recuerda largas conversaciones vespertinas con él durante las cuales éste le relataba con mucho detalle sus aventuras amorosas. De muchacho había sido muy sometido al padre y se le reconocía escasa personalidad. Los años en Europa y el encontrarse a su vuelta con un padre semiinválido y una hermana sufriendo una extraña enfermedad, provocaron en apariencia un gran cambio en su manera de ser. Con gran confianza en sí mismo y buena expedición empresarial pudo reemplazar a su padre y mantener hasta el día de hoy la fábrica en buen pie. Curiosamente, este cambio lo hizo despreocuparse de su hermana enferma, en quien se había interesado recién llegado de Europa, y es así como, durante años, nunca la visitó en las clínicas donde ella estuvo internada.

La hermana inmediatamente mayor fue siempre el polo opuesto de Ana: amén de ser más hermosa fue siempre más espontánea, traviesa y rebelde. Mientras Ana vivía para "cumplir" lo más exactamente posible los preceptos familiares, esta hermana mayor buscaba la forma más disimulada pero más efectiva posible para contravenir estos mismos preceptos. Así es como jugaba con los niños vecinos, aunque se les había prohibido o, más tarde, coqueteaba abundantemente con los muchachos cuando los padres anatematizaban con horror cualquier vínculo erótico en sus hijos. Sin embargo, ella fue capaz de atraer la atención de su padre y mantenerse durante años como la hija preferida suya. Ana experimentó siempre sentimientos ambivalentes hacia su hermana, fenómeno que se observa hasta el día de hoy: admiraba su belleza, su espontaneidad y sus éxitos, y al mismo tiempo reprobaba su excesiva tolerancia y "superficialidad".

El menor de la familia, seis años más joven que la enferma, se ha mantenido soltero, vive en casa de sus padres, trabaja muy poco y gasta demasiado. Muy mimado de todos en la niñez y juventud, se le aceptan sin reproches sus irresponsabilidades. Nunca se ha preocupado de su hermana durante los largos años de enfermedad.

Historia vital: Nacida de parto de término normal, no presentó anomalías en el desarrollo psicomotor. No sufrió de ninguna enfermedad de la infancia que sea digna de destacar. No presentó particularidades en la forma o cantidad de ingestión de alimentos. Sus familiares coinciden en describirla como una niñita pasiva, obediente y muy apegada a la madre. En el colegio se demostró desde un comienzo como responsable y aplicada. No se recuerda en la familia que Ana haya alguna vez dado motivo de quejas en el colegio. Poco amistosa, disgustaba un poco a sus compañeras su afán obsesivo por obtener las mejores calificaciones. Por su carácter retraído y formal, nunca pudo hacer pareja con su hermana mayor, más espontánea y desordenada. Vivió muy cerca de su madre, la que a su vez se preocupaba mucho de ella dada su pasividad y su aspecto físico frágil. Siempre le estaba ofreciendo cosas de comer. En una oportunidad en que le pareció notar falta de peso la llevó a ocho pediatras diferentes para que la vitaminizaran y engordaran. A su vez, el padre solía premiar sus buenas acciones con chocolates y dulces. Su madre era muy buena cocinera, realizaba con frecuencia reuniones sociales en torno a la comida. Y Ana recuerda cómo su madre ponderaba ante los invitados el buen apetito de sus hijos.

Tuvo la menarquia a los doce años y sus menstruaciones fueron normales hasta el comienzo de su enfermedad a los 25 años. Durante la pubertad y la adolescencia se hicieron más marcadas tanto su timidez y dependencia de la madre como su dificultad para establecer relaciones de amistad con muchachas y muchachos. Ana explica hoy su conducta de entonces, como producto de un sentimiento de fealdad física y de complejo frente a su hermana, este último derivado en parte del hecho que su hermana era mejor parecida que ella, pero fundamentalmente por sentir que esta acaparaba toda la poca atención que el padre dedicaba a sus hijos.

A los 18 años rindió bachillerato, obteniendo una de las más altas calificaciones de la provincia. Coincidiendo con esto tenía el padre que irse a Europa y decidió recompensarla llevándola como secretaria. Ana recuerda este viaje como la etapa más feliz de su vida: "Recién ahí nos conocimos con papá, nunca antes habíamos conversado". El padre tuvo la ocasión de admirar la inteligencia de su hija y se mostró en todo momento satisfecho de la ayuda que ella le prestara. Ana escribía cartas entusiastas a su madre, relatando los pormenores de esta relación casi idílica con el padre. Pero esta felicidad se acompañó de un marcado aumento del apetito: tomaba diariamente tres desayunos y se comía todas las muestras de chocolate que le ofrecían durante las visitas a diversas fábricas. Volvió feliz con 15 kilos más, cosa que no recuerda que le preocupase mayormente. Entró a estudiar historia a la Universidad, y al igual que en el colegio, pronto llegó a ser la mejor alumna de su curso. Estudiaba mucho y casi no salía. Apenas tenía amigas y nunca se enamoró de algún muchacho. Ocasionalmente presentaba crisis de bulimia, pero como su actividad fundamental era el estudio a todas horas y en toda época, fue reduciendo paulatinamente el sobrepeso adquirido durante su estada en Europa. Sus relaciones sociales estaban limitadas a los profesores de la Universidad y algunos sacerdotes, con quienes, a decir de sus familiares, era sumamente absorbente.

Egresa de la Facultad a fines de 1963, y por haber sido la mejor alumna durante todos los años de su estada en la Universidad, la colonia italiana la premió con un viaje a Europa de 3 meses de duración.

Ahí surgió por primera vez la preocupación por el exceso de peso. No queriendo repetir la experiencia de su viaje anterior, se preocupó esta vez de no comer en exceso y volvió a Chile con 50 kilos, que era un peso adecuado para su tamaño. Durante ese viaje se sintió muy sola, y recordó con nostalgia el viaje anterior junto a su padre. El haber dominado su apetito le provocó una íntima satisfacción: "Me sentí más adulta, más capaz de dominar mi cuerpo, y preparada para iniciar la última etapa de mis estudios: 'La redacción de la Memoria'".

De vuelta a Chile, inicia con gran entusiasmo un trabajo de doctorado sobre el filósofo italiano Vicco. Sus ideas respecto a esta Memoria fueron consideradas, tanto por su hermana como por algunos de sus profesores, como demasiado eruditas y extravagantes. A mediados de ese año enfermó gravemente el padre (trombosis cerebral y hemiparesia) y Ana comenzó su ayuno que duraría 7 años.

Enfermedad: El ayuno iniciado en relación cronológica con la enfermedad del padre y con la dedicación completa de Ana a su cuidado, adquirió rápidamente un carácter desmesurado y la baja de peso se hizo tan evidente que pasó a constituir para la madre una preocupación tan importante como la enfermedad del marido. Durante todos los meses que duró el estado delicado del padre Ana vivió exclusivamente para él. Dejó la Universidad, se olvidó de su Memoria y de sus amigos y profesores, no salía a ninguna parte, solo sabía velar y ayunar. Al recuperarse el padre, Ana fue internada en una Clínica de Medicina General pesando 35 kilos. Durante 1965, mientras los padres hacían un viaje a Europa para celebrar la recuperación relativa del enfermo, ella fue enviada a Santiago a casa de su hermana recién casada con el objeto de someterse a un tratamiento psicoanalítico intensivo. El resultado de este tratamiento fue escaso o nulo. Ana continuó bajando de peso hasta llegar a los 30 kilos. Los años siguientes se transformaron en un peregrinar de médico en médico y de clínica en clínica, hasta un accidente doméstico de mediados de 1970 que le significó la fractura de un fémur osteoporósico. Después de los tratamientos quirúrgicos de rigor y ante la persistencia de la conducta anoréctica la familia decidió su hospitalización definitiva en una clínica psiquiátrica.

Es importante destacar el hecho que entre los años 1965 y 1971, fecha en que nos hicimos cargo de la paciente, los anteriores médicos tratantes habían planteado diversos diagnósticos, también el de anorexia nerviosa y entre los tratamientos practicados figuraban dos series largas de electroshock, una cura insulínica, curas neurolépticas y psicoterapia analítica.

Respecto de los cambios familiares ocurridos durante esos años y a partir del comienzo de la enfermedad de Ana, cabe destacar lo siguiente:

1. Enfermedad del padre, larga convalecencia y retiro paulatino de sus actividades industriales y sociales.
2. Reemplazo del padre en todas sus funciones por el hermano mayor, hasta entonces "eterno estudiante".
3. Matrimonio de la hermana mayor y traslado de esta a vivir a la capital.
4. El hermano menor reacciona ante la invalidez del padre y la severa enfermedad de Ana, entregándose a una vida desordenada e irresponsable. De niño menor mimado y apegado a la casa se transforma en un vividor impenitente que se deja ver muy poco en casa de su familia.
5. Junto con ser Ana separada del grupo familiar a partir de la primera hospitalización en 1965, la madre volvió a ocupar su lugar al lado del padre e interrumpió su preocupación excesiva por la alimentación de nuestra paciente.
6. El proceso de exclusión de Ana alcanzó su clímax con la decisión de internarla en forma definitiva. En ella no tomaron parte los padres, geográficamente lejos, y ya muy mayores.

Al examen nos encontramos en la primera oportunidad con una mujer de edad indefinida, caquéctica, casi sin dentadura, con abundante lanugo facial, tendida en una cama ortopédica, con la pierna derecha completamente enyesada, imposibilitada de hacer los movimientos más simples. Sin embargo, daba la impresión que toda esta incomodidad no le desagradaba, por el contrario: una sonrisa placentera acudía a su rostro cada vez que se le hacía referencia a sus dolores y a su abandono. Efectivamente, la familia, después de haberse preocupado por ella con majadería durante los primeros años de la enfermedad, la había ido abandonando y solo recibía la visita mensual de la hermana residente en Santiago. Tenía en cambio toda la atención médica y de enfermería necesarias, entre otras, una auxiliar de enfermería permanente, día y noche, a su lado. La auxiliar de día era una mujer gruesa y expedita con la cual la paciente mantenía una relación muy peculiar de dependencia y agresión: nada podía hacer sin su ayuda, incluso se hacía dar por ella en la boca el escaso alimento que comía: sin embargo la tiranizaba, a través del mismo acto de comer que duraba horas y estaba matizado por "tratos", "promesas" y "premios" entre la paciente y la enfermera, y de otras obligaciones innecesarias que humillaban e incomodaban a esta última. La analogía con la relación entre Ana y la madre durante los primeros años de la enfermedad es evidente. También llamaba la atención su permanente actividad oral: todo el día chupaba mentas o gomas, las horas de comida eran muy prolongadas y llenas de rituales, a través de los cuales "devoraba" con fruición y extrema lentitud pequeñísimas cantidades de alimento. Durante las noches soñaba con festines romanos y a menudo aparecía la imagen de una enorme torta de novia que ingería en su totalidad en una atmósfera de placer indescriptible.

Después de mucha resistencia se sometió a una cura neuroléptica y a una psicoterapia de tres sesiones semanales, cuyos detalles no podremos explicar aquí, pero que a grandes rasgos nos confirmó –en cuanto arma exploratoria– lo intuido en las entrevistas con todos los miembros de la familia y que aparece expuesto en las páginas anteriores. A los 6 meses de tratamiento pesaba 46 kg (la recibimos con 28), se había consolidado el callo de la fractura y fue dada de alta a su casa en la provincia. Han pasado los años y no ha presentado recaídas, por el contrario, el problema ha sido el sobrepeso y oscila entre la obesidad y la normalidad. No se ha casado ni trabaja en forma independiente. Cuidó a su padre hasta que falleció este y ahora acompaña a la madre anciana. Vida social casi no realiza.

Caso 2. Gloria se hospitaliza a principios de 1971, a la edad de 16 años, con 33 kg de peso para una estatura de 1,57 m; su peso anterior era de 59 kg. Es la tercera de seis hermanas. Sin antecedentes de conductas patológicas en la infancia y prepubertad. Excelente conducta tanto en la casa como en el colegio y muy buenos rendimientos escolares. Considerada "la fea" entre las hermanas. Muy buen apetito, como sus hermanas y sus padres. En la casa existía un verdadero "culto" a la comida, y en particular a la carne. La madre y las otras cinco hijas son notoriamente gordas y el padre es un hombre fuerte y macizo, de acuerdo con su oficio de carnicero. En el hogar existe una férrea disciplina y una gran estrictez en cuanto a moral. Los padres han prohibido las amistades con muchachos y naturalmente las relaciones sentimentales. La única de las seis que hasta el momento se ha rebelado contra estas normas es la segunda, inmediatamente mayor que Gloria, que no es tan buena alumna como esta, pero más alegre y despierta. La mayor también es estudiosa y obediente, pero no tiene una personalidad tan marcada ni es tan testaruda como Gloria.

El *padre* es un hombre que se ha labrado una buena situación económica sobre la base de esfuerzo y sacrificios. Muy autoritario, dominante, violento. Pasa muy poco en la casa y cuando llega es para dar órdenes a gritos. Su vida transcurre fuera del hogar, en el trabajo y con otras mujeres. Ha tenido innumerables amantes. En un comienzo la mujer reaccionaba, lo celaba o lo reprendía, pero eran tales las reacciones del marido que optó por "enfermarse de los nervios" y someterse. En la familia del padre, en la que ocurrió toda serie de desgracias, existía la idea de "sobrevivir a toda costa", para lo cual si era necesario "unos debían morir por otros". La madre del padre murió joven, el padre nunca se volvió a casar y terminó en el suicidio.

La *madre* de la paciente se ve equilibrada, ponderada, un tanto débil, a pesar de sus "perfecciones" como madre y dueña de casa. Con bastante sobrepeso, muy buena cocinera, se preocupa fundamentalmente de la alimentación y de la moral de sus hijas. Otros valores son secundarios.

La enfermedad se inicia hace casi cuatro años, justo después de la menarquia y coincidiendo con las siguientes situaciones: estado depresivo de la madre, la que es reemplazada en sus funciones por la paciente, y accidente grave del padre, que ocupa la atención y dedicación de toda la familia, pero particularmente de Gloria.

Caso 3. Christa nos consulta a los 35 años en su segundo episodio anoréctico, iniciado un año antes, con 34 kg para una estatura de 1,68 m y un peso habitual de 52-54 kg. El primer episodio ocurrió a los 18 años, en relación con la inesperada reaparición del padre en estado caquéctico después de años en un campo de prisioneros ruso. Christa es alemana y llegó hace pocos años a Chile a raíz de su matrimonio con un chileno-alemán, 29 años mayor que ella, del cual tuvo un hijo hace un año, en relación con lo cual comenzó su ayuno y la ingestión de anfetaminas y laxantes. Cuando niña Christa fue sana y normal. Solo llamó la atención de su familia por su pasividad, dependencia y obediencia sumisa. Una hermana mayor más bonita y despierta fue siempre la preferida del padre, antes de la guerra. Un hermano menor, debilidad de la madre, permanece hasta el día de hoy en casa, soltero. Christa suplía la falta de un amor preferente por parte de los padres con buena conducta, obediencia y buenos rendimientos escolares.

El *padre* tiene 65 años en la actualidad, de familia tradicional y dueño de tierras, enamoradizo hasta el punto de ser llamado "Don Juan" por sus amigos; fue llamado al frente en 1940, la familia tuvo noticias suyas hasta 1944 y después se le dio por muerto. La única persona en la casa que no aceptaba esta realidad era Christa, quien soñaba con el retorno de su "héroe".

La *madre* tiene 62 años (1971); es una mujer fina, perfecta dueña de casa y madre. Durante los largos años de la guerra y la subsiguiente desaparición del padre tomó su papel de "salvadora" de la familia tan en serio, que para alimentar a sus hijos en la mejor forma posible con los escasos medios de que disponían hizo un curso de Nutrición y Dietética. Con el objetivo de mantener intactas las normas morales dominantes en el hogar desde un comienzo, mantuvo en secreto una relación sentimental en la que se sentía perfectamente realizada y no se casó a pesar de las insistencias del amigo. El inesperado regreso del padre significó una gran revolución en la casa. Del cuidado del padre caquéctico y psíquicamente destruido se encargó Christa, mientras la madre se ocupaba con la mayor discreción de "sacrificar" la feliz relación con el amante en aras de la cohesión familiar.

En este momento se inicia la primera fase anoréctica de Christa, la que terminó con una prolongada hospitalización en una clínica psiquiátrica. Al regresar a casa y encontrar que el recuperado padre había vuelto a su vida licenciosa, Christa decide irse. Durante algunos años trabaja en Viena como modelo; allí se casa con un homosexual y luego se separa, todavía virgen. A los 31 años conoce a su actual marido, 29 años mayor que ella, y se viene a Chile.

Caso 4. Alicia consulta a los 21 años, con 36 kg de peso, para una altura de 1,65 m y un peso tradicional en ella de 56 kg. Sin problemas de alimentación en la infancia, sin enfermedades de importancia, de carácter retraído, muy apegada a unas tías paternas, solteras, que habitan el departamento contiguo y que, en la práctica, dirigen el hogar de sus padres. Muy buena alumna en el colegio; nunca bajó del tercer lugar.

Padre, empleado civil de la Armada en Talcahuano, hombre estricto, frío, lejano, ha entregado toda la responsabilidad de los tres hijos a la madre y a sus hermanas y vecinas. La madre confiesa haber congeniado con él "hasta la pubertad de las dos niñitas". Entonces se tornó insoportablemente exigente y no las dejaba salir ni relacionarse con muchachos. Poca vida de hogar y mucha fuera, con amigos, fiestas y deportes (pesca y caza).

La *madre,* obesa, aficionada a la cocina, algo incapaz, preocupada neuróticamente por los hijos, vive temiendo accidentes, muertes y violaciones, muy apegada a su único hijo varón, lo que provocaba los celos de Alicia que –ya antes de iniciarse la enfermedad– rechazaba la comida para manifestar su rabia. Una hermana, 2 años menor, que es el polo opuesto de Alicia: espontánea, alegre, irresponsable, y en lo físico, mejor parecida y rubia.

La enfermedad se inicia a la edad de 18 años, coincidiendo con una grave descompensación del asma bronquial del padre. "Los médicos lo sacaron del ataúd". Esta a su vez se produjo durante un viaje que hace el padre a Valparaíso en compañía de la paciente con el propósito de asistir a su único hermano moribundo.

Caso 5, María Luisa, consulta a los 15 años, después de un año de enfermedad, con 32 kg de peso para 1,54 m de estatura y un peso habitual de 48 kg. Sin problemas de alimentación en la infancia, ni enfermedades de importancia. De carácter retraído, muy obediente, excelente alumna, exactamente lo opuesto a su única hermana, 2 años menor, que es abierta, sociable, toca la guitarra, sale y está llena de amigos.

El *padre,* industrial, panadero, muy trabajador y responsable, callado, ausente. A raíz de la muerte trágica de su esposa encarga la educación de sus dos hijas a su propia madre. Lleva una actividad erótica fuera del hogar, nunca se casa y en el momento que sobreviene la menarquia de su hija mayor (nuestra paciente), suspende todo tipo de vida sentimental y sexual, "para no dar mal ejemplo a mis hijas",

La *madre* y el único hijo varón fallecieron en un accidente automovilístico, donde viajaba toda la familia, cuando M. Luisa tenía solo 3 años. Desde entonces el hogar queda a cargo de la *abuela,* la que se entrega en cuerpo y alma a esta misión. El padre solo interviene para "prohibir". La abuela se lleva mejor con la hermana que con M. Luisa. A esta en cambio se le ha percibido siempre una secreta, pero grande admiración por el padre. Este mantiene durante toda su viudez una especie de misteriosa unión con la esposa muerta, la que no es nombrada, pero a quien se le rinde constantemente un callado homenaje.

La enfermedad se inicia al enfermar la abuela y tener M. Luisa que asumir el papel de dueña de casa al lado del padre. Empieza por dedicarse con extraordinario celo a la preparación de las comidas y a mantener el orden de la casa, para terminar por dejar ella de comer y tiranizar a su hermana y a su padre para que coman en gran cantidad, lo que ella misma ha preparado.

Caso 6. Sylvia consulta a la edad de 23 años, después de un año de evolución de la enfermedad, con un peso de 40 kg para una estatura de 1,57 m y un peso habitual en ella de 56 kg. Sin problemas alimentarios ni enfermedades de importancia durante la niñez. De carácter tranquilo, pasivo, de pocas amigas, muy dependiente de la madre, miedosa frente al padre, muy buena alumna en el colegio y después en la Universidad, lo contrario de su único hermano, alegre, suelto, irresponsable, "medio hippie", con quien durante muchos años rivalizaron y pelearon hasta que se conocieron en la adolescencia desarrollando una gran amistad.

El *Padre*, ex miembro de la Fuerza Aérea, de donde jubiló hace 15 años, trabaja actualmente como jefe de vigilancia en el Banco del Estado. Hombre recio, trabajador, estricto, mucho más dedicado al trabajo que al hogar, callado, poco comunicativo. Solía mantener relaciones extraconyugales hasta que en 1968 fue descubierto por su mujer; hubo un gran escándalo, él temió por su hogar y desde entonces "se porta bien". Se ha dedicado, en cambio, mucho a la comida, lo cual provoca las angustias de su hija Sylvia, quien vive temiendo le dé un infarto.

Madre endomorfa, poco agraciada físicamente, solo se preocupa del hogar, la comida y los hijos. Aunque considera que su hijo no ha resultado acorde con las normas de moral impartidas en la casa, siente una especie de admiración por su libertad. Reconoce que quizás fueron demasiado estrictos con Sylvia y ahora están pagando las consecuencias.

La enfermedad tiene dos antecedentes de importancia: un hipertiroidismo, tratado y operado hace 2 años, una importante alza de peso secundaria a la intervención y un régimen alimentario que la ubica en un peso normal. En este momento emigra su único hermano a Australia y ella acentúa el régimen más allá de lo indicado por el médico y cuando no puede dominar el apetito se induce el vómito. Fuertes crisis de bulimia, pero gana la voluntad de "no comer".

Caso 7. Irma consulta a los 17 años, con un peso de 28 kg, una estatura de 1,60 m y un peso habitual de 56 kg. Viene derivada del Hospital Psiquiátrico de Concepción. Sin antecedentes mórbidos en la infancia. Desarrollo psicomotor normal. Rendimientos escolares muy por sobre lo normal. Además llamó siempre la atención por su tendencia al orden, la obediencia y la pulcritud.

Su *padre*, agricultor de la Zona de Chillán. "Hombre terco, frío y distante", según palabras de su esposa. Sale temprano al campo, no regresa hasta la noche, en la casa no habla, solo se motiva con los cariños de la hija menor, Ruth. A pesar de manifestar una cierta rigidez en cuanto a moral y costumbres, fue sorprendido por la esposa años atrás en intensos amores con una empleada doméstica. Esto lo mantuvo la madre en secreto hasta que otra empleada se lo contó a las hijas cuando eran adolescentes.

Su *madre*, mujer gruesa, aparentemente tranquila y de hogar; sin embargo es descrita por sus hijas como excesivamente preocupada por todo lo que se refiere a ellas y muy ansiosa. En la entrevista confiesa vivir una relación ambivalente de odio-amor con su marido, a quien quiere, pero no comprende, no alcanza en su lejanía.

Una *hermana* un año menor bien parecida, simpática, alegre, mala alumna en el colegio, descrita por todos como "el polo opuesto de Irma". Ruth confiesa haber envidiado secretamente la "perfección física" de su hermana.

La anorexia nerviosa de Irma se inicia dos años antes de consultarnos y en relación cronológica con dos acontecimientos importantes: en el colegio se inicia el sistema mixto; Irma rechaza estudiar junto con muchachos y pide ser cambiada a un internado de niñas en una ciudad relativamente alejada. Su alejamiento provoca un cambio en la actitud del padre hacia ella, el que empieza a manifestarle cariño y a acercarse físicamente. En esa época ella se impone de las historias galantes del padre con las empleadas domésticas.

Caso 8. Maritza consulta a la edad de 14 años, con 40 kg para una estatura de 1,70 m y un peso habitual en ella de 58 kg. Es muy alta y desarrollada para la edad. Pertenece a una familia de agricultores chileno-alemanes de la región de Valdivia. Sin antecedentes mórbidos de importancia. Es descrita por sus padres como de carácter tímido, insegura, retraída, "obsesiva" en el cumplimiento de sus deberes escolares. La única particularidad mostrada antes de iniciarse su enfermedad, hace alrededor de 9 meses, tiene relación con un periodo de "glotonería" que tuvo a partir de la menarquia, ocurrida a los 12 años.

El *padre*, 52 años, delgado, callado, tenso, angustiado por la enfermedad de su hija y la indiferencia de su esposa hacia él. Vive largas temporadas en el fundo y solo viene a casa, a Valdivia, algunos fines de semana. Él no se ha percatado que la indiferencia de su mujer se debe a que esta le es infiel desde hace más o menos un año con un amigo de ambos que enviudó.

La *madre*, 44 años, gruesa, bien parecida, segura de sí misma, maneja a su amaño toda la vida familiar. Vivió insatisfecha de este marido tan pusilánime y poco sociable hasta la muerte de su mejor amiga, que la hizo dedicarse de lleno a los hijos huérfanos y acompañar al viudo, de quien se transformó rápidamente en su amante. Esta relación la desconoce su marido, pero los hijos la sospechan. Su idea es esperar a que los hijos, sobre todo Maritza, sean más independientes para casarse con el viudo. Durante un tiempo se hizo cargo directamente de los hijos del amigo viudo, con grandes sacrificios de tiempo, afecto y dinero.

Hermanos: una hermana de 18 años, que es muy independiente, espontánea y sin problemas de ninguna especie. A pesar de no haber sido tan buena alumna ni tan responsable como Maritza en el colegio, logró entrar a la Universidad y actualmente estudia ingeniería en Santiago. El hermano de 17 años es el mimado de la madre. Es un muchacho "enamoradizo" y muy simpático.

La enfermedad de Maritza se inicia en relación con dos acontecimientos que remecen la vida familiar: la muerte de la amiga de los padres, con la consiguiente preocupación de la madre por esa familia hasta el punto de llevarse a los hijos huérfanos a su casa y luego iniciar una relación erótica con el viudo; y la expropiación del fundo del padre, que lo hace caer en una profunda depresión. Maritza se dedica a su cuidado y desaparece en él la indiferencia hacia la familia: el padre empieza a acercarse a su hija en una forma llamativa, lo que se transforma en una especie de "obsesión" cuando se inicia el enflaquecimiento de Maritza.

Caso 9. Digna nos consulta a los 20 años, derivada desde el Hospital Psiquiátrico, después de varios años de enfermedad anoréctica.

Llega con 39 kg para una estatura de 1,58 m y un peso habitual en ella de 52-54 kg. El enflaquecimiento marcado y el decidido "negarse a comer" se iniciaron hace unos tres años, pero sus anormalidades con respecto a la alimentación en forma de periodos de hiperfagia e hipofagia, más una preocupación obsesiva por la cocina y la preparación de alimentos, tiranizando a sus familiares con sus dietas (a veces excesivas, otras precarias, pero en todo caso impuestas por ella), empezaron a los 14 años, coincidiendo con tres acontecimientos de carácter trágico: casi en el mismo tiempo muere el hermano mayor de un tumor cerebral, enferma la madre de una depresión desencadenada por la pérdida, y al padre le sobreviene una artritis deformante que lo obliga a jubilar. Un tiempo después fallece una hermana de la madre y esta decide hacerse cargo de sus tres sobrinos huérfanos, aumentando así el número de niños en la casa, de 8 a 11, y esto con ingresos muy limitados. Pasan indecibles privaciones, incluso de comida, pero se impone la idea del "sacrificio" sobre la del equilibrio familiar. Durante la enfermedad. Digna solía decir misteriosas frases, tales como: "si como, alguien de nosotros va a morir", "cuando vinieron las desgracias yo estaba gorda". Su personalidad es descrita coincidentemente por su madre, padre y hermanos como "muy especial": retraída, orgullosa, perfeccionista, "trascendentalista", odiaba la vulgaridad, siempre sobresalía porque "era la mejor en todo".

El *padre,* empleado de medianos ingresos, con intereses intelectuales, algo extravagante, "tenía su mundo", tuvo toda esa cantidad de hijos casi sin darse cuenta, contando tácitamente con la capacidad de sacrificio de su esposa. Al enfermar de una artritis deformante grave, se refugia en sus lecturas y abandonando su indiferencia habitual frente a los hijos inicia una intensa amistad con su hija mayor, Digna (la paciente), quien tiene intereses análogos.

La *madre* es una mujer equilibrada, sacrificada por sus hijos y parientes hasta la exageración, sufre callada la indiferencia de su esposo, trabaja como maestra de cocina en el casino de una importante industria, no resiste la muerte de su hijo mayor y cae en una profunda depresión durante varios meses, ocasión en que es sustituida en sus múltiples funciones por la paciente. De los siete hermanos hay un personaje que tiene particular importancia para Digna: su hermana inmediatamente menor, con la cual ha sido muy unida, pero que ella define como "mi polo opuesto": agraciada, simpática, sencilla, sin ninguno de los afanes de perfección ni de intelectualidad de Digna, estudia moda y es feliz.

Aun cuando las anormalidades con respecto a la alimentación se iniciaron antes –como ya hemos visto– el ayuno decidido se presenta en estrecha relación con un conato de relación sentimental que inician juntas con su hermana, pero en el cual ella fracasa pronto y sin dar explicaciones.

Caso 10. Regina consulta a los 18 años, con 32 kg de peso para una estatura de 1,58 m; es la tercera de cinco hermanos, de una familia de agricultores de la provincia de Ñuble. La enfermedad viene evolucionando desde hace poco más de cuatro años. Fuera de una cierta disartria que presentara desde pequeña, no tuvo problemas de salud ni de carácter en la infancia. Muy buena alumna en el colegio, ordenada, responsable, algo tímida y retraída. La madre teme que su enfermedad esté relacionada con el hecho de haberla abandonado mucho en la niñez para dedicarse en forma especial al hijo inmediatamente menor que Regina, el cual nació con labio leporino. Además de sus estudios le gusta la música y toca muy bien la guitarra.

El *padre* es agricultor, hombre trabajador y empeñoso, pero muy vividor, pasa mucho fuera de la casa en sus múltiples actividades extraordinarias (regidor, alcalde, etc.), pero sobre todo en fiestas y parrandas con amigos. Ha tenido muchas aventuras amorosas, pero una fuerte pasión que ha durado muchos años y que poco antes de iniciarse la enfermedad de Regina hiciera crisis, lo hizo estar a punto de separarse.

La *madre* es una mujer delgada, de buena presencia, de aspecto depresivo, confiesa haber tolerado "resignadamente" a su marido, "un hombre que llega de visita a la casa, saluda y se va, pero el momento que está allí es para dar órdenes, prohibir salidas de las niñas y pensar siempre en lo malo". Muy unida a su hijo varón con labio leporino, muy distinto a todos, artista, independiente, medio "hippie". Entre los *hermanos,* el personaje más importante en relación con Regina es la hermana mayor, 22 años, estudiante de Servicio Social en la U. de Concepción, preferida del padre sin disimulos, de carácter muy alegre, atrayente; "tiene ángel, se parece a mí", afirma el padre. Entre ella y Regina ha existido siempre una relación ambivalente de amor y rechazo.

La enfermedad anoréctica se inicia en evidente relación cronológica con el escándalo amoroso del padre, que es conocido por toda la familia ("madre e hijas lloraban juntas") y que termina con la ruptura de este y su amante, y un largo viaje de reconciliación del padre y la madre. A su vuelta y movido por intensos sentimientos de culpa, el padre se dedica más a la casa y en particular a la hija hasta entonces postergada: Regina.

3. Resultados

Trataremos de mostrar ahora los elementos surgidos de nuestro prolongado contacto con estas pacientes y sus familiares que, sea por su aparición sistemática o por su afinidad estructural con el síndrome clínico, puedan significar un aporte a la comprensión de sus génesis y/o de su curso. En lo fundamental la tarea consistirá en registrar hechos, fenómenos. Evitaremos en lo posible, por considerarlo prematuro, el arriesgar interpretaciones teóricas. Ordenaremos nuestros hallazgos en torno a tres temas fundamentales: la anoréctica y su mundo, la familia de la anoréctica y las situaciones desencadenantes, por haber sido, al menos los dos últimos, muy poco abordados hasta ahora.

3.1. La anoréctica y su mundo

1. En ningún caso se mencionan anormalidades en la alimentación durante la infancia, como ocurre en el llamado niño "neuropático", y en la niñez de los pacientes que sufren de *anorexia crónica.* Se trata de niños sanos, que se alimentan bien y que en general "no dan problemas". La única particularidad consignada en dos de nuestros casos (N°s 1 y 2) es una cierta tendencia a la glotonería, más estimulada por los padres que espontánea.

   El carácter "saludable" es marcado, pues ninguna de las 10 pacientes tuvo enfermedades de importancia en la niñez. El desarrollo psicomotor es normal o superior a lo normal. No se presentan problemas de aprendizaje.
2. Una característica parece ser el *alto nivel intelectual* de estas muchachas. Solo en algunas practicamos *tests* psicométricos, pero el examen clínico permitió estimar la inteligencia de las 10 como muy superior al promedio, hecho notorio aun en aquellas provenientes de familias de nivel sociocultural modesto. Pero donde se hace más llamativo este hecho es en los informes sobre rendimiento escolar: casi todas son la "primera alumna", la que "nunca bajó del tercer lugar', la "su-

perior en todo', "la más aplicada de todos sus hermanos", etc. Esto ha sido mencionado repetidamente en la literatura como un rasgo de la personalidad de las anorécticas. Pero la relación de estas muchachas con el mundo de la inteligencia no se queda en las buenas notas y en los primeros lugares. En muchas, esto se traduce en un afán "obsesivo" por la vida intelectual: Digna (caso 9) odia la vulgaridad y es vista en la familia como "trascendentalista", su amistad con el padre enfermo se basa en los gustos literarios comunes, etc.; Ana (caso 1) escribe sendas memorias de título que hasta sus profesores estiman como demasiado "intelectuales" y "extravagantes". Interesante es el hecho que todas nuestras pacientes –con excepción de Christa (caso 2), quien salida del colegio trabajó como modelo– son universitarias o están por serlo. Pero hay más: la forma como estudian tiene algo curiosamente "oral"; ellas no estudian tanto por la calificación misma o por un real interés en la materia, sino movidas por un doble afán: "devorar" conocimientos, cualesquiera que sean y en cualquier cantidad y, al mismo tiempo, alejarse lo más posible del mundo sensual, del mundo de las necesidades corporales y materiales.

3. La *personalidad* de nuestras pacientes es marcadamente típica y casi diríamos idéntica de una a otra. En la edad preescolar son descritas como pasivas y apegadas a la madre. En la edad escolar se destaca, además del buen rendimiento, la buena conducta en el colegio y la *sumisa obediencia* a las normas del hogar, en lo que siempre contrastan con una hermana que es el "polo opuesto". En la pubertad, en los casos en que no se inicia inmediatamente la enfermedad, aparece una particular preocupación por la comida, en general como cierto grado de bulimia y los diversos intentos por controlarla. También llama la atención la tendencia al *retraimiento* y la casi absoluta ausencia de amistades masculinas. No *existe preocupación por lo sexual* y cuando esto se menciona la actitud es de rechazo o aun de repugnancia. Esta distancia insalvable con respecto al otro sexo se hace más marcada en la adolescencia. De las pacientes mayores de 18 años solo una se casó (caso 3) y curiosamente 2 veces: la primera, con un homosexual con el que vivió varios años en estado de virginidad, y la segunda con un hombre tanto mayor que podía ser su padre. Solo una tuvo un intento amoroso (caso 9), relación que ella interrumpió sin explicaciones para iniciar su ayuno. Otro rasgo que

se repite es la "obsesividad" y la "testarudez", que no son muy marcados en la infancia, se notan en la pubertad y se hacen dominantes una vez iniciada la enfermedad. El primer rasgo se manifiesta a veces como exagerado amor al orden, otras como tendencia a los rituales y en general como un afán desmesurado por la *perfección:* quieren ser perfectas en el colegio, en la casa, en la vida social y sobre todo con respecto a ellas mismas (casos 1, 5, 6, 7 y 9, especialmente). La testarudez aparece recién en la pubertad y en particular en relación con la comida. Es su primera oposición a la madre: comiendo en exceso o en su defecto, contraviniendo sus deseos. Más tarde, ya desarrollada la enfermedad, se pone en evidencia este rasgo dominante, cuando tratan de imponer a los demás miembros de la familia *qué* y *cuánto* deben comer.

Esto último, que no ha sido referido explícitamente por otros autores, nos parece de la mayor importancia como rasgo central de la conducta anoréctica y que junto a una permanente ocupación con los alimentos y la cocinería, configuran algo así como un *voyeurismo oral* (Dörr-Zegers, O., 1972)[25], tema que no desarrollaremos en esta oportunidad por referirse ya a la enfermedad manifiesta, siendo nuestra preocupación ahora su "llegar a ser".

4. La *interpersonalidad* de estas muchachas ofrece particularidades que merecen ser subrayadas. Se menciona a menudo el retraimiento y algunos autores hablan incluso de "esquizoidismo". Sin embargo el contacto prolongado con ellas demuestra cualquier cosa menos la "debilidad del Yo", la indefensión y vulnerabilidad frente al otro, tan propias del esquizoide y del esquizofrénico. Nos encontramos en cambio con naturalezas fuertes, duras, empecinadas, voluntariosas y capaces de los mayores sufrimientos y privaciones, aun de la muerte, por mantener su ideal. En su vida anterior al comienzo de la enfermedad sus relaciones con los otros aparecen marcadas por una fuerte ambivalencia: se someten y apegan agresivamente al padre, se identifican con una hermana rival que es un "polo opuesto"; en el colegio son descritas como las más *obedientes* y al mismo tiempo las más *independientes.* Esta ambivalencia en la relación con los demás en la infancia y pubertad tiene su correspondencia durante la enfermedad en la relación consigo misma: ayunan hasta destruir sus formas, su dentadura, su piel y sus cabellos, y simultáneamente se miran con

vanidad una y otra vez en el espejo hasta el extremo de reducir su existencia a la apariencia, casi a la superficie corporal. Desean intensamente la comida, sueñan con festines romanos y tortas de novia (caso 1) y solo ingieren mínimas cantidades de verduras cocidas. Por último, cabe recordar a este respecto su tendencia a repetir este estilo de relación basado en el conflicto "dependencia-agresión" con otras personas fuera del ambiente familiar, como enfermeras, médicos, profesores, novios y maridos (ejemplos paradigmáticos de lo mencionado son los casos 1 y 3).

3.2. La familia

a) Aspectos generales

En los 10 casos se trata de hogares "bien constituidos" en el sentido que son matrimonios legales, donde no se dan ni anulaciones ni separaciones. En un solo caso (N° 5) falta uno de los padres por muerte trágica de la madre en un accidente. El padre no se casa de nuevo "para mantener la familia unida" y al llegar la paciente (que es la mayor de las hermanas) a la pubertad, suspende el padre toda relación afectiva o sexual con otras mujeres con el objetivo de "no dar mal ejemplo a mis hijas"'.

El nivel *socioeconómico-cultural* es variable en nuestra casuística: hay grupos familiares francamente modestos (casos 2 y 9), otros de medianos agricultores del centro y sur de Chile (casos 7, 8 y 10), de ex miembros de las Fuerzas Armadas (casos 4 y 6), de ricos industriales de clase media (1 y 5) y, por último, un caso de familia refinada de Alemania Federal (caso 3). Común a todos estos hogares es, sin embargo, el empuje ascendente, sea en lo económico (casos 1, 2, 5, 6, 7 y 10), en lo social (casos 1, 2, 3, 6 y 8), o en lo intelectual (casos 1, 3, 4, pero particularmente en el N° 9). La familia se mantiene unida, a costa de cualquier sacrificio (económico, sentimental, de vida) en aras del *progreso* y del perfeccionamiento. Es casi inverosímil lo que ocurre en la familia de Digna (N° 9), donde, a pesar de la situación económica tan precaria, adoptan, además, a tres sobrinos huérfanos, el padre queda inválido y sin embargo no falta tiempo, ni dinero, ni serenidad como para que este padre pueda leer selecta literatura y mantenga largos debates sobre temas trascendentes con su hija mayor (la futura paciente), la que simultáneamente estudia, trabaja y aprende a tocar instrumentos musicales. Con excepción de los casos 3 (Christa) y

8 (Maritza), donde la mayor fuerza reside en la madre, el motor de esta dinámica de ascenso sociocultural y económico es el padre, muy bien secundado a su debido tiempo por la hija enferma. En esta perspectiva la madre aparece más bien desempeñando el papel de la realidad, del equilibrio y la ponderación. Y donde ella falta, como es el caso de M. Luisa (Nº 5), aparece una abuela a desempeñar justamente ese papel.

En otros dos casos no incluidos en esta casuística ocurría algo similar: al faltar la madre no por muerte, sino por enfermedad, en un caso, o extrema debilidad de carácter, en otro, es la abuela materna la que, llena de vitalidad y virtudes, logra mantener el equilibrio familiar.

b) Los miembros de la familia vistos individualmente

El *padre*: el rasgo más general sería su *ausencia,* la que puede tener los más diversos matices. Extrema es sin duda en el caso de Christa (Nº 3): el caballero alemán que es llamado a la guerra, se le da por muerto y reaparece 10 años después, puesto en libertad de un campo de prisioneros ruso. Concreta es también la ausencia en el caso del padre de Maritza (Nº 8), quien pasa su vida en el campo y aparece cada 15 días en la ciudad a visitar por un momento a la familia. En general en los otros padres agricultores ocurre algo similar, y tanto la madre como las hijas se quejan que parten muy temprano en la mañana, regresan cansados en la noche y apenas conversan con el resto (casos 7 y 10). Otro grupo lo configuran aquellos padres que se dedican con tanto ahínco a su trabajo y a sus *hobbies* o deportes que tampoco se les ve (casos 1, 2, 4, 5 y 6). Por último, habría un caso de un padre inválido (Nº 9), quien permanece todo el tiempo en casa, pero entregado por entero a sus aficiones literarias, sin mayor interés por lo que ocurre en el hogar.

Pero esta ausencia no es solo física, sino también *afectiva.* Las madres y los hijos se quejan sistemáticamente de que ellos son "poco comunicativos" (casos 1, 2, 4, 5, 6, 7, 8 y 9), que tienen su "mundo propio", que "prefieren el trabajo a la casa". Con "mundo propio" se están significando cosas distintas, como deportes (caso 4), mujeres y fiestas (casos 1, 2, 3, 6, 7 y 10), intereses especiales (caso 9), o simplemente un modo de ser retraído y ajeno (casos 5 y 8). Pero cualquiera sea la forma concreta que adopte su conducta, estamos frente al fenómeno regular que todos estos padres están comprometidos afectivamente en otra cosa que el hogar.

Llamativa es la frecuencia con que estos padres desarrollan una activa vida sexual fuera de la casa (extrema en los casos 1, 2, 3 y 10, más moderada en los casos 4, 5, 6 y 7), hecho mencionado ya por Manfred Bleuler (1956)[26]. Esto sería irrelevante si no se diera simultáneamente con una severa actitud moralizadora dentro de la casa, en la que secundan muy bien a la madre y que se expresa como "absoluta prohibición de relaciones con muchachos" (casos 1, 2, 4, 6, 7 y 10) o más exageradamente, como en el caso 5, donde el padre, viudo durante varios años, suspende todo tipo de relaciones afectivas o sexuales con mujeres "para no dar mal ejemplo a mis hijas" al llegar estas a la pubertad.

La personalidad no es, sin embargo, muy típica. Hay padres fuertes (casos 1, 2, 3, 6, 7 y 10), otros débiles (casos 4, 5 y 8), unos retraídos (casos 4, 5, 6, 7, 8 y 9), otros comunicativos (casos 1, 2, 3 y 10), unos con afanes intelectuales (casos 1, 3, 5 y 9), otros sin más interés que el trabajo (casos 2, 4, 7 y 8), etc. No son rasgos estáticos los que tienen en común, sino más bien modos de conducta, tipos de relaciones, y entre ellos se destacan el afán de ascender socioeconómica y culturalmente, su compromiso afectivo con elementos extrafamiliares, su "doble vida" erótica y su aparente sometimiento a los valores maternos dentro del hogar.

Hacia los hijos muestran una cierta indiferencia, con excepción de una hija, que es siempre el "polo opuesto" tanto en lo físico como en lo espiritual con respecto a la futura anoréctica (casos 1, 2, 3, 7, 8 y 10), Pero el abandono en cuanto a la dedicación de tiempo y afecto tiene su contrapartida en la responsabilidad con que asumen su función de sostenedores de los aspectos materiales del hogar, lo que se expresa en dinero, alimento, regalos, gastos en educación y otros.

Es curioso que en la literatura se le haya dado poca importancia a la figura paterna en la patogénesis de la anorexia nerviosa. Se los describe al pasar y con calificativos tan generales como "anodinos", "ausentes", "obsesivos", "enfermizos" (Sperling, 1965[27]; Ishikawa, 1965[28]). En nuestro estudio, en cambio, nos encontramos con seres mucho más perfilados, más exagerados y extremos; en suma, más anormales que las madres, y cuyo papel en la génesis de la enfermedad es de la mayor importancia, como se verá más adelante. No hay uno igual al otro, a diferencia de lo que ocurre con la uniformidad en el modo de ser de las madres, pero cada uno desde su particular extremosidad (en su afán de trabajo, cultural o erótico), actúa hacia la familia y particularmente hacia la esposa y la futura enferma, de un modo idéntico desde el punto de vista formal.

La *madre* es el personaje en el cual se han centrado todas las interpretaciones psicológicas sobre esta enfermedad. Se las describe como "perfectas", "posesivas", "omnipotentes", que desde muy temprano impiden el desarrollo y la emancipación de la futura anoréctica.

En nuestro contacto con estas 10 familias, lo primero que nos llamó la atención fue la mayor "normalidad" de la madre con respecto al padre. Durante las entrevistas eran más objetivas, más adecuadas, no se percibía una angustia extrema, como sí ocurría en algunos padres (casos 2, 5 y 8), ni una incapacidad de enfrentar la situación, como en otros (casos 1, 4, 6 y 9).

La mayoría de las madres es de constitución pícnico-endomorfa y algunas son normotipo. Son descritas por sus familiares, incluida la paciente, como "excelentes madres", "muy preocupadas de los hijos y de la casa", "extraordinarias cocineras", dueñas de una "gran paciencia", "muy sacrificadas". En general, los rasgos de personalidad corresponden bastante al "tipo melancólico" descrito por Tellenbach (1961)[29] como un modo de ser característico de las personas proclives a sufrir de depresiones monopolares. Es curioso a este respecto el hecho que varias de estas madres han sufrido de cuadros depresivos con características endógenas (casos 1, 2, 9 y 10). Su capacidad de sacrificarse por los demás alcanza ribetes de heroísmo en los casos 3, 8 y 9, sobre todo en este último, donde, existiendo una mala situación económica familiar, recayendo todo el peso sobre la madre por enfermedad invalidante del padre y teniendo ya 8 hijos propios, esta decide adoptar a tres sobrinos huérfanos.

Toleran las extravagancias, ausencias o infidelidades del marido con santa resignación y un sentido de la familia, diríamos, trascendente: lo importante es que la familia se desarrolle y mejore, cueste lo que cueste. Mantienen muy oculta la conducta sexual del marido, no hacen escenas de celos ni se consuelan con las hijas. Frente a los hijos demuestran desde muy temprano una gran preocupación por su salud y su estado nutritivo, y en la educación son muy estrictas, sobre todo en lo que concierne a la obediencia, los rendimientos escolares y la moral sexual. En la distribución del cariño tienden hacia una clara debilidad por el hijo varón (casos 1, 3, 4, 6, 8 y 10). Hacia la paciente misma muestran una gran preocupación una vez empezada la enfermedad, pero antes la protegen y apoyan un poco compasivamente, dado el carácter más tímido e indefenso de estas, y no por un mayor cariño espontáneo.

De los 10 casos solo 2 no corresponden al esquema descrito (casos 4 y 5): en el primero de ellos (Alicia), la madre es una mujer débil, que sufre de continuas angustias y no es capaz de resistir la lejanía y las caprichosidades del marido. Tampoco su preocupación por los hijos es efectiva, viviendo sumida en temores de accidentes y violaciones. Su *rol* es asumido entonces por tres hermanas solteras del marido, que viven en casa contigua y que en curiosa connivencia con el hermano y padre de los niños, reemplazan a la madre débil y enfermiza empujándola hacia tareas secundarias. En el otro caso (M. Luisa), la madre había muerto en un accidente cuando ella tenía 3 años y es reemplazada en todas sus funciones por la abuela materna, que viene a desarrollar el mismo tipo de interacción que las otras madres.

Esta observación es interesante por el hecho que en algunas casuísticas más numerosas, como la de Sperling (1965)[50], se habla del papel dominante de una abuela o tía. Es probable que esto ocurra cuando la madre no posee las características de equilibrio y perfección que la dinámica interna de estas familias requiere para su funcionamiento.

Los hermanos: En ningún caso se trata de hijas únicas y, dentro de la variedad de combinaciones de hermanos, llaman la atención dos hechos que se repiten insistentemente. En primer lugar, la existencia de una hermana, inmediatamente mayor o menor que la paciente, que tanto en lo físico como en lo psíquico representa su contrario: son muchachas alegres, espontáneas, comunicativas, rebeldes y enamoradizas. Entre ellas y las pacientes existe desde siempre una relación de rivalidad con respecto al cariño del padre y al mismo tiempo de complementariedad, relación que se mantiene hasta muy avanzada la enfermedad. En el caso de Ana (N° 1), cuando ya toda la familia la ha abandonado, la única persona que se preocupa de ella es esta hermana. En la niñez es la futura anoréctica la que en contra de todos sus rígidos principios es capaz de ocultar las salidas y "diabluras" de su hermana. En la pubertad celebra sus éxitos mientras ella se aísla de los demás para concentrarse en los estudios. La anoréctica admira y envidia a esta hermana. La existencia de esta hermana "tipo" la encontramos en 9 de los 10 casos (solo falta en el caso que tiene solo un hermano). En los 9 casos existe también una marcada preferencia del padre por ella.

El otro hecho que se destaca es la frecuencia con que el hermano varón mimado de la madre (casos 1, 3, 4, 6, 8 y 10) desarrolla una conducta diametralmente opuesta a los principios familiares, pero en forma coherente y unitaria, sin visos de la ambivalencia paterna. Así, algunos son "irresponsables y psicópatas" (casos 1 y 3), otros son descritos como "hippies y artistas" (casos 6 y 10) y los otros como "flojos y fiesteros" (casos 4 y 8).

c) La familia como grupo histórico

La familia, como grupo humano en interacción, posee matices análogos en todos los casos estudiados por nosotros. Junto a esa dinámica progresista enunciada con anterioridad, llaman la atención algunos fenómenos de observación regular que, como veremos, tienen gran afinidad semántica con el síndrome anoréctico: la presencia excesiva del tema *comida, alimento,* en la vida familiar, la *tradición de sacrificios* recíprocos y la profunda *disociación* existente *entre ser y parecer,* entre el a veces extremo conflicto interno y la normalidad formal que se mantiene y demuestra.

1. *El alimento como tema.* Curiosamente en 8 de las 10 familias la actividad económica fundamental del padre y/o de la madre tiene que ver con la producción, elaboración o manejo de productos alimenticios. En cuatro casos se trata de agricultores que viven con su familia en el campo (casos 3, 7, 8 y 10). Entre los otros cuatro casos hay un panadero (caso Nº 5), un carnicero (caso Nº 2), un industrial de bombones y chocolates (caso Nº 1) y una cocinera (encargada del casino de una industria grande, caso 9), En los dos casos restantes (casos Nº 4 y 6) se trata de ex miembros de las Fuerzas Armadas, uno fanático de la pesca y caza y de los banquetes consiguientes, y el otro es un comedor de tal envergadura que su forma de comer produce náuseas entre sus familiares. En el caso Nº 3 (Christa), además de tratarse de una familia de agricultores alemanes, se agrega una circunstancia particular que contribuye a que el tema "alimentación" se transforme en una preocupación fundamental: sobreviene la guerra con sus privaciones, el padre es enviado al frente y la madre estudia dietética para repartir en la forma más equitativa y saludable entre sus tres hijos los alimentos disponibles. A mayor abundamiento, años después de terminada la guerra reaparece el padre desde un

campo de prisioneros ruso, en estado de extrema desnutrición, lo que vuelve a centrar a la familia en torno al tema de la comida.

Pero otras circunstancias concurren también a hacer del alimento un tema vital en estas familias: la mayor parte de las madres son de estructura corporal pícnico-mesomorfa, aficionadas a la comida y algunas con grandes dotes culinarias: hay una que es cocinera de profesión (caso Nº 9), otra aficionada a los banquetes con los que atrae al marido hacia la casa (caso Nº 1), otra que se dedica a los estudios de dietética y nutrición (caso Nº 3), otras cuya vida gira en torno a la cocina (casos Nº 4 y 6), etc. También llama la atención en algunas de estas madres (casos Nº 1 y 2, por ejemplo) la forma como se preocupan del estado de robustez de sus hijas en la infancia, hasta el punto de consultar una de ellas ocho pediatras porque nota a su hija algo delgada, o de tener pesadillas acerca del día en que sus hijas "enflaquezcan" (caso Nº 2).

En un tercer nivel de aproximación al fenómeno de la tematización del alimento, nos encontramos con el hecho que en estas familias el ámbito de la comida, de la alimentación, es el único nivel donde los hijos y particularmente la futura anoréctica, dada su habitual tendencia a la obediencia y sumisión, pueden ejercer una cierta libertad frente al mundo de normas morales y de conducta rígidamente impuestas por los padres. El alimento se transforma en el vehículo de afecto o de rechazo entre los miembros del grupo: las buenas acciones se premian con comida (casos Nº 1, 2, 3 y 9), el no comer provoca angustia en la madre y se toman medidas excesivas para superarlo (caso Nº 1), la futura anoréctica aprende a usar el "comer más" o "comer menos" como vehículo de expresión de sus sentimientos de amor u odio. Esto último se hace más patente en la pospubertad, durante los complejos cambios situacionales que preceden la irrupción de la enfermedad, particularmente en aquellos casos de comienzo tardío (casos Nºs 1, 3, 6 y 9).

2. *La tradición de sacrificios.* Dentro de las particularidades que singularizan a estas familias ninguna nos ha llamado tanto la atención como esto que hemos denominado "tradición de sacrificios" y que no hemos visto descrita en otras comunicaciones sobre el tema. En el caso Nº 1 (Ana), expuesto con mayor detalle, aparece la figura de la abuela materna que enviuda a los 30 años con nueve hijos, no se

vuelve a casar y trabaja de manera de sacarlos a todos adelante. En la familia se la recuerda como "heroína". También el padre había hecho algo similar al traer a Chile a todos sus hermanos para alejarlos de la madrastra y luego alimentarlos, enseñarles y buscarles trabajo. En el caso Nº 2 (Gloria) esto es aún más impresionante: en la familia del padre mueren tres de los seis hermanos, luego muere la madre, el padre no se vuelve a casar para "sacar adelante" a los tres hijos restantes, y cuando estos llegan a la edad de autoabastecerse, él se suicida. En estas familias existía la tradición que "unos deben morir para que los otros vivan". En el caso Nº 3 (Christa) la madre sacrifica una feliz relación afectiva de 10 años con un hombre excelente, para dedicarse al cuidado del marido que "resucita" de un campo de prisioneros de guerra, después que se le consideraba muerto hacía años, y esto a pesar de las serias dificultades que había tenido y volvió a tener con él. En el caso Nº 4, tres tías paternas se quedan solteras y habitan el departamento vecino con el propósito de cuidar a estos sobrinos dadas las frecuentes ausencias del padre y la incapacidad de la madre. En el caso Nº 5 mueren la madre y un hermano en un accidente, el padre no se vuelve a casar "para no romper la familia" y termina todo tipo de relación sentimental y sexual con otras mujeres cuando su hija mayor llega a la pubertad "para no dar mal ejemplo". En el caso Nº 8 la madre se hace cargo de todos los hijos de un matrimonio amigo al fallecer su amiga en un accidente. En el caso Nº 9, de modestos recursos, con el padre inválido por una artritis, ocho hijos mal alimentados, la madre cocinera en un casino, la familia se hace cargo de tres sobrinos al morir su madre de una enfermedad aguda. En el caso Nº 10 la madre no escatima sacrificios de tiempo y dinero para ayudar al hijo, que sufre de labio leporino, descuidando incluso a sus otros hijos y aceptando la vida escandalosa del marido.

El sacrificio sin límites, que incluye la renuncia al amor, al sexo, a la comida e incluso a la vida, que caracteriza por generaciones a los miembros de estas familias, le otorga al ayuno de nuestras pacientes una categoría que trasciende el mero psicodinamismo neurótico hacia esferas de lo humano colindantes con la ética y la religión. El tema del sacrificio aparece como muy central en todas las religiones y tiene un doble sentido: ofrenda a la divinidad y expiación de culpas. Veremos más adelante, a propósito de las situaciones desencadenantes, siempre de carácter trágico, de qué manera podría comprenderse la conducta anoréctica como un acto con un fracasado sentido religioso.

3. *La disociación entre ser y parecer en la familia.* La experiencia con las familias de nuestras anorécticas ha mostrado siempre dos momentos o etapas: la primera, en la que el grupo familiar se nos presenta como legal, formal y afectivamente unido, donde los *roles* son bien precisos, los principios claros, no hay una conciencia de conflicto y frente a la enfermedad de la hija existe la mayor perplejidad y consternación. La paciente misma, en cuanto miembro del grupo, realiza más que ninguno esta imagen de perfección y ausencia total de problemas y conflictos, demostrando la efectividad del mecanismo de defensa que el psicoanálisis llama *negación.* Pero en un segundo momento del contacto con la familia esta imagen de amor y equilibrio se rompe a través de la "confesión", hecha luego de largos rodeos, por uno de los miembros del grupo, generalmente la madre. Ahí recién se ponen en evidencia los núcleos conflictivos más frecuentes, algunos de los cuales ya han sido mencionados en los capítulos anteriores: la relación marido-mujer, insatisfactoria por las frecuentes ausencias del marido, sus infidelidades, su escasa capacidad de comunicación y su autoritarismo (casos Nos 1, 2, 3, 4, 6, 7 y 10), su marcada preferencia por la hermana de la paciente (casos Nos 1, 2, 4, 7, 8 y 10), la preferencia de la madre por el hijo (casos Nos 1, 3, 6, 8 y 10), sus sentimientos de culpa frente a la hija enferma, su incapacidad para decidir una separación del marido, "que habría sido menos dañina que la convivencia", en algunos casos la conducta psicopática del hijo varón preferido (casos Nos 1, 3, 6 y 10), el sentimiento de culpa por haber repartido su amor con otros niños (casos Nos 8 y 9) o mantener una relación extraconyugal (casos Nos 3 y 8).

Esta profunda separación existente entre los sentimientos que se tienen y los que se muestran, tanto hacia afuera como entre los mismos miembros del grupo, se hace evidente también en el hecho de la regular ausencia de riñas y peleas, tanto entre los padres como entre los hermanos, lo que se da simultáneamente con una conducta contraria a los principios internos en el ambiente extrafamiliar: así es como la mayor parte de los padres lleva una vida amorosa intensa fuera del hogar y, en el caso donde no lo hace el padre, lo hace la madre (caso Nº 8); hay con frecuencia un hermano "hippie" o con una conducta disoluta, la hermana rival "se porta bien" en la casa, pero sale mucho a escondidas, etcétera.

Esta general ambivalencia del grupo familiar alcanza su máxima expresión en el fenómeno varias veces descrito en la literatura (Sperling, 1965)[31] del "robo" de las pacientes de la clínica por los padres, los mismos que tan angustiosamente exigían su mejoría inmediata.

3.3. La situación desencadenante

En rigor deberíamos hablar de "situación premórbida", por cuanto el adjetivo "desencadenante" supone atribuir a una determinada situación biográfica un papel en la patogénesis de la enfermedad que nos ocupa. Sin embargo, hemos preferido la primera expresión por ser de uso más corriente en psiquiatría y porque efectivamente, ya a una mirada superficial se hace evidente la relación de sentido entre la enfermedad y las situaciones que vamos a describir.

Para el análisis de la puesta en marcha del proceso anoréctico dividiremos nuestros casos en dos grupos: los de comienzo precoz, vale decir, aquellos donde la abstinencia de comida con su cortejo sintomático se inicia simultáneamente con el cambio puberal y los de comienzo tardío, después de los 18 años.

a) Los casos de comienzo precoz (Nos 2, 5, 7, 8 y 10)

Habitualmente se vincula en la literatura el comienzo de la anorexia nerviosa con el cambio puberal en sí. Tanto las interpretaciones psicoanalíticas como las antropológicas pretenden encontrar en los cambios psicológicos y existenciales de esta crisis madurativa las raíces de la enfermedad, como se mencionara en la introducción. Sin embargo, una mirada atenta a los resultados del estudio biográfico de nuestras pacientes nos ha permitido constatar la coincidencia cronológica entre la pubertad y determinados acontecimientos familiares que no pueden desestimarse.

Caso Nº 2 (Gloria). El cambio puberal coincide con un estado depresivo de la madre que requiere tratamiento del especialista, su reemplazo en las funciones del hogar por parte de la paciente, y acto seguido un accidente del padre con un TEC que pone en peligro su vida. Gloria se entrega por entero a su cuidado e inicia el ayuno.

Caso Nº 5 (M. Luisa). También ocurre un acontecimiento doloroso: *enferma gravemente la abuela-madre* y ella se hace cargo de la casa, secundada por el padre que se ve obligado a dedicar más tiempo al hogar. En ese momento empieza a ayunar.

Caso Nº 7 (Irma). La cadena de situaciones es la siguiente: se instaura el sistema mixto en su colegio, ella lo rechaza (coincide con la evidencia de los amores extraconyugales del padre) y pide ser cambiada a un colegio exclusivo de mujeres; es enviada al único lugar posible, un internado en una ciudad lejana; el padre, aparentemente arrepentido, experimenta un cambio en su actitud hacia la casa y particularmente hacia Irma y comienza a visitarla en el internado y a ser muy cariñoso con ella cuando viene a casa.

Caso Nº 8 (Maritza). La pubertad coincide con la expropiación del fundo del padre, lo que provoca en este un *severo estado depresivo-ansioso*. La paciente interrumpe el colegio para acompañarlo y cuidarlo.

Caso Nº 10 (Regina). La secuencia de acontecimientos premórbidos que coinciden con la pubertad es la siguiente: se descubre en forma escandalosa una relación extraconyugal antigua del padre, lo que provoca una grave crisis en la vida familiar; esta se resuelve con un viaje de los padres reconciliados; a su vuelta el padre, decidido a cambiar radicalmente, dedica gran atención a Regina, hasta entonces la hija postergada.

Analizados estos acontecimientos concomitantes en conjunto, llama la atención, en primer lugar, su analogía con la tradición familiar de "sufrimientos y sacrificios": enfermedades, escándalos, etc., a los que la futura anoréctica reacciona con una extraña conducta, pero que tiene el sello inconfundible de la privación, del autocastigo, del sacrificio, modo tan propio de estas familias para enfrentar las desgracias.

En segundo lugar, observamos un elemento dinámico común a todas estas situaciones, cual es el cambio de la relación *padre-hija* en el sentido de un acercamiento y proximidad hasta entonces inexistentes. Si recordamos la sugerente hipótesis psicoanalítica de un conflicto prepuberal entre el Yo y las fuerzas instintivas, que alcanza su máxima intensidad con la sexualización del cuerpo puberal hasta el punto de provocar disociación entre el "Yo ideal" y el "Yo corporal", con la consiguiente negación de este último, comprenderemos por qué este acercamiento espiritual y físico entre el padre y la hija puede constituir un eslabón esencial en el encadenamiento patogénico que lleva a la anorexia nerviosa.

La agudización del conflicto edípico es enfrentada por la paciente al "modo familiar": con un *sacrificio,* que en su doble sentido puede *salvar* al padre (de su enfermedad, de su conducta licenciosa, etc.) y *purificarla* a ella de su sexualidad incestuosa.

b) Los casos de comienzo tardío (N°s 1, 3, 4, 6 y 9)

De los cinco casos, tres comenzaron alrededor de los 18 años (N°s 3, 4 y 9) y dos aún más tarde, entre los 23 y 24 años (N°s 1 y 6). No puede entonces atribuirse a la pubertad todo el peso de su patogénesis. No conocemos estudios que se hayan preocupado de este grupo de pacientes que años después de los cambios puberales inician recién su conducta anoréctica.

Respecto de ellos podemos decir que sin excepción habían mostrado antes del comienzo de la enfermedad particularidades en su relación con el alimento, ya sea como una exagerada preocupación por el tema, crisis hiperfágicas, deseos de adelgazar, etc. Esto, junto a las analogías con el grupo de comienzo precoz, tanto en cuanto a la personalidad previa como a la estructura familiar, nos permite concluir que las condiciones previas para desarrollar esta enfermedad estaban dadas de antemano y no se produjeron recién en la situación premórbida.

Al igual que en el otro grupo, aunque con mayor evidencia quizás, la enfermedad se desarrolla a partir de un contexto situacional específico.

Caso Nº 1 (Ana). Episodio de hiperfagia anterior durante un feliz viaje por Europa con su padre, periodo en que "aprenden a quererse". Coincidiendo con el término de sus estudios universitarios y la redacción de la Memoria, el padre enferma gravemente (hemorragia cerebral) y ella abandona todas sus labores para entregarse a su cuidado. Es en ese momento cuando comienza el ayuno.

Caso Nº 3 (Christa). Tendencia a la glotonería en la pospubertad. Sufrimiento con la ausencia del padre cuya presunta muerte ella es la única que se niega a aceptar. Coincidiendo con el término de sus estudios medios en Alemania *(Mittel-Schule)* ocurre la "resurrección" de su padre *en estado de desnutrición extrema,* al regresar después de 10 años desde un campo de prisioneros ruso. Ella se entrega a su cuidado e inicia simultáneamente la abstinencia de comida. Permanece un año internada. Mejora relativamente. Se emancipa de la familia. Años después se casa con un chileno-alemán 29 años mayor, y al nacer su primer hijo y emigrar definitivamente a Chile, inicia un segundo periodo anoréctico, en el cual la recibimos.

Caso Nº 4 (Alicia). También en ella se consigna la tendencia a "engordar", después de la pubertad. La enfermedad se inicia en exacta relación cronológica con una estada junto a su padre en otra ciudad para acompañar a un tío moribundo, cuando al padre lo sorprende *una bronconeumonía* grave, y es hospitalizado durante un tiempo largo. Alicia entierra al tío y se entrega de lleno al cuidado del padre.

Caso Nº 6 (Sylvia). Enferma a los 22 años; desde los 19 tiene dificultades con el peso y debe hacer régimen, a raíz de un alza de peso importante después de la operación de un bocio hiperfuncionante. Tendencia a las crisis de hiperfagia, cuyas consecuencias combate a veces provocándose el vómito. El ayuno persistente se inicia al emigrar su único hermano, a quien quiere mucho, a Australia y quedar ella como hija única.

Caso Nº 9 (Digna). La enfermedad propiamente tal, con la abstinencia de comida, el enflaquecimiento y el resto de los síntomas se inicia a los 18 años, pero peculiaridades en la relación con la comida se pesquisan ya desde los 14: glotonería, excesiva afición a la cocina, actitud dictatorial respecto de qué y cuánto deben comer los otros, etc. Las situaciones trágicas se van encadenando a lo largo de esos cuatro años: muerte del hermano mayor por causa de un tumor cerebral, madre enferma de una depresión, muere una tía y la madre adopta tres sobrinos; por último, el *padre queda inválido a raíz de una artritis deformante.* Ella lo cuida y son felices porque tienen aficiones literarias comunes.

En estos casos de comienzo tardío encontramos, naturalmente, que el entrelazamiento de las situaciones biográficas y la conducta alimentaria es mucho más rico y complejo. A diferencia del grupo anterior, se observa en todas estas muchachas el antecedente de una actividad oral excesiva, real o fantaseada que precede en varios años al comportamiento anoréctico. Muy tempranamente empiezan a sucederse las situaciones desgraciadas o aun trágicas (muertes, desaparecimientos, enfermedades, invalideces) que parecieran descompensar la vida instintiva de las pacientes (reducida desde siempre a la oralidad), pero sin alcanzar a provocar la abstinencia de comida. Es como si estas muchachas, a diferencia de las otras de comienzo precoz, fuesen más "resistentes" o, dicho de otro modo, como si a pesar de su represión de la sexualidad, a pesar de los cambios y desgracias familiares, les faltase fuerza o sentido para iniciar su ayuno. En esta etapa de la pospubertad, según cuán felices se sientan, comen más o comen menos, repitiendo un modo de comportamiento aprendido en la infancia, junto a esa madre que vivía preocupada de la alimentación y de ese padre que nunca estaba, y solo era capaz de manifestar sus afectos con regalos, preferentemente de comida. En estos cambios de conducta alimentaria se entremezcla con frecuencia la preocupación vanidosa por la figura, propia de la edad, así como la secreta envidia hacia la hermana "distinta". Pero hay todavía una gran distancia entre estas perturbaciones cambiantes de la orexia y el síndrome manifiesto con su ayuno *ad outrans,* la amenorrea, el estreñimiento, la caquexia, la hiperactividad improductiva, las distimias depresivas, etc., síndrome que en el primer grupo de pacientes se inicia casi simultáneamente con la pubertad, pero que en estas otras solo se anuncia, pero sin desarrollarse.

¿Cuándo se inicia propiamente la enfermedad?

Dentro de la dificultad inherente a todo estudio biográfico, creemos haber podido demostrar que la enfermedad manifiesta se inicia al igual que en el grupo anterior, después de una cadena más o menos larga de acontecimientos significativos, en relación con una situación muy específica de *proximidad* afectiva de la paciente con la figura paterna, la que en la mayor parte de los casos (4 de 5 en este grupo) ocurre a raíz de una grave enfermedad del padre, que es atendida casi exclusivamente por la futura paciente. Desde su callado anonimato salta la anoréctica al centro del acontecer familiar para encargarse del padre enfermo imponiéndose sobre la misma madre a través de su inteligencia, su perfeccionismo y, no en último término, su testarudez. Pero junto con ello deja imperceptiblemente de comer.

Ahora bien, si tomamos los 10 casos en conjunto, encontramos que en siete la enfermedad surge de la situación antes descrita (enfermedad del padre y entrega de la futura paciente a su cuidado) y en los otros tres, también de situaciones desgraciadas (enfermedad de la abuela-madre en el Nº 5, escándalos sexuales del padre que son descubiertos y lo hacen "cambiar" en los casos 7 y 10), pero que igualmente van a significar por distintas vías una nueva etapa en la relación padre-hija.

4. Discusión

Diez casos –de los cuales solo uno ha sido expuesto en detalle– tienen poco valor para un tratamiento estadístico del tema. La apreciación es aquí, empero, fenomenológica. Esto significa la pretensión de moverse en el campo de los "fenómenos" y no de los meros "síntomas" o datos inmediatos de la experiencia. Un estudio fenomenológico podría hacerse, en rigor, sobre un solo caso. Los trabajos de Binswanger (1957)[32] han demostrado suficientemente la validez del método, cuando a través del análisis de casos aislados pudo remontarse a la descripción de ciertas relaciones básicas en la constitución y psicodinamia de la esquizofrenia, las que posteriormente han podido ser constatadas en un gran número de pacientes. Uno de los casos estudiados por él como esquizofrenia (Ellen West) es, a juicio nuestro y de otros autores (Zutt, 1963[35]; López-Ibor, 1966[34]) una típica anorexia nerviosa. A pesar del error diagnóstico y dado el método empleado, sería legítimo exigirle a Binswanger la descripción de fenómenos y/o relaciones de sentido que tuvieran vigencia aún hoy, después de 30 años de la aparición del trabajo. En efecto, el estudio de Zutt y la extensa monografía de orientación psicoanalítica de Thomae (1961)[35] –ambos con amplia casuística– descubren fenómenos ya señalados sobradamente por Binswanger a propósito de un solo caso.

4.1. Fenómenos comunes a los diversos casos estudiados

En el presente estudio surgen coincidencias importantes con el caso de Ellen West en lo que concierne a la constitución y dinámica familiar, así como con ciertas líneas biográficas fundamentales. Pero hay diferencias en cuanto a la exposición de los hallazgos. Nosotros hemos renunciado al análisis fenomenológico detallado de cada uno de los casos en sus múltiples contextos referenciales, al modo de Binswanger, para concentrarnos solo en la puesta en evidencia de ciertos fenómenos comunes a las 10 pacientes en el ámbito de la estructura familiar y el devenir biográfico. Ello, en la medida que surja de un análisis desprejuiciado de un material no seleccionado, debería poder enriquecer el conocimiento de esta enfermedad. Pues no se trata solo de *constatar* hechos, sino de unir lo obtenido *de* la experiencia (tales o cuales datos) con lo intuido *en* la experiencia (personal) con las pacientes y sus familias. Y así puede ocurrir que un dato empírico aparentemente fortuito, como es la conducta sexual descontrolada de algunos padres, no sea indiferente dentro del contexto patogénico de la anorexia nerviosa, por cuanto *en* la experiencia con la familia como grupo aparece esta conducta como determinante en la rigidez moral de la madre, en su preocupación oral substitutiva, *en* la relación de admiración y temor hacia el padre (de la futura anoréctica) y, por último, como uno de los sentidos "reparadores" del acto de ayuno.

a) Personalidad de las pacientes anorécticas

Con respecto a la personalidad previa de las pacientes, cabe solo agregar que lo descrito por nosotros corresponde, a grandes rasgos, a lo ya conocido en la literatura sobre el tema. Meyer (1961)[36] encuentra rasgos anancásticos de la personalidad en el 75% de sus casos (N=34) y en el resto, o combinación de rasgos anancásticos e histéricos o una personalidad predominantemente histérica (en solo tres casos). En nuestra casuística constatamos rasgos anancásticos de la personalidad en todas las pacientes y rasgos histéricos sobreagregados solo en cuatro casos (N°s 1, 4, 6 y 8). Rasgos de esquizoidismo, en el sentido de la marcada dificultad de contacto, la introversión y la tendencia premórbida a la extravagancia, encontramos también en cuatro de nuestras 10 anorécticas (N°s 1, 5, 7 y 9). Esta combinación aparentemente caprichosa de diversas características de temperamento y personalidad, nos debe hacer dudar de la posibilidad de buscarle a la anoréctica una pertenencia estricta a algunas de las clásicas formas de personalidad anormal. Creemos, más bien, que ellas configuran un tipo peculiar y en cierto modo único, en el sentido de una "tipología dinámica" (Tellenbach, 1961)[37], determinable no tanto por los rasgos estáticos de su temperamento y estructura personal, sino por el modo particular de estar en relación consigo mismo, con el mundo y con los otros. Una mayor precisión de este "tipo" requeriría del estudio en profundidad de un grupo más numeroso de casos.

b) Características de la "familia anoréctica"

En lo que se refiere a la familia de la paciente anoréctica tenemos conciencia de las limitaciones del método empleado así como de la imposibilidad de cuantificar cualquiera de los datos obtenidos. Sin embargo, como advertíamos antes: el método no fue el estadístico, sino el fenomenológico, y el hecho que todos los casos hayan sido estudiados y tratados en forma personal por los mismos autores, le otorga a la experiencia un valor especial, nunca alcanzado en un estudio estadístico a base de fichas clínicas, por numerosa que sea la casuística.

Encontramos coincidencias entre las madres de nuestras anorécticas y lo descrito por otros autores (Feldmann, 1965[38]; Sperling, 1965[39]; Thomae, 1961[40]), no así en lo que se refiere a los padres. Estos han sido poco mencionados en la literatura, con excepción de Sperling (1965)[41]. Este autor estudia personalmente 16 familias y distingue tres tipos de padres: los ausentes, idealizados por la paciente; los enfermos, resignados y exigentes "por vía super-yo"; y los "obsesivos-vengativos", que compensarían el rechazo sexual de su mujer con prohibiciones y medidas restrictivas referidas en particular a la esfera sexual. Los padres de nuestras pacientes mostraron, a diferencia de las madres, tipos diversos de personalidad, pero con un modo común de relacionarse con la esposa y en especial con la hija enferma. Sin embargo algunos de ellos corresponden más o menos exactamente a los "tipos" postulados por Sperling: el padre de Christa (caso 3) como ejemplo del "tipo ausente", el padre de Digna (caso 9) como ejemplo de "tipo enfermo" y los padres de Gloria (caso 2) y de Regina (caso 10) como ejemplos del tipo "obsesivo-vengativo".

Otro autor que se ha preocupado del tema es el japonés *Ishikawa* (1965)[42], quien, sin entrar en mayores precisiones, insiste en el "rol insuficiente" de estos padres, a quienes ve como "fríos" y "despreocupados". Sin embargo, estima que "tomando en consideración el hecho que esta enfermedad se presenta con frecuencia en familias sin padres o en la hija del medio o en familias con muchas hijas, es legítimo pensar que los rasgos de pusilanimidad y ubicuidad de los padres constituyen una condición patogénica necesaria". También habría cierta coincidencia entre nuestros hallazgos y lo sostenido por Ishikawa, solo que en nuestro estudio se precisa el *cómo* de esta interacción patógena que trasciende con mucho la mera "ausencia" o pusilanimidad hacia una *presencia equívoca,* marcada por la ambigüedad en todos los contextos referenciales: sometimiento aparente a la madre y entrega simultánea a un mundo extrafamiliar, que pueden ser los amoríos extraconyugales, el trabajo, las calladas aficiones culturales o los deportes: desinterés por los hijos, pero manteniendo una a veces no oculta preferencia por la hija espontánea y opuesta a la madre y a la futura enferma; imposición de normas morales rígidas dentro del hogar, las que contravienen sistemáticamente en su vida extrafamiliar, entre otros.

Sobre el estilo de vida familiar en general es poco o nada lo que se ha dicho en la literatura. El hecho que en ocho de las 10 familias concurran circunstancias sociales o de trabajo a hacer del alimento un tema central en estas vidas nos parece de cierto interés, porque toca el problema más amplio de las relaciones entre enfermedad mental y cultura. ¿Por qué el predominio de tales o cuales enfermedades o temas en los distintos ambientes socioculturales? Es conocida la mayor frecuencia de desarrollos paranoideos en familias proclives a una religiosidad fanática (se observa en Chile en algunas sectas protestantes). ¿Existe la anorexia nerviosa en países donde la alimentación desempeña un papel secundario, v.gr. en India? No sabemos que se haya descrito. En esta perspectiva no debe extrañarnos lo descrito por nosotros en las familias estudiadas. Ahora bien, esto no significa que todos los casos de anorexia nerviosa *tengan que* aparecer en familias que se ocupan en la producción o distribución de substancias alimenticias, pero sí apunta al hecho que un proceso psicopatológico es siempre un *tema* que de algún modo se emancipa de los órdenes habituales y que a su *tematización* pueden contribuir no solo los conflictos del vivenciar subjetivo, sino también circunstancias aparentemente tan alejadas como las ideologías, preferencias o estilos del grupo social al cual el paciente pertenece.

La tradición de sacrificios es otro fenómeno altamente llamativo en todas nuestras familias, hasta ahora no mencionado. Su adecuada conceptualización requeriría un análisis hermenéutico *per se,* lo que rebasa las pretensiones de esta comunicación. Sólo quisiéramos agregar a lo dicho que esto lo hemos seguido observando con regularidad en los nuevos casos en estudio y no incluidos en este trabajo. Vaya otro ejemplo para caracterizarlo: en la familia U. (caso N° 15) hay 10 hijos, de los cuales tres son oligofrénicos profundos. Los padres se negaron siempre a internarlos en establecimientos adecuados, prefiriendo su permanencia en casa, a pesar de las enormes incomodidades, entre otras, la paulatina destrucción del amoblado y de la casa misma y los serios inconvenientes que tenían los 7 hijos sanos para su normal desarrollo psicológico. La madre se negaba a tener empleadas y vivía exclusivamente para estos tres hijos enfermos, mientras el padre se ausentaba lo que podía para dedicarse a sus aficiones deportivas. La anorexia de Patricia (la quinta en la serie de hermanos) significó un cierto alivio dentro de este casi macabro cuadro familiar: toda la casa empezó a girar en torno a ella, el padre a estar más en la casa, la madre a preocuparse más de la comida –por mucho tiempo escasa por razones económicas–, pero junto con mejorar la hija anoréctica volvió todo al estado anterior hasta que la madre enfermó gravemente, no se cuidó por continuar dedicada a los hijos enfermos y murió.

¿Es realmente amor lo que estas madres "sacrificadas" entregan a sus hijos?, cabe preguntarse: ¿no hay más bien una substitución de la auténtica *pre-ocupación* amorosa (en el sentido de la palabra alemana *Sorge)* por una *ocupación* persistente y agobiante en torno a los hijos? El contacto con estas madres nos dejó siempre la impresión que su capacidad de sacrificio y olvido de sí misma era de algún modo "pecaminosa", ajena al mensaje evangélico, que muchas veces decían representar. Su conducta era, en primer lugar, excesiva; en segundo lugar, unilateral (en algunos casos era la comida, en otros la virginidad, en otros era lo mórbido en sus hijos, lo que las motivaba); en tercer lugar, su conducta de renuncias y autopostergaciones ocultaba siempre una intención subalterna, para ellas mismas inconsciente: quedar bien ante el mundo, agredir al marido (a través de su descuido personal, de su afanarse en especial por alguno de los hijos o simplemente de su estar siempre ocupada), eludir el contacto sexual (argumentando cansancio, tareas "superiores", etc.). Este estilo ascético impuesto en estas familias por las figuras femeninas no es ajeno al comportamiento alimentario que llamamos anorexia nerviosa.

c) La situación premórbida

El comienzo de la enfermedad se ha vinculado siempre a la pubertad. Sin embargo muchos casos se inician varios años después. Vimos que tanto en los casos de comienzo precoz como en los de comienzo tardío, la enfermedad aparecía entretejida en situaciones de vida particular cuyo rasgo común era un *cambio* profundo en la relación con el padre lejano: un acontecimiento, casi siempre de carácter trágico (accidente, enfermedad, escándalo) que afecta al padre, impulsa a la hija a preocuparse de él y es en este y no en otro momento cualquiera cuando ella inicia el ayuno *ad outrans.* La diferencia entre las pacientes cuya enfermedad se inicia junto con la pubertad y las de comienzo tardío sería solo que en las segundas la situación premórbida es precedida por perturbaciones de la conducta alimentaria, en el sentido de la hiperfagia, más o menos remotas en el tiempo y de distinta magnitud.

Investigaciones psicoanalíticas (Thomae, 1961[43]) han demostrado sobradamente la existencia de conflictos inconscientes prepuberales que se agudizan al sobrevenir la pubertad. En forma esquemática podría afirmarse que los conflictos señalados son fundamentalmente la fijación en la etapa oral la represión o negación de toda forma de sexualidad y la ambivalencia oral. Dejemos de lado la pregunta del porqué la anoréctica llega a la pubertad con esa estructura anormal de su vida instintiva. Importante es que los cambios puberales conducen a la angustia y esta al empleo de *mecanismos de defensa* orientados a evitar esa angustia y el displacer consiguiente. En cierto modo, toda la angustia vinculada a la sexualidad reprimida es transferida a la oralidad, de manera que la anoréctica vivencia el hambre como una amenaza y fuente de culpa, contra la que va a luchar con el ideal ascético del Yo: ser una existencia sin sexo, sin instintos, más allá del bien y del mal. Y esto se consigue dejando de comer. Para el psicoanálisis, el proceso anoréctico surge como tropiezo necesario en el devenir madurativo, supuestos los momentos previos de la fijación y la regresión.

No es nuestra intención oponernos a la interpretación psicoanalítica, probablemente acertada desde una visión que tome en cuenta solo el desarrollo instintivo. Pero cabe la siguiente consideración crítica: ¿bastará la fijación oral y la reactividad instintiva que trae consigo la pubertad para sostener una conducta tan *voluntaria* y suicida como es el ayuno pertinaz? Tenemos, por una parte, la fijación oral *inconsciente* y prepuberal, y por otra, la búsqueda *consciente* del ideal ascético a través de la renuncia a toda satisfacción corporal, en este caso de comida. Pero ¿cómo se establece el puente entre ambos momentos? La interpretación más socorrida (Leibrand, 1939)[44] es la que vincula en la pubertad sexo y alimento a través del fenómeno del cambio de formas corporales. Pero decíamos que un alto porcentaje de las pacientes enferma mucho tiempo después de ocurrido este proceso.

Pensamos que las situaciones premórbidas descritas no pueden desconocerse y aún más, que un análisis en profundidad debería agregar elementos fundamentales en la cadena causal que conduce a esta enfermedad. Ahora bien, si conjugamos esta situación desencadenante típica con el resto de los hallazgos obtenidos en el estudio de las familias, estaríamos en condiciones de agregar una interpretación del acto anoréctico inicial.

4.2. Intento de interpretación del acto anoréctico

Hablamos de un *acto anoréctico inicial* para referirnos a esa primera etapa de la enfermedad cuando la paciente logra recién dominar su apetito y comienza el ayuno decidido que la llevará después a la caquexia y demás síntomas conocidos. Un problema aparte es por qué se mantiene esta conducta, cuestión cuyo tratamiento habría exigido referencias detalladas a la evolución de los casos ya manifiestos. En ello interviene entre otras cosas la fatalidad de "lo adicto" en el sentido de Von Gebsattel (1954)[45] y factores como la perturbación de la imagen corporal y otros.

Es ya universalmente aceptado el hecho que estas enfermas no sufren propiamente de anorexia, sino que solo se comportan como tales. Aún más, son frecuentes las descripciones sobre fantasías orales y momentos o estados de "hambre" desenfrenada. Dejar de comer en esas circunstancias no puede ser sino un acto de renuncia, de *sacrificio.* El sacrificio ha tenido desde antiguo un doble sentido de ofrenda petitoria (se hace un sacrificio *por* tal persona o para pedir a Dios por tal cosa) y de expiación: el que hace el sacrificio se está limpiando, purificando a través del acto. En su forma más perfecta (el sacrificio del Nuevo Testamento) es un gran acto de amor.

Por razones difíciles de comprender, ha existido en las familias de nuestras pacientes una especie de tradición de sacrificios y ofrendas recíprocas entre sus miembros, algo así como una ascética (muy claro en las madres, muy ambivalente en los padres) que está en la atmósfera y que torna aún más chocante la frecuente "vida paralela" del padre. La muchacha anoréctica ha sido enseñada desde muy pequeña a no tener más instinto que el oral, porque todos los demás –y en particular el sexual– están prohibidos. Ha sufrido además una dedicación "responsable" pero no espontánea de la madre, que vive ocupada del hijo varón, o de la cocina; ella se siente dependiente de la madre, pero al mismo tiempo experimenta hostilidad por lo que ella no le da. Su padre, en cambio, es un ser lejano, de personalidad muy marcada, a quien ella intenta atraer a través de la obediencia y los buenos rendimientos, sin lograrlo. La sexualización brusca, endógena e inesperada de su cuerpo con la pubertad, acentúa sus conflictos inconscientes, particularmente su complejo edípico. Pero en la medida que el padre se mantiene lejos y la madre suficientemente cerca, no pasará nada. Sus penas y alegrías las acompaña con un ritmo alimentario de comer más o comer menos.

De pronto sobreviene el cambio situacional, donde junto a un acontecimiento desgraciado padre e hija se encuentran, se conocen y se quieren. *Esta* situación significa para *esta* muchacha el descubrimiento simultáneo del *amor* y de la *muerte,* el primero como realización de una antigua admiración por este ser generoso pero inalcanzable, y la segunda a través de la *amenaza* de la enfermedad, en la mayoría de los casos, o de la *pérdida* en los brazos de otras mujeres en el resto (casos N°s 7 y 10).

Pero la situación no es solo descubrimiento, también es exigencia: el amor debe ser *manifestado,* atestiguado y la muerte (o la pérdida) *evitada.* ¿Cómo manifestar el amor sin pecar, cuando ya se tiene senos, caderas y un inexorable ciclo menstrual? Y al mismo tiempo, ¿cómo salvarlo de la muerte o de la pérdida (perdición)? La respuesta se impone a la paciente desde la tradición familiar y su propia biografía con una "naturalidad" casi necesaria: el sacrificio total, la renuncia a sus apetitos, a sus estudios, y la total entrega al cuidado del padre.

Es interesante el hecho que esta dedicación al padre amado es reemplazada, cuando este mejora y ya la enfermedad ha tomado un curso independiente, por la hiperactividad centrada principalmente en la cocina y en el servicio de los alimentos a los miembros del grupo familiar.

Con este acto la muchacha consigue un nuevo equilibrio por el cual soslaya las amenazas del mundo interno (instintivo) y neutraliza un mundo externo que exige cada día más independencia y soledad. Por el sacrificio *salva* a su padre y se *purifica* de su amor por él. El estar enferma le permite mantener su situación de dependencia de la madre y al mismo tiempo castigarla no recibiéndole el alimento que esta le ofrece con vehemencia. Pero el equilibrio alcanzado es muy precario, pues las amenazas que quisieron superarse la acosan sin misericordia: el hambre en forma de compulsiones a comer, y fantasías orales, mientras el tiempo que transcurre inexorable la empuja hacia la asunción de su *rol* de mujer. Cualquier "recaída" en el comer va a significar aumento de peso y reaparición de las formas femeninas, con la angustia consiguiente. No cabe entonces sino repetir el acto de ayuno una y otra vez hasta el infinito, repetición que nos anuncia el curso procesal característico.

En resumen, pensamos que los hallazgos descritos en los capítulos anteriores y que se refieren a la personalidad, familia y situación premórbida de la muchacha anoréctica pueden contribuir a un enriquecimiento en la comprensión de la patogénesis de esta misteriosa enfermedad, en la medida que establecen un puente entre los conflictos prepuberales inconscientes, descritos y estudiados por el psicoanálisis (Thomae, 1961)[46] y la conducta anoréctica misma, movida desde la voluntad. Este puente no es sino el fenómeno del sacrificio que, por las razones expuestas, se presentaría a la anoréctica como la única solución posible de una crisis biográfica caracterizada por la coincidencia de un paso madurativo, con la consiguiente exacerbación instintiva, y una circunstancia trágica que le exige un acto de amor, para ella desconocido.

Referencias

1. Simmonds M. "Über Kachexie Hypophysären Ursprungs"" *Dtsch. Med. Wschr. 42,* 1916.
2. Meyer J.E. "Das Syndrom der Anorexia Nervosa". *Archiv. f. Psychial. u.z.f. Neurol. 202,* 1961, S. 31.
3. Binswanger L. *Schizophrenie,* Neske, Pfullingen, 1957, S. 56 ff.
4. Zutt J. "Das Psychiatrische Krankheitsbild der Anorexia Nervosa", in *Auf dem Wege zu einer anthropologischen Psychiatrie,* Springer Verlag, Berlin-Göttingen-Heidelberg, 1963, S. 195.
5. Meyer J.E., *óp. cit.,* 1961.
6. Haefner H. "Prozess und Entwicklung als Grundbegriffe der Psychopathologie", *Fortschr. Neurol. Psychiatr. 31,* 1963, S. 393.
7. Gebsattel V. von. *Prolegomena einer medizinischen Anthropologie,* Springer Verlag, Berlin-Göttingen-Heidelberg, 1954, S. 220.
8. Dörr-Zegers O. "Hacia una comprensión del defecto esquizofrénico", en *Jornadas Anuales de la Soc. Chilena de Neurología y Psiquiatría,* Santiago de Chile, 1966 (manuscrito no publicado).
9. Thomae H. *Anorexia Nervosa,* Huber-Klett Verlag, Bern-Stuttgart, 1961.
10. Frahm H. "Ergebnisse einer systematisch durchgeführten somatisch orientierten Behandlungsform bei Kranken mit Anorexia

Nervosa", in *Anorexia nervosa,* Thieme Verlag, Stuttgart, 1965, S. 64.
11. Leibbrand W. *Der göttliche Stab des Askulap,* Otto Müller Verlag, Salzburg, 1939.
12. Meyer J.E., *óp. cit.,* 1961.
13. Thomae H. *óp.* cit., 1961.
14. Fleck L., Lange J. und Thomae H. "Verschiedene Typen von Anorexia Nervosa und Ihre psychoanalytische Behandlung", in *Anorexia Nervosa,* Thieme Verlag, Stuttgart, 1965, S. 87 ff.
15. Selvini M.P. "Interpretation of Mental Anorexia", in *Anorexia Nervosa,* Thieme Verlag, Stuttgart, 1965, S. 96.
16. Feldmann H. "Zur Frage der psychodynamischen Faktoren bei der Pubertätsmagersucht", in *Anorexia Nervosa,* Thieme Verlag, Stuttgart, 1965, S. 103.
17. Sperling E. "Die Magersuchtfamilie und ihre Behandlung", in *Anorexia Nervosa,* Thieme Verlag, Stuttgart, 1965, S. 156.
18. Ishikawa K. "Über die Eltern von Anorexia Nervosa Kranken", in *Anorexia Nervosa,* Thieme Verlag, Stuttgart, 1965, S. 154.
19. Meyer JE., *óp. cit.,* 1961.
20. Binswanger L, *óp. cit.,* 1957.
21. Baeyer W. von. "Situation, Jetztsein, Psychose", in *Festschrift für Erwin Straus,* Springer Verlag, Berlin-Heidelberg-New York, 1966.
22. Gull W., citado por Thomae, H. (9).
23. Lasegue E.C., citado por Thomae, H. *(9).*
24. Zutt J., *óp. cit.,* 1963.
25. Meyer J.E., *óp. cit.,* 1961.
26. Frahm H., *óp. cit.,* 1965.
27. Dörr-Zegers O., "Sobre una forma particular de perversión oral en la mujer: hiperfagia y vómito secundario", *Rev. Chil. Neuropsiquiat. 11,* 1972, pp. 27-41.
28. Bleuler M. *Psiquiatría endocrinológica,* Ed. M. Finchelmann y Cía., Buenos Aires, 1956, p. 337.
29. Sperling E., *óp. cit.,* 1965.
30. Ishikawa K., *óp. cit.,* 1965.
31. Tellenbach H. Melancholie, Springer Verlag, Berlin-Göttingen-Heidelberg, 1961, S. 108.
32. Sperling E., *óp. cit.,* 1965.

33. Sperling E., *óp. cit.,* 1965.
34. Binswanger L., *óp. cit.,* 1957.
35. Zutt J., *óp. cit.,* 1963.
36. López-Ibor J.J. *Las neurosis como enfermedades del ánimo,* Edit. Gredos, Madrid, 1966.
37. Thomae H., *óp. cit.,* 1961.
38. Meyer JE., *óp. cit.,* 1961.
39. Tellenbach H.. *óp. cit.,* 1961.
40. Feldmann H., *óp. cit.,* 1965.
41. Sperling E., *óp. cit.,* 1965.
42. Thomae H., *óp. cit.,* 1961.
43. Sperling E., *óp. cit.,* 1965.
44. Ishikawa K, *óp. cit.,* 1965.
45. Thomae H., *óp. cit.,* 1961.
46. Leibrand W., *óp. cit.,* 1939.
47. Gebsattel V.E. von, *óp. cit.,* 1954.
48. Thomae H., *óp. cit.,* 1961.

CAPÍTULO XVIII

Influencia de la familia en la patogénesis de la anorexia nerviosa*

1. Introducción

Ya antes que aparecieran los primeros estudios sobre la familia de enfermos esquizofrénicos (Alanen, 1958[1]; Lidz, 1958[2]; Fleck, 1960[3]), algunos autores habían llamado la atención acerca de determinadas peculiaridades que, en forma notoria, se presentaban con frecuencia en las familias de las pacientes anorécticas (Duehrssen, 1950[4]; Bleuler, 1954[5]). Durante las últimas décadas, y tanto en Europa como en Estados Unidos y Japón, se han publicado diversos estudios sobre este tema, pero no hay consenso hasta ahora ni sobre la estructura y/o dinámica interna de estas familias, ni tampoco sobre la influencia que estos factores pudieran tener en la génesis de la enfermedad (Ishikawa K., 1965[6]; Sperling E., 1965[7]; Selvini-Palazzoli M., 1970[8]; Crisp AH., 1970[9]; Minuchin S., 1974[10]; Minuchin *et al.,* 1978[11]). En su mayoría los autores han atribuido un papel especialmente importante en la patogénesis a la personalidad de la madre.

Por otra parte, Jeammet (1973)[12], Massing (1974)[13] y nosotros mismos, Dörr-Zegers, (1976)[14] hemos destacado la gran importancia de la función del padre en el desarrollo de esta enfermedad. Finalmente, la escuela de Göttingen, en Alemania Federal (Meyer, 1961[15]; Sperling, 1965[16]; Massing y Beckers, 1974[17]) ha insistido siempre en la peculiar existencia de una abuela rica y poderosa al interior de estas familias.

El propósito de este trabajo es comunicar nuestra experiencia clínica y psicoterapéutica con 20 familias de anorécticas, en la esperanza de ayudar con ello a la clarificación de este problema tan complejo.

* Estudio realizado con la colaboración del Dr. Juan Petrasić (†) y la Asistente Social Eliana Morales, ambos de la Universidad de Chile.

2. Material y método

A partir de 1970 formamos en la Clínica Psiquiátrica de la Universidad de Chile en Santiago un equipo encargado del estudio y tratamiento de la anorexia nerviosa. El grupo estaba compuesto por dos psiquiatras y psicoterapeutas (O. Dörr-Zegers, y J. Petrasić) y una asistente social con experiencia en terapia familiar (E. Morales). En 1976 renunciamos los tres a la Clínica Universitaria, yéndose cada uno de nosotros a trabajar a un lugar diferente. Sin embargo mantuvimos un estrecho contacto en lo que se refiere a los nuevos casos de anorexia nerviosa que nos eran referidos a nuestros distintos lugares de trabajo. Este equipo funcionó como tal hasta la brusca e inesperada muerte del Dr. Juan Petrasić en 1981. De este trabajo en común resultó ya en 1971 una comunicación preliminar presentada en el Congreso Mundial de Psiquiatría de México y luego un extenso trabajo, casi monográfico, aparecido en la *Revista Chilena de Neuropsiquiatría* en 1976.

De los 35 casos estudiados hasta 1981 hemos seleccionado 20 que cumplen con las siguientes condiciones:

1. Diagnóstico probado de una anorexia nerviosa "primaria" de acuerdo con los criterios de Hilde Bruch (1965[18], 1974[19]).
2. Un estudio completo de la familia a través de visitas a los hogares respectivos y en las cuales uno o dos miembros del equipo actuaron como "observadores participantes".
3. Tratamiento psicoterapéutico de por lo menos 6 meses de duración con uno de los médicos del equipo.
4. Tratamiento médico y psiquiátrico hecho por uno de nosotros en una clínica u hospital en por lo menos una oportunidad (de manera de asegurar –entre otras cosas– una observación diaria del comportamiento de la paciente).

3. Resultados

No nos referiremos a las características individuales de nuestras pacientes anorécticas, sino solo a lo que concierne a sus respectivas familias. En todo caso, los rasgos de personalidad y otras características observadas en ellas coinciden casi exactamente con lo observado al respecto por otros autores (Meyer, 1961[20]; Massing y Beckers, 1974[21]; Bruch, 1974[22]; Selvini-Palazzoli, 1978[23]).

3.1. Datos empíricos

1. Se trata en todos los casos de familias bien constituidas, vale decir, no se consignaron separaciones ni divorcios. En un solo caso (Nº 5) faltaba la madre por haber perecido en un accidente automovilístico poco antes del comienzo de la enfermedad de la hija.
2. La mayoría de las pacientes pertenecía a los niveles sociales medios y una minoría a los altos. Ninguna de las 20 familias podría ser clasificada como perteneciente a un estrato socioeconómico cultural bajo.
3. En estas familias hay mayor número de hijos que el promedio de la población y el número de mujeres es más del doble que el de varones, hallazgo que coincide casi exactamente con lo descrito por Stöffler en 1978[24] (Cuadro 1).

Cuadro 1. Relación entre el número de hermanas y hermanos en nuestro material (Clínica Psiq., U. de Chile), en comparación con el de Stöffler (Clínica Psicosomática U. de Heidelberg).

Stöffler, et al. (1978)	38 familias con	109 niños	(= 2,9 niños/familia)
	De ellos:	79 niñas	(=72,5%)
		30 niños	(=27,5%)
Dörr-Zegers, et al. (1983)	20 familias con	76 niños	(= 3,8 niños/familia)
	De ellos:	53 niñas	(= 69,7%)
		23 niños	(= 30,3%)

4. Curiosamente en ocho de los 20 casos el tipo de actividad desarrollada por aquel de los padres encargado del sustento de la familia, estaba directamente relacionado con el tema alimento, como es el caso de los oficios de panadero, pastelero, carnicero y cocinero. En otros ocho casos la relación entre el trabajo del padre o de la madre con el alimento era indirecta, como sucede con los oficios de mercader de frutas, molinero y chacarero. Solo en cuatro de los 20 casos la actividad económica que mantenía el hogar no tenía relación alguna con la comida.
5. El último hecho empírico que llama la atención en estas familias es la existencia de una alta proporción de enfermedades crónicas que afectan a algún miembro de la familia (Cuadro 2).

Cuadro 2. Presencia de una enfermedad crónica en la familia anoréctica antes del comienzo del comportamiento anoréctico. Clínica Psiq. U. de Chile.

Madre enferma (v.gr. depresión)	8
Padre enfermo (v.gr. insuficiencia coronaria, artritis deformante, cáncer, etc.)	6
Hija enferma (la futura paciente; v.gr. un pie equino operado 12 veces, pólipos recidivantes a las cuerdas vocales)	2
Abuelo enfermo (insuf. cerebrovascular)	3
No hay enfermedad alguna en la familia	3
Total	20

3.2. Elementos de dinámica familiar

a) Disociación entre ser y aparecer

Lo primero que llamó nuestra atención en estas familias fue el gran contraste entre una apariencia de unión y normalidad, y la existencia entre sus miembros de conflictos subterráneos e inconfesados. Solo en la segunda o tercera reunión con la familia en su totalidad estos conflictos empezaban a hacerse manifiestos, por lo general a través de una súbita "confesión" de uno de sus miembros: la total ausencia o frecuente infidelidad del padre, la frigidez de la madre, la anormal conducta del hijo favorito de la madre, la gran rivalidad de la paciente designada con su o sus hermanas, entre otros.

b) Dominio unilateral de parte de uno de los miembros de la familia

En todas las familias estudiadas y sin excepción, se observó la existencia de una persona que ejercía una influencia prioritaria sobre los otros (Cuadro 3).

c) Relación entre la dominancia y la enfermedad crónica de uno de los miembros de la familia

Existe una curiosa correspondencia entre la persona débil de la pareja de padres y la condición de enfermo. Así, en todos los casos en los cuales la madre era la persona dominante, el padre sufría de alguna enfermedad física crónica y, a la inversa, en aquellas familias donde la persona dominante era el padre o la abuela, la enferma era la madre. De acuerdo con lo afirmado, resultarían tres tipos de familias, como se muestra en el Cuadro 4.

Cuadro 3. Persona dominante en la familia anoréctica. Clínica Psiq. U. de Chile.

Miembros de la familia	Núm. de familias
El Padre	7
La Madre	6
La Abuela (o su substituta)	7
Total	20

Cuadro 4. Combinaciones dinámico-estructurales más llamativas de la familia anoréctica. Clínica Psiq. U. de Chile.

Tipo "A":	Madre dominante con padre débil y/o enfermo.
Tipo "B":	Padre dominante con madre débil y/o enferma.
Tipo "C":	Abuela dominante con madre débil y/o enferma y padre ausente.

d) Típica constelación de hermanos

Tal como ha sido descrito por diversos autores, nosotros también encontramos, en 15 de las 20 familias, una hermana polarmente estructurada con respecto a la paciente y que rivaliza con ella. En 12 de las 20 familias pudimos observar también la existencia de un hermano muy preferido por la madre y cuya conducta, en el límite de lo que se observa en los trastornos de personalidad, se opone abiertamente al espíritu o ideología familiar.

3.3. Ideología familiar

Semejante a lo descrito por otros autores y en especial Hilde Bruch (1974)[25] y Mara Selvini-Palazzoli (1965[26], 1978[27] y 1982[28]), nosotros encontramos en todas las familias investigadas algo así como una bien definida "ideología" familiar. Las características más relevantes de esta ideología son: tendencia a ascender en todos los niveles de la vida social (económico, intelectual y social mismo); sobrevaloración de los rendimientos escolares, rechazo activo de cualquier forma de sexualidad y sobrestimación de todo lo que sea valor artístico o intelectual. Aparte de lo anterior, encontramos también un extremo "espíritu de sacrificio". que constituye, a nuestro modo de ver, el fenómeno más central en la ideología de la familia anoréctica (Cuadro 5).

Cuadro 5. Frecuencia relativa de los diferentes elementos que componen la ideología familiar en la anorexia nerviosa (n= 20). Clínica Psiq. U. de Chile.

Elementos ideológicos	Número de familias
1. Sobrevaloración del rendimiento escolar	18
2. Rechazo activo de la sexualidad	16
3. Tradición y espíritu de sacrificio	14
4. Tendencia a ascender socialmente	13
5. Sobrestimación de los valores intelectuales	10

3.4. Situaciones que precedieron el comienzo de la conducta anoréctica

En nueve de los 20 casos el inicio del comportamiento anoréctico no coincidió con la pubertad, manifestándose, en rigor, más tarde, entre los 17 y los 25 años de edad. Dejando de lado la relación con la pubertad, pudimos consignar que en 18 de los 20 casos el comienzo de la anorexia nerviosa fue precedido por un acontecimiento vital trascendente como, por ejemplo, la muerte o la enfermedad de uno de los padres, una enfermedad orgánica aguda de la paciente misma, o el fracaso en su intento de superar una etapa madurativa (Cuadro 6).

Cuadro 6. Situaciones premórbidas en 20 casos de anorexia nerviosa. Clínica Psiq. U. de Chile.

Situaciones	Número de casos
Enfermedad aguda (o accidente) que afecta al padre	7
Muerte del padre	2
Enfermedad aguda que afecta a la madre	3
Muerte de un abuelo cercano	1
Enfermedad aguda que afecta a la paciente designada	2
Fracaso en crisis madurativa	3
Ningún hecho vital especial detectado	2
Total	20

4. Discusión

4.1. Interacción familiar

De los resultados de nuestra investigación podemos concluir, primero, que ni la personalidad dominante de la madre en el sentido de J.H. Meyer (1961)[29], H. Thomae (1961)[30], H. Bruch (1974)[31] y M. Selvini-Palazzoli (1978[32], 1982[33]), ni el grado de anormalidad del padre (Jeammet, 1973[34]; Stöffler, 1978[35]), ni la presencia de una abuela todopoderosa (Sperling y Massing, 1970[36] ; Massing y Becker, 1974[37]), pueden ser individualmente responsabilizados de la patogénesis de la anorexia nerviosa.

Mucho más importante se nos aparece aquí en este contexto la interacción entre los distintos miembros de la familia. La característica más llamativa es, sin duda, esa dominancia tiránica ejercida ya sea por el padre, por la madre o por la abuela. A diferencia de lo que primero Bateson *et al.* (1956)[38] y más tarde Mara Selvini (1982)[39] han descrito como el tipo de relación simétrica en las familias esquizofrenógenas, en la familia anoréctica pareciera existir más bien la tendencia a un tipo de relación de complementariedad. Pero en ambos casos nos enfrentamos a relaciones extremadamente rígidas, las que si llegan a modificarse por alguna razón, pueden alterar el sistema familiar completo. Una madre dominante, un padre tiránico o una abuela todopoderosa, cada uno en particular, no representan a la "familia anoréctica", sino solo el fenómeno más llamativo de diferentes constelaciones de modelos de interacción, en los cuales la extrema complementariedad de las relaciones entre sus miembros no deja espacio para el desenvolvimiento de aquella capacidad de transformación, la cual junto a la tendencia a la homeostasis, constituye una característica fundamental de la dinámica de los biosistemas.

4.2. La ideología de la familia anoréctica

Desde un comienzo llamó la atención la existencia en estas familias de algo así como una "ideología familiar", cuyos rasgos más destacados son: sobrestimación del rendimiento, tendencia al ascenso social, rechazo a la sexualidad e importancia exagerada del alimento como vehículo de expresión de sentimientos (la comida como recompensa o como castigo, etc.). Nosotros encontramos todas estas características descritas por otros autores y muy en especial por Binswanger (1957)[40] en el análisis de su clásico caso "Ellen West".

Pero ahora quisiéramos concentrarnos en un elemento de esta ideología familiar, que a nuestro modo de ver no ha sido suficientemente destacado y que es la tendencia al sacrificio, fenómeno descrito primero por nosotros mismos (Dörr-Zegers, *et al.*, 1976)[41]. Años más tarde Mara Selvini-Palazzoli (1978)[42] reconoció su importancia con las siguientes palabras: "De acuerdo con este *ethos* tan particular y rígido, en nuestras 12 familias la más importante de todas las cualidades era el autosacrificio".

A moclo de ilustración mencionaremos brevemente lo que ocurría con el caso 9 de nuestras 20 familias: el padre sufría de una artritis deformante muy avanzada y se encontraba incapacitado para trabajar; la madre, para mantener a sus ocho hijos, trabajaba hasta altas horas de la noche como cocinera en un restaurante. Ahora bien, a pesar de esta situación dramática y de las enormes estrecheces económicas consiguientes, la madre decidió adoptar a tres sobrinos huérfanos, al fallecer trágicamente su hermana y madre de los niños. Este espíritu de sacrificio tan extremo se pudo observar también a través de generaciones. Así, en el caso 2, el abuelo de la paciente designada se suicidó "para facilitarle la vida a sus familiares", mientras la madre terminó enferma de tanto cuidar al marido después de un accidente.

El problema del sacrificio tiene, a nuestro entender, un *status* antropológico mucho mayor que el fenómeno del rechazo a la sexualidad o el de la dinámica del ascenso social. Desde una perspectiva fenomenológica, la paciente anoréctica se nos presenta más bien como un *mártir* que como una persona enferma. Recordemos su voluntad invencible, ese oscuro placer que se percibe detrás del acto de sufrir, así como esa completa conciencia de triunfo que muestra una y otra vez frente a la familia y al médico cuando han fracasado todos los intentos por mejorarla. El acto anoréctico implica una entrega, una renuncia y constituye, por lo tanto, un acto transitivo y trascendente. La muchacha anoréctica con su ayuno lleva a cabo una misión en la cual fue puesta por la totalidad de la familia y cuyo sentido más profundo es la mantención de la homeostasis amenazada. Por imperfecto que sea el equilibrio de la familia anoréctica anterior al momento en que irrumpe la enfermedad en la paciente designada, con todo su concierto de síntomas, es un equilibrio al fin y la familia ha permanecido unida. Al sobrevenir una amenaza a este equilibrio –como veremos en el punto siguiente– la paciente designada, con su escandaloso ayuno, salta al centro de la atención familiar provocando una reordenación de sentimientos y conductas y con ello la superación de la crisis.

4.3. La situación premórbida

En la mitad de nuestros casos la enfermedad no comenzó con la pubertad –como se ha descrito clásicamente– sino varios años más tarde. Entre las situaciones que precedieron el comienzo del comportamiento anoréctico destaca el hecho que en nueve de los 20 casos algo importante sucedió con el padre de la paciente: enfermedad aguda, recaída de una enfermedad crónica, o muerte. En otros tres casos el comienzo de la anorexia aparece en relación con la enfermedad o muerte de la madre. En otros dos casos se trata de una enfermedad somática de la paciente designada; en tres casos, del fracaso en un paso madurativo importante, como ingreso a la Universidad, obtención de título académico o matrimonio y, por último, solo en dos casos de los 20 (10%) no se consignó ningún acontecimiento vital de importancia. Quizás sí sea de interés destacar que en estos dos últimos casos de aspecto más "endógeno", la enfermedad surgió sin solución de continuidad desde el cambio puberal mismo. En otras palabras, en ninguno de los casos de comienzo tardío dejó de existir una situación relevante del tipo de la enfermedad o muerte de uno de los dos progenitores. La acumulación de circunstancias trágicas en el campo previo al inicio de una anorexia nerviosa ha sido ya mencionada por otros autores; alemanes como Massing (1974)[43] y Stöfller (1978)[44]. Todas estas circunstancias tienen en común el hecho de significar una grave amenaza para esa rígida homeostasis que la familia anoréctica busca mantener a cualquier precio.

Este sistema familiar, debido a esa misma rigidez, es incapaz de crear nuevas respuestas que no solo aseguren la supervivencia, sino que permitan también alcanzar un grado de maduración cada vez mayor, justamente a través de la superación de crisis. Enfrentada a una situación amenazante para el equilibrio familiar, es la paciente designada la que asume la tarea de salvar a la familia, y esto lo hace ella siguiendo un camino de algún modo aprendido de sus padres y sus abuelos: la renuncia hasta el extremo del autocastigo, el olvido de sí misma hasta el punto de romper la imagen corporal (en la caquexia); en otras palabras, a través del camino del *sacrificio ad outrans.*

Referencias

1. ALANEN Y.O. "The mothers od schizophrenic patients", *Acta psychiat. scand. 33,* Supl. 124, 1958, p. 5.
2. LIDZ T. "Schizophrenia and family", *Psycbiatry 21,* 1958, pp. 21-27.
3. FLECK S. "Family Dynamics and Origin of Schizophrenia", *Psychosom, Med. 22,* 1960, pp. 333-344.
4. DUEHRSSEN A. "Zum Problem der psychogenen Essen-Störung, *Psyche 4,* 1950, S. 56-72.
5. BLEULER M. *Endokrinologische Psychiatrie,* Thieme Verlag, Stuttgart, 1954.
6. ISHIKAWA K. "Ueber die Eltern von Anorexia-Nervosa-Kranken", in *Anorexia Nervosa,* Thieme Verlag, Stuttgart, 1965, S. 154-155.
7. SPERLING E. "Die Magersuchtfamilie und ihre Behandlung", in *Anorexia Nervosa,* Hrsg. von J.E. Meyer u. H. Feldman, Thieme Verlag, Stuttgart, 1965, S. 156-160.
8. SELVINI-PALAZZOLI M. "The family of Patients with Anorexia Nervosa", in J. ANTHONY a. G. KOUPERNIK (ed.), *The child and his family,* New York, John Willey and Sons, 1970.
9. CRISP A.H. "Premorbid factors in adult disorders of weight, with particular reference to primary anorexia nervosa", *Journal of Psychosomatic Research, 14,* 1970, pp. 1-22.
10. MINUCHIN S.; ROSMAN B.L. y BAKER L. "Psychosomatic Families", in *Anorexia Nervosa in Context,* Harvard University Press, Cambridge, Mass., 1978.
11. MINUCHIN S. *Families and family therapy,* Harvard University Press, Cambridge, Mass., 1974.
12. JEAMMET P. *et al.,* "Le milieu familial des anorexiques", *Ann. Med. Interne 124,* 1973, pp. 247-252.
13. MASSING A. y BECKERS W. "Zur Frage der Manifestationsbedingungen und Häufigkeitszunahme der Pubertätsmagersucht", *Z.f. Psychosom. Med. u. Psychoanalyse 20,* 1974, S. 53-59.
14. DÖRR-ZEGERS O. *et al.,* "Familia y biografía en la patogénesis de la anorexia nerviosa", *Rev. Chil. Neuropsiquiat. 15,* 1976, pp. 3-16.
15. MEYER J.E. "Das Syndrom der Anorexia Nervosa", *Archiv. Psychiat. Nervenkr. 202,* 1961, 31.

16. Sperling E. u. Massing A. "Der familiäre Hintergrund der Anorexia Nervosa und die sich ergebenden therapeutischen Schwierigkeiten", *Z.f. Psychosom. Med. u. Psychoanalyse 16,* 1970, S. 130-141.
17. Massing A. u. Beckers W., *óp. cit.,* 1974.
18. Bruch H. "The psychiatric differential diagnosis of Anorexia Nervosa", in *Anorexia Nervosa,* Thieme Verlag, Stuttgart, 1965, S. 70-87.
19. Bruch H. *Eating Disorders,* Routledge and Kegan, London, 1974, pp. 67-77.
20. Meyer J.E., *óp. cit.,* 1961.
21. Massing A. u. Beckers W., *óp. cit.,* 1974.
22. Bruch H., *óp. cit.,* 1974.
23. Selvini-Palazzoli M. *Self-Starvation,* Edit. by Jason Aronson, New York-London, 1978.
24. Stöffler P. "Die Anorexie-Familie. Monographie", in *Jahrbuch der Dissertationen,* Heidelberg: Medizinische Fakultät, 1978.
25. Bruch H., *óp. cit.,* 1974.
26. Selvini-Palazzoli M. "Interpretation of Mental Anorexia", in *Anorexia Nervosa,* Ed. by J.E. Meyer and H. Feldman, Thieme Verlag, Stuttgart, 1965, pp. 96-103.
27. Selvini-Palazzoli M., *óp. cit.,* 1978.
28. Selvini-Palazzoli M. *Paradoja y contraparadoja,* A.C.E., Buenos Aires, Argentina, 1982.
29. Meyer J.E., *óp. cit.,* 1961.
30. Thomae H. *Anorexia Nervosa,* Huber-Klett Verlag, Suttgart, 1961.
31. Bruch H., *óp. cit.,* 1974.
32. Selvini-Palazzoli M., *óp. cit.,* 1978.
33. Selvini-Palazzoli M., *óp. cit.,* 1982.
34. Jeammet P., *óp. cit.,* 1973.
35. Stöffler P., *óp. cit.,* 1978.
36. Sperling E. u. Massing, A., *óp. cit.,* 1970.
37. Massing A. u. Becker, W., *óp. cit.,* 1974.
38. Bateson G. *et al.,* "Towards a theory of schizophrenia", *Behavioural Science 1,* 1956, pp. 251-264.
39. Selvini-Palazzoli M., *óp. cit.,* 1982.
40. Binswanger L. *Schizophrenie,* Neske Verlag, Pfullingen, 1957.
41. Dörr-Zegers O., *óp. cit.,* 1976.

42. Selvini-Palazzoli M., *óp. cit.,* 1978.
43. Massing A, *óp. cit.,* 1974.
44. Stöffler P., *óp. cit.,* 1978.

CAPÍTULO XIX

Sobre la temporalidad de las adicciones

1. Introducción

Es conocido el hecho que en el idioma alemán existe una sola palabra, *Sucht,* para designar una serie de comportamientos anormales de apariencia diferente y que las lenguas romances caracterizan, según el caso, como manía, dependencia, adicción, perversión o, aun, vicio. La palabra *Sucht* posee dos orígenes etimológicos: por una parte deriva del antiguo vocablo germánico *siech* que significa "enfermo", y, por otra, de *suchen,* buscar (*Suche* = búsqueda). La confluencia de estos dos significados, la pasividad propia de lo enfermo (padecer, *pathos)* y la actividad implícita en toda búsqueda parecen señalar adecuadamente dos momentos esenciales y simultáneos comunes tanto a las toxicomanías en sentido estricto, como a aquellos otros comportamientos patológicos señalados antes y que la psiquiatría conoce como anorexia nerviosa *(Pubertätsmagersucht),* obesidad *(Fettsucht),* cleptomanía *(Stehlsucht),* ludomanía *(Spielsucht),* etc. Este elemento *süchtig,* adicto o maníaco, se puede encontrar aun en enfermedades decididamente orgánicas, como la diabetes insípida (Mitscherlich, 1957)[1] o la epilepsia (Janz, 1968)[2] o desempeñando un papel importante en otros comportamientos anormales más próximos a la esfera ética, como las perversiones sexuales (Von Gebsattel, 1954)[3].

Partiendo de un análisis fenomenológico de los elementos comunes a todos estos cuadros diferentes que la lengua alemana ha reunido desde siempre bajo el vocablo *Sucht,* tanto Von Gebsattel (1954)[4] como Zutt (1958)[5] han logrado hacer aportes fundamentales para la comprensión de las leyes internas que rigen tanto la constitución como el curso de las dependencias y adicciones.

Aquí nos referiremos solo a aquellos elementos comunes a toda "manía" o adicción que denotan un carácter inequívocamente temporal, para desde ahí intentar una descripción de su temporalidad.

Pero hemos de advertir que cuando en este contexto se habla de temporalidad no estamos haciendo referencia a la vivencia subjetiva del tiempo, o a la atención temporal, sino al "acontecer temporal interno" (Binswanger, 1957)[6], al "tiempo inmanente" (Von Gebsattel, 1954)[7] o también llamado "tiempo vivido (y no vivenciado)" (Minkowski, 1933)[8], conceptos que encontramos con frecuencia en la literatura antropológico-psiquiátrica y que remiten, en parte, al concepto de tiempo en la filosofía de Bergson (1889)[9], pero sobre todo a la determinación ontológica de la temporalidad como "temporalización" *(Zeitigung)* hecha por Heidegger en su obra trascendental *Ser y tiempo* (1927)[10].

2. Tres fenómenos temporales en el desarrollo personal del adicto: Repetición, recaída y detención

En los adictos observamos comúnmente por lo menos tres hechos de carácter temporal y que por ser tan conocidos han merecido escasa atención por parte de los investigadores. Se trata de la repetición, la recaída y la detención en el desarrollo personal. Este último fenómeno ha sido mencionado a veces (Von Gebsattel, 1954[11]; Haefner, 1963[12]) con una caracterización espacial, a saber, como "estrechamiento existencial" (Binswanger, 1957)[13].

La *repetición:* Toda dependencia se caracteriza por la ejecución de un acto, o de una serie de actos, encaminados a la consecución de sensaciones placenteras para el sujeto y que se repiten siempre de la misma forma, El beber de un alcohólico no es solo una repetición en el sentido concreto de llevarse la copa a los labios una y mil veces igual, sino también en el cómo las circunstancias que rodean el acto tienden a darse siempre de la misma manera. Se habla por ello de "tipos de bebedores", según sea el *estilo* (el rito) de su beber: el bebedor de bar, el solitario, el inveterado, el intermitente, etc. Lo mismo vale para los rituales del morfinómano o para la específica forma de ocuparse del alimento "no comiendo" en las anorexias nerviosas. Muy característica es la tendencia a la ritualidad en los jóvenes adictos a marihuana o al ácido lisérgico: viven en comunidades que evitan el trabajo, visten con forzado descuido, practican un determinado tipo de música, de danza, de meditación, de filosofía, y el acto de fumar o de ingerir el ácido ocurre siempre dentro de la misma *Gestalt.*

La *recaída* es también un hecho característico, pero a diferencia del recaer inherente a tantas enfermedades psíquicas –pensemos en la psicosis circular, por ejemplo– en el adicto juega un papel preponderante la voluntad, Según Zutt (1958)[14], la adicción se originaría por un desequilibrio entre el devenir involuntario (dimensión afectivo-vegetativa) y el actuar voluntario (dimensión fisionómico-estética) en favor del primero. Por su "debilidad de la voluntad", el adicto sería "incapaz de ordenar las pulsiones de la vida afectivo-vegetativa involuntaria hacia la realización de la respectiva figura histórica por medio de la acción libre y voluntaria". ¡Cuántas veces hemos sido "engañados" por las promesas de un paciente alcohólico, cuántas veces hemos vuelto a creer en sus buenos propósitos! Extremo es este fenómeno de la recaída en los morfinómanos; no menos grave en las pacientes que sufren de una anorexia nerviosa y que a la semana de haber sido dadas de alta con un peso relativamente normal, recomienzan sus secretas prácticas de ayuno, vómitos y abuso de laxantes. Casi siempre estos pacientes atribuyen la recaída a algún factor externo: dificultades familiares o laborales, o a particulares cambios del estado de ánimo: angustia o depresión, que rara vez logran definir con exactitud.

Cuando estos pacientes desconocen en forma tan palmaria las experiencias pasadas o hacen promesas y juramentos con tanta ligereza, ¿nos quieren engañar consciente e intencionadamente?, ¿están calculando ya el cómo y el cuándo entregarse otra vez a los efectos de la substancia tóxica o a la práctica perversa? Creemos que no. El problema parece radicar en una esfera mucho más profunda que el discurrir racional y consciente. Aquí se anuncia ya una profunda alteración de esa determinación básica del existente humano, cual es la temporalidad.

Algo semejante ocurre con el tercer fenómeno temporal de ocurrencia sistemática en los adictos, cual es la *detención en su desarrollo personal.* Con qué frecuencia nos llamó la atención el hecho que, entre los jóvenes del movimiento "hippie" –que en su mayoría abusaban de la marihuana, el ácido lisérgico, los analgésicos e hipnóticos– se daba una cierta incapacidad de modificar sus ideas y puntos de vista a través de los años. En la primera admisión en la Clínica Psiquiátrica de la Universidad de Chile llamaban la atención por el vigor con que defendían sus ideas contrarias a la sociedad de consumo, a la polución, a la enajenación del ser humano por la visión meramente renditiva del trabajo. Hablaban de liberación, de la posibilidad de alcanzar a través del uso de drogas "nuevos niveles de conciencia", de nuevas formas de vida comunitaria, etc. Pasaba el tiempo y volvían a ser hospitalizados a raíz de alguna intoxicación masiva y nos encontrábamos frente a las mismas ideas, expresadas en los mismos términos –idénticas a las que habíamos escuchado entre tantos de muchos otros–, pero ya sin el vigor inicial. Impresionaban, por el contrario, por su carácter esquemático, estereotipado, vacío, sin ni siquiera la modesta riqueza indiferenciada, pero vivida, de un "lugar común".

Un caso extremo del fenómeno que estamos tratando de bosquejar lo observamos en un paciente de 26 años, uno de los líderes del movimiento "hippie" en Chile, que alcanzara grandes repercusiones sociales entre mediados de la década de los años 1960 y el año 1973. Una enfermedad física intercurrente y de larga evolución (hepatitis) lo obligó a alejarse de su vida en comunidades y a abandonar el abuso de marihuana y alucinógenos que practicara durante seis años. Otra circunstancia social favorable (un enamoramiento, algo hasta entonces desconocido para él) impidió que recayera al ser dado de alta de su enfermedad física. Después de tan largo paréntesis este joven fue capaz de reiniciar sus estudios universitarios y reincorporarse a la vida familiar y burguesa. Durante un tratamiento psicoterapéutico iniciado entonces fue posible sacar a la luz el hecho que él carecía de una verdadera experiencia de esos seis años de drogadicción. Él sentía que recomenzaba su vida en el punto en que la había dejado al ingresar al movimiento "hippie" a los 20 años de edad. Los familiares nos confirmaron la propia impresión del paciente, haciéndonos notar que había vuelto a tomar incluso los gestos y ademanes, la forma de hablar y las ideas que le eran características seis años atrás. Vale decir: todo ese largo periodo de experiencias alucinatorias intensas, de búsqueda de nuevas formas de vida de relación y niveles de conciencia, no habían dejado huella alguna, eran en cierto modo ahistóricas.

Este fenómeno de la detención del devenir histórico, de la maduración personal, se observa en la evolución de todas las formas de dependencia o adicción. Pensemos en esa incapacidad de madurar de los alcohólicos, en su relación de dependencia infantil con respecto a la madre o a la esposa. En el sur de Chile, donde el alcoholismo alcanza niveles alarmantes, esta constelación es de regla: el alcohólico es soltero y vive en una relación simbiótica con la madre o, si es casado, su mujer es por lo general mayor que él y lo trata como a un hijo irresponsable

(Von Auersperg, 1962)[15]. Ilustrativo es también lo que ocurre a este respecto en la anorexia nerviosa: las pacientes no solo se detienen en su desarrollo psíquico-espiritual, sino que su físico sigue mostrando un aspecto puberal o aun prepuberal, aunque hayan alcanzado los 30 años de edad.

¿Cómo podríamos caracterizar más específicamente la alteración de la temporalidad que vemos anunciarse en estos hechos típicos bosquejados hasta ahora? ¿Qué ocurre concretamente con los elementos constitutivos de la temporalidad, a saber los "éxtasis" del pasado, el futuro y el presente? ¿Y de qué manera podría esta modificación de la temporalidad dar razón de los fenómenos antes enunciados y eventualmente también de otras características propias de los comportamientos adictos?

3. Un ejemplo de adicción: la morfinomanía

Con el propósito de hacer más fácilmente aprehensibles los fenómenos a describir, hemos estimado conveniente la presentación de un caso típico y en cierto modo extremo de dependencia: una morfinomanía.

Caso: Se trata de un industrial de 45 años, de muy buena situación económica, casado y con cuatro hijos, cuyas edades oscilan entre los 18 y los 10 años. De origen árabe, fue su abuelo paterno quien emigró a Chile y, a costa de grandes esfuerzos, logró sentar las bases de una fortuna que ha hecho rica a toda la familia. El padre vive todavía y, a pesar de su avanzada edad, continúa a la cabeza de la industria y de la familia toda. Nada se decide, ni aun el matrimonio de un nieto, sin contar con su aprobación. Pedro, nuestro paciente, es el mayor de cinco hermanos, tres hombres y dos mujeres, todos casados pero sometidos desde siempre y con la mayor naturalidad a la autoridad paterna. La madre, también de avanzada edad, actuó de puente entre el padre y los hijos mientras fue más joven. Ahora es solo una figura casi virtual: está pero no actúa, sobre todo ya no mediatiza. Todos los hijos, incluidos los cuñados, trabajan en la industria familiar bajo las órdenes del padre. Pedro, como hijo mayor, tiene el cargo más alto, pero sin ninguna independencia en las decisiones. Su esposa, elegida en su momento por los padres dentro de la rígida "colonia árabe", es mayor que él y se ve además algo "gastada". Su actitud hacia el marido es abiertamente paternal. Desde siempre lo ha servido, e indirectamente dominado. Cada noche le prepara la ropa que él ha de ponerse al día siguiente. Frente a los hijos tampoco tiene él mayor autoridad. Allí solo actúa su esposa y, en su defecto, su padre, vale decir, el abuelo de los niños.

Pedro es un hombre alto, atlético, bien parecido, elegante. Su manera algo ingenua y sumisa de mirar, que contrasta con su corpulencia, así como un cierto dejo juvenil en sus movimientos, lo hacen aparecer al primer golpe de vista como un "joven grande" y no como el adulto que es.

El comienzo de su adicción a la morfina se remonta a 10 años atrás. Por ese entonces hacía una intensa vida social y deportiva. Por sus buenas maneras y su fortuna, aunque sin contar con la aprobación del padre, se había contactado con los grupos tradicionales de la ciudad, con quienes llevaba una vida que podría designarse como frívola: frecuentes salidas, comidas, bailes, Club de Golf, viajes al extranjero en grupos de matrimonios.

De pronto se sintió enamorado de una mujer casada. El sentimiento era recíproco y completamente desconocido para él. Vivió esta relación con muchos sentimientos de culpa y temores por lo que diría el padre. La otra mujer estaba dispuesta a todo: continuar la relación secreta o divorciarse y casarse con él. Pedro se atormentó con la idea del escándalo y sobre todo con el miedo al padre y renunció a su amor. Poco después le sobrevino un cólico renal. Fue la primera vez que le pusieron morfina. La evolución de los cólicos fue caprichosa, las inyecciones se repitieron a intervalos y el paciente, casi sin darse cuenta, fue cayendo en la dependencia.

Desde entonces su vida entera ha estado marcada por la droga. Periodos de abstinencia de una o dos semanas, alternan con otros de consumo progresivo y con hospitalizaciones motivadas por alguna intoxicación masiva. La esposa se impuso desde un comienzo de lo que estaba ocurriendo e intentó intervenir, aunque sin éxito, a través del control de los progenitores. Largas entrevistas con el padre, amenazas de los hermanos, llantos de los hijos, etc., se transformaban en promesas de Pedro que jamás se cumplían. Frente a cada recaída o intoxicación masiva que desembocaba en una internación, se justificaba diciendo que recurría a la morfina porque sufría de unas "depresiones" insoportables. Nunca fue posible precisar lo que Pedro entendía por "depresión". De cualquier manera no había compromiso de los sentimientos vitales ni de los ritmos biológicos. Se trataba más bien de una sensación de "carecer de algo", que algo le faltaba "para sentirse bien", sentirse él mismo. Las quejas depresivas indujeron no obstante a otros colegas a intentar diversos tratamientos antidepresivos, inclusive E.S., pero sin ningún resultado. Su rendimiento en el trabajo fue disminuyendo paulatinamente hasta transformarse Pedro en una "carga" para la industria y para la familia. En las reuniones de directorio de la empresa permanecía en silencio, ajeno a todo lo que ocurría a su alrededor, y cuando a veces llegaba a intervenir era para perderse en planes irrealizables y fantásticos, escuchados con paciencia y compasión por la concurrencia.

La necesidad de morfina fue aumentando a través del tiempo hasta llegar al extremo de 15 ampollas diarias, dosis con las cuales caía con cierta frecuencia en estados de intoxicación. Fue a raíz de uno de estos estados de intoxicación severa que Pedro fue enviado de urgencia a la Clínica Psiquiátrica Universitaria, donde lo conocimos. Junto a los elementos propios de un tal cuadro de estado, nos impresionó en aquella oportunidad la cantidad de heridas y cicatrices que tenía en ambos brazos a lo largo de las venas. Desarrolló un estado delirioso de breve duración, con posterioridad al cual llamó la atención por la tremenda indiferencia que mostraba frente a la desesperación de la familia y a la gravedad de su enfermedad. Minimizaba el abuso de morfina y con un falso optimismo aseguraba haber superado definitivamente el problema. Pasaba la mayor parte del día frente al televisor o leyendo revistas con dibujos sobre historias de *cowboys*. Sólo adquiría una cierta vitalidad cuando exigía el alta: "Si esto no va a ocurrir nunca más... si yo mismo me doy cuenta del daño que le ocasiono a los niños y a mi familia toda ... si no ha sido tanto... una sola vez me coloqué 15 ampollas... la mayor parte del tiempo he estado bien... si esta última recaída se debió al problema que tuvimos en la industria con la exportación de... y si usted me quita la depresión, entonces estamos al otro lado...".

Nunca pudimos precisar lo que él entendía por depresión. Ante nuestra insistencia nos explicó en una oportunidad: "Cuando estoy con depresión es cuando empiezo a pensar: con 'eso' me sentiría bien, sería otra vez yo mismo, podría trabajar... es como una tentación o una necesidad cada vez más grande, hasta que no puedo resistir y salgo en busca de la inyección". Por otra parte, sabíamos por los familiares que tal "bienestar" era una ilusión, puesto que después de la primera euforia se producía un embotamiento progresivo en relación con el aumento indiscriminado de las dosis, hasta transformarse en el curso de pocos días en un "ente" incapaz de asumir responsabilidad alguna.

Nuestros intentos psicoterapéuticos chocaron contra la barrera de su aplanamiento afectivo, su indiferencia, falta de colaboración, de asociaciones, de temas vitales, etc. Pedro era incapaz de remontarse más allá del plano de las necesidades elementales y del alta. Ni siquiera su familia parecía importarle demasiado. De su padre hablaba con cierto respeto, pero como alguien ya muy lejano. Tampoco quedaban huellas de su aventura sentimental que precediera a los cólicos renales y al inicio de su adicción. Intentamos, sin éxito, un tratamiento con Flufenazina de depósito. Las recaídas continuaron y por lo menos cada dos meses era necesario internarlo en algún establecimiento psiquiátrico con el fin de evitar un desenlace fatal. En varias oportunidades en que le faltó la droga –y por la cual llegó a pagar cantidades exorbitantes de dinero– optó por disolver un hipnótico cualquiera en agua de la llave e introducírselo en las venas. Constantemente había que estar curándole las heridas profundas, y a veces infectadas, producidas por los innumerables "pinchazos".

Abandonamos el cuidado del paciente a raíz de ausentarnos del país. No hemos sabido sobre su evolución posterior.

Se trata por cierto de un caso grave, pero no de características extraordinarias en el marco de las morfinomanías. Quizás si el desenfreno en las dosis y el hecho de inyectarse otras substancias cualesquiera al carecer de la droga, sobrepasen los patrones habituales. En lo demás, el caso de Pedro representa un ejemplo típico de toxicomanía severa.

Sería interesante un análisis psicológico-dinámico y biográfico de este caso, porque permitiría poner en evidencia la importancia tanto de la historia vital como de las "crisis biográficas" (Von Weizsäcker, 1957[16]; Kulenkampff, 1959[17]) en el desencadenamiento de las adicciones o aun de las psicosis. Pero esta es una tarea que rebasa el marco de esta publicación en que solo se pretende analizar la alteración específica de la temporalidad en el cuadro de estado de una toxicomanía. Solo a modo de hipótesis podríamos señalar que cuando Pedro se ve enfrentado a decidir entre su familia (en especial su padre) y un amor adúltero, pero que significaba su primer sentimiento o acción *propios,* estaba jugándose la vida entera. La situación configurada era de tales características que, cualquiera hubiese sido la decisión en concreto, tendría que haber salido renovado de la crisis, tendría que haber dado un paso adelante en su desarrollo personal: ya sea a través de este nuevo amor con las posibilidades de libertad que encerraba o a través de una renuncia que implicase un cambio total en su relación de dependencia frente al padre y a la esposa. Pedro, en cambio, renuncia para entregarse definitivamente al imperio del padre. La crisis se resuelve primero en un dolor físico (los presuntos cólicos renales) y luego en la máxima expresión de dependencia y falta de libertad, cual es la adicción a la morfina.

4. Análisis de la temporalidad

4.1. El pasado

Si recordamos la vida de Pedro entregado a la morfina, nos llamará la atención, en primer lugar, cómo se va desconectando del pasado. Pedro es incapaz de reconocer la cuantía de su dependencia, su incapacidad de rendimiento, su fracaso como hombre de empresa y padre de familia. Y no es que él desee engañarnos (según sus familiares había sido antes un hombre responsable y veraz), sino que no está instalado en su pasado como el árbol en sus raíces. Y si hay un aflojamiento del nexo con su pasado, no podrá haber un "desde donde" se proyecte Pedro hacia un futuro posible. Aun las huellas que va dejando la vida (el pasado) en el rostro de cada persona y que permiten inferir muchas veces conclusiones sobre la personalidad o biografía de un sujeto, se han ido borrando en él, dejando la impresión de lo excesivo y casi forzadamente juvenil.

El hecho que Pedro alegue un "estado depresivo" como causa de adicción no significa, empero, que esté más determinado por su pasado. Para Heidegger, el pasado se pone de manifiesto a través del "hallarse" *(Befindlichkeit),* cuya expresión más cotidiana es el temple, humor o ánimo. Pero, a diferencia del depresivo endógeno que queda congelado en su pasado (Binswanger, 1960)[18] o del sujeto normal que a cada momento lo está *asumiendo,* Pedro, aunque "habla" de depresión, está permanentemente escapando de su pasado a través de la droga; vale decir, ni lo asume ni queda preso en él.

El fenómeno señalado es común a todos los comportamientos adictos. A menudo escuchamos decir a los alcohólicos o drogadictos que su dependencia deriva de la necesidad de superar sentimientos de angustia o depresión intolerables. Pero lo que en concreto buscan es "escapar de sí mismos", no ser lo que son o cómo son. En la embriaguez del tóxico buscan una pseudoidentidad basada en un *estado* diferente al que les es dado desde su propia facticidad. Este rechazo a la facticidad –y por tanto al pasado– alcanza ribetes caricaturescos en las anorécticas cuando buscan a través del ayuno "vicioso" cambiar sus formas corporales, impidiendo la aparición de caderas y senos. Con ello están rechazando una de las determinaciones biológicas más elementales, cual es la condición de ser sexuado.

Más extremo aún es el fenómeno de la negación de la propia facticidad –y con ello del pasado– en el síndrome de la "vergüenza del cuerpo", descrito originalmente por Janet (1919)[19] y sobre el cual hemos hecho nosotros mismos una comunicación detallada (Dörr-Zegers, 1972)[20]. Estas pacientes muestran un parentesco inequívoco con las que sufren de anorexia nerviosa, solo que no tienen una baja de peso importantes, y las menstruaciones se conservan. Ellas sienten vergüenza y repugnancia de su propio cuerpo porque lo encuentran desproporcionado, disarmónico: que el abdomen es demasiado grueso y las piernas demasiado delgadas, o las piernas muy delgadas y el tórax muy ancho, o la cabeza muy grande y las caderas muy estrechas, etc. En su afán de escapar a este cuerpo que les desagrada o de modificar sus formas, viven presas en el círculo fatal de comer en grandes cantidades (concretamente en forma animal) y luego vomitar toda o gran parte de los alimentos ingeridos, hasta el punto de abandonar estudios, trabajo y familia, y quedar prácticamente inválidas.

En resumen, el no asumir la propia facticidad, el desconectarse en esa forma del pasado significa un perderse en el presente, un embotarse y, por lo tanto, un olvidar. Cuando los pacientes faltan de esa manera a la verdad al referirse a los hechos del pasado y, en especial, a su toxicomanía, no lo hacen desde un afán de mentir, sino desde el olvido producido al dejar de ser *ese* pasado que nos constituye. El ánimo temeroso e insatisfecho del toxicómano debe distinguirse claramente de la angustia existencial de Heidegger, para él la forma superior de sentirse a sí mismo como pasado, capaz de abrir la existencia ante la más propia facticidad, ante la inhospitalidad del mundo y ante el futuro como auténtica posibilidad de ser.

4.2. El futuro

Dos hechos caracterizan el modo cómo nuestro paciente vive la dimensión del futuro. En primer lugar, un trato que podríamos llamar "irresponsable" con el futuro, en el sentido de abundar durante 10 años en promesas sobre su inmediata renuncia a la droga sin mostrar mayor empeño en cumplirlas. En la misma línea se nos presenta la facilidad con que Pedro se entrega a la proyección de planes irrealizables y fantásticos. El segundo hecho característico se refiere a la forma cómo él se va poniendo insensible ante las demandas normales de la vida: trabajo, familia, vacaciones, viajes, proyectos de los hijos, etc., que en la medida que no son todavía una realidad, pertenecen a la dimensión del futuro.

Para la analítica existenciaria de Heidegger, el futuro está caracterizado por el comprender, así como el pasado lo está por el "hallarse". "El comprender abre el auténtico poder-ser, de tal manera que el existente, comprendiendo, *sabe* cómo ha de "habérselas consigo mismo". Comprender significa entonces un reconocer las posibilidades reales desde una aceptación de la propia facticidad. Un futuro inauténtico es posible si el existente humano se pierde en aquello de lo cual se ocupa en el presente.

Otra forma de futuro inauténtico sería el mero expectar, el "esperar que" (las cosas resulten bien, por ejemplo). Pedro no es capaz de comprender sus posibilidades reales. En primer lugar porque no se acepta a sí mismo y busca ser (sentirse) de una manera diferente; pero también porque desconoce la fuerza de su dependencia y cree poder superarla con solo enunciarlo. El que sus proyectos (cuando los tiene) sean vistos por los demás como absolutamente irrealizables no viene sino a corroborar su perdida capacidad de "comprender", de interpretar su existencia. Sus posibilidades son posibilidades vacías y es por eso que pronto dejan de atraerlo; así, en los últimos años ya no hace tantas promesas de mejoría ni proyecto de trabajo y va reduciendo su vida más y más a un mero presente embriagador o a la ejecución de actos banales, como mirar televisión o leer revistas infantiles.

Esto que hemos llamado un manejo "irresponsable" de la dimensión del futuro y que un análisis posterior demostró como fundado en la pérdida de la capacidad de comprender e interpretar la propia existencia, es también un fenómeno de observación regular en otras formas de comportamiento adicto. Pensemos en los proyectos utópicos y vacíos que se escuchan en la mesa de un bar, donde se reúnen compañeros de borracheras habituales, o aun más, en la irrealizable empresa de querer cambiar la propia constitución corporal en las anorécticas nerviosas, o en las vomitadoras con "vergüenza del cuerpo". También la búsqueda de la plenitud sexual a través de formas aberrantes o parciales de comportamiento sexual (sadomasoquismo, fetichismo), muestra esta casi única referencia al futuro del adicto, cual es hacia un futuro imposible, hacia lo que Binswanger (1957)[21] llama las "posibilidades vacías".

La apatía e indiferencia frente a todo lo que no sea la substancia o el comportamiento del que se depende, se impone con fatal regularidad en la existencia de un adicto. Vimos cuán dramático era en Pedro este alejamiento del mundo. Todo psiquiatra con experiencia en alcohólicos lo habrá podido comprobar en sus pacientes crónicos. Muchos autores consideraban antes a las anorexias nerviosas como esquizofrenias desde ese comportamiento "autista" observable en las etapas avanzadas de la enfermedad. La literatura nos ofrece también ejemplos impresionantes de decadencia y embrutecimiento en la madurez de los perversos sexuales. Recordemos al barón de Charlus (homosexual y sadomasoquista) en la clásica novela de Marcel Proust, *En busca del tiempo perdido*[22], que de haber sido el personaje más brillante de la sociedad parisina de su tiempo, termina en un decrépito y humillante perseguir posibles *partenaires* para su perversión, y despreciado por todo el mundo que antes lo admiró.

4.3. El presente

Desde su primera búsqueda de la morfina para calmar un dolor presuntamente cólico y que no era sino la traducción de un dolor del alma ante una omisión irreparable, vemos anunciarse en Pedro una especie de fascinación por el presente inmediato, la emoción del instante, la sensorialidad, en desmedro de su condición real de hombre adulto, gerente de una industria, esposo y padre de cuatro hijos, así como de sus responsabilidades futuras. Lo que él busca es un cambio de estado, un sentirse diferente, sin "depresión", sin vacío, pero, al mismo tiempo, lejos, fuera de sí mismo. Y este cambio lo busca a través de la *embriaguez* que trae consigo la morfina, análoga a la que provoca el alcohol o el desenfreno en el comer, o en determinados casos el ayuno.

Tanto Von Gebsattel (1954)[23] como Zutt (1958)[24], han visto en el fenómeno de la embriaguez el hecho central del comportamiento adicto. Esta, con su característico embotamiento y el malestar ulterior al efecto, encerraría en sí misma la posibilidad de la repetición. La embriaguez es, empero, un fenómeno universal, buscada por el hombre de todos los tiempos y culturas. Sin embargo, en los no-dependientes la embriaguez es buscada como medio para un fin que la trasciende, sea este una experiencia mística o la facilitación del contacto en una reunión social o, por último, la mera curiosidad. Pero nunca se busca por y en sí misma, como ocurre en el adicto, donde además tiene el carácter de substituto, de sucedáneo de dimensiones de la existencia no vividas, de tareas no asumidas, de decisiones no tomadas. El adicto busca en la embriaguez del tóxico o del acto perverso justamente aquello que esta por esencia es incapaz de dar: la plenitud y/o el encuentro consigo mismo. Por cuanto la plenitud sensorial en el placer del sexo o la comida, por ejemplo, requiere, para darse, que la vivencia placentera termine, "acabe", mientras que la embriaguez empuja siempre –quizás si desde la misma insatisfacción que conlleva– a no terminar, a un "todavía más". Por otra parte, el encuentro consigo mismo, al que también aspira el adicto, implica necesariamente la incorporación del pasado y del futuro (de lo que he sido y lo que seré), aspiración imposible por cuanto la embriaguez provoca el efecto contrario: olvidar el pasado y desrealizar el futuro.

El presente es, normalmente, el ámbito temporal que nos permite el encuentro con los objetos, con los utensilios y con los otros. Ese encuentro exige una cierta entrega de nuestra parte, un permanecer con ellos en cierto modo amándolos. La embriaguez, en cambio, es por cierto un presente, pero un presente donde el ser no trasciende, sino, por el contrario, queda preso en sí mismo, desapareciendo del horizonte tanto el futuro que nos mueve como el pasado que nos porta y donde la realidad misma de los utensilios o de los semejantes que habríamos de encontrar, "amándolos", se esfuma en el embotamiento. Aun las personas no-dependientes suelen beber alcohol para "olvidar las preocupaciones" (pasado), "eludir problemas" (del presente) o "ahuyentar temores" (respecto del futuro). La embriaguez es un "ahora" desconectado de la facticidad (pasado) y de la posibilidad (futuro). Su cultivo y repetición lleva entonces necesariamente al olvido (del pasado) y a la incapacidad de comprender e inteligir (el futuro). Alonso-Fernández (1979)[25] ha dicho en una publicación reciente sobre el problema del alcoholismo, que el alcohólico es "un ser que se halla bajo el imperio forzoso del presente" y que su entrega a la bebida significa "una evasión de la realidad en la que se dilata la temporalidad".

Pero la embriaguez no constituye un fenómeno aislado, sino una forma extrema de caída ante el presente, en el lenguaje de la analítica existenciaria. Para Heidegger, todo presente encierra en sí la posibilidad de la caída *(das Verfallen)* ante el mundo, o mejor dicho, ante los entes u objetos de los que me ocupo en cada caso. Ahora bien, es interesante el hecho que los pasos de esta caída, descritos por Heidegger y que serían universales para el ser humano, tengan una extraordinaria similitud con los momentos estructurales que constituyen el fenómeno de la embriaguez y más aún el decurso de los comportamientos adictos en general. Estos momentos son: la seducción, el aquietamiento, el extrañamiento y el encierro.

El ser humano (el *Dasein)* –según Heidegger– tendrá que estar permanentemente recuperándose de esta tendencia a la caída a través de una *aceptación* de su facticidad, de una *comprensión* adecuada del futuro y de una *decisión* resuelta en el presente. Nuestro paciente sentía la *seducción* de la droga, junto con administrársela se *aquietaba,* pero cada tránsito del estado de embriaguez al de sobriedad significaba un *extrañamiento* mayor, vale decir, una insatisfacción y un alejamiento de sí mismo cada vez más grande, para terminar el proceso de un *encierro* progresivo en un presente vacío, proceso que no pudo ser modificado por ningún tratamiento farmacológico o psicoterapéutico.

Lo que ocurre con la embriaguez y con los comportamientos adictos sería entonces una forma extrema de aquella *caída* ante el presente a la que todo ser humano está expuesto por su naturaleza. Pero en lugar de perderse imperceptiblemente entre los entes mundanos que encuentra en el presente, como el hombre corriente, el adicto busca, primero en forma voluntaria, una determinada manera de relacionarse con el mundo –la embriaguez– que por su estructura misma, ya descrita, hace la caída o el perderse en el presente más profundos e irreparables.

La vida humana, en cuanto devenir o maduración *(Zeitigung),* requiere del juego armónico de las tres instancias de la temporalidad. Cada acto que realizamos las requiere por igual. Cada paso que damos en la vida significa el decidir (en el presente) una posibilidad entre las muchas (del futuro), tomando en cuenta nuestras capacidades reales (el pasado). Un mero entregarse a la embriaguez de un presente implica olvidar el pasado, desconocer el futuro y no poder decidir nada nuevo (en el presente), vale decir, *repetición, recaída* y *detención.*

Hemos visto entonces –a propósito del análisis de un caso corriente de toxicomanía– cómo aquellos tres hechos clínicos de observación frecuente en el curso de las adicciones y que tienen en común una connotación temporal, pueden ser comprendidos desde una profunda modificación de la dimensión del tiempo vivido *(Zeitigung),* caracterizada por una detención en un presente, que desconectado progresivamente de los otros éxtasis temporales va vaciando al sí-mismo de toda relación fecunda con el mundo al darle a la existencia una estructura temporal de ciclo circular y no maduracional y ascendente. En rigor no es la droga la que destruye, sino la actitud que se esconde detrás de su abuso, cual es la ilusión de que una entrega (caída) al presente sensorial pudiera traernos un encuentro con nosotros mismos y, con ello, la plenitud vivencial. Lo que ocurre es lo contrario: mientras más nos buscamos en la inmanencia de un presente ajeno al pasado como facticidad y al futuro como responsabilidad, más nos perdemos en un vacío que nos lleva a la paralización y, en último término, a la muerte.

Referencias

1. Mitscherlich A. *Vom Ursprung der Sucht,* Klett Verlag, Stuttgart, 1957.
2. Janz D. "Über das Suchtmoment in der Epilepsie", *Der Nervenarzt 39,* 1968, S. 350-355.
3. Gebsattel V.E. von., *óp. cit.,* 1954.
4. Gebsattel V.E. von., *óp. cit.,* 1954.
5. Zutt J., "Zur Anthropologie der Sucht", *Der Nervenarzt 29,* 1958, S. 439-445.
6. Binswanger L. *Schizophrenie,* Neske Verlag, Pfullingen, 1957.
7. Gebsattel V.E. von., *óp. cit.,* 1954.
8. Minkowski E., *óp. cit.,* 1933.
9. Bergson H. "Essai sur les données inmédiates de la conscience", dans *Oeuvres complètes,* Skira, Genève, 1945, 1ère. Ed. Paris. Diss. Th. letr., 1889.

10. Heidegger M. *Sein und Zeit* (1927), Niemayer Verlag, Tübingen, 10. Auflage, 1963.
11. Gebsattel V.E. von, *óp. cit.,* 1954.
12. Haefner H. "Prozess und Entwicklung als Grundbegriffe der Psychopathologie", *Fortschr. Neurol. Psychiatr. 31,* 1963, S. 393-438.
13. Binswanger L., *óp. cit.,* 1957.
14. Zutt J., *óp. cit.,* 1958.
15. Auersperg A. von. u. A. Derwort. "Beitrag zur vergleichenden Psychiatrie vom sozio-kulturellen Standpunkt", *Der Nervenarzt 33,* 1962, S. 22-27.
16. Weizsäcker V. von. *Köpergeschehen und Neurose. Analytische Studie über somatische Symptombildungen,* Klett Verlag, Stuttgart, 1957.
17. Kulenkampff C. "Zum Problem der abnormen Krise in der Psychiatrie", *Der Nervenarzt 30,* 1959, S. 62-75.
18. Binswanger L. *Melancholie und Manie,* Neske Verlag, Pfullingen, 1960.
19. Janet P. *Les obsessions et la psychasthénie,* Alean. París, 1919.
20. Dörr-Zegers O. "Sobre una forma particular de perversión oral en la mujer: hiperfagia y vómito secundario", *Rev. Chil. Neuropsiquiatr. 11,* 1972, pp. 27-41.
21. Binswanger L, *óp. cit.,* 1957.
22. Proust M. *A la recherche du temps perdu,* Gallimard, París, 1976.
23. Gebsattel V.E. von, *óp. cit.,* 1954.
24. Zutt J., *óp. cit.,* 1958.
25. Alonso-Fernández F. *Bases psicosociales del alcoholismo,* Real Academia de Medicina, Madrid, 1979.

QUINTA PARTE

Estudios sobre neurosis, trastornos de personalidad y psicoterapia

CAPÍTULO XX

La psicoterapia desde el punto de vista fenomenológico-existencial

1. Introducción

Toda práctica sistemática del método psicoterapéutico está determinada en su forma y contenido por el tipo de psicopatología que la precede, la que a su vez depende de la interpretación del hombre que predomine en un momento histórico, en una cultura o en un investigador determinado. Así, la idea freudiana del hombre como pura naturaleza, que surge oponiéndose a la imagen cristiana imperante del hombre como hijo de Dios, como ser trascendente, se encuentra en una relación esencial con su visión de las perturbaciones mentales –con su psicología– como producto aberrante o fracasado del juego mecánico de fuerzas instintivas, y da origen a una psicoterapia cuya finalidad es "socavar resistencias", "levantar represiones" y conseguir un nuevo "equilibrio de fuerzas" que permita un mejor "manejo" de la realidad.

No es muy diferente la exacta correspondencia que observamos entre interpretación del hombre, psicopatología y psicoterapia en el conductismo: el hombre como resultado siempre efímero del juego de estímulos externos o internos y respuestas de adaptación, la psicopatología que ve en el síntoma particular y no en la totalidad lo esencial de cada *pathos* y su psicoterapia, que consistirá, en consecuencia, en la extirpación de ese síntoma en la forma más impersonal e inespecífica posible, eventualmente con la ayuda de un magnetófono.

No otra cosa podría ocurrir con la corriente analítico-existencial en psiquiatría, y así es como su diferente interpretación del ser humano ha llevado a una forma de ver y comprender los fenómenos psicopatológicos y a un estilo propio de psicoterapia. Pero con una diferencia importante con respecto a las otras corrientes.

Mientras en el psicoanálisis y en el conductismo, para limitarnos a los ejemplos dados en un comienzo, la visión del hombre es el término de un laborioso trabajo de inducciones a partir de la experiencia directa con enfermos, vale decir, la interpretación del hombre viene *a posteriori*, como subproducto de la necesidad del investigador de llegar a ideas generales, en el caso del análisis existencial la interpretación del hombre es *a priori,* y desde ella surge la necesidad de una revisión de la psicopatología y de la psicoterapia.

De ahí que, dejando de lado la mayor o menor validez universal que pueda tener la antropología analítico-existencial, su praxis, su aplicación a las ciencias empíricas esté llena de escollos y sobre todo de posibilidades de extravío, de caer en generalidades y postulados éticos, productos de la extrapolación precipitada de conceptos ontológicos, nacidos de la reflexión filosófica, al campo óntico del quehacer psiquiátrico.

El análisis existencial, dado que no nació de la observación de enfermos, como la mayoría de las otras corrientes, necesita una gran rigurosidad en su manejo y, antes de su traducción en una praxis clínica o psicoterapéutica, ha requerido de extensos análisis casuísticos, como son los fecundos trabajos de Binswanger (1957)[1]. Consciente de estas dificultades, el creador del análisis existencial psiquiátrico fue muy parco en lo que se refiere a su aplicación en el campo de la psicoterapia, y en las dos ocasiones en que se refirió al tema (1947[2], 1955[3]) supo abstenerse de dar "soluciones definitivas", o de entregar sistemas o técnicas acabadas. Y no porque en principio esto no sea posible, sino, más bien, a nuestro parecer, por lealtad a su misión de hombre de ciencia.

Medard Boss (1958[4], 1965[5]), en cambio, fascinado con el lenguaje y las extraordinarias consecuencias antropológicas de la ontología heideggeriana, ha pretendido desarrollar una ciencia psicoterapéutica que tiene como punto de partida justamente aquella meta a la que el filósofo de Freiburg llegó después de una vida de reflexión filosófica sistemática y consecuente: el ser como iluminación que alumbra y deja ser lo que nos hace frente *(das Begegnende).*

Para él la meta de toda psicoterapia debe ser: "Llevar a los pacientes a la apertura, hacia el poder-amar y poder-confiar, que permitirá superar toda culpa y toda angustia en su calidad de meros malentendidos". Para alcanzar esta meta el terapeuta debe renunciar a toda teoría y a todo intento de derivar un fenómeno de otro, porque, según él, todo lo que el paciente muestra es primordial y remite directamente a las honduras del ser, al ser como iluminación, bastando para ello con eliminar "aquí y allá una piedra o un escollo en el camino, para que aquello que siempre ha estado en él y que constituye su esencia, emerja desde la oscuridad a la luz".

La angustia y la culpa, en la raíz de toda perturbación mental, deberán ser asumidas en toda su radicalidad y primordialidad. La angustia, que es siempre miedo a la muerte, a la desaparición, se supera en la experiencia amorosa, donde "el morir... deja de ser destrucción y es comprendido en cambio como un tránsito hacia un existir más abierto y más pleno".

La culpa se supera al reconocer el ser culpable originario y ser asumida como conciencia moral dirigida hacia los entes a los que el ser ilumina, cuida y permite su despliegue dentro de esa zona de claridad.

Boss es, a nuestro parecer, un típico ejemplo de extravío en la orientación analítico-existencial. Él se salta una serie de pasos intermedios entre el ser y el aparecer que son justamente indispensables para comprender los hechos psicopatológicos, porque constituyen la región de los fenómenos que se anuncian, sin mostrarse, en los síntomas, y al mismo tiempo están enraizados directamente en las profundidades del ser o, dicho de otro modo, referidos a la totalidad de la existencia.

Saltar desde la angustia fáctica de un enfermo neurótico determinado a la angustia ontológica, como conciencia de soledad radical y de "ser libre para elegirse y empuñarse a sí mismo", significa, por una parte, una reducción de la riqueza fenoménica en su múltiple condicionamiento patogénico y, por otra, un manejo superficial y fraseológico del profundo mensaje heideggeriano. Y con ello se está desaprovechando todo el gran aporte que puede hacer el análisis existencial a la psiquiatría y a la psicoterapia, y cayendo en el mismo error que se le critica a Freud: si este reduce toda la patología a los distintos modos de fracaso del desarrollo libidinal, Boss lo hace a la inautenticidad del hombre para asumir su ser-culpable y su ser-a-la-muerte.

Sin embargo hay que reconocer un mérito en Boss, y es la constancia y valentía con que a través de sus escritos, por criticables que sean en el detalle, ha estado llamando al psicoterapeuta a abrirse a horizontes más primordiales de interpersonalidad (encuentro) y de comprensión dentro de la relación terapéutica, lo que ya parecería significar un progreso con respecto a la técnica del psicoanálisis freudiano, como parece desprenderse de la exposición detallada de un caso tratado exitosamente por este autor: en un paciente, dos análisis previos y prolongados habían terminado sin resultado alguno, al desconocer los otros terapeutas el sentido religioso de ciertos síntomas y fenómenos oníricos, interpretándolos insistentemente como símbolos sexuales. Boss consiguió, según sus palabras, "despsicologizar" al paciente y entablar con él una relación interpersonal profunda, sin una teoría que los separara, y desde ahí pudo comprender el sentido de lo que le pasaba al enfermo: este no aceptaba su mundo instintivo-sexual-agresivo (fecal) ni tampoco sus aspiraciones de trascendencia (religiosas) y estaba como colgando, pero a la vez siendo atraído desde ambos polos opuestos, entre el cielo y la tierra. La unión de estas dos posibilidades no aceptadas permitió una síntesis existencial y una mejoría definitiva. Esto no hubiera sido posible a no mediar la distinta actitud del médico con respecto a la de los dos psicoanalistas anteriores y el no empleo de terminología psicológica.

De lo expresado se desprende entonces que la psicoterapia existencial es una tarea por desarrollar (en lo que también coinciden autores como Rollo May (1967)[6] y Sonnemann (1959)[7]), y que cualquier intento precipitado, que no tenga en claro las dificultades y carezca del apoyo de una experiencia casuística laboriosamente trabajada, corre el peligro de caer en generalidades inconsistentes, o transformarse en "movimientos" reformadores, como es el caso de ciertas sociedades "onto-analíticas" latinoamericanas, cuyo parentesco con la ciencia es muy lejano. Porque la grandeza y al mismo tiempo la debilidad de un tal empeño de desarrollar una técnica psicoterapéutica a partir de una experiencia filosófica radica en la necesidad de unir una ciencia de facticidades (empírica) con una ciencia de esencias, cuando estamos lejos de resolver el problema de las relaciones entre las posibilidades de ser del hombre y las condiciones de su aparecer (de su presentación fáctica). Y, como dice Blankenburg (1965)[8], mientras no se aclaren más estas relaciones, toda investigación esencial, sea analítico-existencial o de otra índole, amenaza con llegar a ser ciega a lo fáctico, así como toda investigación genético-causal, si se la absolutiza, está condenada a ser ciega a lo esencial.

¿Cómo habremos de imaginarnos los principios de una tal psicoterapia, teniendo muy en cuenta las reflexiones críticas previas?

2. La Interpersonalidad en el proceso psicoterapéutico

La psicoterapia como teoría y como praxis se refiere a una determinada esfera del ser: la interpersonalidad o coexistencia. En cualquier forma de psicoterapia se encuentran dos seres humanos referidos el uno al otro, en una peculiar confrontación, pero, a diferencia de otras confrontaciones, de otros encuentros o relaciones interpersonales, esta está marcada por una finalidad precisa, la acción terapéutica del médico *sobre* el paciente, lo que da el carácter asimétrico a esta relación, agregándole algo nuevo que no está incluido en la estructura existencial del uno-con-otro, en la llamada comunicación existencial, sino que procede de otro campo, del campo de la medicina como ciencia, de un saber y un operar.

Estas dos esferas, la de la relación de "projimidad", la del "nosotros" que se gesta en toda relación yo-tú auténtica, y la acción terapéutica, la acción médica, que requiere distancia, visión teórica, aplicación técnica, etc., no se encuentran en una relación de contigüidad o en una relación secuencial la una con la otra, sino en una referencia dialéctica, contrapuntística, para usar una expresión de Martin Buber (1962)[9]. Vale decir, en la relación psicoterapéutica el médico no podrá ser nunca solo el amigo, el consejero, el maestro, el amante, etc., como ocurre en las relaciones existenciales, pero tampoco un técnico que *opera sobre* el aparato psíquico del otro.

Pero en este punto empiezan a separarse las distintas escuelas. Por una parte, se distinguen según la importancia que le otorguen a lo que tiene la psicoterapia de un encuentro existencial, de una relación interpersonal única e irrepetible. Así, por ejemplo, este momento aparece muy postergado en las psicoterapias conductuales, que son casi pura técnica, mientras en el psicoanálisis se ha observado una evolución, desde una primera etapa donde el elemento técnico estaba muy sobrestimado hasta llegar a interpretar todo lo que ocurría en el "aquí y ahora" de la relación interpersonal como mera "transferencia" de emociones pretéritas, hasta una etapa posterior donde se acepta también lo que hay de nuevo y de real en esta relación.

Pero también se diferencian en lo médico, en el momento de la distancia, de la comprensión teórica del enfermo, que es el fundamento del actuar, de la posibilidad de modificar al otro. Desde el momento que la relación psicoterapéutica no es un encuentro casual, frontal, recíproco y libre, inmerso en la compleja red de situaciones y relaciones mundanales de la vida del paciente, que no es un encuentro surgido desde el "entre", sin un plan previo, porque encierra la intención de modificar al otro, no puede ni debe quedarse en la fascinación, en el reposo o en el movimiento emocional que surge del encuentro mismo, sino provocar un movimiento, un cambio, una reestructuración activa, y para eso se requiere obviamente un *saber* sobre *lo que* se va a modificar y *cómo* se va a conseguir. De ahí la importancia de la interpretación que se tenga de los fundamentos psicopatológicos, porque de ella va a depender en lo fundamental la acción que se ejerza sobre ellos.

La razón por la cual la psiquiatría clásica no fue psicoterapéutica deriva del hecho que ella no logró conjugar estos dos momentos dialécticos inherentes a toda psicoterapia, al ser su psicopatología –en cuanto heredera de la interpretación del hombre como organismo– ciega al plexo de relaciones subyacentes a los síntomas, único camino que permite poner en evidencia el enraizamiento de estos en la totalidad del ser del hombre y descubrir así su carácter comunicativo. Para la psiquiatría clásica los síntomas de la psicopatología eran expresión directa de causas a descubrir. Esta visión reductora de las perturbaciones psíquicas llevó a evitar el momento del encuentro con el paciente y sus métodos terapéuticos fueron por ende impersonales. Y cuando alguien pasaba esa barrera de prejuicios y por vocación intentaba una comunicación con el paciente como ser humano, esa comunicación era inefectiva desde el punto de vista terapéutico, porque le faltaba justamente ese otro elemento que mencionábamos, cual es un saber sobre el contexto patogénico de los fenómenos y su lugar respectivo en la totalidad de la existencia.

Podemos reprochar al psicoanálisis su reducción del psiquismo a un sistema de fuerzas, pero no podemos desconocer su carácter antropológico, en la medida que vio los síntomas psicopatológicos como expresión de alteraciones dinámicas de la totalidad del hombre o por lo menos de ese hombre en el que Freud creyó, el *homo natura* (Binswanger, 1947)[10].

Así consiguió coger su carácter comunicativo, buscar su sentido, su lugar correspondiente en la arquitectura del existente humano y desarrollar una técnica para suprimir el síntoma a través de una reestructuración de la totalidad y el logro de un nuevo equilibrio. (En la parálisis histérica Freud no se queda en su constatación y supone una causa oculta en el soma, sino que ve en ella la expresión de un conflicto histórico en el doble sentido de la palabra, de ser determinado tanto desde una situación presente como desde un conflicto remoto, infantil, y en ambos momentos estaría comprometido el hombre en su totalidad).

En otras palabras, una psicoterapia solo es posible cuando la concepción que se tiene de las enfermedades es antropológica y no parcial. Porque la psicoterapia será modificadora en la medida que la patología del paciente sea susceptible de ser remecida a través de este encuentro peculiar y ello depende en la mayoría de los casos, curiosamente, no tanto de su etiopatogenia misma –por lo demás casi siempre desconocida– como de la forma de ser interpretada.

El problema radicaría entonces en la mayor o menor adecuación de ese horizonte interpretativo que postulamos con respecto al ser humano en general y al que somos en cada caso. El que nos decidamos por una u otra visión dependerá muchas veces de factores puramente personales. Pero una cosa parece ser cierta: que la analítica existenciaria de Heidegger[11] ha proporcionado una interpretación del ser humano que por lo menos se adecua mejor al hombre de nuestra cultura occidental actual que la visión de la medicina somática, derivada de Descartes[12], o la interpretación freudiana del hombre como pura naturaleza. De ahí que sea comprensible el impacto que produjo en los psiquiatras de la época y la gran influencia ejercida hasta ahora, especialmente en el campo de la comprensión de las psicosis.

3. El aporte de la analítica existenciaria de Heidegger a la comprensión del ser humano

Para Heidegger el hombre no es una combinación de dos substancias contrapuestas, como la *res cogitans* y la *res extensa* de Descartes, ni cuerpo material "in-formado" por un alma, como en el tomismo, ni una subjetividad aislada que desde sí se inventa un mundo, como en el idealismo, sino un ser-en-el-mundo como trascendencia. El gran descubrimiento de la fenomenología, que todo fenómeno psíquico está dirigido a otra cosa que él, el problema de la intencionalidad de la conciencia, que constituiría el puente entre la subjetividad trascendental y la objetividad trascendental, no consiguió superar del todo el abismo entre yo y mundo, entre subjetividad y objetividad. Heidegger, al fundamentar la intencionalidad de la conciencia en la temporalidad del *Dasein* y retrotraer el *ego* trascendental de Husserl[13] a la existencia fáctica, permite descubrir la unidad yo-mundo.

En la trascendencia se constituye el sí-mismo y el mundo, en el tiempo. Mundo y sí mismo son correlativos. Se dice de una personalidad rica, que tiene mucho mundo; y a la inversa, la riqueza de un espacio vivido nos remite a la calidad del que lo habita. Como parte constitutiva de este mundo está el otro, solo puedo ser en relación con el otro, quien en el encuentro me hace ser mí-mismo. Pero el hombre no se ha dado el ser, de ahí su estado de yecto, su estar arrojado, su facticidad, que tiene que asumir y desde ella proyectarse; proyectarse es proyectar mundo, configurar el entorno.

La facticidad es el horizonte trascendental de todo aquello que la medicina describe como organismo, soma, enfermedades, pero también es temple, ánimo, la forma primaria de apertura del mundo. Mientras el animal tiene solo un mundo, con el que sus instintos están en un juego armónico, el hombre puede proyectar muchos mundos, y ante la misma encina, ser cazador, botánico, campesino, o paseante enamorado. En estas posibilidades indefinidas se encierra el peligro del fracaso, del extravío, de la caída, de perderse a sí mismo, pero también toda la riqueza del ser-ahí. El extravío puede estar en el elegir mal, pero también en el no asumir, en el omitir posibilidades esenciales de ser.

Heidegger define la cotidianidad del ser-ahí con las siguientes palabras: "ser-en-el-mundo-abierto-cayendo, proyectante-yecto, al que en su ser-cabe-el-mundo y en el ser-con-otros le va el más peculiar poder-ser-sí-mismo". En ellas reconocemos la importancia que otorga Heidegger a la interpersonalidad como posibilidad de plenitud o fracaso del ser-ahí. Por eso, cuando hablamos de posibilidades asumidas u omitidas no nos estamos refiriendo fundamentalmente, aunque también puedan ser trascendentales en un caso dado, a posibilidades de desarrollo espiritual, sino al despliegue fáctico del ser-con-otro en el amor, la amistad, el grupo de trabajo, etcétera.

No podemos ir más allá de expresar en frases aisladas aspectos centrales de la interpretación heideggeriana del hombre como ser-en-el-mundo en cuanto trascendencia, en su libre despliegue de sus posibilidades de ser hacia un poder-ser-sí-mismo total en el tiempo. Para la psiquiatría ha significado una nueva posibilidad de interpretación de las enfermedades mentales. Si el hombre es en cuanto en el mundo, el verdadero modo de conocerlo, o en particular de conocer la esencia de un enfermo, o de una enfermedad, será describiendo su mundo desde la comunidad que formó con él. Describir su mundo significa hacer hablar su hallarse, su proyectarse, su temporalidad, su espacialidad, su consistencia, su luminosidad, etc., que en cuanto son caracteres de su mundo son del enfermo propio. Al darnos una estructura abarcadora del ser humano nos ha permitido Heidegger también el comprender las distintas enfermedades como variaciones de esa norma.

Así, Binswanger habla del mundo etéreo del maníaco, cuya temporalidad es la del salto, el mundo retorcido y empobrecido de los cuadros esquizofrénicos crónicos, el mundo estático donde se trata de evitar toda posible ruptura en la unidad del mundo, como ocurre en los obsesivos, el mundo de Jürg Zünd, una esquizofrenia pseudoneurótica, cuya espacialidad estaba reducida a la cercanía opresora y la temporalidad a la urgencia, el mundo de Lola Voss, donde su proyecto se había atrofiado en torno a la categoría de lo familiar y lo extraño, y todas sus fuerzas eran empleadas en evitar la irrupción de lo catastrófico, etc. En general, no se ha referido a enfermedades ni ha generalizado sus hallazgos en pacientes concretos, pero sus análisis son extraordinariamente iluminadores para comprender las enfermedades psíquicas más graves.

4. Intento de aplicación del enfoque fenomenológico-existencial a la psicopatología y la psicoterapia

Desde este horizonte interpretativo, expuesto en forma muy sumaria, y teniendo presente que es un horizonte abierto, como el *Dasein* mismo, debemos acercarnos al enfermo mental, penetrar en su mundo, conseguir el encuentro en aquel nivel que el paciente sea capaz de tolerar o de conseguir, para acompañarlo, primero en el proceso de alcanzar el *insight* existencial, que difiere, como veremos, del *insight* psicológico-dinámico, y luego en el proceso de liberación, a través de una nueva forma de proyectarse él y su mundo, que no necesariamente debe significar *adaptación* al término medio o mera conformidad.

Dentro de estos márgenes no podríamos exponer toda la gama de comprensiones analítico-existenciales posibles y su distinto modo de abordar la patología mental de manera terapéuticamente operante. Nos limitaremos solo a adelantar resultados parciales de un largo trabajo de comprensión y ordenación de la patología mental desde una perspectiva fenomenológico-existencial y que se ofrece como un buen ejemplo de lo planteado en un comienzo.

El estudio de la psicopatología, la historia vital, la estructura de la personalidad y las situaciones premórbidas de una extensa casuística nos ha llevado a la descripción de cuatro grandes líneas posibles de enajenación o pérdida de sí-mismo con modificaciones específicas en la esfera de la corporalidad, la espacialidad, la temporalidad y la interpersonalidad.

Sus formas más extremas coincidirían con lo que en la clínica psiquiátrica se denomina proceso esquizofrénico, depresión endógena y/o delirante, desarrollo neurótico histérico y desarrollo neurótico obsesivo. Sus expresiones más leves aparecen como transiciones hacia la normalidad en la forma de las llamadas personalidades anormales o rasgos anormales de carácter de tipo esquizoide, depresivo, necesitado de estimación y anancástico.

Entre las formas leves y las graves existiría una identidad estructural en cuanto al modo de darse la interpersonalidad, la corporalidad, etcétera.

El resto de la patología psiquiátrica no orgánica se ordena dentro de este cuadro o rectángulo de las oposiciones (tomado de la *Lógica Clásica*) como formas intermedias entre los polos opuestos. Por ejemplo, entre el polo esquizofrénico y el depresivo, ubicados en la horizontal superior, se hallarían las depresiones, las manías delirantes, las psicosis cicloides y los cuadros esquizoafectivos; entre el polo histérico y el obsesivo (en la horizontal inferior), los cuadros fóbicos; entre el polo esquizofrénico y el histérico, vale decir, sobre la vertical izquierda, se encontrarían los cuadros heboides, los llamados *borderline* entre lo esquizofrénico y lo neurótico y, probablemente, la anorexia nerviosa; mientras sobre la vertical derecha, entre el polo depresivo y el obsesivo, gran parte de la patología psicosomática, como los cuadros digestivos bajos (colitis ulcerosa, colon irritable) y la hipertensión arterial esencial.

Las epilepsias esenciales también tienden curiosamente a ordenarse en este cuadro de oposiciones, y así es como el *grupo del despertar* (Janz, 1962)[14] se correspondería con las patologías del lado izquierdo del cuadro, a saber el "esquizohistérico", tanto por la forma de su vivenciar y la estructura de su personalidad, como por sus manifestaciones psicóticas posibles (psicosis esquizomorfas en la epilepsia, o psicosis epilépticas lúcidas), mientras el *grupo del sueño* muestra un claro parentesco con las patologías del lado derecho del cuadro propuesto, a saber el grupo "depresivo-anancástico", visible en los rasgos obsesivos, la tendencia a la hipocondría, el afán de justicia y de cumplimiento del deber, las llamadas distimias depresivas de los epilépicos y por último en su forma de psicotización, que son los estados crepusculares o psicosis epilépticas confusas, donde surgen con gran fuerza los impulsos de la "profundidad", casi ausentes en el grupo esquizohistérico y/o en las formas psicóticas, propias de las epilepsias del despertar.

4.1. Estructuras psicopatológicas fundamentales y psicoterapia

No es la ocasión de fundamentar más detalladamente esta visión ordenadora de la patología mental basada en patrones tomados de la fenomenología y del análisis existencial. La mencionamos de paso para ejemplificar las posibilidades de acción psicoterapéuticas basadas en la aprehensión de estructuras existenciales específicamente alteradas, que permitan el acceso a relaciones de sentido necesarias, más allá de las relaciones de contigüidad observables en el plano de lo sintomatológico.

Tomemos, por ejemplo, una de las dimensiones básicas que hemos mencionado, la de la interpersonalidacl y veamos de qué manera una aproximación fenomenológico-existencial puede abrir perspectivas interesantes al quehacer psicoterapéutico. En la línea que va desde el esquizoide hasta la esquizofrenia nuclear observamos una peculiar modificación del ser-uno-con-otro *(Miteinandersein)* que podríamos caracterizar brevemente como una *angustia o temor a la proximidad.* El otro es vivenciado como fuerte o investido de poderes inabarcables para el paciente, y su proximidad emerge como amenaza, influencia, invasión, avasallamiento y, en último término, destrucción. El esquizofrénico ha perdido la libertad de vivir al otro en la cercanía propia de la confianza, de la amistad, del amor. Se empeñará entonces en crear una distancia salvadora, que puede adoptar la forma del retraimiento o la más elaborada del delirio, donde a través de un proceso racional él logra definir y con ello delimitar de una vez para siempre a ese tú que se le presenta como insondable y penetrante.

Este fenómeno pesquisable como denominador común de todos los síntomas productivos, desde las alucinaciones hasta el delirio y el autismo, se puede observar también en la personalidad premórbida y en la línea vital como tendencia al aislamiento, dificultad de contacto, desconfianza, indefensión. Y a su vez será el tema crítico de las llamadas situaciones desencadenantes, que en nuestra experienda y en la de Matussek (1958)[15] son casi siempre situaciones de seducción, allí donde el otro rompe esa barrera que el paciente coloca. Como momento esencial del tratamiento surgirá consecuentemente el llevar al paciente a descubrir lo hospitalario de la proximidad, por lo que no deberá interpretarse la transferencia como resistencia, como ocurre en el psicoanálisis de neurosis, sino, por el contrario, estimular esa dependencia como único camino para que el paciente abandone los síntomas y pueda entregarse a madurar en el "aquí y ahora" la precariedad y las contradicciones de su interpersonalidad. Este hecho básico es probablemente el fundamento del éxito obtenido por Rosen (1953)[16] con su discutido "análisis directo" de esquizofrénicos.

Exactamente lo inverso es lo que ocurre con los depresivos, cuyo "ser-uno-con-otro" está caracterizado por el *temor a la distancia,* al alejamiento, y solo pueden vivir en una proximidad simbiótica en la que ellos en cierto modo desaparecen en el otro. Su personalidad previa muestra rasgos como la alta autoexigencia en el rendimiento, la escrupulosidad en el cumplimiento del deber, su afán por el orden y la limpieza, su afectividad cálida y sintónica, su biografía está llena de ejemplos de sacrificio, de olvido de sí mismo, de preocupación por los hijos y por los amigos. Y las situaciones premórbidas serán consecuentemente separaciones o pérdidas, vale decir, ruptura de sus relaciones de proximidad con el mundo de los otros y de las cosas.

La psicoterapia tendrá que estar encaminada en lo fundamental hacia un *insight* que haga patente la falta de libertad de este amar, la esclavitud que él implica, con la consiguiente postergación u omisión de posibilidades de ser más propias. Y así como la psicoterapia en el esquizofrénico deberá centrarse en los momentos de "juntura" con el terapeuta, desde los cuales y solo desde ellos podrá empezar a configurarse un mundo que sea auténtica residencia y no caos amenazador, frente al depresivo el acento tendrá que trasladarse hacia los momentos de "ruptura" (el final de la sesión, las entrevistas perdidas, los impulsos agresivos tan ocultos en él), porque solo el recuperar la libertad frente al otro y el desarrollo de su si-mismidad nos garantiza que el mundo no se transforme en un desierto yermo al desaparecer aquel o aquello por lo que el depresivo se cura (en el sentido de la *Sorge* de Heidegger).

Muy distinta es la situación de la interpersonalidad en la histeria y en la obsesión. Mientras en el esquizofrénico y el depresivo es el otro el fuerte, frente al que se ha perdido la libertad de ser-con él de distintos modos y solo se puede "encontrar" con él de una manera única, en las dos grandes neurosis el otro es objeto de una permanente y caprichosa manipulación, de un manejo arbitrario. Basta estudiar las familias de los neuróticos para darse cuenta hasta qué punto la pareja termina por desarrollar una patología propia que le permita adecuarse al neurótico. Mucho más importante que la dependencia infantil del histérico o la agresividad reprimida del obsesivo, se nos aparece –en lo que se refiere a la acción psicoterapéutica– este modo arbitrario y desconsiderado de manejo *sobre* la realidad y en especial sobre el otro.

Toda la actividad del histérico está orientada a esclavizar al otro a través de la seducción, del drama, de la enfermedad, de la inestabilidad emocional. Aparentan una entrega fácil y total, que en realidad no existe, como lo demuestra la frigidez, la versatilidad, el olvido fácil. No toleran una relación permanente o profunda porque ello significaría ser descubiertos en su vacío y perder su posibilidad de dominar. Sus crisis de angustia, los fenómenos de conversión o las crisis epileptiformes ocurren allí donde se les ha impedido la realización de este su modo de intepersonalidad, basado en el dominio caprichoso e irresponsable. De ahí que el psiquiatra intuya tras los síntomas el típico aspecto "ganancial" de ellos.

El tratamiento tendrá que encaminarse bacía un *insight* que permita al histérico reconquistar el terreno del ser-con-otro como responsabilidad y auténtica entrega, abandonando ese trato con el mundo tan peculiar en ellos y que Heidegger (1927)[17] llamara en otro contexto el "afán de novedades", donde el ser está en todas partes y en ninguna, porque se ha perdido.

El obsesivo también somete al otro a un permanente dominio, pero en una forma en cierto modo inversa al histérico: desde su excesiva solidez, responsabilidad, aparente autenticidad y elevada capacidad intelectual, hace que el otro se someta a él a la espera de una respuesta afectiva "profunda" que el obsesivo siempre anuncia, pero que nunca llega, porque se lo impide su afán de perfección infinita, que quiere ver realizado en el otro antes de aceptarlo en forma definitiva, mundo de virtudes que no es sino una manera de controlar la violencia de su instintividad. En este drama de no poder entregarse nunca porque el otro jamás conseguirá alcanzar el nivel de sus exigencias, único en el que se sentiría salvaguardado de sus impulsos destructores, opta el obsesivo por tomar al otro "por el lado flaco" ("*bei der schwachen Stelle*", Binswanger, 1957)[18], e imponerle rígidas normas que invaden hasta los detalles de la vida cotidiana del otro.

Las situaciones desencadenantes de una crisis obsesiva o de la reagudización de un desarrollo neurótico de esta índole, tienen que ver frecuentemente con la pérdida del control sobre el sí-mismo y los demás, sea a través de un encuentro con la dimensión de lo religioso que lo enfrenta al hecho que la bondad o maldad de un acto no depende solo de su responsabilidad, sino del Tú por excelencia que es Dios (es un hecho de observación que muchas neurosis obsesivas comienzan en la adolescencia en relación con las primeras confesiones), o porque las circunstancias se constelan de tal modo que lo obligan a un compromiso bipersonal (sociedad de trabajo con un amigo, noviazgo, matrimonio), donde el otro está a su misma altura y no cabe sino abandonarse al juego de las libertades respectivas.

Durante el tratamiento será menester abrir al obsesivo a la posibilidad, perdida en él, de "com-partir" la responsabilidad de una relación, mostrándole que el otro no es algo "disponible", al modo de los objetos, de lo "a la mano" en el sentido de Heidegger (1927)[19], que él tenga que dirigir y asumir por entero, por cuanto en el encuentro no es el destino de uno o de otro, sino el del "nosotros" el que está en juego.

A este propósito habría que dejar en claro que en nuestra experiencia y en la de otros autores, el mejor método para eliminar las obsesiones mismas lo constituyen las llamadas terapias conductuales, pero esto no significa en ningún caso que las psicoterapias de *insight* no tengan aplicación alguna en estos cuadros. Fuera de los problemas que la misma eliminación de las obsesiones trae consigo en los casos crónicos –donde juega un papel importante el factor habituación–, no se debe renunciar al intento de modificar aquellas estructuras existenciales comprometidas, pues ellas son la condición de posibilidad para la aparición de los síntomas neuróticos.

4.2. Historia vital, análisis existencial y psicoterapia

De esta breve exposición de las posibilidades de equivocar una de las dimensiones fundamentales del ser-ahí, el ser-con-otro, se nos hace claro lo expuesto en un comienzo sobre la necesidad de una interpretación que dirija la aplicación de la técnica. La comprensión de estas actitudes fallidas en sus otras dimensiones viene a enriquecer el fenómeno y abre el camino a nuevas posibilidades de *insight,* que, sumadas, permiten al paciente nuevas formas de encuentro consigo mismo y con el mundo. Pero de nada serviría este *insight* en las modificaciones de estructuras *a priori* del *Dasein,* si no fuera acompañado simultáneamente por una comprensión histórica, que vaya sacando a luz los momentos críticos donde se produjo el extravío, la omisión, el cambio, la caída.

Recuerdo un paciente obsesivo que fue educado con mucho rigor en un ambiente de perfección extrema, de limpieza, de claridad. Ya durante la educación primaria se preocupó el padre de transmitirle al paciente una cosmovisión positivista y científico-natural, donde todas las manifestaciones de la vida eran explicables y armónicas. Cualquier expresión espontánea, ya sea de cariño, de hostilidad o de alegría, era reprimida de inmediato. Él devino, consecuentemente, un niño perfecto en su comportamiento y en sus ideas. Hasta el día en que, ya iniciada la pubertad, tomó conciencia de la falsedad del mundo en que se había apoyado: su padre no era tal superhombre sino un ser fracasado en su trabajo y en su matrimonio, su madre una mujer vana, superficial, que había engañado al padre desde siempre. Su reacción fue "hacerse cargo" de los padres y de los hermanos y pronto se transformó en el consejero del padre, en el consolador de la madre y en el "jefe" de sus hermanos. Siendo estudiante universitario tuvo que asumir los negocios del padre, evitar el derrumbe moral de las hermanas y terminó siendo el sostén económico y moral de toda la familia.

Pero nadie podía hacer o decir algo en la casa sin que fuese sometido a su opinión o control. Todo estaba reglamentado y dirigido por él y la seguridad que le otorgara su educación positivista alcanzó grados difícilmente superables. Hasta el día que se sintió atraído por una muchacha bella e inteligente a quien no pudo descalificar desde la partida, como acostumbraba, y esta relación avanzó rápidamente hacia un compromiso en el que estaban involucradas también las respectivas familias.

Intentó entonces someterla, como lo había conseguido con sus padres y sus hermanos, pero se encontró ante la firme resistencia de ella más la amenaza de rompimiento en caso de insistir él en esa modalidad de trato. Y esta situación no la pudo superar, porque no era capaz de tolerar su libertad ni tampoco renunciar a ella. En ese momento comenzaron sus obsesiones como una manera de retener y, casi diríamos, de petrificar una situación cuyo dominio se le escapaba por completo, por cuanto su estructura no podía resistir ninguna de las dos salidas posibles: romper con ella era el fracaso, vale decir, la imperfección; continuar con ella significaba entregarse, vale decir, la destrucción.

Profundizar junto con el paciente en su historia vital es tarea central en el análisis existencial, tanto teórico como práctico. El *insight* en su biografía basta ya muchas veces para aliviar al paciente de sus tensiones, cuanto más si se le lleva a una comprensión desde el fenómeno mismo y se evita abusar de terminologías psicológicas que muchas veces más obscurecen que aclaran. Pero la terapia no debe detenerse ahí, porque este alivio puede ser solo el producto de un sentirse descargado de responsabilidades y de ver sus fracasos o limitaciones como determinados por la muerte temprana del padre, el carácter de la madre o lo que sea. El *insight* vivido en común con el terapeuta debe continuar profundizándose hasta el momento en que el paciente sea capaz de asumir su existencia clarificada en relación con su futuro. Esto significa que desde la reinterpretación del pasado, incluyendo toda la dimensión de lo primitivo-instintivo –su facticidad– surja un nuevo proyecto de mundo, pero ya no como mera fantasía sino como expresión de un cambio real.

Llegar a esta etapa no es siempre posible; aún más, diríamos que ocurre solo en aquellas formas de desviación no totalmente acabadas y que se encuentran en una posición intermedia entre las variaciones normales y las formas tipo de enajenación descritas en su grado máximo. Las expectativas frente a un proceso esquizofrénico nuclear de evolución crónica, a una psicosis maniacodepresiva del tipo circular, o a un desarrollo neurótico grave, sea del tipo histérico o del tipo obsesivo, son bastante limitadas y, sin embargo, en nuestra opinión, la aproximación psicoterapéutica deberá intentarse siempre, porque por lo menos se conseguirá con ella eliminar la sintomatología más aguda.

A través de esta profundización en la historia vital del paciente se podrá llegar a determinar los proyectos de mundo en los que el paciente ha vivido, la mayor o menor amplitud de ellos, la libertad que ha tenido para asumirlos o cambiarlos, y el tipo y grado de las omisiones en la realización de posibilidades de ser. Es frecuente observar en las biografías de esquizofrénicos una tendencia a la rigidez de sus proyectos que pronto van desembocando hacia alternativas cada vez más difíciles de conjugar. La psicosis irrumpe cuando la tensión entre ambas alternativas se ha hecho insostenible por la configuración de una situación sin salida. En estos casos es importante intervenir antes que la enfermedad tome un curso crónico por la persistencia de la persona en esa situación característica desde la que no puede avanzar ni retroceder.

El camino sería la superación de la alternativa a través del reencuentro consigo mismo en aquel momento histórico previo a la escisión de la existencia en las dos opciones irreconciliables. Mientras más temprano se haya iniciado esta escisión, mayor será la dificultad para retomar el "hilo" auténtico de la existencia y más profundo el grado de "regresión" que se habrá de alcanzar para ello.

En una ocasión tratamos una paciente catatónica, cuya madre la quiso abortar en tres oportunidades y al no poder tolerarla, una vez nacida, la entregó a la abuela. Transcurrido un tiempo se arrepintió y la llevó nuevamente consigo. Luego viajó o se cansó de la niña y se la volvió a dar a su madre. Nuevo arrepentimiento, y se la llevó con ella, etc., de manera que durante casi toda su infancia la paciente había vivido alternativamente en estos dos mundos que eran muy opuestos, tanto en lo caracterológico como en lo cultural, sin poder definir su pertenencia, con excepción de los primeros 3 años cuando estuvo solo con la abuela. Al terminar sus estudios secundarios y coincidiendo con un conato de relación sentimental tuvo un cuadro de agitación que terminó en un estupor catatónico. Del cuadro agudo mismo la sacamos con terapia electroconvulsiva, pero quedó apática y vacía. Luego iniciamos una psicoterapia. Durante las primeras sesiones prácticamente no habló. Poco a poco fue tolerando más el contacto con el médico y comenzó a expresarse. Los temas eran los de un niño preescolar y el único personaje que aparecía en las sesiones era esa abuela. Necesitamos varios meses para revivir esa etapa de su vida y verbalizar sus angustias y contradicciones frente a las visitas ocasionales de la madre y a aquel momento crítico en que esta se la llevó consigo y su mundo se polarizó en forma definitiva. Solo superada esta etapa fue posible que avanzara en forma paulatina en su proceso madurativo y sus temas correspondieran cada vez más a los de la muchacha que era y que había estado dormida. Primero fueron las rivalidades escolares, luego las amistades ocasionales, el despertar del sexo, la coquetería, el amor, el trabajo, etcétera.

Hoy es una excelente secretaria de una universidad santiaguina. Pero para lograr esto fue necesario recorrer todo el camino de su vida de nuevo, desde aquel momento en que su existencia fue impulsada por dos cauces paralelos y simultáneos, donde no cabía el elegir sino solo el abandonarse.

En la anorexia nerviosa, en cambio, no hay una escisión del sí-mismo y del mundo en alternativas irreconciliables sino un estrechamiento de la existencia en torno a una sola forma de trato con el mundo: la de incorporar o repeler. Esto que es tan marcado en la relación con el alimento y que alcanza su grado extremo cuando, ya iniciada la enfermedad, la paciente alterna periodos de ayuno total con crisis de bulimia, se observa también en su contacto con la gente, en su rendimiento escolar o laboral y en el manejo de los objetos o mundo de lo "a la mano". La relación terapéutica tendría que abrir a la paciente a otras formas de trato con el mundo, para lo cual sería necesario remontarse también hasta aquella situación primaria, donde la madre comenzó a limitar toda expresión espontánea de la hija, circunscribiéndola a una sola manera de ejercicio de su libertad: el aceptar o rechazar ese alimento que se le ofrecía con tanta vehemencia.

En resumen, el análisis existencial descubre modificaciones específicas en la estructura *a priori* del *Dasein* como ser-en-el-mundo, las que serían la condición de posibilidad de las llamadas entidades clínicas en psiquiatría, y junto con el paciente, en una relación bipersonal con los caracteres del encuentro, profundiza en su historia vital a la búsqueda de aquellos momentos críticos, donde el paciente, como respectivo ser-en-el-mundo, se extravió, olvidó una región de sí mismo, no asumió una tarea que se le imponía como destino, por diversas circunstancias se estrechó en torno a un único proyecto de mundo, o empezó a vivir en alternativas rígidas cada vez más irreconciliables, etc., para reconquistar desde ese momento histórico el sentido profundo de su existencia como un poder-ser cada vez más sí-mismo en el tiempo.

Referencias

1. BINSWANGER L. *Schizophrenie,* Neske Verlag, Pfullingen, 1957.
2. BINSWANGER L. "Über Psychotherapie", in *Ausgewählte Vorträge und Aufsätze,* Band 1, Francke Verlag, Bern, 1947, S. 132.
3. BINSWANGER L. "Daseinsanalyse und Psychotherapie", in *Ausgewählte Vorträge und Aufsätze,* Band II, Francke Verlag, Bern, 1955, S. 303.
4. BOSS M. *Psicoanálisis y análisis existencial,* Ediciones Morata, Madrid, 1958.
5. BOSS M. *Lebensangst, Schuldgefühle und psychotherapeutische Befreiung,* Hans Huber Verlag, Bern-Stuttgart, 1965.
6. MAY R. "Contribuciones a la psicoterapia existencial", en *Existencia. Nueva dimensión en psiquiatría y psicología,* Editorial Credos, Madrid, 1967.
7. SONNEMANN U. "Die Daseinsanalyse in der Psychotherapie", in *Handbuch der Neurosenlebre und Psychotherapie,* Band III, Urban & Schwarzenberg Verlag, München-Berlin, 1959.
8. BLANKENBURG W. "Psychotherapie und Wesenserkenntnis", *Jhb. für Psychol. Psychoth. und Med. Anthropologie 12,* Heft 4, 1965.
9. BUBER M. *Das dialogische Prinzip,* Lamhert-Schneider Verlag, Heidelberg, 1962.
10. BINSWANGER L. "Freuds Auffassung vom Menschen im Lichte der Anthropologie", in *Ausgewählte Vorträge, und Aufsätze,* Band I, Francke Verlag, Bern, 1947, S. 159.
11. HEIDEGGER M. *Ser y tiempo (1927),* Editorial Fondo de Cultura, México, 1962, traducción de José Gaos, p. 189.
12. DESCARTES R. *Discours de la methode,* Felix Meiner Verlag, Hamburg, 1960.
13. HUSSERL E. *Ideen zu einer reinen Phänomenologie und phänomenologischen Philosophie,* Martinus Nijhoff Verlag, Den Haag, Holland, 1950.
14. JANZ D. "Differentialtypologie der idiopathischen Epilepsien", in *Psychopathologie heute,* hrsg. von H. Kranz, Festschrift für K. Schneider, Georg Thieme Verlag, Stuttgart, 1962.
15. MATUSSEK P. "Zur Frage des Anlasses bei schizophrenen Psychosen", *Archiv f. Psychiat. und Z.f.d. gesamte Neurol.* Band *197,* 1958, S. 91.

16. Rosen J.N. *Direct Analysis,* Grune and Straton, New York, 1953.
17. Heidegger M., *óp. cit.,* 1927.
18. Binswanger L., *óp. cit.,* 1957.
19. Heidegger M., *óp. cit.,* 1927.

CAPÍTULO XXI

Fenomenología de la experiencia fóbica

1. Introducción

Los aportes de la psiquiatría fenomenológico-antropológica a la psicopatología de las fobias son escasos en número, pero de gran consistencia. El autor que más se ha preocupado de este síntoma, desde dicha perspectiva, es el alemán Viktor von Gebsattel (1954)[1]; entre los autores de habla hispana habría que mencionar a Juan José López-Ibor (1966)[2]. Es curioso que este tema no haya captado la atención de más investigadores dentro de esta corriente, puesto que es justamente en el marco del fenómeno fóbico donde tanto la angustia normal como la patológica adquieren un perfil más preciso. Si pensamos que una de las contribuciones más fundamentales de la ontología existencial de Heidegger (1927)[3] al conocimiento del hombre es su elaboración del problema de la angustia, cabía esperar con razón un mayor número de intentos de aproximación a la fobia en el marco de la imagen heideggeriana del hombre. El psicoanálisis, en cambio, se preocupó del tema desde sus comienzos y sus aportes a él son de todos conocidos (Fenichel, 1966)[4]: en el síntoma fóbico se concertan distintos mecanismos de defensa del Yo orientados a evitar el enfrentamiento consciente con impulsos prohibidos (represión, substitución, desplazamiento, simbolización y proyección). Muchos de estos mecanismos son comunes a las fobias y a otras neurosis, como la histeria, la neurosis de angustia y la neurosis obsesiva*. Pero el psicoanálisis postula, con razón, que en la fobia la reacción angustiosa adquiere un carácter más altamente individualizado que en el resto de los cuadros angustiosos. La teoría reflexológica y el conductismo también han hecho aportes importantes al estudio de la

* A partir de 1980 la Asociación Americana de Psiquiatría ha propuesto un nuevo sistema de clasificación de los desórdenes mentales, el DSM–III. En este sistema se elimina el concepto de neurosis y, obviamente, también el de neurosis fóbica. Los cuadros que antes llevaban este nombre aparecen en esta clasificación ya sea dentro de la agorafobia (300.22), del desorden de ansiedad generalizada (300.02) o del desorden obsesivo-compulsivo (300.30)5.

génesis y, sobre todo, del tratamiento del síntoma fóbico. Al tratarse de un fenómeno aparentemente localizado, no es difícil aproximarse a él con el concepto reflexológico, entendiendo la fobia como una respuesta de angustia aprendida ante estímulos primariamente neutrales, pero que dejan de ser tales por la emisión progresiva de conductas de evitación.

2. Concepto y tipos de fobias

Sin embargo, llama la atención el hecho que tanto en el campo del psicoanálisis como del conductismo se sigan planteando hasta el día de hoy serias divergencias con respecto a la amplitud del concepto de fobia y también a la posibilidad de ordenar en forma racional sus innumerables formas de presentación. Se discute interminablemente si las fobias pertenecen más bien al círculo de la histeria (recordemos el concepto freudiano de "histeria de angustia", hoy en desuso) o al de la obsesión (fobias psicasténicas, etc,); si son o no separables de la neurosis de angustia o de la depresión; si lo que constituye a la fobia es el temor al estímulo o a la respuesta conductual del sujeto ante ese estímulo, etcétera.

Entre nosotros, Peña y Lillo se ha preocupado sistemáticamente del tema haciendo aportes a la definición y a la clasificación de las fobias (1970[6], 1976[7], 1978[8]). Sin embargo nos asalta la duda de si la novedad de sus aportes deriva de la aplicación consecuente y sistemática de la teoría reflexológica o, más bien, del hecho que Peña y Lillo, abandonando por momentos la prisión de la teoría, se ha acercado ya no al *síntoma* fóbico en cuanto manifestación externa, sino al *fenómeno* fóbico en su contexto referencial, y es justamente esta actitud respetuosa de la realidad a enfrentar el secreto de sus aportes al problema.

Porque ocurre que si nos aproximamos a la realidad clínica desde una teoría previa, ella se nos va a entregar con aparente facilidad en un comienzo, pero a poco andar surgirán las sorpresas y las contradicciones, ya que sin darnos cuenta habíamos llegado a ver solo lo que nuestra teoría nos permitía y el fenómeno en cuanto tal se nos había alejado cada vez más. Y así es como la teoría del conflicto sexual reprimido, substituido y proyectado, atrayente quizás frente a un síntoma como la eritrofobia o la impotencia sexual, pierde validez cuando se le trata de aplicar al vértigo de altura o a la fobia al vuelo, las que a decir de Von Gebsattel (1954)[9], son más comunes en personas normales que en neuróticos.

Lo mismo vale para la sorpresa de un conductista como Peña y Lillo (1976)[10], cuando empieza a constatar que la mayoría de sus agorafobias, se le mejoran con antidepresivos y se ve obligado entonces a distinguir entre fobias propiamente tales y poseudofobias secundarias a una depresión. Y volvemos a las preguntas primeras: ¿es la fobia un síntoma inespecífico, susceptible de presentarse en cualquier cuadro psicopatológico, o se trata de un síndrome con un perfil fenoménico y etiopatogénico independiente? ¿Se puede diferenciar legítimamente la fobia de la neurosis obsesiva, de la neurosis histérica, o de la depresión endógena?

Pero a su vez cabe preguntarse, ¿cómo vamos a dar respuesta a las interrogantes planteadas si no tenemos previamente una visión sobre lo que en su esencia constituye el fenómeno fóbico, lo que la fobia *es,* si no hemos podido elucidar todavía si lo que aflige en la angustia fóbica es el objeto mismo o la expectación de una respuesta determinada por parte del sujeto? Peña y Lillo (1978)[11] ha intentado distinguir dos síndromes diferentes: la fobia de estímulo y la fobia de respuesta, según que la angustia esté vinculada directamente al objeto fóbico o a la respuesta temida por el sujeto. Pero esto es válido para casos extremos: por ejemplo la zoofobia para el primer grupo y la eritrofobia para el segundo. Pero en el caso de la agorafobia, ¿podríamos decir que lo que angustia es solo la calle y no el temor a desmayarse o, a la inversa, solo este último y no el espacio abierto que atrae y paraliza? Y en la fobia al vuelo, ¿angustia el avión, el volar, o el temor a la taquicardia, o a la desesperación? Estas cuestiones previas a las interrogantes clínicas no pueden ser respondidas, a nuestro entender, por ninguna teoría de lo psíquico, de por sí reductoras, por tratarse de fenómenos extremadamente complejos, que, a pesar de su aparente carácter focal, afectan al hombre en su totalidad en cuanto ser-en-el-mundo, y que por tanto son accesibles solo a una descripción correspondientemente abarcadora, desprejuiciada y primordial.

3. El enfoque fenomenológico-existencial de las fobias

La llamada psiquiatría fenomenológico-existencial pretende ser fiel solo a los fenómenos, para poder así desentrañar su secreto. No puede por el momento trasladar sus descubrimientos o aproximaciones al campo terapéutico, por lo menos en forma sistemática, pero no se queda en la mera verbalización, a veces un tanto cargada de vocablos filosóficos, sino que vuelve a la clínica y ayuda a comprender lo hasta entonces incomprensible, a reordenar lo confuso y disperso y más de alguna vez a resolver contradicciones que parecían insolubles (Binswanger, 1955[12], 1957[13]).

3.1. Un caso de experiencia fóbica

Vamos a tratar de acercarnos al fenómeno fóbico desde una experiencia que no puede ser más próxima y repetida, porque es una experiencia *propia.*

Debo hacer un viaje al extranjero; sé que esto me va a acarrear dificultades durante el vuelo y los días previos a la partida ando levemente intranquilo. De pronto me sorprendo con la idea de hacer un testamento, o por lo menos de dejar todos "los papeles arreglados". Al darme cuenta de lo que estoy pensando siento rabia "por esta estupidez que tengo", no exenta de cierto humor escéptico. El aeropuerto, con sus multitudes y su atmósfera internacional, más bien me divierte. Veo llegar algún avión y bajar la gente feliz y encuentro hermoso el avión y simpatizo con el deseo de la gente de moverse de un lugar a otro y recorrer los cinco continentes, sin darse mucha cuenta de lo que hacen. Quizás un leve sentimiento de sana envidia, por la salud que rebosan y la tranquilidad con que parecen haber volado 20 horas seguidas. Me subo al avión y recuerdo viajes anteriores con una sensación general de agrado. El olor característico del interior del avión, el ruido de la ventilación y la cara impersonal de la azafata, me son familiares. Tanto que llego a pensar "esta vez no pasará nada".

Mientras el avión se pone en movimiento converso sobre cualquier tema intrascendente con el vecino y me aprieto el cinturón. Hasta ese momento no hay problema alguno. De pronto el avión empieza a correr por la pista y siento ese leve vértigo de la velocidad común a todos los pasajeros. Pero no bien el avión se ha elevado, comienza mi calvario: me transpiran las manos, mi corazón se acelera, la respiración se hace más profunda pero más irregular, y mientras la conversación con el vecino languidece por mi culpa, noto cómo mi horizonte de intereses se empieza a reducir, mi corporalidad me invade, se esfuma el propósito del viaje con todas sus expectativas, pero también, y esto es lo más curioso, mi pasado. Dejo de ser quien soy, mi familia, mi niñez, lo que he hecho y he omitido, mis lazos afectivos, mi origen, todo, todo ha desaparecido y soy una pura conciencia más corporal que espiritual (mis manos húmedas, el latido de las arterias, la sensación de vacío en el estómago, el peso de mis piernas), conciencia enfrentada no a un por-venir o auténtico futuro en el que normalmente me soy por anticipado, sino a un vacío, a una posibilidad muy inmediata de desaparición, de disolución. No es que tema concretamente que el avión se caiga (desde el punto de vista racional lo sé el medio más seguro de transporte), sino mi propia destrucción, mi aniquilamiento. Me siento absolutamente solo, suspendido de la nada. La presencia ocasional de mi esposa o de algún amigo no ha variado en absoluto esa sensación. No puedo comer, ni leer, ni pensar, ni conversar. He perdido mi libertad, estoy asediado. Lo único que consigo hacer es mirar cada 5 minutos el reloj porque sé, por experiencia, que este estado desaparece en cuanto el avión toca tierra. Pero los minutos se me hacen eternos y, como he perdido la capacidad de proyectarme, ese futuro de la llegada al aeropuerto me parece demasiado lejano e inalcanzable. El estado se acentúa con las turbulencias, pero no desaparece al volver la calma y, curiosamente, solo se aminora cuando me pongo de pie y camino algunos pasos por el avión. Como si al adquirir la postura erecta pudiera por un momento tomar distancia de lo que me rodea y dominar, con mi mirada apoyada desde los pies a través de la columna vertebral, la situación que me asedia y paraliza. Este estado de intensa angustia solo empieza a disminuir al ser anunciado el descenso. Por esas paradojas de la mente humana yo me tranquilizo justo en el momento en que estadísticamente existe algún peligro y cuando hasta el más tranquilo de los gerentes que viajan en el mismo vuelo se inquietan algo con el ruido de los frenos y el obligado dolor de oídos.

He tratado de describir en la forma más visceral posible mi experiencia angustiosa. Indudablemente que por momentos he logrado pensar, casi como en ráfagas, sobre lo que me está aconteciendo, porque es muy difícil pensar desde ninguna parte y enfrentado a la nada. Y al decir desde ninguna parte me estoy refiriendo a ese esfumarse del pasado al que aludía antes y que constituye el soporte del pensar, así como las piernas y la columna vertebral lo son del mirar.

Como antecedente debo decir que mi abuelo paterno sufría de vértigo de altura y nunca quiso subirse a un avión; mi padre tenía lo mismo y voló una sola vez en su vida sufriendo una experiencia idéntica a la que yo he relatado; y, por mi parte, sufro de vértigo de altura desde mi juventud, pero la fobia al vuelo me apareció a los 30 años y a partir del momento en que, volando de Buenos Aires a Madrid, hubo una falla en los motores del avión que nos obligó a volver a Buenos Aires, gracias a Dios sin mayores consecuencias. Ahí se me produjo una especie de fisura en la experiencia del vuelo, el que dejó de ser algo natural para mí.

3.2. Hacia una interpretación fenomenológico-existencial del caso

Mi experiencia dentro del avión no es muy diferente a lo que le ocurre al agorafóbico con la calle o a la famosa paciente de Hufeland analizada por Von Gebsattel (1954)[14], aquella que no podía ver la luz sobre los objetos y vivía en una habitación oscura, y cuando alguien la visitaba tenía que envolverse en una capa negra, porque el ver la realidad le producía una angustia insoportable. Podría decir, en primer lugar, que lo que provoca mi angustia no es ni el avión (lo encuentro hermoso, me agrada cuando entro en él y cuando me bajo, etc.), ni tampoco el temor a una respuesta descontrolada de mi parte. En ningún momento se me ocurre que voy a perder el control, o que la taquicardia pueda llegar a ser tan intensa que tenga problemas cardiovasculares y provocarme la muerte. Nada de eso. Es la situación global, mi relación con el mundo dentro de un avión en vuelo, o más bien suspendido, por cuanto uno no percibe el movimiento durante la mayor parte del tiempo. Es el estar suspendido a 10.000 metros de altura, rodeado por la nada. Es el carecer de piso, de plataforma desde donde poder enfrentar el mundo.

Pero todo eso es verdad. El avión es un artefacto antinatural, el vuelo no está hecho para el hombre. Pocas cosas pueden ser tan antinaturales como estar suspendido a esa altura, cuando se nació en la tierra, se gateó, se tropezó, se cayó, se conocieron los límites del cuerpo y más adelante del espíritu (las posibilidades de ser) en el enfrentamiento terrenal con los objetos y obstáculos, donde uno hizo camino, se extravió más de alguna vez, en el bosque, en la llanura o en el cerro, pero siempre en la tierra. Y, entonces, ¿por qué no les pasa a los demás? Mirándolos comer, sonreír, conversar y pasearse y luego interrogando a algunos pasajeros, he llegado al convencimiento de que ellos no viven esa verdad que yo vivo: que estamos suspendidos a 10.000 metros de altura en un aparato de acero cuyo destino natural, por la ley de gravedad, sería caerse, y que alrededor del avión, a 10 o 20 cm de distancia de nuestras cabezas, no hay nada, absolutamente nada.

Lo que ocurre es que ellos tienen una capacidad de engañarse que yo perdí. Ellos viven el avión como un salón, como si estuvieran en su casa, o en un hotel, o quizás en un tren. El espacio interior del avión les es *familiar*, o si no les fue familiar la primera vez, lograron hacérselo la segunda. Más aún, ellos se sienten en ánimo de diversión, de paseo, de agrado, en ese ánimo que se tiene cuando se sale a comer a un restaurante o durante los primeros días de verano en la playa, Y así, comen más que de costumbre, duermen plácidamene, ríen, conversan, etc., como si estuvieran en la tierra. Para mí, en cambio, el avión no se me transforma en un salón ni en hotel de veraneo, sino que permanece siendo un absurdo tubo de acero que por razones más allá de mi comprensión racional es capaz de elevarse a esas alturas, devorar miles de kilómetros, y llevarme en pocas horas a otros continentes, a otros países, con otros horarios, colores y costumbres.

Uno está tentado de preguntarse ¿qué es más normal: vivir el espacio interior del avión como un salón o vivirlo como un tubo suspendido en la nada?, y casi contestaría que lo segundo, porque eso corresponde a la realidad objetiva y lo primero a una especie de engaño.

Pero hay dos razones que me llevan a pensar que lo normal es lo que le ocurre a la mayoría y no lo que me ocurre a mí. En primer lugar, porque el hombre vive en lo que Binswanger (1956)[15] y Straus (1955)[16] han llamado el paisaje, y no en la geografía. Y en la espacialidad del paisaje las categorías dominantes no son las mensurables (las distancias, los puntos cardinales, las diferencias de altura) como en la geografía, sino lo familiar y lo extraño, lo amigo y lo enemigo, lo atrayente y lo repulsivo, lo próximo y lo lejano. El avión sería un caso en cierto modo extremo de hacer habitable, de hacer familiar y propio un espacio geográfico tan antinatural como el de los 10.000 metros de altura rodeado de la nada. Pero el hombre solo puede vivir en lo familiar y desde que surge a la existencia en la escala filogenética, junto con alcanzar la posición erecta, erige paredes que lo separan de lo extraño y de lo terrible, vale decir, establece su morada y luego crea pueblos, ciudades y, por último, naciones e imperios, pero separando siempre lo familiar de lo extraño. Es por eso que también es capaz de hacer lo mismo dentro de un avión o en una cápsula espacial, porque si no lo hace le sucede lo que a mí me ocurre: tiene que enfrentarse a la nada, a la posibilidad de disolución y esta es la angustia.

Pero hay una segunda razón, que nos la ha enseñado Heidegger (1927)[17]. El hombre vive normalmente en la impropiedad o inautenticidad, que consiste en que su movimiento fundamental, la cura o preocupación, es la que le da la fisonomía al mundo circundante, la que lo hace familiar y en cierto modo "a la medida". Esta inautenticidad "espontánea" del ser humano alcanza sus grados más extremos en aquellas vidas que se pierden en el anonimato del "uno" o del "se" (pensar lo que *se* piensa, decir lo que *se* dice, etc.). Es lo que permite ocultar lo que él llama el ser-para-la-muerte, rodeando la muerte de los otros, ya sea de ritos o formas muchas veces vacías, o simplemente pensando en ella como algo ajeno absolutamente a la propia vida. Solo la angustia nos devela, según Heidegger, el sentido último de nuestra existencia, como soledad radical, como ser-para-la-muerte, vale decir, como temporalidad, al enfrentarnos, sin el intermediario de la cura o preocupación, con la desnudez de nuestra existencia y del mundo. Pero siendo una posibilidad humana fundamental solo se presenta en momentos de excepción, porque existir es vivir preocupado del mundo y preocuparse es hacerlo propio, hacerlo familiar. Para Heidegger, *el ante-que de la angustia es el mundo en cuanto tal.*

Si trasladamos esto a la experiencia descrita, la angustia del vuelo se produciría al enfrentar yo la desnuda realidad del mundo, en ese caso el tubo de acero artificialmente suspendido y rodeado de la nada, al esfumarse la cura, cuidado o preocupación, que en cada caso va haciendo del mundo una fisonomía familiar, pero que también encierra el peligro de perderse y caer en la cotidianidad del "término medio".

¿No ocurrirá lo mismo con el resto de las fobias? ¿No será que la calle angustia al agorafóbico no tanto porque le estimule sus tendencias exhibicionistas que quisiera ocultar, como sostiene el psicoanálisis, sino porque al perderse por alguna razón la posibilidad de curarse del mundo, vale decir, de hacerlo *su casa,* al perder la familiaridad, se enfrenta a la desnudez del espacio ajeno, a su mera geografía, y que los otros dejen de ser un *tú* para transformarse en *lo otro* amenazador, y con ello se vea el ser enfrentado a la nada de su existencia? ¿Y no vale lo mismo para la fobia a las tempestades y a los temblores, y por qué no para las zoofobias?

También los animales pueden perder su carácter familiar, su carácter conocido y doméstico, para transformarse en engendros demoníacos, rota toda referencia cotidiana y capaces de enfrentar al sujeto a la desnudez de un mundo de coordenadas espaciales y de espectros.

Curiosamente siempre se ha definido a las fobias como temores infundados a objetos, seres o situaciones conocidos o familiares. Sin embargo, al analizarlas sin una teoría previa nos damos cuenta que justamente *se trata de situaciones que han perdido su carácter familiar* y al hacerlo despiertan ese sentimiento humano universal de la angustia. Lo anormal de la angustia neurótica sería no ella en sí misma, sino el hecho que en lugar de abrirle a la persona el camino hacia sus más propias posibilidades de ser y de "empuñarse a sí mismo", a través del estremecimiento existencial que produce, lo paraliza y lo limita.

¿Por qué en un caso la angustia puede significar apertura y maduración y, en el otro, limitación y enfermedad? Es una pregunta difícil de responder, pero seguramente tiene que ver con las circunstancias de vida anteriores al momento en que se inicia el síntoma neurótico, en nuestro caso la fobia, así como la repetición del fenómeno depende muy probablemente de la puesta en juego de mecanismos de potenciación en el sentido de los descritos por la teoría conductista. No es el caso que yo me adentre en una posible interpretación de mi propia fobia. Más bien pienso que distintos factores pueden poner en marcha esta posibilidad humana universal de la angustia a través de la pérdida del carácter familiar de una circunstancia determinada, y que pueden ser factores genéticos, psicodinámicos o traumáticos. Recuerdo varios casos de agorafobia donde el inicio estuvo claramente vinculado a una situación madurativa en la que el paciente se veía obligado a un enfrentamiento abierto con la familia, los compañeros de trabajo o la sociedad en general. La calle representaba claramente el ámbito donde ese enfrentamiento debía producirse, pero que el paciente quería evitar a cualquier precio.

3.3. Las fobias temporales

López-Ibor sugiere una especie de ordenación de los fenómenos fóbicos que está absolutamente en la línea que hemos querido seguir (1966)[18]. Él señala que algunas fobias se dan en las coordenadas del tiempo y otras en las del espacio. Nosotros nos hemos referido casi exclusivamente a las fobias "espaciales", que tendrían como momento central la pérdida del carácter familiar (propio, disponible, manejable) de una situación. como es el caso de la agorafobia, de las fobias al vuelo, a las tempestades, a los temblores y a los animales. En ellas el espacio, de paisaje, vuelve bruscamente a su condición objetiva de geografía, provocando la irrupción de la angustia, al desconectarse el Yo, o la existencia, de su mundo habitado como su casa.

La mayoría de las otras fobias podrían ordenarse bajo el concepto de fobias *temporales* en el sentido que es la expectación de lo porvenir lo que desencadena la crisis. Es el caso de la eritrofobia, de la impotencia sexual fóbica, de la inhibición a examen, etc. Estas fobias se podrían comprender como una perturbación a nivel de la temporalidad o tiempo vivido (no necesariamente vivenciado) en el sentido siguiente: desde el momento que uno de los determinantes fundamentales de la existencia humana es el ser-para-la-muerte, la vida se desenvuelve como un despliegue de posibilidades en el tiempo. Este movimiento se llama también maduración o crecimiento. Característico de su condición histórica es que el ser humano vive anticipándose a sí mismo, proyectándose. Son los *proyectos de mundo* de la analítica existencial. Este estar anticipándome, pero al mismo tiempo asumiendo mi propio pasado para invertirlo en el futuro, es lo que me da la continuidad temporal.

Pero así como existe una *unidad yo-mundo* que me permite transformar el espacio en paisaje y hacerlo familiar, unidad que se interrumpe en la angustia, también en la dimensión temporal existe una *continuidad* de mi existencia garantizada por este permanente vivir en los tres momentos (pasado, presente y futuro) de manera simultánea. Y así como existe *la familiaridad* o confianza en la relación espacial con el mundo, existe *la esperanza* en la relación temporal con el mundo (futuro). Vivo en la esperanza y casi la seguridad de que mis proyectos resultarán en cierta medida. Y esto porque, como entre varias posibilidades he escogido una, la vivo en cada momento como realidad a medida que se va consumando.

Ahora bien, ese futuro, que es casi realidad en mi conciencia, puede "inflarse" de posibilidades y con ello perderse esa espontánea relación confiada (caso de las relaciones sexuales normales o del desempeño social normal), "agrietarse el presente" y así surgir la angustia fóbica frente a una posibilidad desagradable concreta. Pero también, y reforzando lo anterior, puede ocurrir que lo que va a venir se salga de esa continuidad quieta para adquirir un carácter de juicio final (eritrofobia), con lo cual vuelve a fisurarse mi continuidad temporal, dando pie nuevamente a la angustia. El obstáculo temido se yerge entonces como una especie de barrera en mi devenir temporal quebrando mi proyecto vital.

Referencias

1. Gebsattel V. von. "Zur Psychopathologie der Phobien", in *Prolegomena einer Medizinischen Anthropologie,* Springer Verlag, Berlin-Göttingen-Heidelberg, 1954, S. 47-74.
2. López-Ibor J.J. *Las neurosis como enfermedades del ánimo,* Editorial Gredos, Madrid, 1966, pp. 221-234.
3. Heidegger M. *Sein und Zeit (1927),* Tübingen, Max Niemeyer Verlag, 10. Auflage, 1963, S. 167 f.f.; S. 184 ff.
4. Fenichel O. *Teoría psicoanalítica de las neurosis,* Buenos Aires, Editorial Paidós, 1966, pp. 225 y ss.
5. American Psychiatric Association, dsm-iii. *Diagnostic and Statistical Manual of Mental Disorders,* apa, Washington D.C., 1980.
6. Peña y Lillo S. "Definición condicional del síntoma fóbico neurótico", *Acta Psiquiátrica Psicol. Amér. Lat. 16,* 1970, pp. 261-264.
7. Peña y Lillo S. "Le syndrome agoraphobique et ses relations avec la maladie depressive", *Actualités Psychiatriques 2,* 1976, pp. 13-19.
8. Peña y Lillo S. "Espacio y tiempo fóbico", *Rev. Chil. Neuropsiquiat. 16,* Nr. 4, 1978, 17-20.
9. Gebsattel V.E. von, *óp. cit.,* 1954.
10. Peña y Lillo S., *óp. cit.,* 1976.
11. Peña y Lillo S., *óp. cit.,* 1978.
12. Binswanger L. *Ausgewählte Vorträge und Aufsätze,* Band II, Francke Verlag, Bern., 1955, S. 174-225.
13. Binswanger L. *Schizophrenie,* Neske Verlag, Pfullingen, 1957.
14. Gebsattel V.E. von, *óp. cit.,* 1954.
15. Straus E. *Vom Sinn der Sinne,* Springer Verlag, Berlin-Göttingen-Heidelberg, 1956, S. 335-340.
16. Binswanger L., *óp. cit.,* 1955.
17. Heidegger M., *óp. cit.,* 1927.
18. López-Ibor J.J., *óp. cit.,* 1966.

CAPÍTULO XXII

Perspectiva fenomenológica de los trastornos de personalidad

1. Introducción

El campo de las alteraciones de personalidad es muy amplio, abarcando desde la personalidad premórbida en la esquizofrenia y la melancolía, hasta los rasgos anormales que subyacen a las neurosis, pasando por las personalidades psicopáticas, las perversiones sexuales, las adicciones y el relativamente novedoso capítulo de las personalidades limítrofes (Kernberg, 1979)[1]. Hay un concepto aún más amplio, que es el de *personalidad anormal* (Schneider, 1962)[2] –que equivaldría a lo que en la psiquiatría norteamericana se llama *rasgos de personalidad anormales* (DSM-III, 1980, p. 305)– y que no tendría límites claros con la normalidad, siendo considerados por Schneider solo como "desviaciones" con respecto a una norma promedio, y otro más estrecho, que es el de *personality disorders* (DSM-III), el cual exige que los rasgos anormales sean inmodificables, mal adaptativos y que impliquen una limitación importante del sujeto en el campo social y ocupacional; es el caso de las personalidades esquizoides, histriónicas, narcisistas, antisociales y limítrofes, entre otras. Por último, no debemos dejar de lado el antiguo concepto de *personalidad psicopática* –vinculado durante el siglo XIX a la idea de un "cambio degenerativo" del sistema nervioso central– cargado hasta el día de hoy de una valoración negativa por su supuesto carácter constitucional y su resistencia a los tratamientos farmacológicos. El campo fenoménico al cual se refirió Schneider con su discutido concepto de *personalidad psicopática* está representado en la psiquiatría norteamericana por la *personalidad antisocial* y en la psiquiatría alemana posterior a Schneider por el concepto mucho más fecundo de *desarrollo anormal de la personalidad* (Haefner, 1963[3]; Bräutigam, 1969[4]).

2. Persona y personalidad

La imprecisión que rige en este campo se debe probablemente a la complejidad del concepto de personalidad, implícito siempre cuando se habla de un trastorno de ella. Es mucho más fácil hablar de perturbaciones de la inteligencia o de la memoria o del lenguaje, porque se trata de funciones circunscritas y por ende más susceptibles de ser analizadas en sus formas logradas y defectuosas. Personalidad, en cambio, apunta siempre a algo global, abarcativo, integrador, que se llega a confundir con la totalidad de la persona humana. A su vez, *persona* significa, en griego, *máscara,* la máscara que cubría el rostro de los actores en el teatro, la que los identificaba como el personaje de la obra para los espectadores, distinto del actor como individuo. Un actor puede enfermar, viajar o morir y el personaje permanece, pudiendo ser representado por otro. Esta pequeña alusión al origen helénico del concepto de persona nos muestra de inmediato dos rasgos esenciales de esto que hasta hoy llamamos persona y personalidad: el fenómeno de la permanencia a través del tiempo y la dialéctica entre identidad de *sí mismo* e identidad de *rol.* Se es siempre la misma persona a pesar de la maduración, del paso de los años, de los cambios que trae consigo el dolor. Cuando se dice "tener personalidad" se está aludiendo solo a un rasgo de ella, cual es la conciencia de sí, la seguridad para enfrentar a los otros, el saber perfilarse sobre la masa, etc. Pero la personalidad, que es una especie de "empirización" del concepto más abarcador de persona (López-Ibor, 1975[5], dice que la personalidad "es una acentuación enfática de la persona"), permanece la misma a través del tiempo. En rigor "se es una personalidad" más que "se tiene". En este sentido, *personalidad* se aproxima mucho al concepto de identidad, siendo el primero más complejo por tener siempre implícita la referencia a la totalidad y por ende también a las partes que la componen, por infinitas que ellas sean.

Se ha distinguido entre temperamento, carácter y personalidad, yendo desde lo más biológico a lo más espiritual, pero no es fácil aislar uno del otro. ¿Cómo separar en un político la vehemencia de la lucidez en su análisis de la realidad? ¿O en una mujer su capacidad erótica, venida desde el temperamento, de la gracia de sus gestos y movimientos o de su mayor o menor intuición en el conocimiento del varón que la pretende? Pero la personalidad, en cuanto "conjunto individualmente distinto y característico de las relaciones comprensibles de la vida psíquica" (Jaspers, 1955)[6], no es algo estático, sino dinámico. Se permanece él mismo, pero a través del cambio, de la metamorfosis. La personalidad es como la entelequia aristotélica, esa forma originaria que con-forma al individuo y que se va desarrollando a través de las etapas de la vida hasta lograr su plenitud solo en la muerte. La personalidad es historia, la historia de este permanente proceso dialéctico entre necesidad y libertad (Kierkegaard, 1955)[7], de esta especie de lucha entre lo que nos viene dado desde la disposición, como capacidades y determinaciones fijas, y la elección libre de tal o cual opción en un estar anticipándonos al futuro.

2.1. Persona e historicidad

Cuando decirnos que la personalidad es historia estamos señalando que es inseparable de la dimensión quizás más fundamental de lo humano, cual es la temporalidad. El tiempo cronológico es solo un derivado, una abstracción del tiempo existencial. Este último es comprendido por Heidegger[8] como *Zeitigung*, que podría traducirse con el neologismo "temporación" y que se aproxima al fenómeno de la maduración que caracteriza esencialmenle a las formas vivas. Para Heidegger el existente humano es temporal desde su estructura misma como "ser-en-el-mundo", por cuanto el motor de esa estructura es la cura o preocupación *(die Sorge)* y en ella se articulan las instancias o éxtasis del futuro, presente y pasado. En cada dirigirnos-a-algo, en cada interés por algo que nos hacc frente, estamos anticipando y comprendiendo el futuro, desde un "hallarnos" *(Befindlichkeit)* de una cierta manera en nuestro pasado (sentirse, ánimo, recuerdos, experiencias) y consumando el acto de "encontrarnos-con" los otros seres u objetos en el presente.

Para Heidegger los tres momentos que configuran el cuidado o preocupación *(die Sorge)*, que sería la forma específicamente humana de relacionarse con el mundo, distinta por ejemplo a la de los peces o las plantas, son el *comprender*, el *hallarse* o sentirse y la *caída.*

El *comprender* tiene que ver con la capacidad de pro-yectarse, de elegir, de decidir, y su forma de temporalidad es, naturalmente, el *futuro.*

El *hallarse,* palabra con la que hemos traducido al vocablo alemán *Befindlichkeit,* es la forma primordial en que estoy en mi cuerpo, y cómo este se me hace presente desde un bienestar físico hasta un conjunto de recuerdos y cosas aprendidas, pasando por todas las formas de pulsiones, instintos, necesidades y afectos, con su mayor o menor forzosidad; la temporalidad propia de la *Befindlichkeit* es el *pasado,* y así, ella a través de nuestro cuerpo y en particular de nuestro temple o ánimo, nos abre a nuestra condición de "arrojados", "yectos" *(Geworfenheit).* Una forma habitual de la *Befindlichkeit* es el miedo o temor. Este abre la mirada cotidiana hacia lo amenazador que detiene la existencia, impidiendo el escoger posibilidades a futuro y tomar decisiones. Es una de las formas de extravío o inautenticidad dependientes de la temporalidad del pasado y cuya última razón es un "olvidar-se" de la condición de arrojados, un no conocerse a sí mismos. La posibilidad de *un futuro inauténtico* deriva del hecho que el existente humano *(Dasein)* puede "perderse" en aquello de lo que se ocupa "en el presente", limitándose a un mero expectar, a un esperar-que... (todo resulte bien, por ejemplo). El futuro inauténtico es un perderse en posibilidades vacías, sin la *decisión* que hace posible transformarlas en realidad. Muchas veces esta forma de perderse en posibilidades vacías tiene que ver con una no aceptación del pasado, con un no conocerse a sí mismo.

Por último, tendríamos que el tercer elemento de la cura o preocupación, junto al comprender y al hallarse, es la *caída* (*Verfallenheit).* Es en el *presente* donde más fácilmente nos perdemos en lo inauténtico y es por eso que para Heidegger sería esta la natural condición del ser humano en el presente. De las distintas formas de caída destacaremos una por su interés para la comprensión de ciertas anormalidades de personalidad: "el afán de novedades". El "afán de novedades" no actualiza a lo que me enfrenta (los objetos) para comprender-los permaneciendo junto a ellos, sino simplemente busca el ver y ser visto. La existencia dominada por esta forma de caída salta de una cosa a otra, no alcanza a mirar algo cuando ya está pasando a otro objeto, va de un lugar a otro, sin reposo y sin un real conocimiento de algo. Cada vez más presa en sí misma a través de este "distraído no-quedarse", la existencia se va transformando en la absoluta falta de lugar y de permanencia *(Aufenthaltslosigkeit).* Cuanto más impropio es el presente, cuanto más se allega el actualizar solo a sí mismo, tanto menos puede el futuro retornar sobre el ente yecto (arrojado). En este presente siempre escapando radica la posibilidad de un olvidar cada vez mayor, de un no asumir el pasado y de un no ser ya capaz de comprender ni decidir el futuro.

Las etapas de este camino hacia la impropiedad descritas por Heidegger tienen una impresionante analogía con los pasos que va dando el adicto hacia la total dependencia con respecto al tóxico, como lo demostráramos en un trabajo anterior (Dörr-Zegers, 1980)[9] (véase también Cap. XIX de este libro): la seducción, el aquietamiento, el extrañamiento y el encierro. En aquella oportunidad pudimos seguir paso a paso, a propósito de un paciente tipo, cómo: "primero se sentía *seducido* por la droga, junto con administrársela *se aquietaba,* pero cada tránsito del estado de embriaguez con la morfina al de sobriedad significaba un *extrañamiento* mayor, vale decir, una insatisfacción y un alejamiento de sí mismo cada vez más grande, para terminar el proceso en un *encierro* progresivo en un presente vacío, proceso que no pudo ser modificado por ningún tratamiento farmacológico ni psicoterapéutico".

¿Cómo permanece la personalidad a través del tiempo?, ¿cómo va atravesando las crisis madurativas?, ¿cómo va asumiendo su facticidad (pasado)?, ¿cómo va comprendiendo y decidiendo su futuro?, ¿cómo va escapando de la caída (en el presente) a través de la experiencia de la angustia existencial y del asumir su ser-relativamente-a-la-muerte? Todas estas son preguntas que deberíamos hacernos frente a cada personalidad a estudiar, por cuanto si queremos respetar el sentido originario de las palabras, personalidad viene de persona y esta de máscara, lo que implica permanecer en el tiempo idéntico a través de los cambios, estar siempre distendido entre la atracción del futuro y el soporte del pasado, abriéndose al otro en el presente.

2.2. La dialéctica entre ser-para-sí y ser-para-el-otro

El segundo elemento que nos muestra el concepto griego de persona como máscara es la dialéctica entre ser en-sí y ser como sí, entre identidad de sí e identidad de *rol* (Kraus, 1985)[10], entre facticidad y trascendencia. El actor es él mismo y al mismo tiempo el personaje representado. Y esta dualidad era señalada en el teatro griego a través de la máscara. Mientras más sea el actor el personaje representado, menos será él mismo, y a la inversa. Si se le nota demasiado su sí-mismo se nos perderá el perfil del personaje representado. Esta situación extrema del actor de teatro se da permanentemente en la vida real, porque jamás el hombre podrá tener una identidad absoluta al modo del ser de las cosas, que reposan definitivamente en su total igualdad consigo mismas. El ser del hombre está distendido entre un ser-para-sí o facticidad (o en otra terminología "identidad de yo") y un ser-para-el-otro, un *rol*. En su libro *El ser y la nada* Sartre (1966)[11] ha caracterizado esta situación con una doble negación: "Se es lo que no se es y no se es lo que se es". Kraus (1985)[12] señala que "Jamás podremos retirarnos hacia un ser substancializado con una identidad cósica, por cuanto una *diferencia ontológica* fundamental nos impide ser absolutamente idénticos con nuestro respectivo *rol* (y aun) con nuestros valores y sentimientos".

Ahora bien, existe una natural distancia entre el ser-para-sí y el ser-para-el-otro, entre sí-mismo y *rol*, distancia que es necesario preservar, porque tanto un acortamiento de ella en el sentido de abolir la diferencia ontológica, como un excesivo alejamiento de los dos polos de esta tensión dialéctica entre identidad y no-identidad, son fuentes de enajenación e insinceridad, que Sartre ha elaborado bajo el concepto de *mauvaise foi* y que pueden tener gran importancia para la comprensión de ciertas anormalidades de la personalidad, como veremos más adelante.

El movimiento dialéctico se puede dar tanto entre el ser-para-sí y el ser-para-el-otro, entre sí-mismo y *rol*, como entre ser-objeto para el otro o ser el otro objeto para mí, vale decir, yo sujeto para él. En este contexto nos importa preferentemente la primera polaridad, entre sí-mismo o ser-para-sí y *rol* o ser-para-el-otro. Porque esta relación dialéctica, mantenida en la adecuada distancia, es fuente de vida, crecimiento y creación y no, como pudiera pensarse en un primer momento, una trágica imposibilidad de ser idéntico a sí mismo. Ambos elementos de la polaridad se determinan recíprocamente, y así, mi facticidad, lo que yo soy en mí para mí, va a otorgar un sello único a ese *rol* colectivo y, a su vez, ese *rol*, por ejemplo de médico, me va a ir haciendo a mí.

El problema surge si me "sobreidentifico" (Kraus, 1977)[13] con mi *rol*, porque ello implica una negación del resto de mis posibilidades de ser, y si bien gano con ello estabilidad, estoy perdiendo capacidad de cambio y de adaptación. "La negación de esa verdad de que el hombre en su *rol* social es algo que al mismo tiempo no es, se acompaña de una pérdida de la historicidad de la conciencia y del carácter ex-tático de la existencia" (Kraus, 1977).

El proceso inverso, el de una no-identificación con las funciones o *roles* sociales, conduce al aislamiento y a una estéril detención de un sí mismo desprovisto de esa especie de "capa protectora" que es el *rol*. Porque el *rol* es tanto acceso como límite en relación con el otro y, por eso al perderse hace al otro inaccesible y al mismo tiempo invasor. Es lo que ocurre en la esquizofrenia. Es de todos conocido que los esquizofrénicos no se casan, trabajan menos y mal, descienden en la escala social, se aíslan, etc., y al mismo tiempo, mientras más aislados y sin importancia social, más perseguidos se sienten.

Se han dado muchas explicaciones para estos fenómenos, pero la más consistente la ha dado a nuestro parecer Kraus (1984)[14] con su descripción de la falta de identidad del esquizofrénico, derivada de la incapacidad de asumir funciones sociales, lo que explicaría, entre otras cosas, el curso tan negativo de la enfermedad: pasado el episodio agudo con ayuda de medicamentos, el paciente no encuentra *roles* en los cuales volver a refugiarse. En el depresivo, en cambio, ocurre exactamente lo contrario. Él se *sobreidentifica* con las funciones sociales, o dicho con otras palabras: se produce un desplazamiento de la relación dialéctica entre identidad del yo (o sí mismo) e identidad de *rol* en el sentido de esta última, con lo cual, por una parte, se pierde identidad propia y al mismo tiempo se cae en el peligro de un derrumbamiento existencial al fracasar –por circunstancias externas– la posibilidad de realizar el *rol* (al enfermarse somáticamente, por ejemplo) o si la función es sobrexigida (a través de un ascenso en el trabajo).

Ahora bien, dependiendo de la distancia entre ambas identidades, también se perfilan diferencias entre varios tipos de personalidad. Por ejemplo, el *typus melancholicus* vive en una casi confusión de la identidad de yo o sí mismo y la identidad de *rol*, lo cual determina su falta de elasticidad y todo lo que ya conocemos por los estudios de Tellenbach y de Kraus; en cambio, en la personalidad histérica la distancia entre una identidad y la otra es demasiado grande, por lo cual el histérico no tiene "lealtad" alguna con *los roles*, los cambia de la noche a la mañana, no se apega a los trabajos ni a las personas, ni a los lugares, cambia de vocación, de pareja, etc. Siempre se les ha reprochado una cierta superficialidad en los afectos, la que podría explicarse por esta forma de su identidad, caracterizada por la enorme distancia entre ambas formas de esta: la individual y la social.

Estos son solo algunos ejemplos de una fructífera visión de las personalidades según este segundo elemento que encontramos en el sentido original de "persona": la radical ambigüedad, la diferencia ontológica,

3. Normalidad y anormalidad

Normalidad viene de norma. El significado original de la palabra latina "norma" es "escuadra". En latín, ángulo recto se dice *angulus normalis.* Este sentido geométrico de la palabra "norma" se conserva en otros términos vinculados a ella, como "regla". Si nos remontamos a la palabra griega original *(gnomon)* se nos hace aún más patente el significado de "norma" como "medida" determinante y perfecta, por cuanto *gnomon* significa "reloj de sol" o más precisamente "puntero de reloj de sol". Este significado primordial contiene los elementos más esenciales del concepto de norma y normalidad: el encuentro del hombre y la naturaleza en torno a una medida; el hombre fabrica un disco y un puntero a través de los cuales es medida la rotación cósmica. La norma la da la naturaleza en su movimiento perfecto, pero ella debe ser "leída" por el hombre, pero no por cualquiera, sino por un "conocedor", alguien que sabe leer el tiempo, que puede medir su perfecta regularidad. El hombre adquiere su conocimiento sobre lo que es normal y normativo a través de su trato con el mundo de la naturaleza, pero él también es naturaleza y debe poder encontrar en sí mismo la *medida* como un *a priori* categorial (Tellenbach, 1979)[15]. Determinar esa arquitectura de la naturaleza humana, sobre todo en lo que a sus cualidades superiores se refiere, ha sido tarea de la filosofía a lo largo de toda su historia, pero quizás los intentos más sistemáticos han sido los de Kant, Husserl y Heidegger.

Kant[16] aborda el problema de la normalidad desde dos puntos de vista, los cuales, respectivamente, serán fundamentales para la comprensión del lugar que les corresponde a las psicosis exógenas y a las psicosis endógenas. Las primeras constituirían una desviación de una norma que regiría la dualidad cuerpo-psique, norma que estaría dada por la existencia y conservación de las condiciones de posibilidad para un correcto conocer. Las psicosis endógenas, en cambio, serían desviaciones de una norma que regiría la dualidad, psique-mundo, norma que estaría dada por la capacidad para captar el *sensus communis.* La validez de esta intuición kantiana de que las psicosis endógenas solo pueden ser medidas en referencia a la comunidad social y en el sentido de un cambio cualitativo, ha sido demostrada por Binswanger (1956)[17] en su estudio sobre la "extravagancia", donde analiza el famoso ejemplo de Bumke (1948)[15], en que un padre le regala a su hija enferma de cáncer un ataúd para Navidad. ¿Cuál función es la que aquí falla? No es la inteligencia ni la percepción, ni el curso del pensamiento; y, sin embargo, nadie dudaría en calificar este acto de "loco". Pero Kant fue más allá aún en sus observaciones sobre la patología mental cuando distinguió, de estas desviaciones *cualitativas* del sentido común, una zona que se mueve en la periferia de la normalidad y que correspondería a desviaciones *cuantitativas* del mismo. Los cuadros que él describe corresponden a los que hasta hace poco tiempo llamábamos "psicopatías" y "neurosis" (Von Baeyer-Katte, 1966)[19].

Ahora bien, esa estructura que Heidegger llama el ser-con y que significa que el existente humano es esencialmente desde y para los otros, permite establecer una escala de deficiencias en torno a la forma de darse el "motor" del ser-con, cual es la cura, cuidado o preocupación *(die Sorge).* Se puede cumplir a medias o no cumplir cualquiera de los derivados concretos de la "cura" como la compasión, la consideración, la renuncia, la honradez, etc., sin ser por ello anormal; pero lo que ya cae dentro del ámbito de la anormalidad es actuar en contra de estos principios naturales sin tener la conciencia de que *se está en deuda* con respecto al otro (Tellenbach, 1979)[20]. Si recordamos el sentido original de normalidad como medida y miramos el conjunto de las conductas y modos de ser psicopáticos, la normalidad se nos aparecerá como equivalente a elástico, natural, equilibrado, pero al mismo tiempo estimando en alto lo valioso, no aceptando unilateralidades, reconociendo valores individuales, valores que salen de la "norma promedio" de Schneider. Los desarrollos individuales pueden ser tan diferentes como se quiera, pero si se mantienen dentro de esta medida, de este equilibrio que impide el autoocultamiento y el equívoco, han de ser considerados como normales.

¿Cuáles son las características de la normalidad que aparecen deformadas en eso que antes llamábamos neurosis del carácter y ahora trastornos de personalidad? Estos cuadros pueden ser considerados anormales en la medida que detienen, estancan el movimiento propulsivo de la existencia. Porque también pertenece a la normalidad el tener conflictos, el sufrir crisis, el enfrentarse a grandes sufrimientos. Y, desde Freud, sabemos que el neurótico solo es capaz de superar un conflicto "reprimiéndolo", y que su incapacidad de resolver tensiones y superar conflictos se transforma en angustia, obsesión, hipocondría y, en general, en manifestaciones que escapan a la autodisponibilidad.

Otra deformación de la normalidad que observamos en el neurótico es la sensación de incapacidad frente al futuro, a las posibilidades, lo cual representa otra forma de estancamiento. La normalidad es capacidad de superar conflictos y contradicciones, anticiparse al futuro, permitir el desarrollo de las posibilidades más propias y es, también, madurar. Las crisis madurativas son nudos en el camino de la vida que, si no son asumidos desde la esfera espiritual, pueden transformarse en psicosis o en neurosis graves, como es el caso de la anorexia nerviosa, ejemplo extremo de incapacidad de asumir la crisis puberal. Otra forma del estancamiento en la vida del neurótico está dada por su tendencia a quedar "preso" en la posibilidad sin pasar a la decisión que transforma el propósito o la fantasía en realidad. Hay pocos ejemplos más dramáticos de este permanecer subyugado por la fuerza de la mera posibilidad (fenómeno tan propio de la personalidad obsesiva) que el del filósofo S. Kierkegaard. Los temas fundamentales del lado oscuro de su existencia son la culpa, la angustia, la nada y la obsesión. En su *Diario* leemos, por ejemplo:

> Quizás la desgracia de mi existencia consista en que me intereso por demasiadas cosas sin llegar a ninguna *decisión;* ninguno de mis intereses se subordina a otro, todos se dan la mano… *(Diario íntimo)*[21].

Y cuán atormentado vivía por la culpa, se desprende de la siguiente frase:

> …Por eso, cualquier pecado del que uno no se haya arrepentido, constituye un nuevo pecado y en cada momento que pasemos sin arrepentirnos estamos cometiendo un nuevo pecado *(La enfermedad mortal* o *desesperación)*[22].

Su noviazgo con Regina Olsen nos muestra hasta qué punto vivía Kierkegaard atormentado por contradicciones irreconciliables, entre amor y odio, admiración y desprecio hacia la mujer, entre aceptación y rechazo de la sexualidad, etc. Pero al mismo tiempo, la lectura de su *Diario íntimo* y el conocimiento de datos de su biografía proporcionados por terceros, nos permiten inferir cómo dominaban su alma los mecanismos de defensa que hoy llamamos "neuróticos": la represión, la idealización, la negación, la escisión. Jamás pudo Regina haber comprendido las razones que movieron a su desgraciado novio a romper el noviazgo, ni tampoco el que haya huido de su lado cuando ella intentó todavía un acercamiento ocho años después. La incapacidad de Kierkegaard para comprender el alma femenina y el amor humano se expresan claramente en las siguientes frases de su diario:

> En cierto sentido la mujer es un ser tremendo. Hay en ella una forma de abandono (al otro) que me espanta, porque es por completo contraria a mi naturaleza; es tremendo el abandono femenino, femeninamente sin reparos....

El comportamiento de Kierkegaard con Regina alcanzó momentos de verdadera crueldad, como cuando dice:

> ¡Qué felicidad sería para mí el poder contentarla! ¡Y a ella que tanto ha sufrido por mi causa! Casi ha habido de mi parte una trama de insidias al comportarme así para ligarla a un matrimonio y luego abandonarla a ella misma.

Y difícilmente se puede evitar un sentimiento de rechazo hacia el genio cuando uno imagina esa última escena entre los dos, cuando ella responde a los crueles razonamientos de Kierkegaard con esa frase tan dulce, abnegada y femenina (quizás por lo mismo incomprensible para él):

> Al fin y al cabo, tú no puedes saber si no sería (a la larga) también un bien para ti, si yo (a pesar de todo) permaneciera a tu lado.

Kierkegaard no volvió a tener una novia y en los años siguientes al rompimiento se enredó en una disputa teológica con un antiguo contendor (Martensen), la que luego se generalizó hacia toda la Iglesia dinamarquesa oficial, en la que no deja de percibirse un halo paranoideo. En suma, una neurosis del carácter grave, una personalidad anormal, quizás si podríamos diagnosticar hasta una personalidad limítrofe. Y, sin embargo, qué más grande ejemplo de superación de todas sus limitaciones y sombras hacia las formas más elevadas de realización, cual es la obra de un genio. Blankenburg (1974)[23] dice con razón que lo que llamamos neurosis en sentido amplio "no puede ser comprendido sino en la dimensión global de la existencia"; y cómo ella puede llegar a ser en determinados casos una condición necesaria para alcanzar la normalidad, es una de las tantas enseñanzas que nos deja este genio sin par que fue Sören Kierkegaard, cuyo pensamiento no solo fue importante en su época, sino que será determinante en la historia de Occidente, al descubrir una nueva dimensión de lo humano: la angustia, la contradicción, el absurdo y la nada, lo que abrirá el paso en el siglo XIX a Nietzsche[24] y Freud, y en el siglo XX al existencialismo, base de la autocomprensión del hombre en la era actual.

Pero el caso de Kierkegaard nos lleva a reflexionar sobre la paradoja contraria, la de la normalidad patológica o *normopatía* (Tellenbach, 1979[25]; Blankenburg, 1983[26]). La neurosis puede ser la condición de la normalidad (gran parte de los genios); pero a la inversa, la normalidad puede ser un determinante de patología. El caso más característico es el *Typus melancholicus* descrito primeramente por Tellenbach (1961)[27]. Todos los rasgos de esta personalidad corresponden a valores positivos y "adaptativos" en nuestra sociedad occidental: orden, responsabilidad, diligencia, planificación, entrega al cuidado del otro, olvido de sí mismo, respeto, fidelidad, lealtad, etc., y sin embargo esa constelación caracterológica es la *conditio sine qua non* de aquella modificación patológica que llamamos depresión monopolar, como fuera esclarecido primero fenomenológicamente por Tellenbach y luego verificado por acuciosos estudios empírico-estadísticos (Von Zerssen *et al.*, 1968)[28], clínico-estadísticos (Dörr-Zegers, 1971)[29] y transculturales (Kimura, 1966[30], Pfeiffer, 1968[31]). Otro impresionante ejemplo de *normopatía* es el fenómeno de la *normalización forzada* (Landolt, 1955)[32] del EEG en un tipo de psicosis epilépticas, las formas alternantes, que se presentan de preferencia en las epilepsias generalizadas (Dörr-Zegers, 1980[33], 1984[34]); la normalidad excesiva de una función determinada (la responsable del trazado electroencefalográfico) es condición patogénica de la aparición de una psicosis. Es justamente la existencia de este fenómeno de la normopatía lo que llevó a Blankenburg (1983)[35] a su intento de fundamentar metódicamente aquella antigua idea de Henry Ey (1975)[36] de una psicopatología de la libertad. Blankenburg sostiene que lo que debe preocupar a la psicopatología no es el déficit o la negatividad en el vivenciar o comportarse de nuestros enfermos, sino los menoscabos del *poder*-comportar-se y del *poder*-vivenciar. No es la vivencia o el comportamiento mismos lo que debería interesar primeramente al psicopatólogo, sino la capacidad (o libertad) de vivenciar o comportarse de tal o cual manera, por cuanto el *no-poder*-sino-comportarse en forma-desviada (las enfermedades más conocidas y graves, por ej., una psicosis esquizofrénica aguda) puede ser tan patológico como el *no-poder*-comportarse-en-forma desviada, como sucede en las normopatías.

4. Tipologías y polaridades

Pero si la normalidad es una "medida", una proporción perfecta entre dos extremos imperfectos (el sentido aristotélico de medida), cabría la posibilidad de ver estos extremos dialécticamente, vale decir, como polos que se repelen y se atraen, que se necesitan mutuamente. Algo patológico en uno de los extremos, por ejemplo, la euforia de un maníaco, podría ser concebido no como una desviación negativa del ánimo término medio, sino más bien como "el otro lado de la depresión", como una defensa contra esa inmovilidad, esa angustia congelada, esa detención del tiempo. Y a la inversa, lo depresivo podría ser visto como un desplazamiento de esta tensión dialéctica hacia el lado sombrío, por cierto, pero también como un salvarse de la ligereza, la irrespetuosidad, el atropello, de esa incapacidad de mantener pensamiento y conducta dentro de los cauces habituales del maníaco. En otras palabras, se trataría de ver la positividad de lo negativo, lo que nos permitiría una comprensión más profunda de la realidad, dominada, como sabemos desde Heráclito, por el principio dialéctico. Heráclito nos dice en algunos de sus fragmentos (citado por R. Verneaux, 1977)[37]:

> La enfermedad hace agradable la salud, el hambre la saciedad, la fatiga el reposo (Fragmento N° 111).
> Lo frío se calienta, lo caliente se enfría, lo húmedo se seca, lo seco se humedece" (Fragmento N° 126).
> El bien y el mal son uno. Los médicos cortan, queman y torturan... haciendo a los enfermos un bien que parece un mal (Fragmento N° 58).

Después de Heráclito fue sin duda Hegel[38] quien introdujo definitivamente en la filosofía el pensamiento dialéctico y con él la pregunta que nos ocupa, cual es la de la positividad de lo negativo. Hegel llega a decir que "la negatividad es el principio universal de toda vida natural y espiritual". Pero también Goethe[39] es un hombre con sensibilidad para percibir las polaridades en su complementariedad:

> Lo más importante sería comprender que todo lo fáctico es ya una teoría *(Aforismos).*

Lo que complementa con otro aforismo que dice:

> Naturaleza e idea no son separables y si intentamos hacerlo no solo se destruye el arte sino también la vida.

En otro texto hace una verdadera lista de los opuestos entre cuyos polos se mueve la vida y que él llama dualidad de los fenómenos:

> "Nosotros y los objetos,
> la luz y las tinieblas,
> el cuerpo y el alma,
> el espíritu y la materia,
> Dios y el universo,
> la idea y la extensión,
> lo ideal y lo real,
> la sensorialidad y la razón,
> la fantasía y el entendimiento,
> el ser y la nostalgia".
>
> *(Traducción del autor)*

Pero a quien le debemos la introducción sistemática del pensamiento dialéctico en la psiquiatría es al fenomenólogo alemán Wolfgang Blankenburg (1981)[40]. Lo más importante de su aporte es el cambio que podría producir en la relación médico-paciente. Es muy distinto aproximarse a un paciente desde la idea o prejuicio de que se trata de un ser en algún sentido deformado, deficitario, que llegar a él sin prejuicio alguno sobre salud o enfermedad y abierto a la posibilidad de ver lo positivo de su negatividad, o en otro momento, lo negativo de su positividad. Cito a Blankenburg:

El acceso al esquizofrénico es muy difícil si no nos identificamos, aunque solo sea parcialmente, con lo que le pasa, sin que nos preguntemos el 'contra qué' se está dirigiendo esa conducta o esa vivencia que nosotros experimentamos, en un primer momento de contacto con el paciente, como una nueva forma de estar en el mundo: en suma, si no nos preguntamos por la positividad de lo negativo, no encontraremos el adecuado acceso a él... Pero esto lleva a que no solo cuestionemos al paciente sino a nosotros mismos, no solo en lo que se refiere a nuestras actitudes, sino a las evidencias basales de nuestra existencia, las que son removidas a través del contacto con el paciente desde una posición que admite la posibilidad de la locura como positividad".

Junto con rescatar lo positivo, por ejemplo, en el esquizofrénico su sensibilidad, su capacidad de percibir aspectos de la realidad que escapan al vulgo, su extrema autenticidad y veracidad, etc., el punto de partida dialéctico permite estimar en su verdadera dimensión el otro elemento que configura cualquier cambio psicótico o descompensación neurótica o psicopática, cual es la *situación desencadenante,* o dicho en términos hegelianos: *das Aufgegebene* en su doble significado, también dialéctico, de asumir una tarea y abandonar otra (el verbo *aufgeben* significa en alemán tanto asumir una tarea como suspender, dejar o abandonar cualquicr cosa). Y así, aparece como un error el expresar ciertas características psicopatológicas en dimensiones más o menos absolutas, v.gr., debilidad del Yo, de tal o cual intensidad, o detención en el desarrollo psicosexual más o menos profundo. En cada caso habrá que determinar en qué medida la crisis tiene que ver con el grado de debilidad del Yo o con la capacidad "explosiva" de la tarea asumida, lo que puede tener importancia para la profilaxis de nuevas crisis en el sentido de evitarle al paciente tareas que pudieran romper la fragilidad de su estructura. Otra pregunta diferente y sobre la cual aquí no nos extenderemos, es la siguiente: esta debilidad estructural frente a las tareas habituales de la vida (como ocurre en los esquizofrénicos), o a la inversa, el excesivo dominio del mundo cotidiano del depresivo (que también puede ser una condición de enfermedad al presentarse una tarea que saca al depresivo de su densamente vivida cotidianidad), ¿están determinados desde la constitución o desde la biografía?

En resumen, desde la fenomenología nos permitimos sugerir urgentes cambios en los conceptos de normalidad y anormalidad, que van a permitir no solo ser más fieles a la realidad, sino también una comprensión más profunda de los complejos fenómenos psicopatológicos y, no en último término, un cambio radical en la capacidad terapéutica del psiquiatra –cosa que por lo demás ya se está viendo a través del desarrollo cada vez mayor de la intención paradojal en la psicoterapia (Selvini-Palazzoli, 1982)[41]– al hacérsele mucho más fácil establecer la alianza con el paciente, si se siente este no solo comprendido, sino estimulado a un desarrollo de positividades, que la sociedad ha visto hasta ahora solo como negativas. Los puntos a tomar en cuenta son los siguientes:

1. Los fenómenos psicopatológicos no deberán ser vistos como meras deficiencias con respecto a una normalidad término medio. Más fecundo parece el punto de partida de buscar "la positividad de lo negativo" (Blankenburg, 1981)[40].
2. El caso de los genios (Kierkegaard, Rilke[42]) nos demuestra que en la perspectiva histórica global, lo que en un momento dado se pudo haber considerado como una síntoma –y por ello anormal– puede significar la base de un desarrollo hacia las formas superiores del espíritu y por ende hacia la normalidad más absoluta.
3. La existencia no solo de la positividad de lo negativo, sino también de la negatividad de lo positivo (caso de las normopatías) sugiere fuertemente la conveniencia de aplicar el método dialéctico en la psicopatología. Al margen de unidades nosológicas y de distinciones tajantes como sano-enfermo, normal-anormal, las manifestaciones psicopatológicas se presentan ante la mirada dialéctica como grados de condensación de una estructura polar más o menos alejados de una norma, la que, conservando su sentido griego original, sería la medida perfecta entre dos extremos imperfectos.

Lo importante de esta perspectiva es que la desviación hacia un lado de la alternativa no necesita ser vista como una carencia, sino, por el contrario, como un desplazamiento dinámico de la existencia *en contra* del otro polo de la alternativa. Un paradigma de ello es la polaridad manía-depresión y el hecho que la principal causa desencadenante de manías sean dolores intolerables o situaciones de presión que solo podrían conducir al suicidio. Dicho con otras palabras, el maníaco hace su euforia *en contra* de la depresión, y, a la inversa, el depresivo hace su distimia *en contra* de la euforia.

No deja de llamar la atención el que la mayor parte de las situaciones desencadenantes de depresiones constituyan causa de alegría y no de tristeza para una persona corriente: cambio a una casa mejor, nacimiento de un hijo esperado, matrimonio feliz de una hija, ascenso en el trabajo, viaje de vacaciones, etc. El porqué el depresivo no se permite la alegría y ante situaciones que lo pudieran empujar a ello responde con una depresión, es un tema de la mayor importancia, pero sobre el cual no nos podremos extender ahora. Solo diremos, a modo de fórmula, que ello tiene que ver con su particular estructura de la conciencia moral.

Siempre se ha visto lo negativo de la histeria, hasta el punto que hoy por hoy el vocablo es casi un insulto. Si nos acercamos a estos seres sin prejuicios y desde la perspectiva dialéctica antes expuesta, resulta que los rasgos histéricos nos aparecen en toda su positividad. Ya no es la desviación con respecto a una presunta norma, ni siquiera el resultado de determinados mecanismos de defensa "neuróticos", sino la búsqueda de un modo de ser que evite la congelación del proyecto vital en patrones rígidos de conducta, en sobreidentificaciones con muy escasos *roles,* cuya sola imposibilidad de realizarlos, por circunstancias ajenas a la voluntad, puede sumir al sujeto en el abismo, como ocurre con los depresivos, que conforman, en cuanto modo de ser, una polaridad con respecto a la histeria, como también lo señalara Kraus (1985)[43].

Esta búsqueda de libertad en relación con la asunción de *roles*, que busca el histérico huyendo de la cosificación que tiene lugar en la melancolía, es solo una de las positividades que se pueden encontrar en ella. Otra sería la que se nos muestra al contemplar desprejuiciadamente la otra polaridad: histeria-obsesividad. Mientras el obsesivo vive "hacia adentro", atormentado por sus pulsiones sexuales y agresivas, preocupado de cada uno de los movimientos internos de su cuerpo, afanoso de establecer en su entorno inmediato ese orden del que carece su interioridad caótica, el histérico se vuelca hacia el mundo y hacia los otros. No siente su cuerpo interno ni es atormentado por los instintos, por lo demás débiles, su vida acontece en el ser-mirado, dejándose ad-mirar, vale decir, en la superficie, vive en la espontaneidad, rompe todos los órdenes, maneja a su amaño las relaciones interpersonales, ¡y cómo son amados por sus parejas! ¡Nunca he visto amores más incondicionales que los de las parejas de personalidades histéricas!

¿Será eso masoquismo solamente?, ¿o no se tratará más bien de que el histérico sabe "entre-tener" (tenerse y tener al otro en el "entre") como ninguno, que su teatro permanente que tanto le reprochara Jaspers es solo una versión algo más acentuada de ese juego de *roles,* que es la vida, el mismo juego que hace dudar a Calderón de si la "Vida es sueño"? Resulta entonces que la histeria es la vertiente positiva de la obsesividad, y a la inversa, el obsesivo lo es también con respecto a la histeria. Porque el obsesivo podrá ser todo lo "anal" que se quiera, pero ¡qué capacidad de trabajo, de perseverancia, qué fuerza instintiva! ¡Cuántos conductores del género humano han sido grandes obsesivos, llenos de contradicciones sí, pero qué creadores! Vimos recién el caso de Kierkegaard, cómo se atormentaba con las estrictas normas morales que le infundiera su rígido padre en la infancia, cómo cada decisión lo hacía transpirar, cómo la sola posibilidad remota de un pecado lo hacía echar pie atrás en su noviazgo con la dulce Regina, aunque era el único ser a quien fuera capaz de amar. Y sin embargo, en sus últimos años, se fue "soltando" y viajó y buscó la fama, se peleó con sus editores y no quiso dejar ni un pensamiento sin darlo a conocer al mundo. Es como si la maduración de su genialidad hubiera sido posible a través de un cierto grado de "histerización" de su persona. Ergo: el remedio para la histeria sería un poco de obsesividad y para los obsesivos una dosis de histeria. Santa Teresa fue una gran histérica e Ignacio de Loyola un gran obsesivo. En los éxtasis de la primera y en las obras (en particular los *Ejercicios)* del segundo encontramos las huellas inconfundibles de estas dos estructuras psicopatológicas. ¿Y los llamaríamos "personalidades anormales" o "limítrofes" o "psicópatas"? En todo caso ellos no necesitaron psiquiatra para mejorarse porque tenían un contacto muy estrecho con Dios mismo, sentido último de la vida.

Pero nosotros debemos enfrentar a muchos pacientes con los más diversos rasgos anormales, que a veces configuran algunas de estas conocidas estructuras de personalidad, por las que sufren o hacen sufrir como decía Schneider. Y sería muy importante que aprendiéramos a desprendernos de los prejuicios o de los juicios de valor y pusiéramos más atención hacia su lado positivo que hacia el negativo, porque, como decíamos en un comienzo, la personalidad es histórica, y mantiene, por cierto, la identidad, pero a través del cambio, y este permanente juego entre sí-mismo y *rol* solo termina con la muerte, cuando ambos vuelven a ser uno, como en los objetos inanimados.

Y, por "psicopática" que sea la personalidad, siempre hay posibilidades de algún cambio, ya sea por golpes de fortuna, por amores que remecen profundamente, por conversiones religiosas, o por violentos encuentros con Dios, como le ocurriera al fanático ("¿psicópata?") de Pablo de Tarso, camino de Damasco. Y estos cambios deben ocurrir en el sentido de la polaridad contraria. En el caso de la histeria hacia la depresión o hacia la obsesión; en el caso de la esquizofrenia, emparentada en cierto modo con la histeria, también hacia el mismo lado. Lo depresivo le puede dar su excelente manejo del sentido común, mientras lo obsesivo le puede regalar fortaleza del Yo y capacidad de "salir adelante". Y a la personalidad melancólica, con su irritante virtuosidad, con esa rigidez en el cumplimiento de los deberes, con ese inhumano olvidarse de sí mismo, ¿no le haría bien un poco de vuelo metafísico al modo del esquizoide o de frivolidad y libertad ante normas y valores, como el histérico?

En las personalidades anormales, y a diferencia de las psicosis declaradas, sean estas orgánicas o endógenas, el grado de "forzosidad" de sus manifestaciones nunca es total; o dicho con otras palabras, ellos conservan siempre un grado importante de libertad, a la cual deberá recurrir el psiquiatra en sus afanes modificadores. Pero será siempre un error el orientar al paciente a una mera adaptación a ese inexistente "término medio". Por el contrario, deberá resaltársele toda la positividad de sus rasgos pretendidamente anormales, pero de tal manera que se le haga claro el camino a recorrer en la dirección contraria, hacia su polo opuesto, que no le es tan ajeno, porque de algún modo arrancó antes de él; de algún modo está todavía en él. Y entonces esperar que los pasos madurativos lo vayan acercando más y más al centro de la polaridad, a la medida o norma griega, sin jamás perder la esperanza, porque, como dice la vieja sabiduría de Heráclito[44]:

> (A la larga) Lo frío se calienta, lo caliente se enfría, lo húmedo se seca y lo seco se humedece (Frag. Nº 126).

Referencias

1. Kernberg O. *Desórdenes fronterizos y narcisismo patológico,* Paidós, Buenos Aires, 1979.
2. Schneider K. *Klinische Psychopathologie,* Thieme Verlag, Stuttgart, 1962.
3. Haefner H. "Prozess und Entwicklung als Grundbegriffe der Psychopathologie", *Fortschr. Neurol. u. Psychiat. 31,* 1963, S. 393-438.
4. Bräutigam W. *Reaktionen, Neurosen, Psychopathien. Ein Grundriss der kleinen Psychiatrie,* Thieme Verlag, Stuttgart, 2, Auflage, 1969.
5. López-Ibor, J.J., *Lecciones de psicología médica,* Edit. Paz Montalvo, Madrid, 8a. edición, 1975, p. 263.
6. Jaspers K. *Psicopatología general,* traducción de la 5a. edición alemana, Beta, Buenos Aires, 1955.
7. Kierkegaard S. *Diario íntimo,* Rueda, Buenos Aires, 1955, p. 34.
8. Heidegger M. *Sein und Zeit* (1927) Max Niemeyer Verlag, Tübingen, 10. Auflage, Paragraph 26, S. 117 und 68, S. 335 u.ff.
9. Dörr-Zegers O. "Adicción y temporalidad", *Psicología Médica* (Arg.) 5, 1980, pp. 381-397.
10. Kraus A. "Comparación fenomenológica entre la estructura de la histeria y de la melancolía", en *Psiquiatría Antropológica,* D. Barcia (Ed.), Secretariado de Publicaciones de la Universidad, Murcia, 1987.
11. Sartre J.P. *El ser y la nada,* Losada, Buenos Aires, 1966.
12. Kraus A., *óp. cit.,* 1985.
13. Kraus A., *Sozialverhalten und Psychose Manisch-depressiver,* Ferdinand Enke, Stuttgart, 1977.
14. Kraus A. "Aspectos Rol-Teóricos de las Psicosis Endógenas". *Rev. Chil. Neuropsiquiat. 22,* 1984, pp. 173-179.
15. Tellenbach H. "Normalität", in *Die Psychologie des 20. Jahrbunderts,* Bd. X. Hrsg. v.H. u. Peters, Kindler, Zürich, 1979, S. 78-89.
16. Kant I. *Von den Schwächen und Krankheiten der Seele in Anschauung ihres Erkenntnisvermögens,* Band X, Wissenschaftliche Buchgesellschaft, Darmstadt, 1968.
17. Binswanger L. *Drei Formen Missglückten Daseins: Verstiegenheit, Verschrobenheit, Manieriertheit,* Max Niemeyer Verlag, Tübingen, 1956.

18. BUMKE O. *Lehrbuch der Geisteskrankheiten,* Berlin-Göttingen-Heidelberg, Springer, 1948.
19. BAEYER-KATTE W. VON. "Immanuel Kant über das Problem der abnormen Persönlichkeit", W. v. BAEYER, M. GRIFFITH (Hrsg.), *E. W. Straus on bis 75th birthday,* Springer Verlag, Berlin-Heidelberg-New York, 1966, S. 35-44.
20. TELLENBACH H., *óp. cit.,* 1979.
21. KIERKEGAARD S., *óp. cit.,* 1955.
22. KIERKEGAARD S. *La enfermedad mortal o desesperación,* Guadarrama, Madrid, 1969, p. 199.
23. BLANKENBURG W. "Hysterie in anthropologischer Sicht", *Praxis der Psychotherapie 19,* 1974, S. 262-273.
24. NIETZSCHE F. *Werke in Drei Bänden,* Karl Hanser, München, 1966.
25. TELLENBACH H., *óp. cit.,* 1979.
26. BLANKENBURG W. "La psicopatología como ciencia básica de la psiquiatría", *Rev. Chil. Neuropsiquiat. 21,* 1983, pp. 177-188.
27. TELLENBACH H. *Melancholie* (1. Auflage, 1961), 4. Auflage, Springer Verlag, Berlin-Göttingen-New York, 1983.
28. ZERSSEN D. VON *et al.,* "Objektivierende Untersuchungen zur prämorbiden Persönlichkeit endogen Depressiver", in *Das depresssive Syndrom,* Urban & Schwarzenberg, München-Berlin-Wien, 1968, S. 183-205.
29. DÖRR-ZEGERS O., ENRÍQUEZ G., JARA C. "Del análisis clínico-estadístico del síndrome depresivo a una comprensión del fenómeno de la depresividad en su contexto patogénico", *Rev. Chil. Neuropsiquiat. 10,* 1971, pp. 17-39.
30. KIMURA B. "Schulderlebnis und Klima (Fuhdo)", *Der Nervenarzt 37,* 1966, S. 394-400.
31. PFEIFFER H. "Die Symptomatik der Depression in transkultureller Sicht", in *Das depressive Syndrom,* Hippius-Selbach (Hrsg.), Urban & Schwarzenberg, München-Berlin-Wien, 1968, S. 151-167.
32. LANDOLT H. "Üeber Verstimmungen, Dämmerzustände und schizophrene Zustansbilder bei Epilepsie", *Schweiz. Arch. Neurol. Psychiat. 76,* 1955, S. 313-321.
33. DÖRR-ZEGERS O. and RAUH JOHANNES. "Different kinds of psychoses as related to different kinds of epilepsy", Study Group "Psy-

choses with Epilepsy", 12th Epilepsy International Symposium, Copenhague, 1980.
34. Dörr-Zegers O. y Rauh Johannes. "Aspectos clínicos y etiopatogénicos de las psicosis epilépticas (esquizomorfas) que evolucionan sin perturbación de la conciencia", *Actas Luso-Esp. Neurol. Psiquiatr. 12,* N° 1, 1984, pp. 27-42.
35. Blankenburg W., *óp. cit.,* 1983.
36. Ey Henry. "La psychose et le psychotique", *Evolut. psychiat. 40,* 1985, pp. 103-116.
37. Heráclito, citado por Verneaux, R., en *Textos de los grandes filósofos de la Edad Antigua,* Herder, Barcelona, 1977, pp. 10 y 12.
38. Hegel G.W.F. *Sämtliche Werke,* Band iv, Jubiläumsausgabe. (Hrsg. von Glockner, H.), Fromanns, Stuttgart, 1958, S. 50 y 54.
39. Goethe W. *Naturwissenschaftliche Schriften II,* Artemis Verlag, Zürich und Stuttgart, 1966, S. 703, 707 u. 723.
40. Blankenburg W. "Wie weit reicht die dialektische Betrachtungsweise in der Psychiatrie?", *Z.f. Psych. Psychother. 29,* Helft 1. 1981, S. 45-66.
41. Selvini-Palazzoli M. *Paradoja y contraparadoja,* a.c.e., Buenos Aires, 1982.
42. Rilke R.M. *Rainer Maria Rilke in Selbstzeugnissen und Bilddokumenten von H.E. Holthusen,* Rowohlt, Hamburg, 1958.
43. Kraus A., *óp. cit.,* 1985.
44. Heráclito, *óp. cit.*

ÍNDICE ONOMÁSTICO

ÍNDICE DE CUADROS